新形态一体化系列教材

药 理 学

主　编　毛玉霞　汤万权
副主编　王丽华　莫亚玲　郭重仪　董帮兴
　　　　张　铁　张　龙　刘　蕊　黄沐强
编　委　（按姓氏笔画排序）
　　　　王丽华　（烟台南山学院健康学院）
　　　　毛玉霞　（聊城职业技术学院）
　　　　吉焕芳　（长沙医学院）
　　　　刘　蕊　（深圳清华大学研究院）
　　　　汤万权　（黄淮学院医学院）
　　　　李　泰　（聊城职业技术学院）
　　　　张　龙　（陕西省渭南市大荔县市场监督管理局）
　　　　张　铁　（遵义职业技术学院）
　　　　莫亚玲　（河北省儿童医院）
　　　　郭重仪　（暨南大学）
　　　　黄沐强　（汕头市潮阳区大峰医院）
　　　　董帮兴　（安庆市食品药品检验中心）

中国人口出版社
China Population Publishing House
全国百佳出版单位

图书在版编目（CIP）数据

药理学 / 毛玉霞, 汤万权主编 . — 北京：中国人
口出版社, 2023.1
　　ISBN 978-7-5101-8205-1

Ⅰ . ①药… Ⅱ . ①毛… ②汤… Ⅲ . ①药理学 Ⅳ .
① R96

中国版本图书馆 CIP 数据核字 (2021) 第 239052 号

药理学
YAOLIXUE

毛玉霞　汤万权　主编

责 任 编 辑	杨秋奎	
责 任 印 制	林　鑫　王艳如	
出 版 发 行	中国人口出版社	
印　　　刷	三河市海新印务有限公司	
开　　　本	787 毫米 ×1092 毫米　　1/16	
印　　　张	21.5	
字　　　数	536 千字	
版　　　次	2023 年 1 月第 1 版	
印　　　次	2023 年 1 月第 1 次印刷	
书　　　号	ISBN 978-7-5101-8205-1	
定　　　价	59.80 元	

网　　　址	www.rkcbs.com.cn
电 子 信 箱	rkcbs@126.com
总编室电话	（010）83519392
发行部电话	（010）83510481
传　　　真	（010）83538190
地　　　址	北京市西城区广安门南街 80 号中加大厦
邮 政 编 码	100054

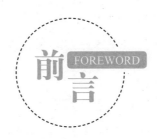

前言 FOREWORD

本书编者皆为多年从事医学专业教学，具有丰富教学经验的教师。在编写过程中，着力体现教材的"三基"（基本理论、基本知识、基本技能）、"五性"（思想性、科学性、先进性、启发性、适应性）、"三特定"（特定的对象、特定的要求、特定的限制）特点，结合高等教育人才培养目标，注重教材的实用性与先进性，突出医学专业的特色。本书主要遴选临床常用药物，删繁就简，突出重点，以利于学生对药理学内容的学习和掌握。

本书共 8 篇 46 章。各篇章重点介绍药物的基本理论、基本知识和研究进展，结合医学工作的实际，精简药物机理机制的阐述，注重对药物不良反应预防和处理的说明，增加临床案例，体现实用性、新颖性和趣味性。每章末有思考练习题，且有些章节附有用药病例讨论，以培养学生分析问题和解决问题的能力。

本书在编写过程中，得到了编者所在单位的支持和药理教研室同志们的热情帮助，在此一并致以衷心的感谢。

由于编者的学识和水平所限，加之时间仓促，书中不足之处在所难免，恳请广大读者批评指正。

编　者

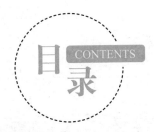

目录 CONTENTS

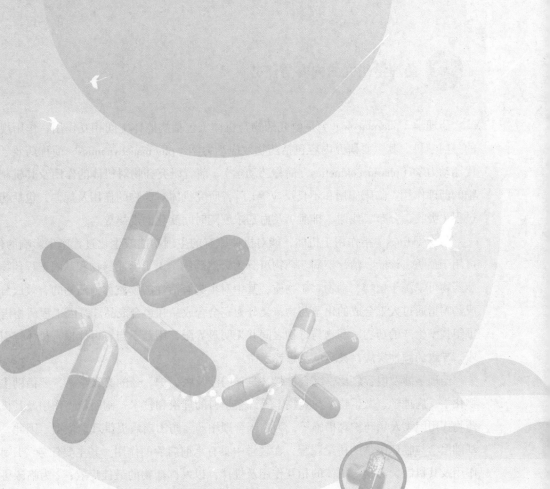

第一篇

药理学总论

第一章　绪论

学习目标

1. 掌握药理学、药物的概念。
2. 熟悉药理学研究的内容、对象及学科任务。
3. 了解药理学的发展史、学习方法。

一　药理学研究的内容与任务

药理学（pharmacology）是研究药物与机体（包括病原体）间相互作用、作用规律及机制的一门学科。其主要研究内容包括药物效应动力学（pharmacodynamics，简称药效学）和药物代谢动力学（pharmacokinetics，简称药动学）。前者研究药物对机体的作用及其机制，包括药物的药理作用、临床应用和不良反应等；后者研究机体对药物的作用及规律，包括药物的体内过程（吸收、分布、代谢、排泄）及血药浓度随时间变化的规律等。

药物（drugs）指作用于机体，能对机体原有的生理功能或生化过程产生影响的化学物质，可用于预防、诊断、治疗疾病。药物可分为天然药物、人工合成药物和基因工程药物三类。天然药物可来源于植物、动物、矿物质，其中对生物有活性的物质称为药物的有效成分。人工合成药物指通过人工合成的化学药物，又分为完全合成品和半合成品。基因工程药物指利用DNA重组技术生产的药物。药物与毒物之间并无明显界限，用药不当有可能损害机体，引起毒性反应，导致药源性疾病，甚至危及患者生命。

药理学涉及内容广泛，综合性强，是一门涉及医、护、药的交叉学科，要借助生理学、生物化学、病理学、微生物学与免疫学等许多学科的理论和技术，阐明药物作用及其机制、影响药物作用因素及用药护理措施等，为临床合理用药、防治疾病提供理论依据。因此，药理学是基础医学与临床医学的桥梁课程，在教学中具有承前启后的作用。其主要任务：①阐明药物的作用及其机制，药物与机体的相互作用及规律，以发挥药物的最佳疗效；②为临床科学合理用药提供理论依据，提高治疗效果；③研究开发新药，发现常用药物的新用途，为医药学的发展作出贡献；④为其他生命科学的研究提供科学依据和研究方法。

二 药理学的发展简史

药理学是在药物学的基础上发展起来的。药物学是人们在长期的生活和生产过程中与疾病作斗争，积累、总结经验从而丰富和发展起来的。药理学的建立和发展与现代科学技术的发展密切相关，经历了传统本草学、近代药理学及现代药理学三个发展阶段。

（一）传统本草学阶段

古代的药物学著作被称为"本草学"，因为药物中草木类药物占绝大部分，仅有少部分为金石、禽兽等药物。我国最早的药物学著作是《神农本草经》，也是世界上最早的药物学专著，收载药物 365 种，其中不少药物沿用至今，如麻黄、大黄等。659 年，《新修本草》由唐朝政府正式颁布，它是世界上最早的一部药典，收载药物 884 种。明代医药学家李时珍著的《本草纲目》，全书 52 卷，约 190 万字，收载药物 1 892 种，附方 11 000 余剂，插图 1 160 幅。该书先后被译成英、日、朝鲜、德、法、俄及拉丁文，成为医药学界的瑰宝，是世界性经典药物学文献。

（二）近代药理学阶段

18 世纪，工业生产的兴起，为自然科学发展创造了物质条件，而化学和实验生理学的发展，为药理学的发展奠定了科学基础。药物从古老的粗制剂发展成化学纯品。例如，1803 年德国药剂师塞拓纳（F.W.Sertürner）首先从罂粟中分离提纯出吗啡，随后又相继提取出士的宁、咖啡因、奎宁、阿托品等纯生物碱。19 世纪初，随着各种药理学实验方法的建立，人们对药物的作用部位、作用性质及治疗效果在整体、器官、细胞水平上进行了研究，从而建立了实验药理学。

（三）现代药理学阶段

现代药理学的发展与现代科学技术的发展紧密相关。1909 年，砷凡纳明被用来治疗梅毒，开创了化学合成药治疗传染病的新纪元。1928 年，亚历山大·弗莱明（Alexander Fleming）从青霉菌的培养液中发现了青霉素，使化学治疗进入了抗生素时代。1932 年，多马克（Domagk）发现百浪多息能保护被链球菌感染的小鼠，由此证明磺胺是有效的抗菌成分，人工合成的磺胺类药物于 1936 年用于临床治疗，开创了细菌化学治疗的新纪元。

自 20 世纪 30 年代以来，生命科学的发展和各种新技术被广泛应用，对药物作用机制的研究不断深入，由原来的系统、器官水平发展到细胞、亚细胞、受体、分子及量子水平；同时也促进了分支学科和交叉学科的形成，出现了许多新的分支学科，如生化药理学、分子药理学、遗传药理学、免疫药理学和临床药理学等；还在抗精神病药、抗高血压药、抗肿瘤药等方面开辟了药物治疗的新领域。在学科发展方面，目前临床使用的药物多为化学合成药，分子生物学的发展使药物发展进入了生物药物阶段，如重组链激酶、胰岛素、干扰素、白介素、生长素、细胞因子等均为用 DNA 重组技术生产的生物药物；"基因药物"在治疗某些基因缺陷疾病方面取得了一定成效。在新药开发和新理论研究方面，尽管我国与发达国家存在一定的差距，但也

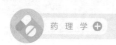

取得了一些成果，如：1962 年，张昌绍和邹冈发现吗啡的作用部位在大脑第三脑室及周围灰质；口服抗血吸虫病药呋喃丙胺的研制；抗疟药青蒿素的提取与研究；2010 年，陈竺、陈赛娟等研究发现了三氧化二砷（俗称砒霜）治疗急性早幼粒细胞性白血病（acute promyelocytic leukemia, APL）的作用靶点和作用机制；等等。

 ### 三 护士在临床用药中的作用

药物治疗是疾病治疗的重要手段，在职业化护理进入 21 世纪之际，护士在药物治疗中的角色与职责已发生了根本性变化。护士不再是医嘱的被动执行者（打针、发药），而应是医嘱的主动实施者、药物疗效的评价者、不良反应的监测者以及合理用药的咨询与宣教者。因此，迫切需要护士掌握足够丰富的药理学知识，把好药物治疗的最后一道防线，防止和减少药源性疾病和事故的发生，确保临床用药的安全、有效。护士在临床用药中主要承担以下职责：

（一）正确执行医嘱

护士在药物治疗中不应盲目地执行医嘱，而应主动参与。执行医嘱前，应了解患者的诊断和病情，明确用药目的，掌握所用药物的药理作用、临床应用、给药途径、剂量和用法、不良反应与防治措施以及用药护理注意事项等知识。执行医嘱时，应认真审核医嘱，有疑问应先与主治医生联系再执行。要严格按医嘱给患者用药，准确掌握药物剂量和用法，避免发生技术性药物治疗事故，提高护理用药质量。

（二）开展药物疗效评价

实施药物疗效的评价是决定治疗是否继续或修正的重要环节。护士与患者经常接触，是评价药物疗效的最佳人选。因此，护士只有掌握足够丰富的药理学知识才能胜任此项工作，如明确药物治疗目的、药物疗效的体征表现、客观检测指标以及药物作用时间（起效及维持时间）等。当发现未达到预期的药物治疗效果时，应及时向主治医生反馈，以便适当调整用药方案，达到药物治疗的最佳效果。

（三）监测和防治药物不良反应

由于药物的品种繁多，患者的个体差异较大，因此药物不良反应的发生率逐年增加，给患者的身心造成了巨大的危害。护士在药物治疗环节中处在最后关卡的重要地位，正确执行医嘱是安全用药的前提，在药物治疗过程中，要密切观察和监测药物的不良反应，做好用药记录，主动询问和检查有关症状，及时判断和发现不良反应，并进行有效的防治和处理，避免药源性疾病的发生。

（四）对患者进行合理用药咨询和宣教

（1）利用与患者接触的每一次机会向患者及家属讲解药物治疗的必要性和重要性，说服患者积极配合治疗，以提高患者用药的依从性。

（2）嘱咐患者按时服药，按医嘱进行治疗，不随意自服药物。

（3）向患者强调不可因漏服药物而自行加倍补服，以免发生毒性反应。

（4）用药期间向患者介绍所用药物的主要不良反应及表现，教会患者识别和简单的处理方法。如：一些药物服用后常发生尿液等排泄物变色，应及时告知患者，以防引起恐慌；向患者说明服用降糖药过量发生低血糖反应的症状及防治方法等。

（5）讲解正确的用药方法及注意事项，如药物的最佳服用时间及方法、膳食对药物作用的影响等。

（6）患者出院时，为患者及家属设计用药表，讲解所带药物的有关知识，如督促老年患者按时、正确服药；对于需自行注射的药物还应教会正确的注射方法，如胰岛素皮下或肌内注射；教会患者识别药物有效期及药物正确保存方法；教会患者及家属初步评价药效及判断不良反应的相关知识，指导患者合理用药。

四 药理学的学习方法

（一）联系基础医学知识

针对性地复习和联系相关生理、生化、微生物等基础医学知识，有助于理解和掌握药理学知识。

（二）把握药物的特性

根据药物分类及代表药，把握每类药物的共性；运用归纳、比较等方法总结出常用药物的特点，以促进记忆，巩固知识。

（三）注意药物的双重性

全面掌握药物的治疗作用和不良反应，力求做到安全、有效地应用药物，减少药源性疾病的发生。

（四）重视理论联系实际

通过用药护理实训课程，培养临床用药护理所需的基本能力与技能，有助于理论联系实际，有利于对用药护理各项能力目标的培养，并为将来更好地担负临床用药中的职责奠定基础。

📝 思考练习题

1.药物、药理学、药效学、药动学的定义是什么？

2.药理学研究的主要内容是什么？

3.护士在临床用药中的职责有哪些？

第二章 药物效应动力学

　　药物效应动力学主要研究药物对机体的作用，即药物对机体产生的药理效应及机制。

第一节　药物作用的基本规律

　　药物作用（drug action）指药物与机体细胞间的初始作用，如肾上腺素作用于α、β受体。药物效应（drug effect），也称药理效应（pharmacological effect），指继发于药物作用于机体后所引起的机体器官原有功能水平的改变，如肾上腺素引起的心率加快、血压升高等。这种区分有助于分析药物的作用机制，但在一般情况下，药物作用和药物效应两词常相互通用。

药物作用

 药物的基本作用

　　药物基本作用指药物作用于机体后所引起的机体原有功能活动的改变，表现为兴奋和抑制。凡使原有功能水平提高或增强，即为兴奋，如肾上腺素升高血压、呋塞米增加尿量等；凡使原有功能水平降低或减弱，即为抑制，如阿托品抑制腺体分泌、吗啡镇痛等。兴奋作用和抑制作用在一定条件下可以相互转化，如中枢兴奋药过量可致惊厥，长时间的惊厥可转为衰竭性抑制，引起呼吸衰竭、麻痹，甚至死亡。

二 药物作用的选择性

药物作用的选择性又称药物的选择作用，指在适当剂量下，药物对不同组织器官的作用性质或作用强度的差异。大多数药物在治疗量下对某些组织器官作用明显，而对其他组织器官作用不明显或无作用。例如，强心苷的主要作用是使心肌兴奋，从而引起心肌收缩力加强，而对骨骼肌的收缩无影响。一般来说，药物作用的选择性与药物在体内的分布、药物化学结构的特异性、药物只干扰某种组织的生化过程，以及不同的组织器官对药物的亲和力和敏感性不同有关。

药物作用的选择性是相对的，随着剂量的增加，药物作用范围就会扩大，如咖啡因小剂量对大脑皮层有兴奋作用，使精神振奋、思维敏捷、疲劳减轻，若大剂量服用可兴奋延脑乃至脊髓从而引起惊厥。选择性高的药物针对性强，可以准确地治疗某种疾病，不良反应较少；选择性低的药物，作用范围广，影响多种组织器官，不良反应多。药物作用的选择性的临床意义在于，它是药物分类的基础、临床选择用药的依据，可作为药物开发研究的方向。

三 药物的作用方式

（一）直接作用与间接作用

直接作用（direct action）指药物与机体组织器官接触后直接产生的作用，又称原发作用。如强心苷作用于心脏，使心肌收缩力加强。间接作用（indirect action）指由药物的直接作用引起的药物效应，又称继发作用。如强心苷的加强心肌收缩力的作用改善了心功能不全患者的体循环和肺循环功能，从而产生利尿、消除水肿和改善呼吸困难等作用。

（二）局部作用与吸收作用

局部作用（local action）指药物未被吸收入血液循环之前，在用药部位产生的直接作用。如碘酊、乙醇用于皮肤表面的消毒作用，口服抗酸药中和胃酸的作用，普鲁卡因局部注射后对外周神经的麻醉作用等。吸收作用（absorption action）指药物被吸收入血液循环后，分布到各组织器官所产生的作用，也称全身作用。如肌内注射青霉素治疗扁桃腺炎，口服阿司匹林引起的解热、镇痛作用等。

四 药物作用的两重性

药物的作用具有两重性，既能防治疾病也能引起疾病。因此，按药物的作用结果可分为防

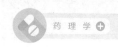

治作用（therapeutic effect）和不良反应（adverse reaction）。药物的防治作用和不良反应常常同时存在，临床用药时要充分发挥药物的防治作用，避免或减少不良反应。

（一）防治作用

凡符合用药目的或能达到防治疾病效果的作用都称为防治作用。根据药物作用所达到的目的可分为对因治疗、对症治疗和补充治疗。

（1）对因治疗（etiological treatment）。用药目的在于消除原发致病因子，彻底治愈疾病，也称治本，如抗生素杀灭体内致病菌。具有对因治疗作用的药物称为"特效药"。

（2）对症治疗（symptomatic treatment）。用药目的在于改善或消除疾病的症状，也称治标，如发热、头痛患者应用阿司匹林的解热、镇痛作用。对因治疗固然重要，但在病因未明或处理某些急危重症（如休克、惊厥、高热、剧痛等）时，对症治疗比对因治疗更为迫切，这对维持重要的生命体征，赢得对因治疗的时机非常重要。因此，在临床药物治疗中，应遵循"急则治其标，缓则治其本，标本兼治"的原则，妥善处理好对症治疗和对因治疗的关系。

（3）补充治疗（supplementary therapy）。用药目的在于补充体内营养或内源性物质（如激素），又称替代疗法。补充治疗虽可部分起到对因治疗作用，但严格地说，与对因治疗和对症治疗均有区别，既不能祛除原发病因，也不能直接缓解症状。

（二）不良反应

凡不符合用药目的或给患者带来不适甚至危害的反应，都称为不良反应（adverse reaction）。不良反应包括副作用、毒性反应、变态反应、后遗效应、继发反应、停药反应、特异质反应、耐受性、依赖性等。多数不良反应是药物固有的效应，一般情况下可以预知，但不一定都能避免。由少数较严重的不良反应引发的疾病，称为药源性疾病（drug induced diseases, DID），如链霉素引起的神经性耳聋。根据不良反应的性质将其分为以下几种类型：

（1）副作用（side effect）。副作用指药物在治疗量时产生的、与防治作用同时出现的、与治疗目的无关的作用，又称副反应（side reaction）。副作用是药物的固有作用，反应一般较轻，多可预知、预防；副作用和防治作用可随用药目的不同而相互转变。当某一药理效应被用作治疗作用时，其他效应就成为副作用。如阿托品的平滑肌松弛作用治疗腹痛的同时，其抑制腺体分泌作用引起的口干等副作用；然而当其用于全身麻醉前给药时，其抑制腺体分泌作用为治疗作用，平滑肌松弛作用引起腹气胀、尿潴留等就成为副作用。副作用产生的原因是药物作用的选择性低，作用广泛。

（2）毒性反应（toxic reaction）。毒性反应指剂量过大或用药时间过长，药物在体内蓄积过多引发的对机体的危害性反应。毒性反应在性质和程度上均与副作用不同，毒性反应一般较重，危害较大，甚至可危及生命，但一般是可以预知和尽量避免的。用药后立即发生的毒性为急性毒性，多损害循环、呼吸及神经系统功能；长期用药逐渐发生的毒性为慢性毒性，多损害肝、肾、骨髓等重要脏器功能。"三致反应"（致癌、致畸和致突变）是药物的特殊毒性反应，属于慢性毒性范畴。临床用药应严格掌握剂量及疗程，定时做好相关监测，以避免或减轻毒性反应的损害。

（3）变态反应（allergic reaction）。变态反应指药物作为抗原或半抗原，经接触致敏原后所发生的异常免疫反应，也称过敏反应。常见于过敏体质患者，临床表现因人因药而异，且反应程度差异很大，轻者出现皮疹、发热等，重者引起造血系统抑制、肝肾功能损害、休克，甚至死亡。药物本身、药物的代谢产物或是制剂中的杂质等均可成为致敏原，刺激体内免疫系统产生相应的抗体，待药物再次进入机体后就可引起抗原抗体反应。变态反应的性质与药物原有效应和剂量无关，且不易预知。临床使用高致敏性药物（如青霉素、普鲁卡因等）前应询问患者的药物过敏史，必须做皮试，皮试阳性者应禁用该药。护士在使用此类药物时应密切观察患者的反应，备好抢救药物，如肾上腺素，以防出现紧急情况。

（4）后遗效应（residual effect）。后遗效应指停药后血药浓度已降至阈浓度以下时残存的药理效应，如服用巴比妥类催眠药引起的次晨"宿醉"现象。

（5）继发反应（secondary reaction）。继发反应是药物的治疗作用引起的不良后果，又称治疗矛盾。例如，长期应用广谱抗菌药时，肠道中敏感细菌受抑，不敏感的细菌（如葡萄球菌或真菌）乘机大量生长繁殖，从而引起新的感染，称为二重感染。

（6）停药反应（withdrawal reaction）。停药反应又称撤药反应，指长期用药，突然停药引起的症状，包括反跳现象和停药症状。反跳现象指长期用药，突然停药，疾病原有症状迅速重现或加剧的现象，如长期服用可乐定降压，突然停药，血压将明显升高。停药症状指长期用药，突然停药，出现原有疾病没有的症状，如长期使用糖皮质激素治疗风湿，突然停药，患者出现的乏力、出冷汗、低血压等症状。

（7）特异质反应（idiosyncratic reaction）。特异质反应指少数特异体质的患者对某些药物产生的异常反应。其反应性质与常人不同，但与固有药理作用有关，且反应的严重程度与剂量成正比，药理性拮抗药救治可能有效。如先天性缺乏葡萄糖-6-磷酸脱氢酶（G-6-PD）的患者，服用治疗量的磺胺类、伯氨喹及奎宁等药物可出现急性溶血反应。

（8）耐受性（tolerance）。耐受性指连续用药后机体对药物的敏感性降低，必须使用较大剂量才能产生原有药理效应，也称低敏性。首次用药即出现的耐受性，称先天耐受性；反复连续用药后出现的耐受性，称后天耐受性。在短时间内多次用药后立即产生的耐受性，称为快速耐受性（tachyphylaxis）。长期使用化疗药物后，病原体或肿瘤细胞对药物的敏感性降低，称为耐药性（resistance），也称抗药性。

（9）依赖性（dependence）。依赖性指长期用药后，患者主观和客观上需要连续用药的现象。药物依赖性可分为精神依赖性和躯体依赖性两类。精神依赖性指患者对药物产生精神上的依赖，停药会造成患者极大的精神负担，有主观上的不适感觉，产生连续用药欲望的现象，又称为心理依赖性（心瘾）。躯体依赖性指长期用药患者对药物产生适应状态，停药可产生强烈的戒断症状，表现为躯体方面的一系列的生理功能紊乱症状，又称生理依赖性。成瘾性指药物兼有精神依赖性和躯体依赖性。具有成瘾性的药物称为麻醉药品。精神药品和麻醉药品的滥用是引起依赖性的主要原因，可对社会造成严重危害。

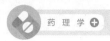

第二节 药物的量效关系

药物剂量与效应之间的关系称为量效关系（dose-effect relationship）。在一定剂量范围内，药物效应的强弱与其剂量大小或血药浓度高低成正比。通过对量效关系的研究，可定量分析和阐明药物剂量（或浓度）产生相应效应的规律，为临床安全、合理用药提供理论依据。

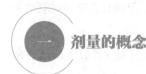 **剂量的概念**

剂量，即用药的分量。在一定剂量范围内，随着剂量增加，药物效应逐渐增强。根据剂量大小可确定药物在体内的血药浓度，一般来讲，剂量越大，血药浓度越高，作用也越强。按剂量大小和药效的关系将剂量分为以下几种，如图2-1所示。①无效量，剂量过小，不产生任何效应的剂量。②最小有效量（minimal effective dose），出现药效的最小剂量，又称阈剂量。③极量（maximal dose），指随着剂量的增加，药效的增强，产生最大治疗作用，尚未引起毒性反应的量，又称最大治疗量。④治疗量（therapeutic dose），是介于最小有效量与极量之间的量。⑤常用量，指比最小有效量大且比极量小，能产生明显效应又不引起毒性反应的剂量。⑥最小中毒量，指引起毒性反应的最小剂量。⑦致死量（lethal dose），是导致死亡的剂量。⑧安全范围（margin of safety），指最小有效量和最小中毒量之间的剂量。一种药物的安全范围越大，用药越安全，反之则易中毒。

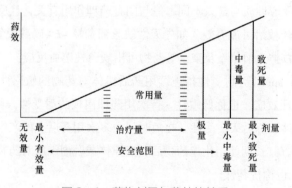

图2-1　药物剂量与药效的关系

《中华人民共和国药典》（以下简称《药典》）对药物的治疗量或常用量有明确规定，对毒药或剧毒药的极量也作了规定。在临床用药过程中，超过极量就有中毒的可能，除必要情况外，一般不采用极量，更不应该超过极量使用药物，否则对可能发生的医疗事故应负法律责任。

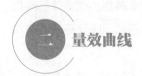 **量效曲线**

以药物剂量或药物浓度为横坐标，以药物效应强度为纵坐标，在坐标中所呈现的关系曲线，

即为量效曲线。

（一）量效关系的类型

（1）量反应量效曲线。药理效应的强弱用连续增减的具体数量（如心率、呼吸、血压、尿量、血糖浓度、酶活性等）表示的量效关系称为量反应量效关系。以剂量或浓度为横坐标、效应强度为纵坐标作图，呈典型的长尾S形量效曲线；若剂量或浓度为对数值时，曲线为近似于对称的S形，如图2-2所示。

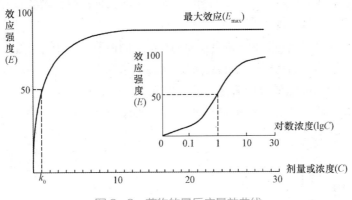

图2-2 药物的量反应量效曲线

（2）质反应量效曲线。药理效应的强弱不呈连续性量的变化，而表现为反应性质（全或无、阳性或阴性）的变化，如惊厥或不惊厥、生存或死亡等，因此必须用多个动物进行实验。在群体中的个体对同一药物反应（如惊厥）所需要的剂量曲线，通常接近正态分布。如以阳性率表示效应，用累加阳性率与对数剂量（或浓度）作图则呈对称S形曲线，如图2-3所示。

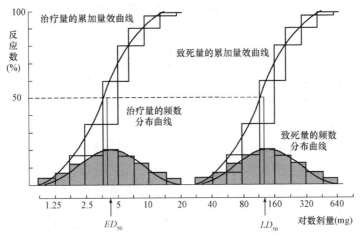

图2-3 药物的质反应量效曲线

（二）量效曲线的意义

量效曲线在药理学上有重要意义，根据量效曲线可以得出如下概念。

（1）最小有效量（minimal effective dose）。最小有效量也称最小有效浓度或阈剂量、阈浓度。

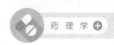

（2）效能（efficacy）。效能指药物所能产生的最大效应。在量反应中，随着剂量或浓度的增加，效应逐渐加强，当效应增强至最大限度时，再增加剂量或浓度，效应不再增强，此时的效应即为效能，又称最大效应（maximal effect）。若继续增加药物剂量或浓度，效应不再加强，反而会引起毒性反应。效能反映药物内在活性（效应力）的大小，高效能药物所产生的效应是无论使用多大剂量的低效能药物也无法产生的效应。例如，吗啡能用于剧痛，而阿司匹林只能用于慢性钝痛。

（3）效价强度（potency）。效价强度是评价药物作用强度的指标，其高低与等效剂量成反比。等效剂量指引起相等效应时所需的药物剂量。效价强度反映药物亲和力的大小，同类药物比较，其值越小药物效应越强。

效能和效价强度之间无相关性，两者反映药物的不同性质。即使同一类药物，它们的最大效应也与效价强度不同，如利尿药以每日排钠量为效应指标进行比较，呋塞米的最大效应远远大于氢氯噻嗪，但氢氯噻嗪的效价强度大于呋塞米，如图 2-4 所示。可见最大效应与效价强度均为药物的重要特性，可用于药物的有效性评价，在临床治疗时，可作为选择药物和确定药物剂量的依据。

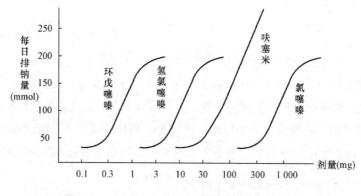

图 2-4　几种利尿药的效能和效价强度的比较

（4）半数有效量（median effective dose，ED_{50}）和半数致死量（median lethal dose，LD_{50}）。半数有效量指能引起 50% 最大效应（量反应）或 50% 阳性反应（质反应）时的药物剂量或浓度，是反映药物作用强度的重要指标。半数致死量指能引起 50% 动物死亡的剂量，是反映药物毒性大小的重要指标。

（5）治疗指数（therapeutic index，TI）。治疗指数指药物半数致死量与半数有效量的比值，即 $TI = LD_{50}/ED_{50}$。治疗指数是表示药物安全性的指标，TI 值越大药物的安全性越大。还可参考 1% 致死量（LD_1）与 99% 有效量（ED_{99}）的比值（可靠安全系数 = LD_1/ED_{99}），以及 5% 致死量（LD_5）与 95% 有效量（ED_{95}）的比值（安全范围 = LD_5/ED_{95}）来评价药物的安全性。但这些评价方法只考虑了药物剂量、作用强度和毒性对安全性的影响，未考虑机体体质（过敏体质、特异体质）、个体差异等影响安全性的其他因素，因此临床用药时应该全面考虑各种影响因素。

第三节 药物作用机制

药物作用机制是阐明药物为什么起作用和如何起作用的理论，有助于理解药物的治疗作用及不良反应，为临床合理用药及开发新药提供了理论基础。

一 药物受体作用机制

近代分子生物学研究表明，大多数药物是通过与受体结合而产生作用的，故在此重点介绍药物作用的受体机制。

（一）受体

受体（receptor）是存在于细胞膜或细胞内，能识别、结合特异性配体，并产生特定生物效应的大分子物质。大多数受体是糖蛋白或脂蛋白，在体内有特定的分布。受体上存在着能与配体结合的结合位点，称为受点。能与受体结合的物质，称为配体，也称第一信使。配体包括内源性配体（如神经递质、激素、自体活性物质等）和外源性配体（如药物、毒物等）。

受体的特性包括以下几点。

（1）特异性：受体对配体具有高度的选择性，特定受体及其亚型受体只与其特定的配体结合，产生特定的生理效应。

（2）灵敏性：极微量的药物分子即可激活受体，产生较显著的效应。

（3）可逆性：配体和受体的结合是可逆的，配体与受体结合后可被其他特异性配体所置换。

（4）饱和性：受体的数量有限，当配体达到一定浓度时受体可被全部结合，从而出现饱和，此时增加配体浓度，不再相应增加与受体的结合量。

（5）多样性：同一受体可广泛分布到不同的细胞，从而产生不同效应，受体多样性是受体亚型分类的基础。

（二）受体与药物结合

（1）结合方式。占领学说认为，受体只有与配体结合才能被激活，从而产生生理效应。多数药物与受体结合是通过分子间的吸引力（范德华力）、离子键、氢键形成药物受体复合物，为可逆性结合，药物作用时间比较短暂。少数药物是通过共价键与受体结合形成药物受体复合物，结合牢固，不易解离，药效较为持久。

（2）结合条件。药物与受体结合后要引起生理效应，必须具备两个条件：①亲和力（affinity），指药物与受体结合的能力，是药物作用强度的决定因素。②内在活性（intrinsic activity），指药物与受体结合后产生效应的能力，是药物效能或作用性质的决定因素。

（三）与受体结合的药物分类

根据药物与受体的亲和力及内在活性，将药物分为以下两类：

13

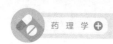
（1）激动药（agonist）。激动药又称兴奋药，指对受体既有亲和力又有内在活性的药物。依其内在活性的大小又可分为完全激动药和部分激动药。①完全激动药（full agonist）：具有较强的亲和力和较强的内在活性的药物，如吗啡激动阿片受体产生镇痛作用。②部分激动药（partial agonist）：具有较强的亲和力，但仅有较弱的内在活性的药物。单独应用时产生较弱的激动效应，若与完全激动药合用则表现拮抗完全激动药的部分效应。如喷他佐辛单用时产生较弱的镇痛作用，但与吗啡合用可拮抗吗啡的镇痛作用。

（2）拮抗药（antagonist）。拮抗药又称阻断药，指对受体有较强的亲和力而无内在活性的药物。如阿托品占据M受体后，不能激动受体，反可阻碍激动药与受体的结合，从而对抗M受体激动药（如毛果芸香碱）的作用。

（四）受体调节

受体的数量、亲和力及内在活性可受到多种因素（生理、病理和药理等）影响而发生变化，称为受体调节。受体调节是维持机体内环境稳定的重要因素，根据其调节方式分为向上调节和向下调节两种类型。

（1）向上调节。向上调节指受体数目增多、亲和力增大或内在活性增强的现象。如长期使用受体拮抗药，可使相应受体数目增加，受体敏感性和反应性增强，出现增敏现象，这是突然停药出现停药症状或反跳现象的原因之一。

（2）向下调节。向下调节指受体数目减少、亲和力减小或内在活性减弱的现象。如长期使用受体激动药，可使相应受体数目减少，对该激动药的敏感性和反应性下降，出现减敏、脱敏或耐受的现象，这是产生药物耐受性的原因之一。

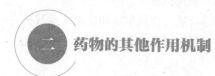

二 药物的其他作用机制

（一）改变细胞周围的理化环境

如抗酸药氢氧化铝、碳酸氢钠中和胃酸，抗消化性溃疡；静脉注射甘露醇高渗溶液消除脑水肿和引起利尿。

（二）参与或干扰细胞代谢过程

多数抗癌药是通过干扰细胞DNA或RNA的代谢过程而发挥疗效的；许多抗菌药也是通过影响细菌核酸代谢而发挥抑菌或杀菌效应；维生素、铁剂、激素等可补充体内物质的不足，参与正常的生理代谢过程，用于纠正缺乏症。

（三）影响酶的活性

如新斯的明抑制胆碱酯酶而产生拟胆碱作用，尿激酶激活血浆纤溶酶原等。

（四）影响细胞膜离子通道

药物可通过影响细胞膜的离子通道如 Na^+、Ca^{2+}、K^+、Cl^- 等的跨膜转运而发挥作用。如钙拮抗药阻断钙离子通道而致血管扩张和抗心律失常作用，局部麻醉药抑制钠离子通道而阻断神经传导等。

（五）影响生理递质的释放或激素的分泌

如麻黄碱促进交感神经末梢释放去甲肾上腺素而引起升压作用，大剂量碘剂抑制甲状腺素释放等。

思考练习题

1. 药物不良反应包括哪些类型？试举例说明。
2. 举例说明受体激动药和拮抗药。

第三章 药物代谢动力学

药物代谢动力学研究机体对药物的作用及规律，即药物的体内过程（吸收、分布、代谢和排泄）及体内药物浓度随时间动态变化的规律。药物在体内的吸收、分布、排泄过程称为药物的转运，代谢变化过程称为药物的生物转化。

第一节 药物的跨膜转运

药物在体内通过各种生物膜的过程就是药物的跨膜转运，主要有被动转运和主动转运两种方式。

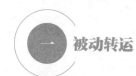

一 被动转运

多数药物的跨膜转运属于被动转运。被动转运主要依赖细胞膜两侧的浓度差，使药物从高浓度一侧向低浓度一侧跨膜转运，不消耗能量、不需要载体、无竞争性抑制和饱和现象。被动转运包括滤过、简单扩散和易化扩散。

（一）滤过

一些水溶性小分子药物，如乙醇、尿素等受静水压、渗透压等因素的影响，可通过生物膜上的膜孔被动扩散。

（二）简单扩散

简单扩散指药物依其脂溶性溶解于细胞膜的脂质层，顺浓度差被动转运的方式。大多数药物由于分子量小、脂溶性高，容易通过细胞膜，通常以简单扩散方式转运。其转运主要受药物的脂溶性、解离度以及药物所在环境的 pH 影响。脂溶性高、分子小、极性小、非解离型药物易简单扩散。因绝大多数药物为弱酸性或弱碱性电解质，故在体液中以解离型和非解离型两种形式存在。通常弱酸性药物在酸性体液（如胃液）中解离少，容易通过细胞膜，吸收较好；在碱性体液（如肠液）中解离多，不易通过细胞膜，吸收较差。因此，当弱酸性药物中毒时，可用弱碱性药物洗胃，减少药物的吸收，也可碱化尿液，减少药物在肾小管的重吸收，促使排泄，以达到解救患者的目的。相反，弱碱性药物在碱性体液中易吸收，弱酸类药物可加速其排泄。

（三）易化扩散

易化扩散是特殊的被动转运方式，是顺浓度差或电化学差、不耗能、需载体的跨膜转运。如葡萄糖进入红细胞需要葡萄糖通透酶参与，铁剂转运需要转铁球蛋白参与，钙剂转运需要钙离子通道蛋白参与等。

 主动转运

主动转运指药物在特异性载体（如Na^+-K^+-ATP酶）的帮助下，由低浓度一侧向高浓度一侧跨膜转运。其主要特点是逆浓度差转运、消耗能量、需要载体，存在竞争性抑制和饱和现象。采用主动转运方式的药物较少，常见的有儿茶酚胺通过氨泵进入囊泡、青霉素从肾小管的酸性载体主动排泄等。当丙磺舒和青霉素合用时，由于二者都依靠肾小管管壁细胞中同一载体排泄，出现竞争性抑制，可导致青霉素的排出时间延长，药效增强。

第二节　药物的体内过程

药物的体内过程指机体对药物的处置过程，包括药物在机体内的吸收、分布、代谢（生物转化）和排泄四个方面，如图3-1所示。

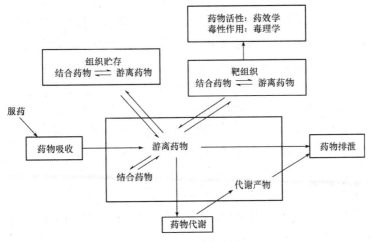

图3-1　药物的体内过程

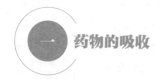

一 药物的吸收

药物的吸收

药物的吸收（absorption）指药物从给药部位进入血液循环的过程。药物吸收的速度和程度影响药物作用出现的快慢和强弱。吸收快而完全的药物显效快、作用强；反之，显效慢、作用弱。影响药物吸收有以下几个因素。

（一）给药途径

不同的给药途径对吸收有较大影响，除静脉注射和静脉滴注药物直接进入血液循环外，其他给药途径均存在吸收过程。不同的给药途径，药物吸收的快慢依次为吸入＞舌下＞肌内注射＞皮下注射＞口服＞直肠＞皮肤。

（1）口服给药。口服给药是安全经济、简便有效的给药方法。①吸收部位：由于胃黏膜吸收面积较小、胃排空较快、胃液pH低，药物在胃中的吸收较少；因为肠道吸收面积大，血流丰富，pH为4.8～8.2，绝大多数弱酸性和弱碱性药物主要在小肠中吸收，主要吸收方式是易化扩散。②食物影响：空腹时口服给药吸收好，餐间和餐后服药影响药物吸收的程度和速度。③首关消除指由胃肠道吸收的药物，经门静脉进入肝脏时被代谢酶部分灭活，使进入体循环的药量减少、药效降低的现象，又称第一关卡效应（first-pass elimination）。首关消除较多的药物，如硝酸甘油口服后约90%被首关消除，不宜口服给药，常采用舌下给药。

（2）舌下给药。舌下黏膜血流丰富，但吸收面积较小，适用于脂溶性较高，用量较小的药物。硝酸甘油、甲基睾丸素、异丙肾上腺素等常采用舌下给药，具有吸收迅速、给药方便、无首关消除等优点。

（3）直肠给药。直肠的吸收面积不大，但血流量较为丰富，药物容易吸收，可部分避开首关消除。直肠给药主要通过直肠上和直肠下静脉进入血液循环。由于直肠上静脉经过肝脏后才能进入血液循环，直肠给药仍存在肝脏的首关消除可能性。

（4）皮下或肌内注射给药。皮下或肌内注射后，药物通过毛细血管进入血液循环，其吸收速度主要与局部组织血流量及药物制剂有关。由于肌肉组织血流量较皮下组织丰富，故肌内注射比皮下注射吸收快。水溶性高的药物易吸收，混悬剂吸收慢而持久。当休克时，因血液循环不良，皮下和肌内注射吸收速度均大大减慢，需静脉给药才能达到急救的目的。

（5）其他给药。①皮肤给药：完整的皮肤吸收能力很差，外用药物时，因皮脂腺的分泌物覆盖在皮肤表面，可阻止水溶性药物的吸收，而脂溶性高、透皮力强的药物如硝酸甘油贴剂等易吸收。②黏膜给药：除前述的舌下和直肠给药外，尚有鼻腔黏膜给药，如安乃近滴鼻用于儿童高热等。③吸入给药：肺泡表面积较大且血流丰富，气体、挥发性液体和气雾剂等均可通过肺泡壁被迅速吸收，如沙丁胺醇气雾剂用于治疗急性哮喘等。

（二）其他影响因素

（1）药物的理化性质。药物的脂溶性、解离度以及分子量等均能影响药物的简单扩散。

（2）药物的剂型及制剂工艺。剂量相同的药物，因剂型不同，药物的吸收速度、药效产生的快慢与强弱均会表现出明显的差异。如气体制剂较液体制剂和固体制剂吸收快，水剂、注射剂较油剂、混悬剂及固体剂起效快。

（3）药物的吸收环境。例如，胃的排空速度、肠蠕动的快慢、胃内的pH以及胃的内容物（食物量及性质）、用药局部吸收面积、血流量等均可影响口服药物的吸收。

二 药物的分布

药物的分布（distribution）指药物被吸收后随血液循环向组织器官转运的过程。药物在体内呈不均匀分布，有些组织器官分布浓度较高，有些组织器官分布浓度较低，所以药物对各组织器官的作用强度不同。影响药物分布的因素主要有以下几个方面。

（一）药物的理化性质

脂溶性药物或水溶性小分子药物易通过毛细血管壁，由血液分布到组织；相反，水溶性大分子药物或离子型药物难以透过毛细血管壁进入组织。如甘露醇由于分子较大，不易透出毛细血管壁，故静脉滴注后，可提高血浆渗透压，使组织脱水，产生利尿作用。

（二）体液 pH

生理状态下细胞外液pH约为7.4，细胞内液pH约为7.0，故弱酸性药物在细胞外解离多，不易进入细胞内，而弱碱性药物较易分布到细胞内。临床中可通过口服碳酸氢钠碱化血液和尿液，使巴比妥类弱酸性药物由脑细胞向血浆转运，减少其吸收，促进其排泄，这是解救该类药物中毒的有效措施。

（三）药物的血浆蛋白结合率

药物的血浆蛋白结合率指治疗时，血液中的药物与血浆蛋白结合的百分率，它是决定药物分布的重要因素。吸收入血液的药物不同程度地、可逆性地与血浆蛋白结合。未结合的药物被称为游离型药物，具有药理活性。结合型药物具有以下特点：①结合是可逆的；②由于分子体积增大，不易透出血管壁，限制了其转运，暂时失去药理活性；③与血浆蛋白结合率高的药物，起效慢、维持时间长，反之则起效快、维持时间短；④药物之间具有竞争蛋白结合的置换现象，如抗凝血药华法林和解热镇痛药双氯芬酸与血浆蛋白的结合率都比较高，若两药同时应用，血浆中游离型华法林将明显增多，抗凝血作用增强，严重者可导致出血。

（四）药物与组织的亲和力

有些药物对某些组织有特殊的亲和力，因而在该组织的浓度较高。如碘在甲状腺中的浓度比在血浆中的浓度高约25倍，重金属在肝、肾中分布较多，钙主要沉积于骨骼中。

（五）组织、器官血流量

药物分布的快慢与组织、器官血流量有关。肝、肾和脑组织中血流量丰富，药物分布速度

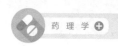

快，药量多；而血流量相对较少的肌肉、皮肤、脂肪等组织，药物分布速度慢，药量少。

（六）体内特殊屏障

（1）血—脑脊液屏障是血液—脑细胞、血液—脑脊液及脑脊液—脑细胞之间的屏障。许多药物较难穿透血—脑脊液屏障，而脂溶性高、非解离型、分子量小的药物易透过血—脑脊液屏障进入脑组织。脑部炎症时，血—脑脊液屏障的通透性可增加，青霉素能在脑脊液中达到有效浓度。

（2）胎盘屏障由数层生物膜组成，其通透性与生物膜相似，几乎所有能通过生物膜的药物都能穿透胎盘屏障。因此，妊娠期妇女用药应谨慎，禁用对胎儿发育有影响的药物。

（3）血眼屏障指血液—视网膜、血液—房水、血液—玻璃体之间的屏障。全身给药时，药物在房水、晶状体和玻璃体等组织难以达到有效浓度，采取局部滴眼或眼周边给药如结膜下注射、球后注射及结膜囊给药等，可提高眼内药物浓度，减少全身不良反应。

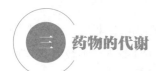

三　药物的代谢

药物的代谢（metabolism）又称为药物的生物转化，指在体内经过生物酶的作用，使药物的化学结构和药理活性发生改变的过程。大多数药物经生物转化后令其失去药理活性，称为灭活，如巴比妥被氧化灭活、普鲁卡因被水解灭活等；有些药物如地西泮经生物转化后，其代谢产物劳拉西泮仍然具有药理活性；有的药物如可的松只有经过生物转化后才具有药理活性，此为活化；有的药物如对乙酰氨基酚经过生物转化后会产生对肝脏有毒的代谢产物。

（一）药物代谢的方式

药物在体内的代谢有两个时相，包括氧化、还原、水解和结合四种方式。

（1）Ⅰ相反应包括氧化、还原、水解反应。通过该相反应，大部分药物极性增加且失去药理活性，少数药物被活化作用增强，甚至形成毒性代谢产物。

（2）Ⅱ相反应，即结合反应。药物及代谢产物在酶的作用下，与内源性物质如葡萄糖醛酸、硫酸等结合成无活性的、极性高的代谢物通过肾脏排泄。

（二）药物代谢酶系

大多数药物的代谢在肝中进行，部分药物在其他组织中进行。药物的代谢需要酶的参与，体内药物代谢酶主要有两类：

（1）专一性酶指催化作用选择性高、活性很强的酶，如胆碱酯酶（AChE）灭活乙酰胆碱（ACh）、单胺氧化酶（MAO）转化单胺类药物等。

（2）非专一性酶指肝细胞微粒体混合功能氧化酶系统，一般称为细胞色素 P_{450} 单氧化酶系（cytochrome P_{450} 或 CYP_{450}，CYP），又称肝药酶，是药物代谢的主要酶系统。肝药酶具有以下特点：①专一性差，能催化多种药物代谢；②变异性大，可受遗传、年龄、疾病等因素影响，产生明显的个体差异；③酶的活性易受外界因素的影响，从而呈现增强和减弱现象。

（三）影响药酶的因素

（1）药酶的诱导作用。凡能增强药酶活性或促进药酶生成的药物均称为药酶诱导剂，如苯妥英钠、利福平、卡马西平、地塞米松等。药酶诱导剂可以加速某些药物和自身的代谢，降低药效，是某些药物产生耐受性的原因之一。

（2）药酶的抑制作用。凡能降低药酶活性或减少药酶生成的药物均称为药酶抑制剂，较常见的有西咪替丁、异烟肼、红霉素、酮康唑、环丙沙星等。药酶抑制剂可抑制肝药酶，使自身或其他药物代谢速度减慢，血药浓度增高，药效增强，甚至诱发毒性反应，故联合用药时应予注意。

（3）其他因素。年龄、性别等生理因素，遗传因素，病理因素和环境因素等都会影响药酶的活性，从而使药物的代谢速度发生变化。

 四 药物的排泄

药物的排泄（excretion）指药物及其代谢产物经排泄器官或分泌器官排出体外的过程。肾脏是药物排泄的主要器官，胆道、肠道、肺、乳腺、唾液腺、汗腺及泪腺等也能排泄药物。

（一）肾脏排泄

绝大多数药物及其代谢产物是经肾脏排泄的，主要是肾小球滤过排泄，其次是肾小管分泌排泄。影响肾脏排泄的主要因素有以下几方面。

（1）肾小管的重吸收。有些药物经肾小球滤过后又经肾小管部分重吸收，重吸收的多少与药物的脂溶性、解离度、尿液的pH有关。①脂溶性高、非解离型的药物重吸收较多，排泄慢；而水溶性药物重吸收较少，排泄快。②尿液pH能影响药物的解离度，因而影响药物在远曲小管的重吸收，弱酸性药物在碱性尿液中解离增多，重吸收减少，排泄快；反之，在酸性尿液中解离减少，重吸收增多，排泄慢。弱碱性药物则与之相反。

（2）竞争性抑制现象。有些药物由肾小管主动分泌排泄时，相互间有竞争性抑制现象。如丙磺舒与青霉素合用，两药竞争肾小管管壁细胞上的有机酸载体转运系统，丙磺舒可抑制青霉素主动分泌，提高青霉素血药浓度，从而提高抗菌作用。

（3）肾功能。药物经肾脏排泄受肾功能状态的影响，肾清除率与肾小球滤过率成正比，而肾小球滤过率又与肾血流量成正比。肾功能不全时，自肾脏排泄的药物代谢减慢，易蓄积中毒，宜相应减少药物的剂量或延长给药间隔时间，对肾脏排泄慢的药物尤其应该注意。

还应注意，有的药物如链霉素，在肾小管内浓度比血中浓度高几十倍，有利于泌尿道感染的治疗，但也增加了对肾的毒性作用；有的药物如磺胺药在肾小管的浓度超过了其溶解度，可在肾小管内析出结晶，引起肾损害。故肾功能不全时，应禁用或慎用对肾有损害的药物。

（二）胆汁排泄

有些药物及其代谢物可经胆汁主动排泄。经胆汁排泄的药物如红霉素、四环素、利福平等，

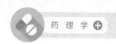

胆道内药物浓度较高，可用于治疗胆道感染。由胆汁排入十二指肠的药物在肠中经水解后由小肠上皮吸收，并经门静脉入肝重新进入体循环的现象称为肠肝循环（enterohepatic circulation）。肠肝循环可使药物作用时间延长，当胆道引流或阻断肠肝循环时可加速药物的排泄。如考来烯胺（消胆胺）可阻断洋地黄毒苷的肠肝循环，可用于地高辛中毒的解救。

（三）其他排泄途径

因乳汁 pH 为 5.0，又富含脂质，因此脂溶性强或弱碱性药物易由乳汁排泄。有的药物可对乳儿产生影响，如吗啡、氯霉素等，故哺乳期妇女用药应予注意。某些药物，如苯妥英钠也可经唾液腺排出，且排出量与血药浓度有关，可作为无痛性血药浓度监测的采样。有的挥发性药物如吸入性麻醉药还可经肺排出。胃肠道也能排泄药物，对于某些药物中毒可采用洗胃或导泻达到解救目的。有的药物如利福平还可从汗腺排泄。

第三节　药动学的基本概念和基本参数

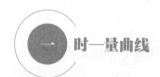 时—量曲线

药物的体内过程是一个连续变化的动态过程，随时间的变化，体内的药量或血药浓度会随之变化，这种动态变化过程可用时—量关系和时—量曲线来表示。时—量关系指时间与体内药量或血药浓度的关系，也就是体内药量或血药浓度随时间的变化而变化的动态过程。以时间为横坐标、体内的药量或血药浓度为纵坐标得到的曲线，称为时—量曲线，如图 3-2 所示。

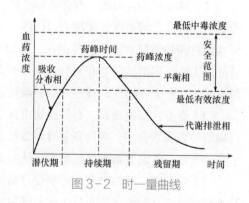

图 3-2　时—量曲线

从给药到开始出现疗效的一段时间属于药物的潜伏期，静脉给药没有潜伏期。血药浓度逐渐上升形成曲线的上升部分，为药物的吸收分布相，以吸收为主。从疗效出现到作用基本消失的一段时间，是维持有效浓度的时间，称为持续期。当药物的吸收速率和药物的消除速率相等时达药峰浓度（C_{max}），给药后达到药峰浓度的时间称为药峰时间（T_{max}）。此后血药浓度逐渐下降，形成曲线的下降部分，为药物的代谢排泄相，是药物消除的过程。当血药浓度达到最低有效浓度以下时，药物作用开始消失，称为残留期。残留期长的药物易引起积蓄中毒。时—量曲线所覆盖的面积称曲线下面积（area under the curve，AUC），其大小反映药物进入血循环的总量。

二 药物消除动力学

药物在体内的分布、代谢和排泄过程统称药物消除，其消除类型有以下三种。

（一）一级动力学消除（恒比消除，线性动力学消除）

单位时间内以恒定比例消除药物，其消除速率总是与血药浓度成正比，药物半衰期是固定的。临床绝大多数药物在治疗剂量时按此种方式进行消除。

（二）零级动力学消除（恒量消除，非线性动力学消除）

单位时间内以恒定数量消除药物，其消除与血药浓度无关，药物半衰期随血药浓度而改变。大剂量应用超过机体最大消除能力时，按此种方式消除。

（三）非线性消除（混合消除）

有些药物在高浓度时呈恒量消除，当血药浓度下降到最大消除能力以下时，可转为恒比消除。由于这种恒量和恒比混合型消除动力学的微分方程是非线性方程，故称为非线性消除。

三 药动学的基本参数

（一）生物利用度

生物利用度（bioavailability，fraction of dose，F）指血管外给药后，药物吸收进入体循环的相对数量。通常用吸收百分率表示，即给药量与吸收进入体循环的药量的比值。

生物利用度也可用 AUC 表示，可按下列公式计算出绝对生物利用度和相对生物利用度，前者用于评价同一种药物不同给药途径时的吸收情况，后者则用于评价同种药物不同制剂或不同批号的吸收情况，是评价厂家药品质量的重要指标。

$$F（生物利用度）= \frac{吸收进入体循环的药量}{给药量} \times 100\%$$

$$F（绝对生物利用度）= \frac{AUC（血管外给药）}{AUC（血管内给药）} \times 100\%$$

$$F（相对生物利用度）= \frac{AUC（供试药）}{AUC（标准品）} \times 100\%$$

生物利用度的临床意义在于：①是评价各种制剂质量的重要指标。制剂质量不合格，生物利用度低，临床疗效差。即使是剂量、剂型相同的药物，如果厂家的制剂工艺不同，或同一厂家生产的同一制剂的药物，批号不同，其生物利用度也会有明显的差异，不同厂家生产的同一

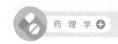

制剂生物利用度差距则更加显著。因此，在临床用药时，换用同一厂家不同批号的药物或不同厂家生产的药物（特别是普萘洛尔、地高辛等）时，应特别注意剂量的调整。②反映药物吸收情况对药效的影响。剂量、剂型相同，机体生理、病理状况不同，如空腹和饱食后给药，肝、肾功能不全时给药，均可引起生物利用度的改变，影响疗效的发挥或导致机体中毒。

（二）表观分布容积

表观分布容积（apparent volume of distribution，Vd）指药物进入机体后在理论上应占有的体液容积量。例如，静脉注射一定量的某药，待其分布达相对平衡后，按测得的血浆中药物浓度可计算出该药的体积容积（理论数值），并非指药物在体内实际所占有的体积真正容积。Vd 值可反映药物在体内分布的广泛程度，常用体内药物总量（A）与血浆浓度（C）的比值来表示。其计算公式为 $Vd = A（mg）/C（mg/L）$。

Vd 的临床意义在于：①可推测药物在体内的分布范围。Vd 越大，表示药物分布范围越广；反之，分布范围越窄。②间接反映药物排泄的快慢和在体内存留的时间长短。③可推算体内药物总量或达到某一血浆浓度时所需的药量。

（三）血浆半衰期

血浆半衰期（half life time，$t_{1/2}$）指血浆中药物浓度下降一半所需的时间。$t_{1/2}$ 反映体内药物消除速度。对于恒比消除的药物，$t_{1/2}$ 不随血药浓度的高低和给药途径的变化而改变。但肝、肾功能不全的患者用药时 $t_{1/2}$ 会延长，可发生药物蓄积中毒，应引起护士的注意。

在临床用药中，$t_{1/2}$ 具有重要意义。①它可确定给药间隔时间。$t_{1/2}$ 越长，给药间隔时间越长；反之，$t_{1/2}$ 越短，给药间隔时间越短。通常给药间隔时间为 1 个 $t_{1/2}$。②它是药物分类的依据之一。根据 $t_{1/2}$ 长短将药物分为超短效类（$t_{1/2} \leqslant 1\,h$）、短效类（$t_{1/2} = 1 \sim 4\,h$）、中效类（$t_{1/2} = 4 \sim 8\,h$）、长效类（$t_{1/2} = 8 \sim 24\,h$）、超长效类（$t_{1/2} > 24\,h$）。③它可预测药物基本消除的时间。一次给药经过 5 个 $t_{1/2}$，血药浓度消除 96% 以上，即可认为体内药物基本消除。④它可预测药物达稳态血药浓度的时间。以 $t_{1/2}$ 为给药间隔时间，分次恒量给药，经 4 ~ 5 个 $t_{1/2}$ 后，体内药物可达稳态血药浓度。

（四）稳态血药浓度

恒比消除的药物在连续恒速或分次恒量给药，经 4 ~ 5 个 $t_{1/2}$ 后，药物吸收量和消除量基本相等，此时的血药浓度维持在一个相对稳定的水平，即稳态血药浓度（steady state concentration，C_{ss}），又称坪值或坪浓度。

C_{ss} 的高低取决于恒量给药时连续给药的剂量，剂量大则 C_{ss} 水平高。为了迅速产生药效，常在初次给药时采用较大剂量，以尽快达到 C_{ss}。每隔 1 个 $t_{1/2}$ 给药时，常首剂加倍给药（负荷量法）。当静脉滴注给药时，可将第一个 $t_{1/2}$ 内静脉滴注量的 1.44 倍在静脉滴注开始时注入静脉，即可立即达到 C_{ss}。C_{ss} 为调整给药剂量提供依据，当疗效不佳或发生中毒反应时可通过测定 C_{ss} 调整剂量，如图 3-3 所示。

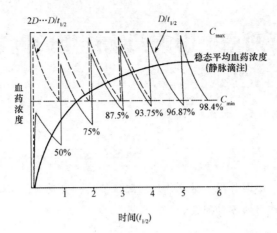

图3-3 按半衰期给药的时—量曲线

思考练习题

1.举例说明哪些药物不宜口服，并说明原因。

2.由于对血浆蛋白的竞争置换作用，华法林不能和保泰松、双氯芬酸等药物配伍，请查阅资料，再举出一个类似的例子。

3.苯巴比妥与降糖药甲苯磺丁脲联用是否合理，为什么？

4.在抢救急性中毒患者时，为什么要洗胃和导泻？

第四章　影响药物作用的因素

药物的效应受多种因素的影响，相同的药物剂量及给药方法，在人群中不仅存在着个体之间的差异，对于同一个体亦存在个体内的差异。因此，只有根据病情，运用药效学和药动学的知识，选择最佳的药物、制剂及制订合理的给药方案，才能做到用药个体化，为临床合理用药提供理论依据。影响药物作用的因素主要有药物、给药方法、机体等几个方面。

第一节　药物方面的影响

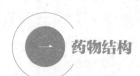
一　药物结构

药物效应的特异性取决于药物的化学结构，大部分化学结构相似的药物其药理作用相似，如磺胺类。有些药物的化学结构虽然相似却呈现相互拮抗作用，如安体舒通与醛固酮、双香豆素与维生素 K。有些药物的化学结构虽相同，但是立体结构互异，亦可发生不同的作用，如奎宁的右旋体奎尼丁为抗心律失常药，而奎宁为抗疟药。有些药物的化学结构中增加卤族元素，其药理作用增强，如氟氢可的松的抗炎作用较氢化可的松强。

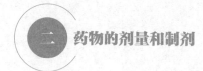
二　药物的剂量和制剂

药物的剂量大小决定血浆药物浓度的高低，与作用强度关系密切，剂量不同，药物效应也不同。药物剂量过小则疗效差，甚至无效；剂量过大则会发生毒性反应，甚至危及生命；加之机体对药物反应存在个体差异，临床用药应因人而异，遵循剂量个体化原则。

同一药物的不同剂型，因生物利用度差异较大，故起效快慢、作用强弱、维持时间长短有显著不同。气体或易挥发药物经肺吸收并排出，作用迅速，维持时间短，如乙醚。固体性药物必须溶解后才能被吸收，作用较慢。口服时，液体制剂比固体制剂吸收快；固体制剂中，胶囊＞片剂＞丸剂；肌内注射时，吸收时间为：水溶液＞混悬液＞油剂。近年来，新制剂类型如肠溶剂、缓释剂、控释剂、靶向制剂以及透皮制剂等，具有高效、速效、长效、容易控制等优点。使用肠溶剂或缓释剂时应保持剂型的完整性，避免嚼碎或掰开分次服用，以免降低疗效，甚至产生不良反应。

第二节　给药方法方面的影响

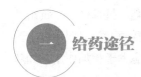

一　给药途径

不同给药途径可因药物的体内过程不同而使药效强弱不同，甚至产生质的差异。如硫酸镁口服具有导泻、利胆作用，而注射可产生降血压和抗惊厥作用。不同给药途径，药物吸收速度也明显不同。各种给药途径的起效快慢情况是静脉注射＞吸入给药＞舌下含服＞肌内注射＞皮下注射＞直肠给药＞口服＞皮肤黏膜给药。静脉注射给药能立即起效，最适于急症及危重患者治疗，而首关消除效应较强的药物不宜口服，常采用舌下含服。临床用药时应根据病情需要和制剂特点选择适合的给药途径。

二　给药时间和次数

给药时间可影响药物的疗效，给药间隔时间对于维持血药浓度甚为重要，须视具体药物而定。如催眠药应在睡前服，助消化药应在进餐时或饭前片刻服用，阿司匹林等刺激性较强的药物宜饭后服用。给药间隔时间应根据病情需要和药物的 $t_{1/2}$ 及其他药动学参数而定。

机体内生物节律变化对药物作用具有重要影响，给药时间的周期变化也会影响药物的作用。如氨茶碱早上给药，血药浓度可高于其他给药时段。地高辛宜上午 10 时给药，因该时段血药浓度上升速度较慢，AUC 最大，安全而有效；而下午 3 时给药，吸收速度较快，且药峰浓度高，易中毒。肾上腺皮质激素宜早上 8 时一次给予，使药效与体内激素正常分泌高峰同步，以减轻对垂体抑制的不良作用。

按照药动的规律，给药间隔时间、药物剂量和稳态血药浓度之间有一定的关系。以 $t_{1/2}$ 为间隔时间恒量恒速给药，4 ~ 6 个 $t_{1/2}$ 后可达稳态血药浓度。用药的间隔时间取决于病情和药物在体内的消除速度。最科学的给药是每隔 1 个 $t_{1/2}$ 给药 1 次。大多数药物为每日给药 3 次；消除快的药物如四环素，每日给药 4 次；消除慢的药物，应延长用药间隔时间，如普鲁卡因青

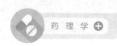

霉素G，每日肌内注射1次，个别特殊药物有特殊间隔时间，如强心苷类。

 三 联合用药和药物相互作用

联合用药指两种或两种以上的药物同时或先后使用，又称配伍用药。联合用药的目的是增强疗效，减少不良反应。在临床上常常因为药物选择不当，造成降低疗效，增加不良反应的失误。因此，联合用药应考虑药物之间的相互作用，合理用药。

（一）药效学方面的相互作用

（1）协同作用（synergism）。联合用药时，药物效应较单用时增强，称为协同作用。①相加作用：联合用药时的效应为各药单用效应之和。如乙醇具有非特异性中枢神经系统抑制作用，在服用一般治疗剂量的镇静催眠药、抗精神病药、镇静药、阿片类镇痛药、抗抑郁药、抗组胺药，以及其他具有中枢神经系统抑制作用的药物时，饮少量酒即可引起昏睡。故对服用以上药物的患者应嘱咐服药期间禁止饮酒。②增强作用：联合用药时的药物效应大于相加作用，如新诺明（SMZ）与甲氧苄啶（TMP）合用会使抗菌作用明显增强。

（2）拮抗作用（antagonism）。联合用药时，药物效应较单用时减弱，称为拮抗作用。若联合应用的药物作用相反，则可能产生拮抗作用。如静脉滴注α受体激动药去甲肾上腺素（NA）外漏时，可用α受体阻断药酚妥拉明拮抗其强烈缩血管作用，防止局部组织坏死；服用镇静催眠药后，饮浓茶或咖啡可减弱药物的作用；麻黄碱止喘所引起的失眠可用镇静催眠药对抗等。

（二）药动学方面的相互作用

药动学方面的相互作用指一种药物使另一种合用的药物发生药动学的改变，使后一种药物的血浆浓度发生改变，从而影响药物的作用。

（1）影响药物吸收。四环素与钙、镁、铁、铝等离子形成不溶性络合物而互相影响吸收。

（2）影响药物分布。多种药物同时使用，可因与血浆蛋白的竞争性结合而影响药物在体内的分布。与血浆蛋白结合率高的药物合用时，可发生竞争性置换现象，如阿司匹林能将华法林（口服抗凝药）从血浆蛋白结合部位上置换下来，引起自发性出血。

（3）影响药物生物转化。肝药酶诱导剂如苯巴比妥、苯妥英钠、利福平及烟、酒等能加快其他药物代谢从而降低疗效。肝药酶抑制剂异烟肼、西咪替丁、氯霉素等则使某些药物代谢减慢，作用增强，甚至产生毒性反应。

（4）影响药物排泄。例如，丙磺舒与青霉素合用，可抑制肾小管对青霉素的主动转运排泄，从而增强青霉素的抗菌作用；碳酸氢钠改变尿液pH，可增加磺胺药尿中溶解度，加速其从尿中排泄，从而减轻肾损害。

（三）药物在体外的相互作用

联合用药时，在药液配制、保存等过程中即可发生相互作用。药物在体外配伍时所发生的物理性或化学性的变化使药效降低，甚至产生毒性反应的现象，称为配伍禁忌。具有配伍禁忌的药物不能联合使用，如红霉素用氯化钠配制时会出现沉淀而不能使用。临床用药时应特别注意配伍禁忌，避免发生严重后果。

第三节 机体方面的影响

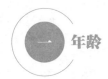

一 年龄

机体的生理功能、体液与体重的比例、血浆蛋白含量等因年龄而异。年龄对药物作用的影响对儿童和老人尤为突出。

儿童各器官组织正处于生长发育阶段，肝、肾、脑、骨骼等发育尚未完全，某些药物的肝脏代谢或肾脏排泄受影响会产生不良反应或毒性。如：早产儿及新生儿对氯霉素的生物转化慢，易产生灰婴综合征等毒性反应；婴儿的血—脑屏障发育尚未完善，应用氨茶碱易致过度兴奋，吗啡易致呼吸抑制；有些药物影响儿童生长发育，如四环素影响钙代谢，使牙齿黄染，还可抑制婴幼儿的骨骼生长。儿童的体液占体重的比例大，水盐代谢转换率较成人快，因此对影响水盐代谢和酸碱平衡的药物特别敏感，故儿童药物剂量必须严格计算。

（一）根据年龄折算

老幼药物剂量折算表见表4-1。

表4-1 老幼药物剂量折算表

年龄	相当于成人剂量	年龄	相当于成人剂量
出生~1个月	1/18 ~ 1/14	6 ~ 9岁	2/5 ~ 1/2
1 ~ 6个月	1/14 ~ 1/7	9 ~ 14岁	1/2 ~ 2/3
6个月 ~ 1岁	1/7 ~ 1/5	14 ~ 18岁	2/3 ~ 全量
1 ~ 2岁	1/5 ~ 1/4	18 ~ 60岁	全量 ~ 2/3
2 ~ 4岁	1/4 ~ 1/3	60岁以上	1/2 ~ 3/4
4 ~ 6岁	1/3 ~ 2/5		

注：此表仅供参考，使用时可根据患者体重、病情、药物性质等因素斟酌确定。

（二）根据体重计算

该方法最为常用，若无条件直接称重，可按年龄推算，公式如下：

1 ~ 6个月 体重（kg）＝月龄（足月）×0.6＋3

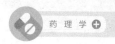
7～12个月　体重（kg）＝月龄（足月）×0.5＋3

1周岁以上　　体重（kg）＝年龄（周岁）×2＋8

（1）已知每日每千克儿童用量按下式计算：

$$儿童剂量（d）＝儿童剂量（kg/d）×儿童体重（kg）$$

（2）已知成人剂量按下式计算：

$$儿童剂量＝成人剂量×儿童体重（kg）/50\,kg$$

即成人剂量的2倍与儿童体重相乘，将乘积的小数点向前移2位即得儿童剂量。

（三）按体表面积计算

按体表面积计算药物剂量是最为合理的方法，适用于各年龄段。

（1）体重在30 kg以下者按下式计算：

$$儿童体表面积（m^2）＝体重（kg）×0.035（m^2/kg）＋0.1（m^2）$$

$$儿童剂量＝成人剂量×儿童体表面积（m^2）/1.7\,m^2$$

式中，$1.7\,m^2$为70 kg成人的体表面积。

（2）体重在30 kg以上者，则以30 kg体表面积（$1.1\,m^2$）为基数，体重每增加5 kg，体表面积增加$0.1\,m^2$，计算出体表面积后，代入公式中即得儿童剂量。

老年人生理功能逐渐减退，体液含量减少，脂肪增加，血浆蛋白量降低，肝、肾功能随年龄的增长而逐渐衰退，对药物的代谢和排泄能力下降，导致药物$t_{1/2}$延长，加之药物与血浆蛋白结合率低，游离型药物增加，故在使用血浆蛋白结合率高的药物以及主要经肝、肾消除的药物时，应适当调整剂量。老年人易健忘，应注意对其进行用药指导，以提高其用药的依从性。

老年人用药剂量应从小剂量开始，逐渐增加至个体最合适的获得满意疗效的治疗剂量，我国药典规定60岁以上老年人应用成人剂量的3/4。但一般来说，应根据年龄、体重以及体质等情况，以成人用量的1/5、1/4、1/2、2/3、3/4的顺序用药，实行剂量个体化。

二 性别

男、女对药物反应一般无明显差异。妇女有月经、妊娠、分娩、哺乳期等生理特点，对药物反应与一般情况不同。如月经期、妊娠期子宫对泻药较敏感，服用泻药引起盆腔充血会造成月经量过多及流产、早产的危险。妊娠期妇女应避免使用易引起流产、早产以及具有致畸作用的药物，尤其是妊娠前3个月，除非特别需要，一般不应使用药物；哺乳期应慎用经乳汁排泄的药物，如吗啡、氨茶碱等，避免乳儿中毒。

三 遗传因素

遗传基因是药物代谢酶、药物转运蛋白和受体活性及功能表达的结构基础，近年来日益受到重视，已有 100 余种与药物效应有关的遗传异常基因被发现。遗传因素对药物效应的影响主要表现为药物代谢的异常。

（一）乙酰化代谢多态性

药物的乙酰化代谢存在遗传多态性，可分为快乙酰化型及慢乙酰化型，它们对药物代谢的作用完全不同。如抗结核药异烟肼，慢乙酰化型患者服用后，血药浓度较高，$t_{1/2}$ 长，适合 1 周给药 1 ~ 2 次，易发生多发性周围神经炎；而快乙酰化型患者服用后，血药浓度低，$t_{1/2}$ 短，需每日给药 1 次，易引起肝损害。该种异常只有在受到药物激发时才出现。

（二）个体差异

个体差异指用药反应因人而异，是由遗传因素决定的用药反应的差异。

（1）高敏性和耐受性。有的患者对某些药物特别敏感，应用较小剂量即可产生较强的作用，称为高敏性；而有的患者对药物敏感性较低，必须应用较大剂量方可发挥应有的治疗作用，称为耐受性，也称低敏性。

（2）体质差异。某些患者由于先天性缺乏葡萄糖－6－磷酸脱氢酶，而导致红细胞膜受损，一旦服用伯氨喹、磺胺类等药物，易出现急性溶血性贫血，从而引起特异质反应；免疫差异可引起变态反应，如少数个体对极微量的青霉素会产生剧烈的过敏反应，甚至出现过敏性休克而危及生命。

四　病理状态

疾病能改变机体的功能状态，影响机体对药物的反应，从而影响药物作用。肝功能不全时，肝药酶活性降低，使药物代谢速度减慢，血浆 $t_{1/2}$ 延长，易发生药物蓄积性中毒；低蛋白血症可使药物血浆蛋白结合率下降，游离药物增加，药效和毒性随之增强。如解热镇痛药只对发热患者有退热作用，而对正常人的体温无影响；阿托品主要对痉挛状态的内脏平滑肌有解痉作用，而对正常平滑肌作用不明显；强心苷只对心脏性水肿患者产生利尿效应；中枢抑制药中毒时，即使用大量中枢兴奋药也不易产生惊厥，而处于惊厥状态时，则能耐受大剂量的巴比妥类药物。

五　心理因素

影响药物作用的因素不仅仅是患者的生理、病理状态，患者的心理状态、精神状态、思维情绪、医护人员的语言态度等，均能直接或间接地影响药物作用。研究表明，患者积极的心态、乐观的情绪有利于激发自身免疫系统，提高机体的抗病能力；反之，则会降低机体抗病能力。因此，积极心理，可减轻病情，增强药物作用；消极心理，只会加重病情，降低药物作用。临

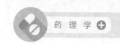

床上有许多慢性疾病（心绞痛、神经官能症、疼痛等）患者，应用安慰剂（placebo）治疗，能获得 30% ~ 50% 的疗效。安慰剂指不具备药理活性的制剂（如乳糖、淀粉制成的片剂或仅含盐水的注射剂），其并没有药理效应，但源于患者对医生信赖的心理，便呈现出了疗效。在临床工作中，医护人员对患者的态度、家属的支持和鼓励（非特异性医疗效应）等都能起到"安慰剂"的效果。因此，在用药过程中要加强心理护理，用良好的语言、表情、态度和行为去影响患者，准确分析其用药心态，并针对患者的用药心理问题进行主动关心、爱护和开导，调动其主观能动性，解除其心理顾虑，增强其战胜疾病的信心，提高药物治疗效果。

思考练习题

1. 影响药物作用的因素有哪些？
2. 何为联合用药？联合用药能引起哪些相互作用？

第五章　药物一般知识和用药注意事项

⌖ 学习目标

1. 掌握常用给药途径的特点和护理注意事项。
2. 熟悉临床上常用的药物剂型及其特点。
3. 了解药物的来源和药品管理知识。

第一节　药物一般知识

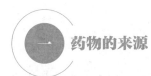 **药物的来源**

人类最初的药物都来自自然界的动物、植物和矿物。随着社会的进步，人们希望从自然界，特别是从植物中获得更多的药物。例如，鸦片来自罂粟未成熟的浆果，在公元前 1500 多年就已被列入著名的《伊伯氏纸草本》中。

现代药物中有许多药物是通过化学合成、微生物发酵、生物提纯等方法得到的。它们中有些是有计划地合成的防治疾病的药品，而有些则是进行其他化学工作时偶然发现的。药品的来源从人们盲目的探索，进入有目的、有计划、有组织、有投资、多学科合作，并有严格的管理办法的开发，是人类征服自然、防治疾病的一大突破，标志着人类社会的进步。

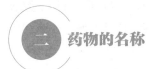 **药物的名称**

药物的名称有通用名、商品名和化学名三种。

（一）通用名

通用名指由研究该药的单位命名，并被国家药政管理部门认定，可载入国家药典的法定名称。常用在处方、手册、书刊中，如吗啡。

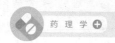

（二）商品名

商品名指药厂生产新药时，向政府管理部门申请的专属名称。例如，国内厂家不同，生产的吗啡商品名也不同，有的称为"美菲康"，有的称为"美施康定"；而国外有的吗啡商品名称为"路泰"。近十年来商品名在临床应用广泛，同一化学成分的药物，因生产厂家不同，可有数十种名称，临床应用较为混乱。我国卫生部规定自 2007 年 5 月 1 日起，处方中禁止使用商品名，必须使用通用名。

（三）化学名

化学名是按药物的化学组成及公认的命名法命名，因书写繁杂，很少被医护人员采用。如吗啡的化学名为"7，8－二脱氢－4，5－环氧－17－甲基吗啡－3，6－二醇"。

 三　药物的制剂和剂型

制剂是按照国家颁布的药品规格及标准，将药物制成适合临床需要，并符合一定质量标准的制品。剂型是将药物加工成患者需要的给药形式，即形态各异的制剂，便于应用、保存和携带。临床常用剂型如下：

（一）固体剂型

（1）片剂（tableland，Tab.）。片剂指将药物与适宜的辅料均匀混合，加工后压制成片状的制剂。依其制备工艺、用法和作用，可有普通压制片、包衣片、含片（喉片）、舌下含片、咀嚼片、肠溶片、缓释片、植入片、纸型片等。片剂具有含量准确、使用方便、便于保存和运输等特点，并适宜大量生产，成本较低，是临床应用最广的固体剂型。对易被胃酸破坏或需要在肠内释放的药物应压制成片剂后再包肠溶衣，如阿司匹林肠溶片；为延长某些药物的作用，减少药物的毒性反应，或为了使药物在单位时间内按一定比例或数量释放，可制成缓释片或控释片；将药物经过灭菌处理后，埋藏于皮下起长效作用的，称植入片，如睾酮植入片；将药物吸附于一定大小的可溶性纸片上的，称纸型片，如口服避孕片等。

（2）胶囊剂（capsules，Caps.）。胶囊剂指将药物装于空胶囊中制成的制剂。常用的胶囊有硬胶囊剂、软胶囊剂、肠溶胶囊剂。胶囊剂可掩盖药物的不良气味，便于吞服，生物利用度高。

（3）散剂（pulvis，Pulv.）。散剂指由一种或多种药物均匀混合制成的粉末状制剂，又称粉剂，可供内服或外用。一般将用于内服的称为散剂，如锡类散；外用的称为粉剂，如痱子粉。散剂易于分散，疗效快而强，而且制法简单，携带方便，特别适用于儿童服用，可用纸袋或塑料薄膜袋分剂量包装，置于阴凉干燥处保存。

（4）冲剂（granule，Gran.）。冲剂又称颗粒剂，指药物（多半是中药）经加工制成的体积小、干燥、易贮存、颗粒状，用开水冲服的制剂。其优点是不必煎熬、服用方便，易保存和携带，如板蓝根冲剂。

（5）丸剂（pilula，Pil.）。丸剂又称丸药，指药物与适宜的辅料（如蜂蜜、米糊等）均匀混合制成的球状或类球状制剂，包括蜜丸、水丸、糊丸等，如六神丸。

（二）半固体剂型

（1）软膏剂（unguent，Ung.）。软膏剂指药物与适宜的基质（如油脂性、水溶性、乳剂型）混合均匀制成的半固体外用制剂。主要用于皮肤、黏膜，在局部发挥消炎杀菌、止痛止痒、滋润防裂等作用，如氧化锌软膏。

（2）眼膏剂（oculent，Ocul.）。眼膏剂是无刺激性、极细腻的灭菌软膏剂，作用缓慢而持久，如红霉素眼膏。

（3）硬膏剂（emplastrum，Empl.）。硬膏剂指将药物混合均匀后涂于布或其他薄片上，遇热则软化且具有黏性，专供敷贴于体表的外用制剂，多具有消肿止痛、拔毒生肌的作用，如伤湿止痛膏。

（4）栓剂（suppositoria，Supp.）。栓剂指药物与适宜基质制成供腔道给药的制剂，室温下为固体，进入腔道后能迅速溶化或软化，逐渐释放药物，如痔疮宁栓剂。

（三）液体剂型

液体剂型指由一种或多种药物溶解或分散在溶媒中制成的液体剂型。按给药途径，液体剂型可分为内服型和外用型。液体剂型给药途径广泛，供内服的具有服用方便、易吸收、生效快等优点，尤其适用于婴幼儿与老年人。但也有性质不稳定，水溶液易霉变的缺陷。此外，携带、运输、贮存均不方便。

（1）溶液剂（solution，Sol.）。溶液剂指非挥发性药物的澄明水溶液，可内服或外用。内服溶液多装在有刻度的瓶中，瓶签（蓝色）上写明服药的剂量和次数，如葡萄糖酸钙口服液。外用溶液剂应在瓶签上注明"切勿内服"字样或贴以外用瓶签（红色）。

（2）糖浆剂（syrupus，Syr.）。糖浆剂指含有药物或芳香物质的浓蔗糖水溶液，可供口服，如小儿止咳糖浆等。

（3）混悬剂（suspensions）。混悬剂指难溶性固体药物分散在液体介质中，制成混悬液供口服的液体制剂，也包括干混悬剂，临用时加水振摇即可分散成混悬液供口服，如头孢氨苄干混悬剂。

（4）乳剂（emulsions）。乳剂指两种互不相溶的液体制成稳定的油—水型乳状液供口服的液体制剂，也包括固体药物溶解或混悬于乳状液中的口服液体制剂。

（5）酊剂（tinctura，Tin）。酊剂指药物用规定浓度的乙醇浸出或溶解而制成的澄清液体制剂，亦可用流浸膏稀释制成。供口服或外用，如阿片酊可口服，碘酊为外用。

（6）其他外用液体制剂。其他外用液体制剂指由一种或多种药物制成的水性、油性澄清溶液、混悬液或乳剂，供外用。如供皮肤用的有洗剂、搽剂等，供五官用的有洗耳剂与滴耳剂、洗鼻剂与滴鼻剂、含漱剂、滴牙剂、涂剂等，供直肠、阴道、尿道用的有灌肠剂、灌洗剂等。

（四）气雾剂和喷雾剂

气雾剂和喷雾剂指将药物和抛射剂一起封装于带有阀门的耐压容器内的液体或粉状制剂。

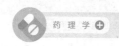

使用时，借助抛射剂的压力将内容物呈气雾状喷出。主要供呼吸道吸入，也有外用喷于皮肤和黏膜表面及用于空气消毒的制剂，如沙丁胺醇气雾剂。

（五）注射剂

注射剂指将药物制成专供注入机体的灭菌制剂。有溶液、混悬液、乳状液以及供临用前配成溶液或混悬液的灭菌粉末制剂。多数装于玻璃安瓿或小瓶中，又称安瓿剂或针剂。大容量（50 mL以上）的溶液态注射剂，多密封在玻璃瓶或特制的塑料袋内，称"大输液"。在溶液中不稳定的药品则以灭菌的干燥状态封装于安瓿中，称粉针剂。注射剂通过静脉、肌内、皮下注入体内，作用迅速可靠，适用于不宜口服的药物和不宜口服用药的患者，是一类应用极广的剂型，但也存在制造工艺复杂、使用不便、注射部位疼痛等缺陷。

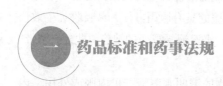

第二节　药品管理

一　药品标准和药事法规

（一）药品标准

"药典"是一个国家记载药品标准和规格的最高法典，可作为药品生产、检验、供应和使用的依据。它是由国家药典委员会编写，并由政府颁布施行的，具有法律约束力。我国迄今为止出版了11版《中国药典》，从1980年起，每5年修订颁布一次《中国药典》，现行《中国药典》是2020年版。《中国药典》对于我国药品的生产、药品质量的提高和人民用药安全有效等方面起到了重大作用。

药品的生产必须获得药品的批准文号，生产厂家也只有通过GMP认证，其生产的药品方可在市场流通使用。进口药品必须拥有国家药品监督管理局（NMPA）批准的进口药品注册证，方可在我国销售。

（二）药事法规

药事法规指为了提高药品质量，保障人民用药安全有效，制定出的与药品生产、管理、应用有关的政策和法令。例如，《中华人民共和国药品管理法》《中华人民共和国药品管理法实施条例》《麻醉药品和精神药品管理条例》等，以及地方行政管理部门的有关具体条文。其目的是运用法律手段加强药品监督管理，严厉打击制售假劣药品的违法活动，保证药品质量，保障人民用药安全有效的合法权益，促进医药事业健康发展。

二 处方药与非处方药

处方药和非处方药分类管理是世界各国通用的一种办法，其目的是确保人们用药安全、有效、便捷。我国自 2000 年 1 月 1 日起正式推行药品分类管理制度，遵循药品安全、有效、方便使用原则，依照品种、规格、适应证、剂量等，对药品分别按处方药和非处方药进行管理。处方药（prescription drugs）是只有经医生处方才能从药房或药店购买、在专业医护人员指导下使用的药物。非处方药（over the counter drugs，OTC）是不需医生处方，患者可自行判断、购买和使用的药物。

三 特殊药品的管理

我国对特殊药品实行分类管理，并制定了相应的具体管理法规。一般将特殊药品分为以下四类。

（一）麻醉药品

麻醉药品指连续使用易产生躯体依赖性，导致成瘾的药品。如阿片类、可卡因类、大麻类、人工合成麻醉性镇痛药等。这类药品如为嗜好使用时，则称为毒品。为防止该类药物非法流入社会，麻醉药品的使用保管采用"五专"，即专人保管、专用账册、专柜加锁、专用处方、专册登记管理。在日常工作中，护理人员除做好以上工作外，还必须每班交接清点，护理人员对经手药品的使用情况必须进行专册登记，回收空安瓿或废贴。

（二）精神药品

精神药品指直接作用于中枢神经系统，产生兴奋或抑制，连续使用可产生精神依赖性的药品。精神药品又分为：一类精神药品，如复方樟脑酊、安钠咖、司可巴比妥等；二类精神药品，如巴比妥类（司可巴比妥除外）、苯二氮䓬类及眠尔通等。

（三）医疗用毒性药品

医疗用毒性药品指药理作用强烈、毒性极大、极量与致死量很接近，超过极量很可能导致中毒甚至死亡的药品，如士的宁、毒毛花苷 K 等。

（四）放射性药品

放射性药品指用于临床诊断和治疗，含有放射性元素的特殊药品。医疗单位必须持有《放射性药品使用许可证》方可使用。

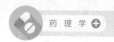

四 药品的贮存和有效期

（一）药品的贮存

为使药品保质保效，防止因保管不当而发生变质，必须按《中国药典》或包装说明上规定的贮存方法进行保管，尤其是特殊药品。一般药品应注意以下几点。

（1）温湿度要求。一般冷藏温度为 2 ~ 8 ℃，阴凉温度为 0 ~ 20 ℃，常温为 0 ~ 30 ℃，湿度为 45% ~ 75%。

（2）"五防"要求。防尘、防潮、防霉变、防虫咬、防盗。

（3）分类存放。内服、外用、注射药品必须分开存放，并贴有明显不同的标签，一般通用标签为内服蓝色、外用红色。

（4）避光保存。对要求避光保存的药品在贮存、使用过程中要有避光保护措施。应盛放于棕色或深蓝色瓶中，也可用黑色纸或黑色布包裹。

（5）定期检查药物的使用效期和质量。应按"近期先用，远期后用"的原则使用药品，绝对不能使用过期药品。发现药品颜色变化、有沉淀或异味等时，应及时与药剂部门联系处理。

（二）药品的批号和有效期

（1）批号。我国药品的批号按厂家各批药品生产的年、月、日编排。目前国内多采用八位数表示，前四位表示年份，中间两位表示月份，后两位为日期，如 20071015 表示 2007 年 10 月 15 日生产。有些进口药品或国内著名的合资生产厂家采用新的防伪方法，与年、月、日编排方法不同。

（2）有效期。为保证用药安全有效，我国对药品的有效期进行了明确规定。有效期指药品在一定的贮存条件下，能够保证质量的期限。其表示法有以下几种。①直接标明有效期。如某药品的有效期为 200705，表示该药品可使用到 2007 年 5 月 31 日，6 月 1 日即过期。这是目前使用最广泛的一种表示方法。有效期只标明月的，其具体日期为该月的最后一天。②标明有效期年限。表示有效期为几年，配合生产批号，判断有效期限是何日。如某药品标明批号为 20030112，有效期 3 年，则表示该药品可用到 2006 年 1 月 11 日，目前应用较少。③直接标明失效期。国外进口药品一般采用 EXP、Date 或 Use before 标明失效期，以表示有效期限。有效期限指药品在某一期限前使用是有效的，可看成有效期的末端日期。如果某药标明 EXP，Date：May 2000，则表示该药有效使用时限为 2000 年 5 月 31 日。目前，合资或进口药厂有将"EXP"直接译成"有效期"的。

第三节 用药注意事项

一 常用给药途径的护理注意事项

（一）口服

口服给药是一种最常用的方法，绝大多数药物进入胃肠道后，能被胃肠道黏膜所吸收。其优点是服用方便、安全，药物制剂比较简单，易为患者所接受。其缺点是药物易受食物影响，并需经过胃的排空进入小肠后才能被吸收，发挥作用慢，一般口服半小时后才显效。有些药物如肾上腺素、胰岛素、青霉素等口服后会被消化酶破坏；卡那霉素口服不易吸收；依米丁等口服刺激性太大，极易造成恶心、呕吐，无法口服给药。不同药物的口服给药时间也不一样。如健胃药、降糖药一般餐前给药，糖皮质激素早8时给药，阿司匹林预防血小板凝集时应临睡前给药，用于解热镇痛时因胃肠道刺激较大应饭后给药等。护士要了解患者病情，明确医生用药目的，正确指导患者口服给药。

（二）注射

注射的优点是剂量准确、作用快，但要求严格，要有特殊的给药器械（注射器等）、严格消毒以及采用不同的注射技术。主要适用于病情严重或不能口服用药的患者。常用的注射方法有如下几种。

（1）皮下注射。比口服给药吸收快而完全。注射后 5 ~ 15 min 即生效。

（2）肌内注射。由于肌肉血管丰富，药物的吸收比皮下更迅速完全。

（3）静脉注射或静脉滴注。注射用药物要求澄明，无混浊、沉淀，无异物和致热源。油溶液和不能与血液混合的其他溶液或会引起溶血、凝血的物质，均不可采用静脉给药。为了使药液在血液中维持较长时间或不断补充大量液体，可采用静脉滴注法。

此外，还有鞘内注射、关节腔内注射等。鞘内注射化疗药物是防治中枢神经性白血病最有效的方法之一。关节腔内注射主要是针对关节损伤、关节炎致关节肿胀、疼痛和关节腔内积液等局部治疗。

（三）舌下给药

舌下给药常用的有硝酸甘油、消心痛、异丙肾上腺素等。患者用药期间，护理人员要注意观察药物的不良反应，做好记录，主动询问症状，以便及时发现、处理用药过程中出现的问题，避免药源性疾病的发生。

（四）直肠给药

直肠给药指通过肛门将药物送入肠管，通过直肠黏膜的迅速吸收进入体循环，发挥药效以治疗全身或局部疾病的给药方法。其特点是见效快，疗效可靠，无明显不良反应。如治疗细菌性痢疾时，采用大蒜液灌肠。

（五）局部用药

局部用药有涂擦、撒粉、喷雾、含漱、熏洗、滴入等。其优点是在用药部位保持较高药物浓度，产生局部作用。但应注意过敏反应的发生。此外，还有皮下埋植药物等方法。

（六）雾化吸入

如用于治疗哮喘的喘康速气雾剂、舒喘灵气雾剂等，作用快速，使用方便。用药护理中应监督患者用药，防止误吸。

在执行医嘱用药护理过程中，应严格做到"三查七对"和"一注意"。"三查"，即操作前检查、操作中检查和操作后检查；"七对"，即对床号、对姓名、对药名、对药物剂量、对药物浓度、对用药方法及对用药时间；"一注意"指注意观察患者用药后的反应。目的在于将准确的药物以适当方法合理用于需要的患者，避免发生用药差错和事故。

二 注射液的配伍禁忌

将两种或两种以上注射用药物在体外配制时，可能发生变色、沉淀或肉眼觉察不到的变化，使药效下降或失效，甚至产生有毒物质，属于注射液的配伍禁忌。注射液的配伍禁忌可分为物理性、化学性和药理性三类。目前国内大多数医院注射液的配制是由护士完成的，虽然有静脉输液配伍禁忌表可供参照，但护士必须掌握易产生理化配伍禁忌的一些因素，以防止配伍禁忌的发生，从而保证患者的安全和避免经济浪费。

（一）药液 pH 的改变

当注射液的pH相差较大时，配伍易发生变化。如5%硫喷妥钠注射液（pH 10.0～11.0）加至5%葡萄糖注射液（pH 3.2～5.5）中，可产生混浊。

（二）药液溶剂的改变

一些非水溶性药物的注射剂常用乙醇、丙二醇、甘油等作溶媒，当与水溶液混合时，因溶媒性质的改变，可有沉淀或结晶析出。如氢化可的松注射液（乙醇为溶媒）与氯化钾注射液混合时，可析出氢化可的松沉淀。

（三）化学变化

化学变化，即两种药物混合时产生新的化合物。如氯化钙注射液与碳酸氢钠注射液混合时，可生成难溶性碳酸钙沉淀。

（四）盐析作用

胶体溶液型药物，如两性霉素B、右旋糖酐等注射液中加入盐类药物（如生理盐水、氯化钾、乳酸钠、葡萄糖酸钙等含有强电解质的注射液）会析出沉淀，故通常使用葡萄糖溶液稀释后静脉滴注。

（五）药物混合顺序的影响

输液中同时加入两种药物，由于直接混合可发生配伍禁忌，如氨茶碱与四环素同时加入输液瓶内，可产生沉淀。但先加入氨茶碱，摇匀后再加入四环素时，可避免沉淀。

临床上以注射剂之间的配伍变化为多见，其中静脉输液的配伍禁忌最为常见。输液成分越复杂，输液量越多，滴注时间越长，发生配伍变化的可能性就越大。

思考练习题

1. 临床上使用的药物剂型有哪些？

2. 在我国哪些药物属于特殊管理药品？使用时有何注意事项？

3. 常用的给药途径有哪些？护理中应注意哪些事项？

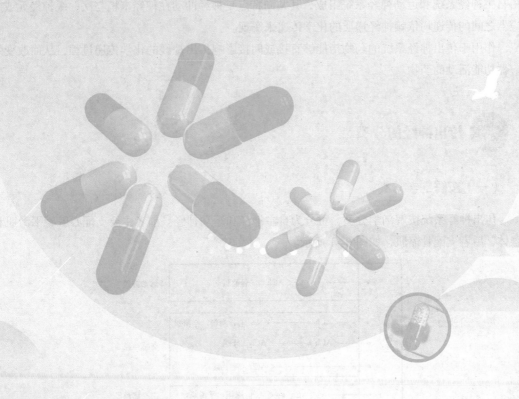

第二篇

外周神经系统药理

第六章 传出神经系统药理概论

⊙ **学习目标**

1. 掌握传出神经系统递质、受体类型，受体分布及其效应。
2. 熟悉传出神经递质的生物合成、释放和消除。
3. 了解传出神经按递质分类及突触的化学传递。

第一节 传出神经系统概述

传出神经系统主要指通过传递来自中枢的冲动，以支配效应器活动的神经。传出神经系统由自主神经系统和运动神经系统组成，其共同特点是神经冲动在神经末梢与次一级神经元或效应器之间的传递均依赖神经递质的化学传递来实现。

作用于传出神经系统的药物指能够直接或间接影响传出神经的化学传递过程，从而改变效应器功能活动的药物。

一 传出神经的分类

（一）按解剖学分类

传出神经系统按解剖学分类，可分为自主神经和运动神经。前者主要支配心脏、平滑肌和腺体，后者支配骨骼肌，如图6-1所示。

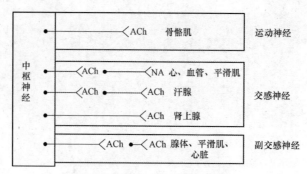

ACh—乙酰胆碱；NA—去甲肾上腺素。

图6-1 传出神经系统模式

（1）自主神经。自主神经包括交感神经和副交感神经。这些神经由中枢发出后均在神经节内更换神经元，然后才到达支配的效应器。因此，自主神经有节前纤维和节后纤维之分。

（2）运动神经。运动神经自中枢发出后，中途不更换神经元，直接到达所支配的骨骼肌。

（二）按递质分类

传出神经系统所释放的递质指神经末梢兴奋时释放的能够传递信息的化学物质。传出神经系统释放的主要神经递质为乙酰胆碱（acetylcholine，ACh）和去甲肾上腺素（noradrenaline，NA）。根据所释放递质，将传出神经分为两大类。

（1）胆碱能神经。兴奋时神经末梢释放乙酰胆碱的神经，主要包括：①交感和副交感神经节前纤维；②副交感神经节后纤维；③运动神经；④极少数交感神经节后纤维（支配汗腺和骨骼肌血管）；⑤支配肾上腺髓质的交感神经纤维。

（2）去甲肾上腺素能神经。兴奋时神经末梢释放去甲肾上腺素的神经，主要为交感神经的节后纤维。

此外，肾血管和肠系膜等效应器官上也存在多巴胺能神经，释放递质多巴胺（dopamine，DA）。在某些效应中还存在5-羟色胺（5-HT）能神经、肽能神经等。

 传出神经的化学传递

传出神经末梢与次一级神经元或效应器连接处称为突触。当神经冲动到达神经末梢时，在该部位释放的化学传递物质即神经递质。电子显微镜下显示该连接处有一宽为15～100 nm的间隙，称为突触间隙。传出神经末梢邻近突触间隙的细胞膜称为突触前膜，次一级神经元或效应器邻近突触间隙的细胞膜称为突触后膜。

传出神经冲动到达神经末梢时，神经递质由突触前膜释放到突触间隙，作用于次一级神经元或效应器突触后膜上的受体，产生相应生物效应的过程，称为传出神经的化学传递。不同神经纤维兴奋时，其末梢释放的神经递质不同，产生的效应也不同。

 传出神经传递的合成与消除

（一）乙酰胆碱

乙酰胆碱的合成主要在胆碱能神经末梢进行。以胆碱和乙酰辅酶A为原料，在胆碱乙酰化酶的催化下合成。合成的乙酰胆碱转移至囊泡内贮存。当神经冲动到达时，以胞裂外排的方式释放到突触间隙，与突触后膜或突触前膜上的M、N受体结合产生效应。释放出的乙酰胆碱在数毫秒内被突触前、后膜上的胆碱酯酶（AChE）水解成胆碱和乙酸。水解产物胆碱部分可被神经末梢再摄取利用。

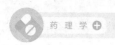

（二）去甲肾上腺素

去甲肾上腺素的合成主要在去甲肾上腺素能神经末梢内进行。酪氨酸是合成去甲肾上腺素的基本原料，从血液进入神经元后，酪氨酸在酪氨酸羟化酶的作用下生成多巴，多巴在多巴脱羧酶的作用下生成多巴胺（DA），DA进入囊泡，在多巴胺β-羟化酶的作用下生成去甲肾上腺素，贮存于囊泡中。当神经冲动到达神经末梢时，囊泡中的去甲肾上腺素以胞裂外排的方式释放到突触间隙，与突触前、后膜上的α、β受体结合产生效应。释放到突触间隙的去甲肾上腺素5%～95%是通过膜上的氨泵被突触前膜再摄取，大部分重新贮存于囊泡内，以供再次释放。神经末梢内部分未进入囊泡的去甲肾上腺素可被单胺氧化酶（monamine oxidase，MAO）破坏；其余部分被非神经组织如心肌、平滑肌等摄取后，被细胞内儿茶酚胺氧位甲基转移酶（catechol-O-methyltransferase，COMT）和MAO灭活；还有少量去甲肾上腺素从突触间隙扩散到血液中，主要被肝、肾组织中的COMT和MAO灭活。

第二节 传出神经系统的受体和效应

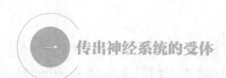

一 传出神经系统的受体

传出神经系统的受体根据与之选择性结合的递质，分为胆碱受体和肾上腺素受体两大类。有些组织中尚存在多巴胺受体。

（一）胆碱受体

能选择性地与ACh结合的受体称胆碱受体。可分为如下两类。

（1）毒蕈碱型胆碱受体：能选择性地与毒蕈碱结合并被激动的胆碱受体称为毒蕈碱型胆碱受体（muscarine receptor，M受体），分布于节后胆碱能纤维所支配的效应器细胞膜上。按药理学分型，M受体可分为M_1、M_2、M_3、M_4、M_5五种亚型。M_1受体主要分布于神经节、胃腺细胞及中枢神经；M_2受体主要分布于心脏和突触前膜；M_3受体主要分布于平滑肌和腺体；另外两种亚型的分布目前尚不明确。

（2）烟碱型胆碱受体：能选择性地与烟碱结合并被激动的胆碱受体称为烟碱型胆碱受体（nicotine receptor，N受体）。N受体又分为N_1（N_N）和N_2（N_M）受体。N_1受体主要分布于自主神经节和肾上腺髓质细胞膜上；N_2受体主要分布于骨骼肌细胞膜上。

（二）肾上腺素受体

能选择性地与去甲肾上腺素或肾上腺素结合的受体称肾上腺素受体，可分为α受体和β受体。

（1）α受体：主要分为α₁和α₂两种亚型。在突触后膜上主要为α₁受体，存在于血管、瞳孔开大肌、胃肠和膀胱括约肌、汗腺和唾液腺等部位；突触前膜上则为α₂受体，有些组织也存在α₂受体，如血管平滑肌细胞等。哌唑嗪能选择性地阻断α₁受体，育亨宾能选择性地阻断α₂受体。

（2）β受体：主要分为β₁、β₂和β₃三种亚型。β₁受体主要分布于心脏及肾小球旁器细胞；β₂受体主要分布于支气管、骨骼肌、冠脉血管及睫状肌等，去甲肾上腺素能神经突触前膜上亦有β₂受体；β₃受体主要分布于脂肪组织。

（三）多巴胺受体

能选择性地与DA结合的受体称多巴胺受体。DA受体除存在于中枢外，亦有D₁和D₂受体两种外周亚型，D₁受体主要存在于肾、肠系膜血管；D₂受体主要存在于突触前膜和平滑肌细胞上。

 二 传出神经系统的效应

传出神经递质与相应受体结合，使受体兴奋，从而产生生理效应，见表6-1。

（一）胆碱能神经的效应

（1）M样作用：M受体兴奋时的主要表现为心脏抑制，血管扩张，内脏平滑肌收缩，腺体分泌，瞳孔缩小等。

（2）N样作用：N₁受体兴奋时表现为神经节兴奋及肾上腺髓质分泌；N₂受体兴奋时表现为骨骼肌收缩。

（二）去甲肾上腺素能神经的效应

（1）α型作用：α受体兴奋时的主要表现为血管收缩，瞳孔散大，膀胱括约肌收缩，抑制去甲肾上腺素释放（突触前膜α₂受体兴奋）等。

（2）β型作用：β₁受体兴奋时会引起心脏兴奋、肾素分泌；β₂受体兴奋时会引起骨骼肌及冠脉血管扩张、支气管平滑肌松弛、糖原分解、促进去甲肾上腺素释放（突触前膜β₂受体兴奋）等；β₃受体兴奋时使脂肪分解。

（三）多巴胺受体的效应

多巴胺受体兴奋时的主要表现：血管扩张。

表6-1 传出神经递质与相应受体结合引起的生理效应

效应器		胆碱能神经递质的作用		肾上腺素能神经递质的作用	
		受体	效应	受体	效应
心脏	心肌	M₂	收缩力减弱	β₁	收缩力加强
	窦房结	M₂	心率减慢	β₁	心率加快
	传导系统	M₂	传导减慢	β₁	传导加快

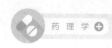

续表

效应器			胆碱能神经递质的作用		肾上腺素能神经递质的作用	
			受体	效应	受体	效应
平滑肌	血管	皮肤	M₃	扩张（交感神经）	α₁	收缩
		内脏			α₁	收缩
		骨骼肌			β₂	扩张
					α	收缩
		冠状动脉			β₂	扩张
					α₁	收缩
	支气管		M₃	收缩	β₂	舒张
	胃肠壁		M₃	收缩	β₂，α₂	舒张
	膀胱逼尿肌		M₃	收缩	β₂	舒张
	胃肠、膀胱括约肌		M₃	松弛	α₁	收缩
	胆囊与胆道		M	收缩	β₂	舒张
	眼	虹膜	M₃	瞳孔括约肌收缩	α₁	瞳孔开大肌收缩
		睫状肌	M₃	收缩（近视）	β₂	松弛（远视）
腺体	汗腺		M	分泌（交感神经）	α₁	手脚心分泌
	唾液腺		M₃	分泌	α₁	分泌
	胃肠及呼吸道		M₁，M₃	分泌		
代谢	肝糖原				α₁，β₂	分解
	肌糖原				β₂	分解
	脂肪组织				β₃	分解
	肾脏				β₁	肾素分泌
自主神经节			N₁	兴奋		
肾上腺髓质			N₁	分泌	β₂	收缩
骨骼肌			N₂	收缩		

大多数器官受胆碱能神经和去甲肾上腺素能神经的双重支配，作用效果是相互对立的，但在中枢神经系统的调节下又是统一的。一般来说，心脏和血管以去甲肾上腺素能神经支配为主，胃肠道和膀胱平滑肌等以胆碱能神经支配为主。当两类神经同时兴奋或抑制时，一般表现为优势支配的神经引起的效应增强或减弱。

第三节　传出神经系统药物的作用方式和分类

 传出神经系统药物的作用方式

（一）直接作用于受体

许多传出神经系统药物直接与相应的受体结合呈现作用。结合后能兴奋受体的药物称受体激动药。由于它能产生与ACh或去甲肾上腺素相似的作用，因此也称为拟似药，根据拟似的递质作用，分别称为拟胆碱药或拟肾上腺素药。结合后不产生拟似递质的作用，并可阻止递质（或激动药）与受体结合，产生与递质（或激动药）相反的作用的药物称为受体阻断药。由于它能产生与ACh或去甲肾上腺素相反的作用，因此也称为拮抗药，根据拮抗的递质，分别称为抗胆碱药或抗肾上腺素药。

（二）对递质的影响

（1）影响递质转化。例如，毒扁豆碱等能抑制胆碱酯酶产生，阻止了ACh的破坏，从而产生拟胆碱作用。而碘解磷定能复活胆碱酯酶，产生抗胆碱作用。

（2）影响递质贮存。例如，利血平影响囊泡的贮存功能，使囊泡内去甲肾上腺素逐渐减少以至耗竭，表现为抗肾上腺素作用。

（3）影响递质释放。例如，麻黄碱和间羟胺等可促进去甲肾上腺素的释放，从而发挥拟肾上腺素作用。而胍乙啶可抑制去甲肾上腺素能神经释放递质，表现为抗肾上腺素作用。

（4）影响递质合成。例如，密胆碱能抑制ACh的生物合成。

 传出神经系统药物的分类

传出神经系统药物通常按其作用性质及对不同受体的选择性进行分类，见表6-2。

表6-2　传出神经系统药物的分类

拟似药	拮抗药
（一）拟胆碱药	（一）抗胆碱药
1. M、N受体激动药：卡巴胆碱	1. M受体阻断药：阿托品、东莨菪碱、山莨菪碱
2. M受体激动药：毛果芸香碱	2. N受体阻断药
3. N受体激动药：烟碱	N_1受体阻断药：美卡拉明
（二）胆碱酯酶抑制药：新斯的明、毒扁豆碱	N_2受体阻断药：筒箭毒碱、氯琥珀胆碱

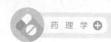

续表

拟似药	拮抗药
（三）拟肾上腺素药	（二）胆碱酯酶复活药：碘解磷定
1．α、β受体激动药：肾上腺素、麻黄碱、多巴胺	（三）抗肾上腺素药
2．α受体激动药：去甲肾上腺素、间羟胺	1．α、β受体阻断药：拉贝洛尔
α₁受体激动药：去氧肾上腺素	2．α受体阻断药：酚妥拉明
α₂受体激动药：可乐定	α₁受体阻断药：哌唑嗪
3．β受体激动药：异丙肾上腺素	α₂受体阻断药：育亨宾
β₁受体激动药：多巴酚丁胺	3．β受体阻断药：普萘洛尔
β₂受体激动药：沙丁胺醇	β₁受体阻断药：美托洛尔

思考练习题

1. 传出神经的主要递质有哪些？其主要消除方式是什么？
2. 简述传出神经系统受体的分类及其生理效应。
3. 简述传出神经药物的作用方式和分类。

第七章　拟胆碱药

学习目标

1. 掌握有机磷酸酯类药物中毒的机制、表现及抢救措施。
2. 熟悉毛果芸香碱的主要作用及用途，新斯的明的作用机制、作用和用途。
3. 了解毒扁豆碱的作用和应用。

拟胆碱药是一类与胆碱能神经递质ACh作用相似的药物。根据其作用方式，可分为胆碱受体激动药和抗胆碱酯酶药两大类。

第一节　胆碱受体激动药

胆碱受体激动药可分为M、N受体激动药，M受体激动药和N受体激动药。由于N受体激动药（如烟碱）只有毒理学意义，没有临床使用价值，故本章不作介绍。

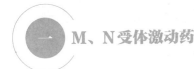

一　M、N受体激动药

乙酰胆碱（ACh）

ACh能激动M受体和N受体，全身用药可产生M样作用和N样作用，作用十分广泛。但选择性差，不良反应较多，目前主要作为药理实验研究的工具药，无临床应用价值。

卡巴胆碱（carbacholine，氨甲酰胆碱）

卡巴胆碱的药理作用完全拟似乙酰胆碱，但化学性质稳定，不易被水解，维持时间较长，全身用药时不良反应较多，主要用于局部滴眼治疗开角型青光眼。

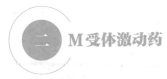

二　M受体激动药

毛果芸香碱（pilocarpine，匹鲁卡品）

毛果芸香碱是一种从毛果芸香属植物的叶中提取的生物碱，现已人工合成，常用其硝酸盐，

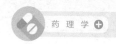

极易溶于水，味微苦，本品为叔胺类化合物，其水溶液稳定。

【药理作用】 直接激动 M 受体，产生 M 样作用。对眼睛和腺体作用最明显。

对眼睛有缩瞳、降低眼压和调节痉挛作用。

（1）缩瞳：激动瞳孔括约肌上的 M 受体，使瞳孔括约肌收缩，瞳孔缩小。

（2）降低眼压：毛果芸香碱能使瞳孔缩小，虹膜向中心方向拉紧，虹膜根部变薄，前房角间隙扩大，有利于房水通过巩膜静脉窦进入血液循环，导致眼压下降。另外，睫状肌收缩，使巩膜静脉窦扩大，亦有利于房水循环，如图 7-1 所示。

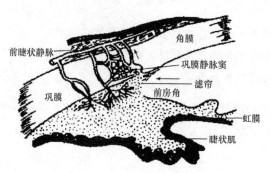

图 7-1　房水出路（箭头方向是房水回流方向）

（3）调节痉挛（导致近视）：毛果芸香碱激动睫状肌上的 M 受体，使睫状肌向瞳孔中心方向收缩，悬韧带松弛，晶状体变凸，屈光度增加，使远物成像于视网膜前，看远物模糊，视近物清楚，此作用被称为调节痉挛，也称睫状肌痉挛，如图 7-2 所示。

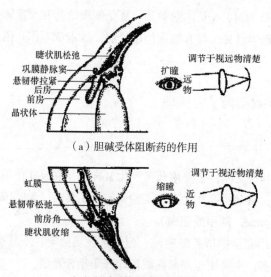

（a）胆碱受体阻断药的作用

（b）胆碱受体激动药的作用

图 7-2　M 胆碱受体激动药和阻断药对眼的作用（箭头方向表示房水流通及睫状肌收缩或松弛的方向）

此外，还可使腺体分泌增加，平滑肌兴奋，对心血管作用较弱。

【临床应用】

（1）青光眼。毛果芸香碱可改善房水循环，使房水回流增加，降低眼压，从而缓解症状。对闭角型青光眼（充血性青光眼）疗效好，对开角型青光眼（单纯性青光眼）也有一定作用。常用 1% ~ 2% 溶液滴眼。

（2）虹膜炎。与扩瞳药交替使用，可防止虹膜与晶状体粘连。

（3）M受体阻断药中毒。全身给药可用于对抗阿托品类中毒引起的外周症状。

【不良反应及用药护理】 全身给药或滴眼吸收过多可引起流涎、多汗、恶心、呕吐、腹痛、腹泻、支气管痉挛和呼吸困难等。可用阿托品对症处理。滴眼后注意压迫内眦部2 min，以防止药液经鼻泪管流入鼻腔引起吸收中毒，应根据眼压的变化及症状，调整给药次数及药物浓度。可用于防治虹膜炎所致粘连，但必须与扩瞳药交替使用。滴眼需使用低浓度药液，因为高浓度药液可引起患者症状加重。

第二节 抗胆碱酯酶药

抗胆碱酯酶药又称胆碱酯酶抑制药，能与胆碱酯酶（AChE）结合，抑制AChE活性，使胆碱能神经末梢释放的ACh不被水解，导致ACh在体内大量蓄积而激动M、N受体，呈现M样作用及N样作用。抗胆碱酯酶药可分为易逆性抗胆碱酯酶抑制药和难逆性抗胆碱酯酶抑制药，后者与酶结合牢固，难于解离，使酶活性难以恢复，毒性很强，主要作为有机磷酸酯类农业杀虫剂。

 一 易逆性抗胆碱酯酶抑制药

新斯的明（neostigmine，prostigmine，普鲁斯的明）

新斯的明为季铵类化合物，口服吸收少而不规则，不易透过血—脑屏障，中枢作用不明显。作为溶液滴眼时，不易透过角膜，对眼的作用弱。

【药理作用】 抑制AChE，使体内ACh蓄积，激动M、N受体，呈现M样和N样作用。本品具有选择性，对眼、腺体、心血管及支气管平滑肌作用较弱，对胃肠、膀胱平滑肌兴奋作用较强，对骨骼肌兴奋作用最强。对骨骼肌的作用机制为：①抑制AChE；②直接激动N_2受体；③促进运动神经末梢释放ACh。

【临床应用】

（1）治疗重症肌无力。可迅速缓解症状，但不可过量，否则会引起胆碱能危象，导致肌无力症状加重。常采用皮下注射或肌内注射给药。

（2）术后腹气胀和尿潴留。常用于手术后腹气胀和尿潴留，促进排便和排尿。

（3）阵发性室上性心动过速。通过其拟胆碱作用使心率减慢。

（4）肌松药中毒解救。适用于非除极化型肌松药（如筒箭毒碱）过量中毒的解救。

（5）解救阿托品中毒引起的外周症状。抑制AChE，使体内ACh蓄积，可激动M受体，解除阿托品中毒的M样症状。

【不良反应及用药护理】 治疗量时不良反应较少。过量可产生恶心、呕吐、腹痛、心动过缓、肌束颤动等。中毒量可致胆碱能危象，表现为大汗淋漓、大小便失禁、心动过速及其他心律失常，还可见肌肉痉挛，由于肌细胞膜过度除极化，可阻断神经肌肉传导，加重肌无力症状。此时，应停用新斯的明，可用胆碱酯酶复活药及阿托品（对抗M样症状）治疗。禁用于机械性肠梗阻、尿路梗阻、支气管哮喘患者。

毒扁豆碱（physostigmine，eserine，依色林）

毒扁豆碱具有与新斯的明相似的可逆性抑制AChE的作用。吸收后在外周能产生完全拟胆碱作用，并可透过血—脑屏障，产生中枢作用，但选择性差，很少使用。临床可用其溶液滴眼，产生缩瞳、降低眼压、调节痉挛作用，主要用于治疗青光眼。

吡斯的明（pyridostigmine，吡啶斯的明）

吡斯的明的作用同新斯的明，作用较弱但持久，不良反应少。主要用于治疗重症肌无力，也可用于术后腹气胀和尿潴留的治疗。

安贝氯铵（ambenonium，酶抑宁）

安贝氯铵的作用同新斯的明，作用强而持久，可口服给药。主要用于治疗重症肌无力。

加兰他敏（galanthamine）

加兰他敏作用同新斯的明，但较弱。主要用于脊髓灰质炎后遗症的治疗，也可用于治疗重症肌无力。

二 难逆性抗胆碱酯酶抑制药——有机磷酸酯类

有机磷酸酯类化合物既包括农业杀虫剂，如敌敌畏、敌百虫（美曲膦酯）、乐果、对硫磷（1605）、对氧磷、内吸磷（1059）、甲拌磷（3911）、马拉硫磷（4049）、六六六粉等，还包括毒气沙林、梭曼、塔崩等。此类药物对人畜均有强烈毒性，且极易引起中毒。职业性中毒常见途径为经皮肤或呼吸道吸入，非职业性中毒大多由口摄入。

【中毒机制】 有机磷酸酯类经消化道、皮肤或呼吸道进入体内后，以共价键形式与AChE结合，形成磷酰化胆碱酯酶，使该酶丧失活性，失去水解ACh的能力，致使ACh在体内大量积聚，引起一系列中毒症状。若中毒时间较长或未及时应用胆碱酯酶复活药救治，则磷酰化胆碱酯酶的磷酰化基团上的烷氧基发生断裂，生成更加稳定的单烷氧基磷酰化胆碱酯酶，酶活性近乎丧失，这种现象称为"酶老化"。此时即使使用胆碱酯酶复活药，也难以使酶活性恢复。

【中毒症状】

急性中毒

一般而言，轻度中毒的临床表现以M样症状为主；中度中毒者同时出现M样及N样症状；重度中毒者除M样及N样症状加重外，还出现严重的中枢症状。

（1）M样症状。①心血管系统：心率减慢，血管扩张，血压下降。②平滑肌收缩：胃肠道平滑肌收缩，可引起恶心、呕吐、腹痛、腹泻、大便失禁；膀胱逼尿肌收缩，引起小便失禁；支气管平滑肌收缩，出现喘息、呼吸困难。③腺体分泌：唾液腺、汗腺、支气管腺体分泌增多，出现流涎、大汗淋漓、通气障碍。④眼的表现：瞳孔缩小，视物不清。早期中毒可能出现瞳孔缩小的症状，但不作为早期中毒的诊断依据。

（2）N样症状。交感、副交感神经节N_1受体激动，可出现心率加快，血压升高的症状。骨骼肌N_2受体激动，表现为肌束颤动，常先从眼睑、颜面等处小肌肉开始，逐渐发展至全身，继而转为肌无力，甚至出现肌麻痹，严重时引起呼吸肌麻痹。

（3）中枢症状。有机磷酸酯类化合物脂溶性高，易透过血—脑屏障进入中枢产生中枢作用，一般表现为先兴奋后抑制。主要表现为兴奋、不安、躁动，甚至惊厥，后可转为抑制，表现为头晕、乏力、意识模糊、昏睡，甚至昏迷。严重者抑制心血管运动中枢和呼吸中枢，导致循环衰竭、呼吸停止，甚至死亡。

慢性中毒

多发生于生产或保管有机磷酸酯类的人员中，因长期接触毒物导致慢性中毒。主要表现为类似神经衰弱综合征，常有头痛、头晕、视物模糊、记忆力减退、思想不集中、多汗、失眠、乏力等症状。血液监测主要表现为血中胆碱酯酶活性持续下降。

【急性中毒的抢救】　发现有机磷酸酯类中毒者，应将患者撤离中毒环境，迅速采取相应的治疗措施。

清除毒物

对皮肤吸收中毒者，应用温水或肥皂水清洗皮肤。对口服中毒者，可用2％碳酸氢钠溶液或1％食盐水反复洗胃，再用硫酸镁或硫酸钠导泻。敌百虫中毒时禁用碱性溶液冲洗体表和洗胃，因敌百虫遇碱性溶液可转化成毒性更强的敌敌畏；对硫磷中毒禁用高锰酸钾溶液洗胃，否则可使对硫磷氧化成毒性更强的对氧磷。对眼部染毒者，可用2％碳酸氢钠溶液或0.9％生理盐水冲洗数分钟。

支持、对症治疗

采取保持呼吸道畅通、吸氧、人工呼吸、补液、抗休克等措施维持呼吸和循环。惊厥者常选用地西泮控制。

使用解毒药

应及早、足量、联合使用M受体阻断药和胆碱酯酶复活药。

M受体阻断药

阿托品（atropine）

【作用机制及解毒特点】　①阻断M受体，迅速解除M样症状（对症）；

阿托品

②解除部分中枢症状，对呼吸中枢有兴奋作用，可对抗有机磷酸酯类中毒引起的呼吸中枢抑制；③对N_2受体无阻断作用，不能制止骨骼肌震颤，对中毒晚期的呼吸肌麻痹也无效；④不能使被抑制的AChE复活。

【使用原则】　早期、足量、反复给药，联合使用胆碱酯酶复活药。

【阿托品化】　大剂量注射阿托品是有机磷酸酯类中毒解救的重要措施。在抢救过程中，使用阿托品后患者出现瞳孔较前散大、颜面潮红、皮肤变干转暖、肺部湿性啰音显著减少或消失、意识好转（有轻度躁动不安）的现象，称为"阿托品化"。一旦达到"阿托品化"，即应减少阿托品的用量，严密观察病情变化，直至停药。若抢救过程中使用阿托品过量出现中毒现象，应使用M受体激动药毛果芸香碱解除阿托品中毒的外周症状，不宜使用新斯的明或毒扁豆碱解救。

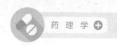

其他M受体阻断药如东莨菪碱、山莨菪碱也能对抗有机磷酸酯类中毒的M样症状。

胆碱酯酶复活药

氯解磷定（pralidoxime chloride，PAM-Cl）

本品水溶性高，溶液稳定，可静脉滴注、静脉注射、肌内注射，使用方便，副作用较碘解磷定少，现已逐渐取代碘解磷定。

【药理作用】 解毒机制是使被抑制的AChE复活。具体作用包括：①恢复AChE的活性。在体内与磷酰化胆碱酯酶的磷酰基结合，从而使其中的AChE游离复活。②直接解毒作用。可直接与游离的有机磷结合成无毒性的磷酰化碘解磷定而由肾排出，从而阻止毒物继续抑制AChE的活性。

解毒作用特点包括：①可解除有机磷酸酯类中毒的N样症状，迅速消除肌束震颤；②不能解除M样症状和中枢症状，应与阿托品等M受体阻断药合用。

【临床应用】 用于各种急性有机磷酸酯类中毒的解救，特别适用于有机磷酸酯类早期中毒的抢救。须与阿托品同时应用，应尽早给药、首剂足量、重复给药。

【不良反应及用药护理】

（1）注射后可引起恶心、呕吐、心率增快、心电图出现暂时性S-T段压低和Q-T时间延长；注射速度过快会引起眩晕、视物模糊、复视、动作不协调等反应，静脉注射需缓慢；大剂量使用时，可引起癫痫样发作、昏迷等。

（2）用药过程中要随时测定血AChE，作为用药监护指标，要求血AChE维持在50％～60％；口服有机磷酸酯类中毒应维持使用本品48～72 h。

（3）老年人或肾功能障碍者应慎用。

（4）由于本品在碱性溶液中易分解为氰化物，故不能与碱性药物共用。

碘解磷定（pralidoxime iodide，解磷定）

碘解磷定又称派姆（PAM-I），是最早应用的胆碱酯酶复活药。药理作用及临床应用与氯磷定相似，仅能静脉给药，不良反应较多，有刺激性，药液漏出可致剧痛，有时可致腮腺肿大、心律失常，故目前已较少使用。碘过敏者禁用。

常用制剂与用法

硝酸毛果芸香碱 滴眼液：1％～2％。滴眼，用药次数按病情而定（降眼压作用维持4～8 h）。注射剂：5 mg（1 mL）、10 mg（2 mL）。治疗阿托品类中毒，5～10 mg/次，皮下注射。

溴化新斯的明 片剂：15 mg。口服，15 mg/次，3次/d。极量：30 mg/次，100 mg/d。

甲基硫酸新斯的明 注射剂：0.5 mg（1 mL）、1 mg（2 mL）。0.25～1 mg/次，1～3次/d，肌内或皮下注射。极量：1 mg/次，5 mg/d。

水杨酸毒扁豆碱 滴眼液：0.25％。滴眼，每4 h一次或按需要确定滴眼次数。

溴吡斯的明 片剂：60 mg。口服，60 mg/次，3次/d。极量：120 mg/次，360 mg/d。

安贝氯铵 片剂：5 mg、10 mg、25 mg。口服，5～25 mg/次，3～4次/d。

氢溴酸加兰他敏 片剂：5 mg。口服，10 mg/次，3次/d。注射剂：2.5 mg（1 mL）、5 mg（1 mL）。2.5～10 mg/次，1次/d，肌内注射或皮下注射。

氯解磷定　注射剂：0.25 g（2 mL）、0.5 g（2 mL）。治疗轻度中毒：肌内注射 0.25 ~ 0.5 g。治疗中度中毒：肌内注射 0.5 ~ 0.75 g；必要时 2 ~ 4 h 重复肌内注射 0.5 g。治疗重度中毒：将 1.0 g 药物稀释后静脉注射，30 ~ 60 min 可重复注射 0.75 ~ 1.0 g，以后改为静脉滴注，1 h 不超过 0.5 g。

　　碘解磷定　粉针剂：0.4 g。注射剂：0.4 g（10 mL）。根据中毒程度选用剂量。

思考练习题

　　1. 毛果芸香碱的主要药理作用和用途是什么？

　　2. 何谓调节痉挛？

　　3. 新斯的明的酸酯类药理作用及临床应用是什么？禁忌证有哪些？

　　4. 简述有机磷酸酯类急性中毒的机制和抢救措施。

第八章　胆碱受体阻断药

胆碱受体阻断药又称抗胆碱药，是一类能与胆碱受体结合，本身不能激动受体，却能阻断胆碱能神经递质 ACh 或胆碱受体激动药作用的药物。按其对 M、N 受体作用选择性，可分为 M 胆碱受体阻断药、N_1 胆碱受体阻断药（神经节阻断药）和 N_2 胆碱受体阻断药（骨骼肌松弛药）。

第一节　M 胆碱受体阻断药

一　阿托品及阿托品类生物碱

阿托品类生物碱是最主要的一类 M 受体阻断药，包括阿托品、东莨菪碱、山莨菪碱等，均系由颠茄、曼陀罗、洋金花、莨菪类植物中提出的生物碱。现已人工合成。

阿托品（atropine）

【体内过程】　阿托品口服吸收迅速，1 h 血药浓度达高峰，作用维持 3 ~ 4 h，肌内注射 15 ~ 20 min 血药浓度达峰值。吸收后广泛分布于全身组织，约 60% 以原形从尿中排出。滴眼调节麻痹作用可维持 2 ~ 3 d，在房水中可维持 1 ~ 2 周。

【药理作用】　能竞争性拮抗 ACh 和胆碱受体激动药对 M 受体的激动作用，对各种 M 受体亚型的选择性很低，均有阻断作用。大剂量时能扩张血管，兴奋中枢神经系统及阻断神经节 N_2 受体。各器官对阿托品的敏感性不同，依次为腺体＞眼＞内脏平滑肌＞心脏＞中枢神经。

阻断 M 受体作用

（1）松弛内脏平滑肌。阿托品松弛内脏平滑肌作用的强度取决于内脏平滑肌的功能状态和不同内脏平滑肌对阿托品的敏感性。对正常状态下的平滑肌影响较小，而对过度活动或痉挛状态下的平滑肌松弛作用明显。对胃肠道平滑肌的松弛作用最强，可抑制其强烈痉挛，降低蠕动的幅度和频率，缓解胃肠绞痛效果显著；对尿道和膀胱括约肌的解痉作用次之；对胆管、输尿管、支气管及子宫平滑肌的解痉作用较弱。

（2）抑制腺体分泌。腺体对阿托品作用的敏感程度依次为唾液腺＞汗腺＞泪腺＞支气管腺体＞胃腺。唾液腺和汗腺敏感性最高，小剂量时可引起皮肤干燥和口干。大剂量时可抑制出汗使体温升高，尤其对于婴儿和儿童，可引起"阿托品热"。其次为泪腺及支气管腺体。因胃酸分泌受神经和体液（组胺、促胃液素等）等多种因素的影响，故阿托品对胃酸分泌影响较少。

（3）对眼的作用。因能阻断瞳孔括约肌和睫状肌上的 M 受体，使瞳孔括约肌和睫状肌松弛，产生与毛果芸香碱相反的作用：引起扩瞳、升高眼内压及调节麻痹而导致远视（图7-2）。①扩瞳：阿托品和毛果芸香碱的作用相反，可阻断瞳孔括约肌上的 M 受体，使瞳孔括约肌松弛，而此时肾上腺素能神经支配的瞳孔开大肌功能占优势，使瞳孔扩大。②升高眼内压：由于瞳孔扩大，虹膜退向四周外缘，使前房角间隙变窄，阻碍房水回流入巩膜静脉窦，导致眼内压升高。③调节麻痹：阿托品可使睫状肌松弛而退向外缘，悬韧带拉紧，晶状体变薄，屈光度变小，不能将近物成像在视网膜上，故视近物模糊，视远物清楚，这种作用称为调节麻痹。

（4）兴奋心脏。较大剂量的阿托品（1 ~ 2 mg）可阻断窦房结 M_2 受体，解除迷走神经对心脏的抑制作用，使心率加快。阿托品加快心率的程度取决于迷走神经张力，迷走神经张力较高的青壮年，心率加快明显，如肌内注射 2 mg 阿托品，心率可增加 35 ~ 40 次/min。也能拮抗迷走神经过度兴奋引起的房室传导阻滞，加快房室传导。

扩张血管，改善微循环

治疗量对血管无明显影响，这可能与多数血管缺乏胆碱能神经支配有关。大剂量阿托品使血管扩张，能解除小血管痉挛，改善微循环，但此作用与阻断M受体无关，可能是抑制汗腺分泌引起机体体温升高后的代偿性散热反应，也可能是大剂量阿托品对血管的直接扩张作用。

兴奋中枢

治疗量阿托品对中枢神经系统作用不明显，较大剂量（1 ~ 2 mg）可兴奋延脑呼吸中枢；更大剂量（3 ~ 5 mg）可兴奋大脑，出现烦躁多语、谵妄等症状，中毒量（＞10 mg）可产生幻觉、定向障碍、惊厥等，严重中毒时由兴奋转为抑制，出现昏迷与呼吸麻痹而致呼吸和循环衰竭。

【临床应用】

（1）治疗内脏绞痛。可解除平滑肌痉挛，适用于各种内脏绞痛，对胃肠绞痛及膀胱刺激症状如尿频、尿急效果较好；对胆、肾绞痛作用较差，常需合用镇痛药（如哌替啶）。也可用于遗尿症的治疗。

（2）抑制腺体分泌。用于全身麻醉前给药，以减少呼吸道腺体分泌，防止分泌物阻塞呼吸道及发生吸入性肺炎。也可用于严重盗汗和流涎症。

（3）眼科应用。①虹膜睫状体炎：用 0.5% ~ 1.0% 阿托品溶液滴眼，能松弛瞳孔括约肌和睫状肌，既有利于炎症消退，也可防止虹膜与晶状体粘连。②验光配镜：阿托品使睫状肌麻痹，晶状体固定，便于准确测定屈光度。③检查眼底：因其扩瞳作用可持续 1 ~ 2 周，调节麻痹作用也可持续 2 ~ 3 d，视力恢复较慢，已被作用时间较短的后马托品所取代。但仍用于儿童验光，因儿童的睫状肌调节功能较强，需用阿托品调节麻痹，以便准确测定晶状体的屈光度。

（4）治疗缓慢型心律失常。阿托品能解除迷走神经对心脏的抑制作用，可用于治疗因迷走

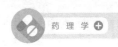

神经过度兴奋所致的窦性心动过缓、窦房传导阻滞和房室传导阻滞等缓慢型心律失常。

（5）抗休克。大剂量阿托品可用于多种原因引起的感染中毒性休克，以及中毒性肺炎、暴发性流行性脑脊髓膜炎等所致的感染性休克，能解除血管痉挛，改善微循环，早期使用疗效较好。但对休克伴有高热或心率快者，不宜使用。目前此用途常被山莨菪碱取代。

（6）解救有机磷酸酯类中毒。大剂量可解除有机磷酸酯类中毒的M样症状和部分中枢症状。

【不良反应及用药护理】　阿托品作用广泛，副作用多。治疗量时可出现口干、视物模糊、心悸、皮肤干燥、排尿困难等。中毒时上述症状加重，还可出现中枢兴奋症状，表现为发热、烦躁不安、幻觉、惊厥等。重者转入中枢抑制，出现昏迷和呼吸麻痹，甚至死亡。阿托品的最小致死量为成人 80 ~ 130 mg，儿童 10 mg。除用药过量中毒外，误食过量的颠茄果、曼陀罗果、洋金花或莨菪根茎等也可中毒。

中毒的处理措施包括：①口服中毒，应立即洗胃、导泻，以促进毒物排出。②外周症状可注射拟胆碱药如毛果芸香碱、毒扁豆碱或新斯的明，但治疗有机磷酸酯类农药中毒用阿托品过量时，不能用新斯的明、毒扁豆碱等抗胆碱酯酶药解救。③中枢症状明显时，可选用地西泮或短效巴比妥类救治，但不可过量，以免与阿托品类药物的中枢抑制作用产生协同。呼吸抑制可采用人工呼吸及吸氧。此外，还可用冰袋冷敷或酒精擦浴，以降低患者的体温，对儿童中毒者尤为重要。

青光眼、幽门梗阻及前列腺肥大患者禁用。心动过速者、老年人、体温超过 39 ℃者慎用。

山莨菪碱（anisodamine）

山莨菪碱是从茄科植物唐古特山莨菪中提取的生物碱，天然品称为 654-1，人工合成品称为 654-2。山莨菪碱对内脏平滑肌及心血管的作用与阿托品相似，能解除内脏平滑肌痉挛和血管痉挛，而抑制腺体分泌和扩瞳作用较弱，不易透过血—脑屏障，中枢作用较弱。禁忌证同阿托品。因其对内脏平滑肌解痉作用及解除血管痉挛作用选择性较高，不良反应较少，临床上作为阿托品的替代品，主要用于感染性休克和内脏平滑肌痉挛的治疗。

青光眼患者及脑出血急性期禁用。

东莨菪碱（scopolamine）

东莨菪碱为从茄科植物洋金花中提出的生物碱，其外周作用与阿托品相似，抑制腺体分泌、扩瞳及调节麻痹作用较阿托品强，对心血管、内脏平滑肌作用较弱。中枢作用与阿托品不同，有较强的中枢抗胆碱作用，小剂量可镇静，较大剂量催眠，对呼吸中枢有兴奋作用。此外，还有防晕、止吐和抗帕金森病作用。

本品主要用于麻醉前给药，因其兼有镇静、抑制腺体分泌作用，故较阿托品为优。也可用于治疗晕动病、帕金森病及解救有机磷酸酯类农药中毒。

治疗量时常见口干，偶见视物模糊，罕见精神症状。禁忌证同阿托品。

　二　**阿托品的合成代用品**

因阿托品作用广泛，不良反应多，故对其结构进行改造，合成了一些具有选择性高、副作用较少等特点的代用品。

后马托品（homatropine）

后马托品为人工合成的短效 M 受体阻断药，其扩瞳和调节麻痹作用较阿托品快，持续时间短，扩瞳作用可持续 1 ～ 2 d，调节麻痹作用可持续 24 ～ 36 h，适用于散瞳检查眼底和验光等。但在儿童验光时仍用 1% 阿托品滴眼。

托吡卡胺（tropicamide）

托吡卡胺的作用与后马托品相似，其特点是扩瞳和调节麻痹作用较阿托品快但持续时间更短，仅持续 6 h，是目前散瞳检查眼底和验光的首选药。

溴丙胺太林（propantheline bromide，普鲁本辛）

溴丙胺太林是临床常用的合成解痉药，为季铵类化合物，脂溶性低，口服吸收不完全，食物可妨碍其吸收，宜饭前 0.5 ～ 1 h 服用，作用维持约 6 h。不易透过血—脑屏障。对胃肠 M 受体选择性较高，且可抑制胃酸分泌，作用较强和持久。主要用于胃及十二指肠溃疡、胃肠痉挛、泌尿道痉挛、遗尿症和妊娠呕吐等。不良反应较轻，中毒量可阻断神经—肌肉接头，引起呼吸麻痹。

同类药物还有奥芬溴铵、格隆溴铵、戊沙溴铵、地泊溴铵和喷噻溴铵等，均可用于缓解内脏平滑肌痉挛，作为消化性溃疡的辅助用药。

贝那替嗪（benactyzine，hydrochloride，胃复康）

贝那替嗪为叔胺类解痉药，口服易吸收，易透过血—脑屏障。有胃肠解痉、抑制胃酸分泌及镇静作用。适用于伴有焦虑症的溃疡病、胃酸过多、胃肠绞痛及膀胱刺激征患者。有口干、头昏、嗜睡等不良反应。同类药还有双环维林、奥昔布宁等，具有非特异性内脏平滑肌解痉作用。

哌仑西平（pirenzepine）和替仑西平（telenzepine）

哌仑西平和替仑西平是选择性 M_1 受体阻断药，其结构式与丙咪嗪相似，属三环类药物。替仑西平较哌仑西平对 M_1 受体的选择性强。两药均可抑制胃酸及胃蛋白酶的分泌，可用于消化性溃疡的治疗，并且较少出现口干和视物模糊等不良反应。不易进入中枢，故无阿托品样中枢兴奋作用。由于两药口服吸收较差，生物利用度约为 26%，食物也可减少药物的吸收，因此宜饭前服用。

第二节　N 胆碱受体阻断药

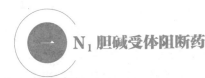

一、N_1 胆碱受体阻断药

能竞争性阻断 N_1 受体，故又称神经节阻断药。常用药物有美卡拉明（mecamylamine，美加明）、樟磺咪芬（trimetaphan camsilate，阿方那特）。该类药物作用广泛，不良反应多且严重，临床少用。仅用于麻醉时控制血压，以减少手术区出血；也用于主动脉瘤手术，以降压和防止

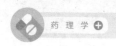

因手术剥离而撕拉组织所造成的交感神经反射，使患者血压不致明显升高。

二 N₂胆碱受体阻断药

N₂胆碱受体阻断药能与运动终板上的N₂受体结合，阻断神经—肌肉接头处神经冲动的正常传递，使骨骼肌松弛，又称骨骼肌松弛药，简称肌松药，主要作为麻醉辅助用药。按其作用机制，可分为除极化型和非除极化型肌松药。

（一）除极化型肌松药

除极化型肌松药能与骨骼肌运动终板膜上的N₂受体结合，产生与ACh相似但较持久的除极化作用，导致运动终板膜上的N₂受体对ACh的反应性降低，从而使骨骼肌松弛。主要作用特点为：①注射后先出现短暂的肌束颤动，以胸腹部肌肉尤为明显；②与抗胆碱酯酶药有协同作用，过量中毒不能用新斯的明解救；③治疗剂量无神经节阻断作用，连续用药可产生快速耐受性。

氯琥珀胆碱（suxamethonium，scoline，司可林）

【体内过程】 在体内可被血液和肝中的假性胆碱酯酶水解为琥珀酸和胆碱。代谢迅速，代谢产物会和约2%的原形药经肾脏排出。

【药理作用及临床应用】 注射后即可见短暂的肌束颤动，作用快、维持时间短，静脉注射1 min起效，2 min作用达高峰，维持5 min，静脉滴注给药可延长作用时间。静脉注射适用于气管内插管，气管镜、食管镜和胃镜检查；静脉滴注适用于较长时间的手术。

【不良反应及用药护理】 过量可引起呼吸肌麻痹，禁用新斯的明解救。新斯的明抑制血浆假性胆碱酯酶，使氯琥珀胆碱作用加强，作用时间延长。氯琥珀胆碱使眼外肌短暂收缩，可升高眼压。此外，还可升高血钾。青光眼、高血钾、遗传性血浆假性胆碱酯酶缺乏患者，有机磷酸酯类中毒时禁用；肝肾功能不全、肌无力患者慎用；可引起强烈窒息感，故对清醒患者禁用。大剂量氨基苷类抗生素亦能阻断骨骼肌神经—肌肉接头，不宜与本药合用。

（二）非除极化型肌松药

非除极化型肌松药能与ACh竞争神经—肌肉接头的N₂受体结合，阻断ACh的除极化作用，使骨骼肌松弛，又称为竞争性肌松药。临床主要用作麻醉辅助药。其作用特点：①骨骼肌松弛前无肌束颤动现象；②肌松作用可被抗胆碱酯酶药新斯的明拮抗，故过量时可用新斯的明解救；③肌松作用可被同类药物增强；④可有不同程度的神经节阻断作用和组胺释放作用。

筒箭毒碱（tubocurarine）

【作用与用途】 静脉注射3 min生效，维持20～40 min。肌松前无肌束颤动。胆碱酯酶抑制药可对抗其肌松作用。吸入性全身麻醉药能增强其肌松作用。主要作为外科麻醉辅助用药。

【不良反应及用药护理】 剂量过大，可引起呼吸肌麻痹，可用新斯的明解救，必要时进行人工呼吸。本药还有促进组胺释放和阻断神经节作用，可导致血压下降和支气管痉挛等。支气管哮喘、休克、重症肌无力患者禁用。

常用制剂与用法

硫酸阿托品　片剂：0.3 mg。口服，0.3 ~ 0.6 mg/次，3 次/d。注射剂：0.5 mg（1 mL）、1 mg（2 mL）、5 mg（1 mL）。肌内或静脉注射，0.5 mg/次。滴眼液：0.5%、1%。眼膏：1%。极量：口服，1 mg/次，3 mg/d；皮下注射或静脉注射，2 mg/次。治疗感染性休克、有机磷酸酯类中毒及锑剂所致的阿 – 斯氏综合征时，剂量不受此限。

氢溴酸山莨菪碱　片剂：5 mg、10 mg。5 ~ 10 mg/次，3 次/d。注射剂：10 mg（1 mL）、20 mg（1 mL）。5 ~ 10 mg/次，1 ~ 2 次/d，肌内注射或静脉注射。

氢溴酸东莨菪碱　片剂：0.3 mg。0.3 ~ 0.6 mg/次，3 次/d。注射剂：0.3 mg（1 mL）、0.5 mg（1 mL）。0.3 ~ 0.5 mg/次，肌内注射或皮下注射。

氢溴酸后马托品　滴眼剂：1% ~ 2%。滴眼。

托吡卡胺　滴眼液：0.5% ~ 1%。滴眼。扩瞳用 0.5%，验光用 1%。

溴丙胺太林　片剂：15 mg。15 mg/次，3 次/d。

贝那替嗪　片剂：1 mg。1 ~ 3 mg/次，饭前服用，3 次/d。

哌仑西平　片剂：25 mg。口服，20 ~ 50 mg/次，2 次/d。

氯化琥珀胆碱　注射剂：50 mg（1 mL）。1 ~ 2 mg/kg，静脉注射。

氯化筒箭毒碱　注射剂：10 mg（1 mL）。首次 6 ~ 9 mg，静脉注射，重复时用量减半。

思考练习题

1. 比较毛果芸香碱与阿托品对眼的作用、作用机制及临床应用。

2. 简述阿托品的主要药理作用、临床应用、不良反应和禁忌证。

3. 比较山莨菪碱、东莨菪碱、托吡卡胺、溴丙胺太林的作用特点和主要用途。

4. 阿托品解救有机磷酸酯类中毒时使用过量宜用何药抢救？为什么？

第九章 肾上腺素受体激动药

⏰ **学习目标**

1. 掌握肾上腺素、去甲肾上腺素、异丙肾上腺素的作用、用途、主要不良反应和禁忌证。
2. 熟悉多巴胺、麻黄碱、间羟胺的特点和用途。
3. 了解多巴酚丁胺的作用特点。

肾上腺素受体激动药又称为拟肾上腺素药，是直接或间接激动肾上腺素受体，呈现与交感神经兴奋相似效应的药物，包括肾上腺素和一些化学结构与其相似的胺类药物。根据药物对肾上腺素受体的选择性，将其分为 α、β肾上腺素受体激动药，α肾上腺素受体激动药和β肾上腺素受体激动药三类。

第一节 α、β肾上腺素受体激动药

肾上腺素（adrenaline，epinephrine，AD）

AD是肾上腺髓质分泌的主要激素。药用AD是从家畜（牛、羊等）的肾上腺中提取或人工合成的。常用其盐酸盐。本品性质不稳定，遇光易分解，在中性尤其是碱性溶液中会迅速氧化为红色或棕色而失效，故忌与碱性药物配伍使用。

【体内过程】 本品口服后易被碱性肠液破坏，部分在肠黏膜和肝脏迅速灭活，不能达到有效血药浓度，故不宜口服用药。皮下注射使局部血管收缩，吸收缓慢，作用维持 1 h 左右。肌内注射吸收较快，作用仅维持 10 ~ 30 min。静脉注射，绝大部分在体内迅速被COMT和MAO氧化破坏，作用短暂。

【药理作用】 对α和β受体均有激动作用，产生α型和β型作用，其作用强度取决于靶器官上受体的亚型分布及密度，对靶器官的效应较为复杂。主要作用部位为心脏、血管及平滑肌。

（1）兴奋心脏。AD激动心肌、窦房结和传导系统的β_1受体，从而加强心肌收缩力、加速心率和加快传导，提高心肌的兴奋性，使心脏搏出量和心输出量都增加，但可提高心肌代谢率和兴奋性，易引起心律失常。

（2）舒缩血管。对血管的作用因受体的类型、密度的不同而异。皮肤、黏膜血管以α受体占优势，呈显著的收缩反应，肾脏血管次之。骨骼肌血管以β_2受体为主，呈舒张反应。AD可增加冠状动脉血流量，目前原因未明，可能是心脏舒张期相对延长及心肌代谢产物腺苷增加所致。对脑血管及肺血管作用较弱。

（3）影响血压。对血压的影响与剂量和不同部位α、β受体发生作用的比例以及机体代偿性反应等多种因素有关。皮下注射治疗量（0.5～1mg），因兴奋心脏（激动β₁受体），心排血量增加而使收缩压升高，由于骨骼肌血管的扩张作用（激动β₂受体）抵消或超过了皮肤、黏膜及肾血管等的收缩作用（激动α受体），故总外周阻力变化不大，舒张压不变或稍降，脉压差稍增大；较大剂量时，使收缩压和舒张压均升高。静脉注射较大剂量时，由于β₂受体对低浓度的AD比α受体敏感，故典型血压变化呈双相反应：给药后迅速出现明显的升压作用，血压恢复至正常后会出现较弱的降压反应。若事先给予α受体阻断药（如酚妥拉明）再给予AD，由于α受体被阻断，使AD的缩血管作用减弱或消失，而其激动β₂受体的舒张血管效应得以充分显现，使AD的升压效应翻转为降压，这种现象称为"肾上腺素升压作用的翻转"，如图9-1所示。

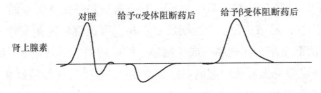

图9-1 静脉滴注肾上腺素及使用阻断药后的血压变化

肾上腺素对血压的影响

（4）扩张支气管。既可激动支气管平滑肌细胞β₂受体，使支气管舒张，改善通气，特别是支气管平滑肌处于痉挛状态时解痉作用更明显；也可通过作用于肥大细胞上的β₂受体，抑制过敏介质的释放；还可激动支气管黏膜血管上的α₁受体，引起血管收缩，降低毛细血管通透性，利于消除支气管黏膜水肿。

（5）促进代谢。促进肝糖原分解并抑制组织对葡萄糖的摄取，升高血糖；兴奋脂肪细胞β受体，激活甘油三酯酶，促进脂肪分解，使血中游离脂肪酸浓度升高；提高机体代谢水平，使细胞耗氧量增加20%～30%。

【临床应用】

（1）抢救心脏骤停。对溺水、麻醉意外、药物中毒、传染病或心脏传导阻滞等引起的心脏骤停，在采用心脏按压、人工呼吸、纠正酸中毒等治疗措施的同时，可用肾上腺素0.5～1.0mg做心室内注射。治疗电击或卤素类全身麻醉药（氟烷、甲氧氟烷等）引起的心脏骤停时，常伴有心室纤颤，故应同时使用除颤器、起搏器以及利多卡因等抗心律失常药物。

（2）过敏性休克。药物及输液等引起的过敏性休克表现为小血管扩张和毛细血管通透性升高，引起血压下降；支气管平滑肌痉挛，导致呼吸困难。AD可收缩血管，兴奋心脏，升高血压，松弛支气管平滑肌，也能抑制过敏介质的释放，减轻黏膜水肿，从而缓解症状，为治疗过敏性休克的首选药。

（3）治疗支气管哮喘。激动β₂受体，舒张支气管，解除其痉挛，既能抑制肥大细胞释放过敏介质，又能激动α受体，收缩支气管黏膜血管，减轻支气管黏膜充血水肿。其作用快而强，持续时间短。因不良反应较重，主要用于控制哮喘的急性发作。因其对心脏的兴奋作用可引起心悸，禁用于心源性哮喘患者。

（4）局部止血。鼻出血或齿龈出血，可用浸有0.1%AD的棉球填塞局部，压迫出血处止血。

（5）与局部麻醉药配伍使用。将微量AD（1:200 000）加入局部麻醉药（如普鲁卡因等）中，通过收缩局部血管，可延缓局部麻醉药的吸收，延长局部麻醉作用时间，增强局部麻醉效

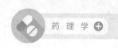

应，减少局部麻醉药吸收中毒的发生率。但在血液循环差的部位，如手指、足趾、耳郭及阴茎等部位手术局部麻醉禁止加 AD，以免组织缺血坏死。

【不良反应及用药护理】 治疗量时可见烦躁、心悸、皮肤苍白、头痛等，停药后可消失。过量或静脉注射过快可出现血压急剧升高、搏动性头痛等，有诱发脑血管和动脉瘤破裂的危险，也可引起心室颤动等心律失常。禁用于高血压、器质性心脏病、甲状腺功能亢进症、糖尿病等，老年人慎用。

麻黄碱（ephedrine）

麻黄碱是从中药麻黄中提取的生物碱，也可人工合成。不属于儿茶酚胺类，性质稳定。

【药理作用及临床应用】 直接激动 α、β 受体，也能促进去甲肾上腺素释放，作用与 AD 相似。其作用特点如下：①兴奋心脏，收缩血管，升高血压和舒张支气管的作用温和、缓慢而持久；②中枢兴奋作用强，易致失眠；③短期反复用药，可出现快速耐受性；④性质稳定，口服有效。主要用于防治低血压，如硬膜外或蛛网膜下腔麻醉引起的低血压；预防支气管哮喘发作和对轻症的治疗；鼻黏膜充血肿胀引起的鼻塞，常用 0.5% ~ 1% 溶液滴鼻，消除黏膜肿胀。

【不良反应】 易出现中枢兴奋症状，如兴奋、不安、焦虑、失眠等，晚间服用应加用镇静催眠药对抗中枢兴奋引起的失眠。禁忌证同 AD。

多巴胺（DA）

DA 既是体内去甲肾上腺素合成的前体，也是脑内重要的儿茶酚胺类神经递质。药用为人工合成品。

【药理作用】 既可激动 α、β_1 和 DA（D_1）受体，也可促进去甲肾上腺素的释放。

（1）兴奋心脏。激动 β_1 受体（较肾上腺素弱）使心肌收缩力加强，心排血量增加，对心率影响不明显，很少引起心律失常。

（2）舒缩血管。小剂量时可激动血管平滑肌 D_1 受体，使内脏血管尤其是肾、肠系膜血管及冠状动脉扩张；激动 α 受体使皮肤黏膜和骨骼肌血管收缩。大剂量时因 α 受体兴奋占优势，表现为血管收缩。

（3）升高血压。小剂量使收缩压升高，舒张压不变或略升，脉压差增大；大剂量则使收缩压和舒张压均升高。

（4）扩张肾血管，改善肾功能。小剂量激动肾血管 D_1 受体，使肾血管扩张，增加肾血流量和肾小球滤过率；同时具有排钠利尿作用，可改善肾功能。大剂量激动肾血管 α 受体，使肾血管明显收缩。

【临床应用】

（1）抗休克。DA 是目前临床常用的抗休克药物。适用于感染性、心源性及低血容量性等休克的治疗，尤其对伴有心肌收缩力减弱和尿量减少者疗效好。应用时应注意补足血容量，纠正酸中毒。

（2）急性肾功能衰竭。常与利尿药合用，可扩张肾血管，改善肾功能，增加尿量，治疗急性肾功能衰竭。

【不良反应及用药护理】 偶见恶心、呕吐。剂量过大或静脉滴注过快可引起心动过速、心律失常和肾功能下降等，可酌情调整滴速。静脉滴注时药液外漏可引起组织缺血坏死，可用酚妥拉明对抗。治疗休克时注意补充血容量，并监测动脉压、中心静脉压、尿量等。

第二节　α肾上腺素受体激动药

去甲肾上腺素（noradrenaline，NA；norepinephrine，NE）

去甲肾上腺素是去甲肾上腺素能神经末梢释放的递质，也可由肾上腺髓质少量分泌。药用为人工合成品。本品性质不稳定，遇光易变质，应避光保存。在碱性溶液中会迅速氧化失效，故忌与碱性药物混合。

【体内过程】　口服使胃黏膜血管收缩，吸收甚少，在肠内易被碱性肠液破坏，皮下或肌内注射可因局部血管强烈收缩导致组织缺血坏死，常采用静脉滴注给药，作用维持时间短（1～2 min）。不易透过血—脑屏障，在体内可被去甲肾上腺素能神经末梢摄取或被COMT和MAO代谢失活。主要以代谢产物形式经肾排出。

【药理作用】　主要激动 α 受体，对 β_1 受体的激动作用弱，对 β_2 受体几乎无作用。

（1）收缩血管。激动α受体，除冠状动脉外，全身小动脉、小静脉均收缩，以皮肤黏膜血管收缩最明显，其次为肾血管等，外周阻力明显升高。由于心脏兴奋，代谢产物如腺苷等增加，使冠状动脉舒张。

（2）兴奋心脏。激动 β_1 受体，使心肌收缩力加强，心率加快，心输出量增加，但远比 AD 弱，故在整体情况下由于血压升高而反射性抑制心脏，使心率减慢，心输出量减少。大剂量也可引起心律失常，但较 AD 少见。

（3）升高血压。小剂量（0.1 µg/mL）时可使外周血管收缩，心脏兴奋，收缩压和舒张压升高，脉压略加大；较大剂量时血管强烈收缩，外周阻力明显增高，使收缩压、舒张压均明显升高，且脉压变小。

【临床应用】

（1）抗休克。去甲肾上腺素在休克治疗中已不占重要地位，其主要用于早期神经性休克和药物中毒（如酚妥拉明、氯丙嗪等）所引起的低血压。采用小剂量短期静脉滴注给药，使收缩压维持在 12 kPa（90 mmHg）左右，以保证心、脑等重要器官的供血。去甲肾上腺素仅作为暂时升压的措施，切忌大剂量或长时间应用，否则会因血管强烈收缩加重心脏负担，加重微循环障碍。

（2）上消化道出血。食道或胃出血可用去甲肾上腺素 1～3 mg 适当稀释后口服，使食道或胃黏膜血管收缩而止血。

【不良反应及用药护理】

（1）局部组织缺血坏死。静脉滴注时间过长、浓度过高或药液外漏可使局部血管强烈收缩，引起组织缺血坏死。使用时禁止皮下和肌内注射。静脉滴注时，勿使药液外漏，静脉滴注时间不宜过长，浓度不宜太高，速度不宜太快。一旦发现注射部位皮肤苍白或药液外渗时，应立即更换注射部位，局部热敷，并用酚妥拉明或普鲁卡因局部浸润注射，以减轻疼痛，扩张血管，预防组织坏死。

（2）急性肾功能衰竭。用药时间过长或剂量过大，可使肾血管强烈收缩，导致少尿或无尿。故用药期间应监测尿量，尿量应保持在 25 mL/h 以上。

禁用于高血压、动脉硬化、器质性心脏病、少尿或无尿休克患者。

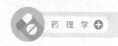

间羟胺（metaraminol，aramine，阿拉明）

间羟胺的作用与去甲肾上腺素相似，主要激动α受体，对β₁受体作用弱，能促进去甲肾上腺素释放，连续用药可产生快速耐受性。与去甲肾上腺素比较具有以下特点：①收缩血管、升高血压作用较弱而持久；②对心率影响不明显，较少引起心律失常；③对肾血管收缩作用较弱，较少引起少尿及肾功能衰竭；④给药方便，可肌内注射或静脉滴注。故临床常作为去甲肾上腺素的代用品用于治疗休克或其他低血压。

去氧肾上腺素（phenylephrine，苯肾上腺素、新福林）

去氧肾上腺素可通过激动α受体产生下列作用：①升高血压。能选择性激动血管平滑肌上的α₁受体，使血管收缩，血压升高，主要用于脊椎麻醉及全身麻醉所致的低血压。②减慢心率。因血管收缩，血压升高，可反射性兴奋迷走神经，使心率减慢。用于阵发性室上性心动过速。③扩瞳。激动瞳孔开大肌上的α受体，使瞳孔扩大。与阿托品比较，扩瞳作用较弱，维持时间短，一般不升高眼压，也不引起调节麻痹。可作为快速、短效散瞳药用于眼底检查。

第三节　β肾上腺素受体激动药

异丙肾上腺素（isoprenaline，喘息定）

异丙肾上腺素系人工合成品，常用其盐酸盐。

【体内过程】　口服无效。舌下给药能扩张局部血管，可迅速吸收。气雾吸入作用较快，2～5 min生效，维持0.5～2 h。亦可静脉滴注。吸收后主要在肝脏及其他组织中被COMT代谢，作用时间较肾上腺素略长。

【药理作用】　对β₁、β₂受体具有较强的激动作用，对α受体几乎无作用。

（1）兴奋心脏。激动β₁受体，使心肌收缩力加强、传导加快、心率加快、心排血量增加，心肌耗氧量明显增加。与AD相比，其加快心率及传导作用较强，对正位起搏点兴奋作用强，但也可引起心律失常，较少引起心室颤动。

（2）扩张血管。激动β₂受体而舒张血管，骨骼肌血管和冠状血管明显扩张，肾和肠系膜血管作用较弱。

（3）影响血压。由于心脏兴奋，心排血量增加，而血管扩张外周阻力下降，故收缩压升高而舒张压下降，脉压增大。

（4）扩张支气管。激动β₂受体，松弛支气管平滑肌，并可抑制过敏介质的释放，作用比AD强。

（5）促进代谢。促进糖原和脂肪分解，增加组织耗氧量，升高血糖作用较AD弱。

【临床应用】

（1）支气管哮喘。舌下或气雾吸入给药，用于控制支气管哮喘急性发作，作用快而强，但易致心悸，长期反复用药，可产生耐受性。

（2）房室传导阻滞。治疗Ⅱ、Ⅲ度房室传导阻滞，可舌下或静脉滴注给药。

（3）心脏骤停。对房室传导阻滞等引起的心脏骤停，可心内注射。

（4）抗休克。适用于心输出量较低、外周阻力较高的感染性休克，应注意补足血容量。

【不良反应】　常见有心悸、头晕。剂量过大可致心律失常、室颤、猝死。禁用于冠心病、心肌炎、甲状腺功能亢进等。

多巴酚丁胺（dobutamine）

多巴酚丁胺可选择性激动 $β_1$ 受体，对 α 受体作用较弱，大剂量可激动 $β_2$ 受体，产生血管舒张作用，对多巴胺受体无作用。治疗剂量即能加强心肌收缩力，增加心输出量，对心率影响不明显，主要用于心脏手术后或心肌梗死伴有心力衰竭的患者。

连续应用本品可产生快速耐受性（因 β 受体下调所致）。偶致恶心、呕吐、头痛、心悸等不良反应。禁用于心房颤动患者。

沙丁胺醇（salbutamol）及克仑特罗（clenbuterol）

沙丁胺醇及克仑特罗能选择性激动 $β_2$ 受体，扩张支气管平滑肌，对 $β_1$ 受体影响较弱，主要用于支气管哮喘的治疗（详见第二十六章）。

常用制剂与用法

盐酸肾上腺素　注射剂：0.5 mg（0.5 mL）、1 mg（1 mL）。0.25 ~ 1 mg/次，皮下或肌内注射，也可用生理盐水稀释后静脉注射，必要时可做心室内注射，0.25 ~ 1.0 mg/次，用 0.9% 氯化钠注射液稀释 10 倍。极量：皮下注射，1 mg/次。

盐酸麻黄碱　片剂：15 mg、25 mg、30 mg。25 mg/次，3 次/d。注射剂：30 mg（1 mL）。15 ~ 30 mg/次，皮下或肌内注射。0.5% ~ 1% 溶液剂，供滴鼻用。极量：口服或注射，60 mg/次，150 mg/d。

盐酸多巴胺　注射剂：20 mg（2 mL）。20 mg/次，加入 5% 葡萄糖液 250 ~ 500 mL 稀释后静脉滴注（75 ~ 100 μg/min）。极量：静脉滴注，每分钟 20 μg/kg。

重酒石酸去甲肾上腺素　注射剂：2 mg（1 mL）、10 mg（2 mL）。将 1 ~ 2 mg 加入 5% 葡萄糖液 500 mL 中稀释后静脉滴注，1 ~ 2 mL/min（相当于 4 ~ 8 μg/min）。极量：静脉滴注，25 μg/min。

重酒石酸间羟胺　注射剂：10 mg（1 mL）、50 mg（5 mL）。10 ~ 20 mg/次，肌内注射；或将 10 ~ 50 mg 加入 5% 葡萄糖液 100 ~ 500 mL 中稀释后静脉滴注。极量：静脉滴注，100 mg/次，0.2 ~ 0.4 mg/min。

盐酸异丙肾上腺素　注射剂：1 mg（2 mL）。将 0.1 ~ 0.2 mg 加入 5% 葡萄糖液 100 ~ 200 mL 中，静脉滴注，0.5 ~ 2 mL/min。片剂：10 mg。10 mg/次，3 次/d，舌下含服。气雾剂：0.25%。0.1 ~ 0.4 mg/次，喷雾吸入。极量：喷雾吸入，每次不超过 0.4 mg，2.4 mg/d。舌下含服，20 mg/次，60 mg/d。

盐酸去氧肾上腺素　注射剂：10 mg（1 mL）。2 ~ 5 mg/次，肌内注射；或一次 10 mg 加入 5% 葡萄糖液 100 mL 中稀释后静脉滴注。滴眼剂：2% ~ 5%，滴眼。极量：肌内注射，10 mg/次；静脉滴注，0.18 mg/min。

多巴酚丁胺　注射剂：250 mg（5 mL）。250 mg 加入 250 mL 或 500 mL 5% 葡萄糖液中静脉滴注，2.5 ~ 10 μg/（kg·min）。

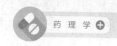

📝 **思考练习题**

1．比较肾上腺素、去甲肾上腺素和异丙肾上腺素对血压的影响。

2．DA为何能成为临床常用的抗休克药物？

3．去甲肾上腺素静脉滴注可引起哪些不良反应？如何防治？

4．何谓肾上腺素升压作用的翻转？α受体阻断药过量所致低血压宜用何药救治？

5．病例讨论：

某急性扁桃腺炎患者，静脉滴注青霉素过程中，出现头昏、面色苍白、出冷汗等症状，之后晕倒，脉搏消失，心跳停止，应首选何药进行抢救？

第十章 肾上腺素受体阻断药

肾上腺素受体阻断药又称抗肾上腺素药，与肾上腺素受体结合后，能阻断去甲肾上腺素能神经递质或肾上腺素受体激动药的作用。这类药物按对 α 和 β 肾上腺素受体的选择性，分为 α 肾上腺素受体阻断药和 β 肾上腺素受体阻断药两大类。

第一节 α 肾上腺素受体阻断药

α肾上腺素受体阻断药（以下简称α受体阻断药）能选择性地与α受体结合，其本身不激动或较弱激动肾上腺素受体，却能妨碍去甲肾上腺素能神经递质及肾上腺素受体激动药与α受体结合，从而产生抗肾上腺素作用。它们能将肾上腺素的升压作用翻转为降压作用，这种现象称为"肾上腺素升压作用的翻转"。这是因为α受体阻断药选择性地阻断了与血管收缩有关的α受体，但与血管舒张有关的β受体未被阻断，所以肾上腺素的血管收缩作用被取消，而血管舒张作用得以充分地表现出来，引起血压下降。对于主要激动α受体的去甲肾上腺素，α受体阻断药只取消或减弱其升压效应而无"翻转作用"，对于主要作用于β受体的异丙肾上腺素的降压作用则无影响（图9-1）。

一 非选择性α受体阻断药

酚妥拉明（phentolamine）

酚妥拉明又名利其丁，为短效α受体阻断药。

【体内过程】 酚妥拉明生物利用度低，口服效果仅为注射给药的20%。口服后30 min血药浓度达峰值，作用维持3～6 h；肌内注射作用维持30～45 min。大多以无活性的代谢物方式从尿中排泄。

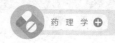

【药理作用】

（1）血管。酚妥拉明具有阻断血管平滑肌α_1受体并直接扩张血管的作用。静脉注射能使血管舒张，血压下降，舒张小动脉使肺动脉压下降，外周血管阻力降低。

（2）心脏。酚妥拉明可兴奋心脏，使心肌收缩力增强，心率加快，心输出量增加。这种兴奋作用部分由血管舒张、血压下降，反射性兴奋交感神经引起；部分是阻断神经末梢突触前膜α_2受体，促进去甲肾上腺素释放，激动心脏β_1受体的结果。

（3）其他。有拟胆碱的作用，使胃肠平滑肌兴奋；有组胺样的作用，使胃酸分泌增加。酚妥拉明可引起皮肤潮红等。

【临床应用】

（1）治疗外周血管痉挛性疾病。可用于治疗肢端动脉痉挛的雷诺综合征、血栓闭塞性脉管炎及冻伤后遗症。

（2）去甲肾上腺素静脉滴注外漏。长期过量静脉滴注去甲肾上腺素或静脉滴注去甲肾上腺素外漏时，可致皮肤缺血、苍白和剧烈疼痛，甚至坏死，此时可用酚妥拉明做皮下浸润注射，防治局部组织缺血坏死。

（3）肾上腺嗜铬细胞瘤。酚妥拉明可降低由嗜铬细胞瘤所致的高血压，用于肾上腺嗜铬细胞瘤的鉴别诊断、高血压危象以及手术前的准备。

（4）抗休克。适用于感染性、心源性和神经源性休克。酚妥拉明能舒张血管，降低外周阻力，使心输出量增加，并能降低肺循环阻力，防止肺水肿的发生，从而改善休克状态时的内脏血液灌注，解除微循环障碍。但给药前必须补足血容量，否则可能导致血压下降。

（5）治疗顽固性充血性心力衰竭。心力衰竭时，由于心输出量不足，导致交感张力增加、外周阻力增高、肺充血以及肺动脉压力升高，易产生肺水肿。应用酚妥拉明可扩张血管、降低外周阻力，使心脏后负荷明显降低、左心室舒张末压与肺动脉压下降、心输出量增加，心力衰竭得以减轻。

【不良反应】

（1）心血管反应。常见的反应有低血压。静脉给药可能引起严重的心率加快、心律失常和心绞痛，因此需缓慢注射或滴注。

（2）胃肠道反应。胃肠平滑肌兴奋所致的腹痛、腹泻、呕吐，也可诱发溃疡病（可能与其激动胆碱受体作用有关）。胃炎、胃及十二指肠溃疡病、冠心病患者慎用。

酚苄明（phenoxybenzamine，苯苄胺，dibenzyline）

酚苄明为长效α受体阻断药。

【体内过程】 口服吸收达20%～30%。因局部刺激性强，不做肌内或皮下注射。本品的脂溶性高，大剂量用药后药力可积蓄于脂肪组织中，然后缓慢释放，故作用持久。一次用药，作用可维持3～4 d，1周后尚有少量残留于体内。

【药理作用】 酚苄明能舒张血管，降低外周阻力，降低血压，其作用强度与交感神经兴奋性有关。对于静卧的正常人，酚苄明的降压作用不明显，但当伴有代偿性交感性血管收缩，如血容量减少或直立时，就会引起显著的血压下降。

【临床应用】

（1）用于外周血管痉挛性疾病。治疗肢端动脉痉挛的雷诺综合征、血栓闭塞性脉管炎等。

（2）抗休克。适用于治疗感染性休克。

（3）治疗嗜铬细胞瘤。不宜手术或恶性嗜铬细胞瘤患者，可持续应用。也用于嗜铬细胞瘤术前准备。

（4）治疗良性前列腺增生。用于前列腺增生引起的阻塞性排尿困难，可明显改善症状，可能与阻断前列腺和膀胱底部的α受体有关，但作用缓慢。

【不良反应】　常见直立性低血压、反射性心动过速、心律失常及鼻塞，一旦出现症状应平卧，采取头低足高位，必要时给予去甲肾上腺素，禁用肾上腺素。口服可致恶心、呕吐、嗜睡及疲乏等。

二、选择性α受体阻断药

根据这类药物对 α_1、α_2 受体的选择性，可将其分为选择性 α_1 受体阻断药和选择性 α_2 受体阻断药。

（一）选择性 α_1 受体阻断药

选择性 α_1 受体阻断药对动脉和静脉的 α_1 受体有较高的选择性阻断作用，对去甲肾上腺素能神经末梢突触前膜 α_2 受体无明显作用，因此在拮抗去甲肾上腺素和肾上腺素的升压作用时，无促进神经末梢释放去甲肾上腺素及明显加快心率的作用。

临床常用哌唑嗪（prazosin）、特拉唑嗪（terazosin）、坦洛新（tamsulosin）及多沙唑嗪（doxazosin）等。主要用于良性前列腺增生及原发性高血压的治疗。

（二）选择性 α_2 受体阻断药

育亨宾（yohimbine）为选择性 α_2 受体阻断药。α_2 受体在介导交感神经系统反应中起重要作用。育亨宾易进入中枢神经系统阻断 α_2 受体，可促进去甲肾上腺素能神经末梢释放去甲肾上腺素，增加交感神经张力，导致血压升高，心率加快。育亨宾主要作为实验研究中的工具药，并可用于治疗男性性功能障碍及糖尿病患者的神经病变。

第二节　β肾上腺素受体阻断药

β受体阻断药

β肾上腺素受体阻断药（以下简称β受体阻断药）能与去甲肾上腺素能神经递质或肾上腺素受体激动药竞争β受体，从而拮抗其β型拟肾上腺素作用。β肾上腺素受体阻断药可根据其选择性分为非选择性的 β_1、β_2 受体阻断药，选择性的 β_1 受体阻断药及 α、β 受体阻断药三类，见表10-1。

表 10-1　β 受体阻断药的药理特性比较

药物	受体选择性	内在拟交感活性	首关消除/%	生物利用度/%	$t_{1/2}$/h
普萘洛尔	β_1、β_2	0	60 ~ 70	30	3 ~ 4
阿普洛尔	β_1、β_2	++	90	10	2 ~ 5
氧烯洛尔	β_1、β_2	++	40 ~ 70	24 ~ 60	2 ~ 3
吲哚洛尔	β_1、β_2	++	10 ~ 20	90	3 ~ 4
美托洛尔	β_1	0	25 ~ 60	40 ~ 75	3 ~ 4
醋丁洛尔	β_1	+	30	20 ~ 60	2 ~ 4
拉贝洛尔	β_1、β_2、α_1	+	60	20 ~ 40	4 ~ 6

注：++、+ 有活性，0 无活性。

【药理作用】

（1）β受体阻断作用。①心血管系统：阻断β_1受体对心脏的抑制作用明显，主要表现为心率减慢，心肌收缩力减弱，心输出量减少，心肌耗氧量下降，血压略降。应用β受体阻断药普萘洛尔引起肝、肾和骨骼肌等血流量减少，一方面来自其对血管β_2受体的阻断作用，另一方面与其抑制心脏功能，反射性兴奋交感神经，使血管收缩、外周阻力增加有关。②支气管平滑肌：阻断β_2受体，使支气管平滑肌收缩而增加呼吸道阻力。但这种作用较弱，对正常人影响较少，只有支气管哮喘或慢性阻塞性肺疾病患者有时才可诱发或加重哮喘。③代谢：a. 脂肪代谢。脂肪的分解主要与激动β受体有关，长期应用非选择性β受体阻断药可以增加血浆中极低密度脂蛋白（VLDL），中度升高血浆甘油三酯，降低高密度脂蛋白（HDL），而低密度脂蛋白（LDL）浓度无变化，减少游离脂肪酸自脂肪组织的释放，增加冠状动脉粥样硬化性心脏病的危险。b. 糖代谢。肝糖原的分解与激动α_1和β_2受体有关，儿茶酚胺增加肝糖原的分解，可在低血糖时动员葡萄糖。当β受体阻断药与α受体阻断药合用时，则可拮抗肾上腺素的升高血糖的作用。普萘洛尔并不影响正常人的血糖水平，也不影响胰岛素降低血糖的作用，但能延缓用胰岛素后血糖水平的恢复。④肾素：β受体阻断药通过阻断肾小球旁器细胞的β_1受体而抑制肾素的释放，这可能是其降血压作用机制之一。

（2）内在拟交感活性。有些β肾上腺素受体阻断药与β受体结合后除能阻断受体外，对β受体亦具有部分激动作用，称为内在拟交感活性（intrinsic-sympathomimetic activity，ISA）。由于这种作用较弱，通常被其β受体阻断作用所掩盖。ISA较强的药物在临床应用时，其抑制心肌收缩力，减慢心率和收缩支气管作用较不具有ISA的药物为弱。

（3）膜稳定作用。有些β受体阻断药能降低神经或心肌细胞膜对Na^+的通透性，从而稳定神经细胞膜和心肌细胞膜，产生局部麻醉作用和奎尼丁样作用。这一作用在常用量时达不到。

（4）降低眼内压。β受体阻断药还有降低眼内压的作用，这可能是减少房水的形成所致。

【临床应用】

（1）心律失常。对多种原因引起的快速型心律失常有效，尤其对运动或情绪紧张、激动所致心律失常或因心肌缺血、强心苷中毒引起的心律失常疗效好。

（2）心绞痛和心肌梗死。对心绞痛有良好的疗效。对心肌梗死，早期应用普萘洛尔、美托洛尔和噻吗洛尔等均可降低心肌梗死患者的复发和猝死率。

（3）高血压。β受体阻断药是治疗高血压的基础药物。普萘洛尔、阿替洛尔及美托洛尔等均可有效地控制原发性高血压，既可单独使用，也可与利尿药、钙拮抗药、血管紧张素Ⅰ转换酶抑制药配伍使用，以提高疗效，并能减轻其他药物引起的心率加快、心输出量增加及水钠潴留等不良反应。

（4）青光眼。噻吗洛尔、左布诺洛尔、美替洛尔等可减少房水生成，降低眼内压，可用于治疗青光眼。

【不良反应及禁忌证】

（1）一般不良反应。有恶心、呕吐、轻度腹泻等消化道症状，偶见过敏性皮疹和血小板减少等。

（2）心脏抑制。由于对心脏β₁受体的阻断作用，出现心脏功能抑制，特别是心功能不全、窦性心动过缓和房室传导阻滞患者，由于其心脏活动中交感神经占优势，故对本类药物敏感性提高，易导致病情加重，甚至引起重度心功能不全、肺水肿、房室传导完全阻滞以致心脏骤停等严重后果。

（3）诱发或加重支气管哮喘。由于对支气管平滑肌β₂受体的阻断作用，非选择性β受体阻断药可使呼吸道阻力增加，诱发或加剧支气管哮喘。

（4）反跳现象。长期应用β受体阻断药时如突然停药，可使原来病情加重，如血压上升、严重心律失常或心绞痛发作次数增加，甚至产生急性心肌梗死或猝死。

（5）其他。少数人可出现低血糖及加强降血糖药的降血糖作用，掩盖低血糖时出汗和心悸的症状而出现严重后果；抑郁、多梦、阳痿；偶见过敏反应，如皮疹及血小板减少性紫癜。

禁用于严重左室心功能不全、窦性心动过缓、重度房室传导阻滞和支气管哮喘患者。心肌梗死患者及肝功能不良者应慎用。

常用制剂与用法

甲磺酸酚妥拉明　注射剂：5 mg（1 mL）、10 mg（1 mL）。5 ~ 10 mg/次，肌内注射或静脉注射，亦可用15 ~ 30 mg稀释后静脉滴注。

盐酸酚苄明　胶囊剂：10 mg。10 ~ 20 mg/次，2次/d。注射剂：10 mg（1 mL）。0.5 ~ 1 mg/kg稀释后静脉滴注。

盐酸普萘洛尔　片剂：10 mg。口服，10 ~ 20 mg/次，3 ~ 4次/d，以后每周增加剂量10 ~ 20 mg，直至达到满意疗效，一般每日用量以不超过300 mg为宜，遮光密闭保存。

马来酸噻吗洛尔　滴眼剂：0.25%、0.5%。滴眼。片剂：5 mg、10 mg。5 ~ 10 mg/次，3次/d。

吲哚洛尔　片剂：5 mg、10 mg。5 ~ 10 mg/次，3次/d。注射剂：0.2 mg（2 mL）、0.4 mg（2 mL）。0.2 ~ 1 mg/次，肌内注射或静脉滴注。

美托洛尔　片剂：50 mg、100 mg。口服，50 ~ 100 mg/d，分2 ~ 3次服用，可逐渐加量，必要时可增至200 mg/d。维持量：50 ~ 200 mg/d。缓释剂：50 ~ 100 mg/（次·d）。

阿替洛尔　片剂：25 mg、50 mg、100 mg。口服，50 ~ 100 mg/次，1次/d。

醋丁洛尔　片剂：400 mg。口服，400 mg/次，1次/d。

拉贝洛尔　片剂：100 mg。口服，100 mg/次，2 ~ 3次/d。

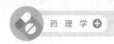

📝 **思考练习题**

1. 什么是肾上腺素的"翻转作用"？其机制是什么？

2. 试述酚妥拉明对去甲肾上腺素、肾上腺素和异丙肾上腺素血压作用的影响。

3. β受体阻断药的药理作用及临床应用有哪些？

4. 支气管哮喘患者为什么不能使用普萘洛尔？糖尿病患者为什么不宜将胰岛素与β受体阻断药合用？

第十一章 麻醉药

第一节 全身麻醉药

麻醉药

全身麻醉药是一类作用于中枢神经系统，能可逆性地引起意识、感觉（特别是痛觉）和反射消失的药物，简称全麻药。其目的是消除疼痛和使骨骼肌松弛，辅助外科手术。全麻药根据给药途径，可分为吸入性麻醉药和静脉麻醉药。

 吸入性麻醉药

吸入性麻醉药是一类挥发性的液体或气体状态的全麻药，如乙醚、氟烷、异氟烷、恩氟烷、七氟烷、氧化亚氮等。由呼吸道吸收进入体内，麻醉深度可通过对吸入气体中的药物浓度（分压）的调节加以控制，并可连续维持，以满足手术的需要。

（一）概述

【体内过程】 吸入性麻醉药的吸收及其作用的深浅快慢，首先决定于它们在肺泡气体中的浓度。在一个大气压下，能使 50% 患者痛觉消失的肺泡气体中麻醉药的浓度称为最小肺泡浓度（minimal alveolar concentration，MAC）。各药都有其恒定的数值，可反映各药的麻醉强度，MAC 数值越低，药物的麻醉作用越强。

肺泡中药物进入血液的速度还与肺通气量、吸入气中药物浓度、肺血流量及血/气分布系数等有关。血/气分布系数指血中药物浓度与吸入气中药物浓度达平衡时的比值。此系数大的药物，达到气/血分压平衡状态较慢，诱导期较长。因此，提高吸入气中药物浓度可缩短诱导期。

药物由血分布入脑，受脑/血和血/气分布系数的影响。前者指脑中药物浓度与血中药物

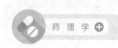

浓度达平衡时的比值，此系数大的药物，易进入脑组织，其麻醉作用较强。

吸入性麻醉药主要经肺以原形排出，肺通气量大及脑/血和血/气分布系数低的药物较易排出。常用吸入性麻醉药的特性见表11-1。

表11-1 常用吸入性麻醉药的特性

项目	氧化亚氮	乙醚	氟烷	恩氟烷	异氟烷
血/气分布系数	0.47	12.1	2.3	1.8	1.4
脑/血分布系数	1.06	1.14	2.3～3.5	1.45	4.0
MAC/%	100	1.92	0.75	1.68	1.15
诱导用吸入气浓度/%	80	10～30	1～4	2.0～2.5	1.5～3.0
维持用吸入气浓度/%	50～70	4～5	0.5～2.0	1.5～2.0	1.0～1.5
诱导期	快	很慢	快	快	快
骨骼肌松弛	很差	很好	差	好	好

【作用机制】 有关全麻药作用机制的学说很多，尚不统一。这里仅介绍类脂质学说。全麻药脂溶性较高，能进入神经细胞膜和胞内。溶入胞膜的脂质层，引起胞膜物理、化学性质改变，如膜蛋白（受体）及钠、钾通道等构象和功能发生改变。进入胞内，与胞内的类脂质结合也可产生物理、化学反应，干扰整个细胞的功能。最后抑制神经细胞除极或影响其递质的释放等，导致神经冲动传递的抑制，从而引起全身麻醉。其有力的依据是神经细胞（特别是胞膜）的类脂质丰富，而全麻药的麻醉强度与其脂溶性有着密切的关系。它们的麻醉强度与油/气或油/水分布系数成正比，脂溶性越高，麻醉作用越强。电生理研究也表明，用小剂量的全麻药就可以抑制或完全阻断脑干网状上行激活系统，既使脑电活动减少，也使刺激感觉神经所引起的觉醒反应消失。因此，尽管有关全麻药作用机制的学说较多，但类脂质学说仍是比较有说服力的。

（二）常用药物

乙醚（ethyl ether）

乙醚为无色、澄明、易挥发的液体，有特异臭味，易燃易爆，易氧化生成过氧化物及乙酸，使毒性增加。麻醉浓度的乙醚对呼吸功能和血压几乎无影响，对心、肝、肾的毒性也小。乙醚还有箭毒样作用，故肌肉松弛作用较强。但此药的诱导期和苏醒期较长，易发生意外，现已少用。

氟烷（halothane）

氟烷为无色、透明液体，沸点为50.2 ℃，不燃不爆，但化学性质不稳定。氟烷的MAC仅为0.75%，麻醉作用强，血/气分布系数也较小，故诱导期短，苏醒快。但氟烷的肌肉松弛和镇痛作用较弱。可使脑血管扩张，升高颅内压、增加心肌对儿茶酚胺的敏感性，诱发心律失常等。偶致肝炎或肝坏死，应予警惕。子宫肌松弛常致产后出血，禁用于难产或剖腹产患者。

恩氟烷（enflurane）和异氟烷（isoflurane）

恩氟烷和异氟烷是同分异构物，和氟烷比较，MAC稍大，麻醉诱导平稳、迅速和舒适，苏醒也快，肌肉松弛良好，不增加心肌对儿茶酚胺的敏感性。反复使用对肝无明显副作用，偶有恶心、呕吐。它们是目前较为常用的吸入性麻醉药。

七氟烷 (sevoflurane)

七氟烷的结构与异氟烷相似，其特点是血/气分布系数低，麻醉诱导和苏醒均较快。适用于各年龄、各部位的大、小手术。

氧化亚氮 (nitrous oxide)

氧化亚氮又名笑气，为无色、味甜、无刺激性的液态气体，化学性质稳定，不燃不爆。用于麻醉时患者感觉舒适愉快，镇痛作用强，停药后苏醒较快，虽然对呼吸和肝、肾功能无不良影响，但对心肌略有抑制作用。氧化亚氮的 MAC 值超过 100%，麻醉效能很低，需与其他麻醉药配伍方可达满意的麻醉效果。血/气分布系数低，诱导期短。主要用于诱导麻醉或与其他全麻药配伍使用。

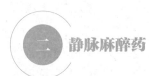

二 静脉麻醉药

静脉麻醉药 (intravenous anesthetics) 指经静脉注射进入体内，通过血液循环作用于中枢神经系统而起到全身麻醉作用的药物。其优点为诱导快，对呼吸道无刺激，无环境污染。与吸入性麻醉药相比，其麻醉深度不易掌握，排出较慢。一般仅适用于短时间、镇痛要求不高的小手术。单独使用的范围不广，临床上常用于吸入性麻醉的诱导以及复合全身麻醉。常用的静脉麻醉药有硫喷妥钠、氯胺酮、丙泊酚、羟丁酸钠等。

硫喷妥钠 (thiopental sodium)

硫喷妥钠为超短时作用的巴比妥类药物。脂溶性高，静脉注射后几秒钟即可进入脑组织，麻醉作用迅速，无兴奋期。但由于此药在体内迅速重新分布，从脑组织转运到肌肉和脂肪等组织，因而作用维持时间短，脑中 $t_{1/2}$ 仅 5 min。硫喷妥钠的镇痛作用差，肌肉松弛不完全，临床主要用于诱导麻醉、基础麻醉和脓肿的切开引流、骨折、脱臼的闭合复位等短时手术。

硫喷妥钠对呼吸中枢有明显抑制作用，新生儿、婴幼儿易受抑制，故禁用。还易诱发喉头和支气管痉挛，故支气管哮喘患者禁用。

氯胺酮 (ketamine)

氯胺酮为中枢兴奋性氨基酸递质谷氨酸受体的特异性阻断剂，既能阻断痛觉冲动向丘脑和新皮层的传导，同时又能兴奋脑干及边缘系统。引起意识模糊，可导致短暂性记忆缺失，有满意的镇痛效应，但意识并未完全消失，常有梦幻，肌张力增加，血压上升，此状态又称分离麻醉。

氯胺酮麻醉时对体表镇痛作用明显，对内脏镇痛作用差，但诱导迅速。对呼吸影响轻微，对心血管具有明显兴奋作用。用于短时的体表小手术，如烧伤清创、切痂、植皮等。

丙泊酚 (propofol)

丙泊酚对中枢神经有抑制作用，会产生良好的镇静、催眠效应，起效快，作用时间短，苏醒迅速，无蓄积作用。能抑制咽喉反射，有利于插管，能降低颅内压和眼压，减少脑耗氧量及脑血流量。镇痛作用微弱，对循环系统有抑制作用，表现为血压下降，外周血管阻力降低，可作为门诊短小手术的辅助用药，也可作为全麻诱导、维持及镇静催眠辅助用药。

羟丁酸钠 (sodium oxybate)

羟丁酸钠对心血管影响小，适用于老人、儿童及神经外科手术，外伤、烧伤患者的麻醉。

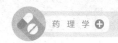

肌肉松弛不好，常需与肌松药、地西泮合用。另外，还用于诱导麻醉。严重高血压、心脏房室传导阻滞及癫痫患者禁用。

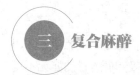 **复合麻醉**

复合麻醉指同时或先后应用两种以上麻醉药物或其他辅助药物，以达到术中和术后完全的镇痛效果及满意的外科手术条件。目前各种全麻药单独应用都不够理想。为克服其不足，常采用联合用药或辅以其他药物，此即复合麻醉。

（一）麻醉前给药

麻醉前给药指患者进入手术室前应用的药物。手术前夜常用苯巴比妥或地西泮使患者消除紧张情绪，次晨再服地西泮使其短暂缺失记忆。注射阿片类镇痛药，以增强麻醉效果，注射阿托品以防止唾液及支气管分泌所致的吸入性肺炎，并防止反射性心律失常。

（二）基础麻醉

基础麻醉指患者进入手术室前给予大剂量催眠药，如巴比妥类等，使患者达深睡状态，在此基础上进行麻醉，可使药量减少，麻醉平稳。常用于儿童。

（三）诱导麻醉

诱导麻醉指应用诱导期短的硫喷妥钠或氧化亚氮，使患者迅速进入外科麻醉期，避免诱导期的不良反应，然后改用他药维持麻醉。

（四）合用肌松药

合用肌松药指在麻醉的同时注射琥珀胆碱或筒箭毒碱类药，以满足手术时肌肉松弛的要求。

（五）低温麻醉

合用氯丙嗪使体温在物理降温时下降至较低水平（28～30℃），降低心、脑等生命器官的耗氧量，以便于截止血流，进行心脏直视手术。

（六）控制性降压

加用短时作用的血管扩张药硝普钠或钙拮抗剂使血压适度、适时下降，并抬高手术部位，以减少出血。常用于止血比较困难的颅脑手术。

（七）神经安定镇痛术

常用氟哌利多及芬太尼按50∶1制成的合剂做静脉注射，使患者达到意识模糊，自主动作停止、痛觉消失状态，适用于外科小手术。如同时加用氧化亚氮及肌松药则可达满意的外科麻醉，称为神经安定麻醉。

第二节 局部麻醉药

局部麻醉药（local anaesthetics）简称局麻药，是一类以适当的浓度局部应用于神经末梢或神经干周围，能暂时、完全和可逆地阻断神经冲动的产生和传导，在意识清醒的条件下使局部组织痛觉消失，而对各类组织无损伤性影响的药物。

【构效关系】 常用的局麻药在化学结构上由芳香族环、中间链和胺基三部分组成。可分为两类：①脂类，有普鲁卡因、丁卡因等；②酰胺类，有利多卡因、布比卡因等。属于脂类的局麻药相对毒性大，治疗指数低，变态反应的发生率多于酰胺类。脂类局麻药主要由组织和血浆中胆碱酯酶水解失活，酰胺类药物的转化降解规律尚不完全清楚，主要是经肝脏微粒体混合功能酶系统代谢转化。

一 局麻药的作用及其机制

（一）局麻药的作用

（1）局部作用。局麻药可作用于神经，提高产生神经冲动所需的阈电位，抑制动作电位去极化上升的速度，延长不应期，甚至丧失兴奋性及传导性。局麻药的作用与神经细胞或神经纤维的直径大小及神经组织的解剖特点有关。一般规律是神经纤维末梢、神经节及中枢神经系统的突触部位对局麻药最为敏感，细神经纤维比粗神经纤维更易被阻断。对无髓鞘的交感、副交感神经节后纤维，在低浓度即可显效。对有髓鞘的感觉和运动神经纤维，需高浓度才能产生作用。对混合神经产生作用时，首先是痛觉消失，继之依次为冷觉、温觉、触觉、压觉消失，最后是运动麻痹。行蛛网膜下腔麻醉时，首先阻断自主神经，继之按上述顺序产生麻醉作用。

（2）吸收作用及不良反应。吸收作用指局麻药从给药部位吸收后或直接进入血液循环后引起的全身作用，实际上是局麻药的不良反应。①中枢神经系统：局麻药对中枢神经系统的作用是先兴奋后抑制，初期表现为眩晕、惊恐不安、多言、震颤和焦虑，甚至发生神志错乱和阵挛性惊厥。中枢过度兴奋可转为抑制，之后进入昏迷和呼吸衰竭。中枢抑制性神经元对局麻药比较敏感，由于中枢神经系统的兴奋、抑制的不平衡而出现兴奋症状。局麻药引起的惊厥是边缘系统兴奋灶向外周扩散所致，静脉注射地西泮可加强边缘系统 γ-氢基丁酸（GABA）能神经元的抑制作用，防止惊厥发作。中毒晚期维持呼吸是很重要的。普鲁卡因易影响中枢神经系统，因此常被利多卡因取代。可卡因可引起欣快并在一定程度上影响情绪及行为。②心血管系统：局麻药对心肌细胞膜具有膜稳定作用，吸收后可降低心肌兴奋性，使心肌收缩力减弱，传导减慢，不应期延长。多数局麻药可使小动脉扩张，血压下降，因此低浓度使用过多时可引起心血管虚脱，突发心室纤颤导致死亡。特别是药物误入血管内更易发生。高浓度局麻药对心血管的作用常发生在对中枢神经系统作用之后，但少数情况下较低剂量也可出现严重的心血管反应。布比卡因较易发生室性心动过速和心室纤颤，而利多卡因具有抗室性心律失常作用。③变态反应：较为少见，在少量用药后立即发生类似过量中毒的症状。一般认为脂类局麻药比酰胺类更

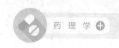

易发生变态反应。

（二）局麻药的作用机制

神经动作电位的产生是由于神经受刺激时引起膜通透性的改变，产生Na^+内流和K^+外流。局麻药的作用是阻止这种通透性的改变，使Na^+在其作用期间内不能进入细胞内，这种作用的产生是阻断电压门控性Na^+通道，引起Na^+通道蛋白质构象变化，促使非活化状态的Na^+通道闸门关闭，阻断Na^+通道，传导阻滞，产生局麻作用。除阻断Na^+通道外，局麻药还能与细胞膜蛋白结合阻断K^+通道，但产生这种作用常需高浓度，对静息膜电位无明显和持续性的影响。

 三　局部麻醉的应用方法

（一）表面麻醉

表面麻醉是将穿透性强的局麻药根据需要涂于黏膜表面，使黏膜下神经末梢麻醉。用于眼、鼻、口腔、咽喉、气管、食管和泌尿生殖道黏膜。常选用丁卡因。

（二）浸润麻醉

浸润麻醉是将局麻药溶液注入皮下或手术野附近的组织使局部神经末梢麻醉。根据需要可在溶液中加少量肾上腺素。浸润麻醉的优点是麻醉效果好，对机体的正常功能无影响。缺点是用量较大，麻醉区域较小，在做较大的手术时，因所需药量较大而易产生全身毒性反应。可选用利多卡因、普鲁卡因。

（三）传导麻醉

传导麻醉是将局麻药注射到外周神经干附近，阻断神经冲动传导，使该神经所分布的区域麻醉，阻断神经干所需的局麻药浓度较麻醉神经末梢所需的浓度高，用量较小，麻醉区域较大。可选用利多卡因、普鲁卡因和布比卡因。为延长麻醉时间，也可将布比卡因和利多卡因合用。

（四）蛛网膜下腔麻醉

蛛网膜下腔麻醉又称脊髓麻醉或腰麻，是将麻醉药注入腰椎蛛网膜下腔，麻醉该部位的脊神经根。首先被阻断的是交感神经纤维，其次是感觉纤维，最后是运动纤维。常用于下脚部和下肢手术。常用药物为利多卡因、丁卡因和普鲁卡因。药物在脊髓管内的扩散受患者体位、姿势、药量、注射力量和溶液比重的影响，普鲁卡因溶液通常比脑脊液的比重高。为了控制药物扩散，通常将其配成高比重或低比重溶液。如用放出的脑脊液溶解或在局麻药中加10%葡萄糖溶液，其比重高于脑脊液，用蒸馏水配制溶液的比重可低于脑脊液。患者取坐位或头高位时，高比重溶液可扩散到硬脊膜腔的最低部位，相反，如采用低比重溶液有扩散入颅腔的危险。

脊髓麻醉的主要危险是呼吸麻痹和血压下降，后者主要是失去神经支配的静脉和小静脉显著扩张所致，其扩张的程度由管腔的静脉压决定，静脉血容量增大时会引起心输出量和血压的显著下降。因此，维持足够的静脉血回流心脏至关重要。可取轻度的头低位或事先应用麻黄碱预防。

（五）硬膜外麻醉

硬膜外麻醉是将药液注入硬膜外腔，麻醉药沿着神经鞘扩散，穿过椎间孔阻断神经根。硬膜外腔终止于枕骨大孔，不与颅腔相通，药液不扩散至脑组织，无腰麻时头痛或脑脊膜刺激现象。但硬膜外麻醉用药量较腰麻高 5 ~ 10 倍，如误入蛛网膜下腔，可引起严重的毒性反应，硬膜外麻醉也可引起外周血管扩张、血压下降及心脏抑制，可应用麻黄碱防治。

（六）区域镇痛

近年来，外周神经阻滞技术及局麻药的发展为患者提供了更理想的围术期镇痛的方法。通常与阿片类药物联合应用，可减少阿片类药物的用量。酰胺类局麻药如布比卡因、左旋布比卡因及罗哌卡因在区域镇痛中运用最为广泛，尤其是罗哌卡因，因其具有感觉和运动阻滞分离的特点，成为区域镇痛的首选药。

 **常用局麻药**

普鲁卡因（procaine）

普鲁卡因又名奴佛卡因，毒性较小，是常用的局麻药之一。本药属短效脂类局麻药，亲脂性低，对黏膜的穿透力弱，一般不用于表面麻醉，需注射用于浸润麻醉、传导麻醉、蛛网膜下腔麻醉和硬膜外麻醉。注射给药后 1 ~ 3 min 起作用，可维持 30 ~ 45 min，加用肾上腺素后维持时间可延长 20%，普鲁卡因在血浆中被酯酶水解，转变为对氨苯甲酸（PABA）和二乙胺基乙醇，前者能对抗磺胺类药物的抗菌作用，故应避免本药与磺胺类药物同时应用。普鲁卡因也可用于损伤部位的局部封闭。过量应用可引起中枢神经系统和心血管反应。有时可引起过敏反应，故用药前应做皮肤过敏试验，但皮试阴性者仍可能发生过敏反应，对本药过敏者可用利多卡因代替。

丁卡因（tetracaine）

丁卡因又称地卡因，化学结构与普鲁卡因相似，属于脂类局麻药。其麻醉强度比普鲁卡因强 10 倍，毒性高 10 ~ 12 倍。本药对黏膜的穿透力强，常用于表面麻醉，以 0.5% ~ 1.0% 溶液滴眼，无角膜损伤等不良反应，作用迅速，1 ~ 3 min 显效，作用持续时间为 2 ~ 3 h。本药也可用于传导麻醉、腰麻和硬膜外麻醉，因毒性大，一般不用于浸润麻醉。丁卡因主要在肝脏代谢，但转化、降解速度缓慢，加之吸收迅速，易发生毒性反应。

利多卡因（lidocaine）

利多卡因又名赛罗卡因，是目前使用最多的局麻药。以相同浓度与普鲁卡因相比，利多卡因具有起效快、作用强而持久、穿透力强及安全范围较大的特点，同时无扩张血管现象及对组织的刺激性，可用于多种形式的局部麻醉，有全能麻醉药之称，主要用于传导麻醉和硬膜外麻醉。利多卡因属酰胺类，在肝脏被肝微粒体酶水解后失活，但代谢较缓慢，$t_{1/2}$ 为 90 min，作

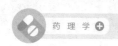

用持续时间为 1 ~ 2 h，单用此药在反复应用后可产生快速耐受性。利多卡因的毒性大小与所用药液的浓度有关，增加浓度可相应增加毒性反应，中毒反应来势凶猛，应注意合理用药。本药也可用于抗心律失常，对普鲁卡因过敏者可选用此药。

布比卡因（bupivacaine）

布比卡因又称麻卡因，属酰胺类局麻药，化学结构与利多卡因相似，局麻作用较利多卡因强 4 ~ 5 倍，作用持续时间长，可达 5 ~ 10 h。本药主要用于浸润麻醉、传导麻醉和硬膜外麻醉。与等效剂量利多卡因相比，可产生严重的心脏毒性，并难以治疗，在酸中毒、低氧血症时尤为严重。

罗哌卡因（ropivacaine）

罗哌卡因的化学结构类似布比卡因，其阻断痛觉的作用较强而对运动神经的作用较弱且时间短，对心肌的毒性比布比卡因小，有明显的收缩血管作用，使用时无须加入肾上腺素。适用于硬膜外、臂丛阻滞和局部浸润麻醉。它对子宫胎盘血流无影响，故适用于产科手术麻醉。

常用制剂与用法

麻醉乙醚　100 mL/ 瓶、150 mL/ 瓶、250 mL/ 瓶。用量按需而定。

氟烷　20 mL/ 瓶、250 mL/ 瓶。用量按需而定。

恩氟烷　25 mL/ 瓶、250 mL/ 瓶。用量按需而定。

异氟烷　100 mL/ 瓶。用量按需而定。

七氟烷　250 mL/ 瓶。用量按需而定。

氧化亚氮　钢瓶装液化气体。用量按需而定。

硫喷妥钠　粉针剂：0.5 g/ 瓶，用时以注射用水配制成 2.0% ~ 2.5% 溶液。麻醉诱导剂量：3 ~ 5 mg/kg，缓慢静脉注射。

盐酸氯胺酮　注射液：0.1 g（2 mL）。静脉麻醉：1 ~ 2 mg/kg，儿童基础麻醉用量为 5 ~ 10 mg/kg，肌内注射；镇静剂量为 0.2 mg/kg，缓慢静脉注射。

丙泊酚　注射剂：10 mg（1 mL）。诱导剂量：1.5 ~ 2.5 mg/kg，静脉注射，老年人可减至 1 ~ 1.6 mg/kg。镇静剂量：25 ~ 75 μg/（kg·min），静脉滴注。麻醉维持：100 ~ 150 μg/（kg·min），以微量泵静脉持续滴注。

羟丁酸钠　注射剂：2.5 g（10 mL）。临床剂量：50 ~ 80 mg/kg，缓慢静脉注射，儿童最多 100 mg/kg。

盐酸普鲁卡因　注射剂：25 mg（10 mL）、50 mg（1 mL）、40 mg（2 mL）、150 mg/ 支（粉）。浸润麻醉：0.25% ~ 0.5% 水溶液，不得超过 1.5 g/h。阻滞麻醉：1% ~ 2% 水溶液，不得超过 1.0 g/h。硬膜外麻醉：2% 水溶液，不得超过 0.75 g/h。

盐酸利多卡因　注射剂：200 mg（10 mL）、400 mg（20 mL）。浸润麻醉用 0.25% ~ 0.5% 溶液，表面麻醉、硬膜外麻醉用 1% ~ 2% 溶液，一次极量 500 mg。腰麻不宜超过 100 mg。

盐酸丁卡因　注射剂：50 mg（5 mL）。表面麻醉用 0.25% ~ 1% 溶液，传导麻醉、腰麻和硬膜外麻醉可用 0.2% 溶液。腰麻不宜超过 6 mg。

盐酸布比卡因　注射剂：12.5 mg（5 mL）、25 mg（5 mL）、37.5 mg（5 mL）。浸润麻醉用 0.25% 溶液，传导麻醉用 0.25% ~ 0.5% 溶液，硬膜外麻醉用 0.5% ~ 0.75% 溶液，一次极

量为 200 mg（加有肾上腺素时为 250 mg），一次极量为 400 mg。

盐酸罗哌卡因 注射剂：2 mg（1 mL）、7.5 mg（1 mL）、10 mg（1 mL）。神经阻滞用 0.25% ~ 0.5% 溶液，一次极量为 200 mg。硬膜外麻醉用 0.5% ~ 1% 溶液，一次极量为 150 mg。

思考练习题

1. 常用的吸入性麻醉药和静脉麻醉药各有何特点？

2. 各种复合麻醉用药的目的与所使用的药物是什么？

3. 局麻药的作用与作用机制是什么？

4. 比较普鲁卡因、丁卡因、利多卡因、布比卡因的作用特点、用途和不良反应。

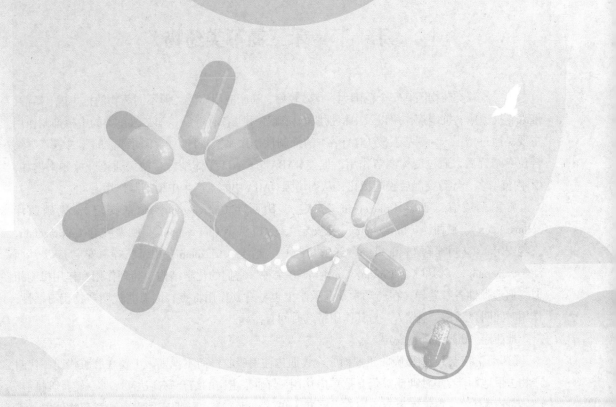

第三篇

中枢神经系统药理

第十二章 镇静催眠药

镇静催眠药（sedatives-hypnotics）是一类中枢神经系统抑制药。凡能使兴奋不安、烦躁情绪趋于安静的药物均被称为镇静药（sedatives）。能诱导失眠者入睡或改善睡眠状况的药物称为催眠药（hypnotics）。但二者并无明显界限，镇静药较大剂量时有催眠作用，而催眠药小剂量时起镇静作用，故统称为镇静催眠药。临床常用苯二氮䓬类药物。

第一节 苯二氮䓬类药物

苯二氮䓬类药物因其安全范围大，疗效较好，临床应用广泛。但不同药物的抗焦虑、镇静、催眠、抗惊厥、抗癫痫作用以及中枢性肌肉松弛作用也各有特点。苯二氮䓬类的中枢抑制作用主要是通过增强 γ-氨基丁酸（GABA）的抑制性作用来实现的。与不同部位的苯二氮䓬类结合位点结合后，通过变构调节作用，促使 GABA 与 GABA 受体结合，使氯通道开放频率增加，Cl^- 内流增多，导致突触后膜超极化，从而增强 GABA 功能，产生中枢抑制作用。

常用药物有地西泮（diazepam，安定）、硝西泮（nitrazepam，硝基安定）、氯硝西泮（clonazepam）、氟西泮（flurazepam，氟安定）、劳拉西泮（lorazepam）、阿普唑仑（alprazolam，三唑安定）、艾司唑仑（estazolam，舒乐安定）、三唑仑（triazolam，甲基三唑氯安定）、奥沙西泮（oxazepam）、咪达唑仑（midazolam）等 20 余种，它们的化学结构、药理作用和作用机制相似，但选择性各有差异，在药动学及药效学上也各有其作用特点，因有些代谢产物仍有活性，作用时间明显延长，血浆 $t_{1/2}$ 与其作用持续时间有差异。

地西泮（diazepam，安定）

【药动学特点】 口服吸收迅速而完全，肌内注射吸收慢而不规则。主要在肝脏代谢，代谢产物去甲地西泮、奥沙西泮等仍有抗焦虑作用，与血浆蛋白的结合率高达 98.7%，经肾脏排泄。$t_{1/2}$ 与年龄有关，青年人为 20 h 左右，老年人可达 90 h 左右。长期应用需要注意药物体内蓄积的作用。该药可通过胎盘屏障进入胎儿体内，亦可经乳汁排出。

【药理作用及临床应用】

（1）抗焦虑作用。小剂量即有明显的抗焦虑作用，改善患者的焦虑、紧张不安、忧虑、恐惧及失眠症状，为治疗焦虑症的首选药，同时对神经衰弱、神经官能症也有较好的治疗效果。

（2）镇静、催眠。随剂量增大，能起到镇静、催眠作用，可诱导近似生理睡眠，明显缩短入睡期，延长睡眠持续期，减少觉醒次数。本类药物对快动眼睡眠时相影响小，主要延长非快动眼睡眠时相的第2期，停药后较少出现反跳现象。临床适用于对各类失眠症的治疗。

（3）抗癫痫、惊厥。静脉注射地西泮为治疗癫痫持续状态的首选方法，可抑制癫痫病灶异常高频放电向周围扩散；抗惊厥作用强，对破伤风、子痫、儿童高热及药物中毒等引起的惊厥疗效较好。

（4）中枢性肌肉松弛。地西泮有较强的中枢性肌肉松弛作用，其机制可能与脊髓多突触反射有关。既可用于治疗如脑血管意外、脊髓损伤等原因引起的肌肉强直，也可用于治疗因局部病变所致的肌强直，如局部关节病变、腰肌劳损等。

【不良反应】

（1）常见不良反应。有头晕、乏力、嗜睡及记忆力下降、淡漠、肌张力降低等。用药期间不宜从事注意力集中的工作，如高空作业、机械操作、驾驶车船等。

（2）偶有不良反应。过敏性皮疹、粒细胞减少、肝功能异常甚至黄疸。可通过胎盘屏障，有致畸性。

（3）记忆缺失。在治疗剂量时可以干扰记忆通路的建立，从而影响近事记忆。临床常用于麻醉前、内镜检查前或心脏电击复律前给药。

（4）急性中毒。大剂量口服可致急性中毒，表现为昏迷、呼吸循环抑制等症状；急性中毒抢救时，需尽早催吐、洗胃、导泻、利尿及补液，保持呼吸道通畅，维持血压、循环。促进意识恢复，既可用贝美格等中枢兴奋药，也可用其特效解毒药氟马西尼解救。

（5）长期用药。可产生耐受性及依赖性，戒断症状较轻微。长期大剂量用药突然停药，可出现戒断症状。停药时应逐渐减量，不可骤然停药。为避免耐受性和依赖性的产生，可采用小剂量、短程给药或间歇用药。用药时间不宜太长，必要时可与其他镇静催眠药交替使用。

青光眼，重症肌无力，严重的心、肝、肾功能损害者禁用；妊娠期、临产妇女、哺乳期妇女及6个月以下的婴儿禁用；老年患者、驾驶员等慎用。

氯硝西泮（clonazepam）

氯硝西泮可口服、肌内注射和静脉注射给药。口服吸收快，30～60 min显效，1～2 h血药浓度达高峰，作用持续6～8 h，$t_{1/2}$为22～38 h，几乎全部经肝脏代谢，由肾脏排泄。临床主要用于缓解癫痫持续状态、失神性发作、婴儿痉挛性发作、肌阵挛性发作等症状。不良反应以嗜睡、共济失调最常见，宜从小剂量开始逐渐增加剂量。长期应用可产生耐受性，突然停药可致癫痫持续状态，故应逐渐停药。静脉注射时抑制心脏和呼吸作用较地西泮强，应予以注意。妊娠期妇女慎用或禁用。

劳拉西泮（lorazepam）

劳拉西泮可口服、肌内注射和静脉注射。口服后2 h内血药浓度达高峰，肌内注射在1.5 h内达血浆峰浓度。$t_{1/2}$为10～18 h。有镇静、催眠和抗焦虑作用。主要用于焦虑症及由焦虑症或暂时性心理紧张所引起的失眠症。常见嗜睡、眩晕、共济失调、肌力减弱，偶见不安、激动、

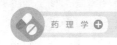

精神错乱、视力模糊。

奥沙西泮（oxazepam）

奥沙西泮口服给药。口服吸收缓慢，约4 h血药浓度达高峰；直接与葡萄糖醛酸结合失活，由肾脏排泄。作用与地西泮相似但较弱，对焦虑、紧张、失眠均有效，对癫痫强直—阵挛性发作和失神性发作也有一定作用。主要用于急慢性焦虑症、失眠和癫痫的辅助治疗。

氯氮䓬（chlordiazepoxide，利眠宁）

氯氮䓬口服或肌内注射给药。口服吸收完全，但较缓慢，4 h血药浓度达高峰，肌内注射吸收缓慢而不规则，$t_{1/2}$为20 ~ 24 h，具有镇静、抗焦虑、肌松和抗惊厥作用。主要用于焦虑性神经官能症和失眠症，与抗癫痫药合用治疗癫痫强直—阵挛性发作和失神性发作。

不良反应有嗜睡、便秘，长期大量应用可产生耐受性与依赖性，可引发共济失调、皮疹、乏力、头痛、粒细胞减少、尿闭等，久服骤停可致惊厥。老年人及肝、肾功能减退者慎用，妊娠期及哺乳期妇女禁用。

氟西泮（flurazepam，氟安定）

氟西泮口服吸收好，$t_{1/2}$长达47 ~ 100 h。入睡快，觉醒次数少，延长睡眠时间，催眠效果好，持续7 ~ 8 h。可用于失眠症。年老体弱者可见嗜睡、头晕及胃肠道反应等。肝、肾功能不全及妊娠期妇女、抑郁症患者慎用，儿童禁用。

阿普唑仑（alprazolam，三唑安定）

阿普唑仑的镇静作用为地西泮的25 ~ 30倍，催眠和抗焦虑作用比地西泮强，有抗抑郁作用，但无中枢性肌松作用。用于焦虑性疾患和抑郁症的治疗，也可用于顽固性失眠及癫痫的治疗。青光眼及妊娠期或哺乳期妇女、重症肌无力患者禁用；18岁以下儿童，用量尚未确定。

艾司唑仑（estazolam，舒乐安定）

艾司唑仑有较强的抗焦虑、镇静、催眠、抗惊厥、抗癫痫作用，镇静作用为地西泮的2 ~ 4倍。不良反应小，安全范围大，主要用于焦虑、失眠、术前紧张及癫痫大、小发作的治疗。不良反应有嗜睡，偶见疲乏、无力。

三唑仑（triazolam，甲基三唑氯安定）

三唑仑为强力短效催眠药。口服吸收快，维持时间短。$t_{1/2}$为1.5 ~ 5.5 h，不易在体内蓄积。镇静、催眠和肌松作用强于地西泮。主要用于焦虑症及失眠症，尤其对于入睡困难者疗效好。但依赖性较强，目前临床较少应用。

第二节　巴比妥类药物

巴比妥类药物为巴比妥酸衍生物，是传统的镇静催眠药。随剂量的增加依次出现镇静、催眠、抗惊厥、麻醉甚至呼吸抑制，中毒致死。根据脂溶性大小、起效快慢及在体内作用时间长短，分为长效、中效、短效和超短效四类，见表12-1。

表 12-1 巴比妥类药物的作用和用途比较

分类	药物	$t_{1/2}$/h	显效时间/min	作用维持时间/h	临床应用
长效	苯巴比妥	24～69	30～60	6～8	镇静、催眠、抗惊厥、抗癫痫
中效	异戊巴比妥	18～48	15～30	3～6	镇静、催眠、抗惊厥、术前给药
短效	司可巴比妥	18～38	15	2～3	镇静、催眠、抗惊厥
超短效	硫喷妥钠	3～6	（静脉注射）立即	0.25	诱导麻醉或短时静脉麻醉

【药动学特点】 巴比妥类药物口服或肌内注射均易吸收。进入脑组织的速度主要取决于各药的脂溶性。脂溶性低的苯巴比妥不易透过血—脑屏障，静脉注射需 30 min 才起效。脂溶性高的硫喷妥钠极易透过血—脑屏障，静脉注射后立即显效，但给药后迅速自脑组织转移至骨骼肌和脂肪组织，作用仅持续 2 min。异戊巴比妥与司可巴比妥主要经肝脏代谢，作用持续时间较短；苯巴比妥部分以原形由肾脏排泄，可经肾小管再吸收，排泄缓慢，作用时间长。

【药理作用及临床应用】 巴比妥类药物的主要作用是抑制中枢神经系统。随剂量由小到大，中枢抑制作用逐渐增强，依次起到镇静、催眠、抗惊厥、全身麻醉的作用；中毒量抑制延髓呼吸中枢，易导致呼吸麻痹，甚至死亡。

（1）镇静、催眠。应用 1/4～1/3 催眠量产生镇静作用，剂量增大则出现催眠作用，能延长睡眠时间，缩短入睡时间。缩短快波睡眠时相（REMS），易引起停药反跳现象，造成停药困难。由于巴比妥类药物不良反应多，安全性低，其镇静催眠作用已被苯二氮䓬类药物所取代，现已少用。

（2）抗惊厥。抗惊厥作用强大，主要用于破伤风、子痫、儿童高热、脑膜炎、脑炎引起的惊厥。常选用苯巴比妥钠，危重病例宜选用起效快的异戊巴比妥钠。

（3）抗癫痫。苯巴比妥有抗癫痫作用，主要用于治疗癫痫大发作，静脉注射可用于癫痫持续状态。

（4）麻醉及麻醉前给药。硫喷妥钠用于静脉麻醉和诱导麻醉，麻醉前给药常用苯巴比妥。

【不良反应】

（1）后遗效应。服药次晨可出现头晕、困倦、嗜睡、精神萎靡及定向障碍等。

（2）耐受性和依赖性。长期使用可产生耐受性和依赖性，为避免耐受性和依赖性的产生，可采用小剂量短程给药或间歇用药；若连续用药超过 2～3 周，应考虑逐渐减量停药，以免发生戒断症状。

（3）急性中毒。口服 10 倍催眠量或静脉给药过快即可发生急性中毒，表现为昏迷、反射减弱、呼吸高度抑制、血压下降甚至休克，死于呼吸麻痹。急性中毒的处理：①口服中毒可用生理盐水或 1:2 000 高锰酸钾洗胃，再用 10～15 g 硫酸钠（禁用硫酸镁）导泻；②用利尿药或甘露醇利尿以加速药物排出；③静脉滴注碳酸氢钠或乳酸钠以碱化血液和尿液，促使药物自中枢向血液转移，减少药物自肾小管再吸收；④保持呼吸道通畅、人工呼吸、吸氧，必要时将气管切开，给予呼吸兴奋药和升压药等。

（4）其他。少数人可发生皮疹、血管神经性水肿，偶见剥脱性皮炎。

禁用于严重肺功能不全、支气管哮喘、颅脑损伤所致的呼吸功能障碍患者及过敏体质者。慎用于肝、肾功能不全者。

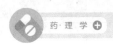

第三节 其他镇静催眠药

水合氯醛（chloral hydrate）

口服吸收好，催眠作用强，显效快，持续 6 ~ 8 h。特点为无后遗效应。但刺激性强，易致上腹不适、恶心呕吐等，胃炎及溃疡病患者不宜使用。可用于顽固性失眠或对其他催眠药效果不佳的患者，也用于破伤风、子痫、儿童高热及中枢兴奋药中毒所致的惊厥。本品也可灌肠给药以减少刺激性。

唑吡坦（zolpidem）

唑吡坦，口服给药，用于暂时性、偶发性和慢性失眠症。缩短入睡时间，减少夜间觉醒次数，增加总睡眠时间和改善睡眠，对快波睡眠无影响。不良反应轻，但剂量过大可引起记忆丧失、运动障碍。根据患者的症状，本品可连续使用或按需使用。应避免与酒精同服，尤其老年患者应谨慎使用，65 岁以下成人只有在临床疗效不充分且药物耐受性良好时，才可将剂量增至 10 mg。本品不应用于 18 岁以下的患者。

佐匹克隆（zopiclone）

佐匹克隆又称忆梦返，是新一代非苯二氮䓬类催眠药物，通过激动 $GABA_A$ 受体起作用。主要特点是起效快，维持时间长，同时能减少梦境，提高睡眠质量，且无明显的耐受性和依赖性。

丁螺环酮（buspirone）

丁螺环酮为 5-羟色胺受体部分激动剂，口服给药，对多巴胺受体和 α_2 受体也有较弱的亲和力。有明显的抗焦虑作用，无镇静、催眠、抗惊厥和肌松作用，故称为选择性抗焦虑药。显效时间在用药 2 周左右，少数患者还可更长，故在达到最大剂量后尚需继续治疗 2 ~ 3 周。主要不良反应为心悸、胃肠刺激和感觉异常。

常用制剂与用法

地西泮 片剂：2.5 mg、5 mg。抗焦虑、镇静：2.5 ~ 5 mg/次，3 次/d。催眠：5 ~ 10 mg/次。注射剂：10 mg（2 mL）。癫痫持续状态：5 ~ 10 mg/次，缓慢静脉注射，再发作时可反复应用。心脏电复律：每 2 ~ 3 min 静脉注射 5 mg，至出现嗜睡、语言含糊或入睡。

氯硝西泮 片剂：0.5 mg、2 mg。注射剂：1 mg（1 mL）。催眠：2 mg/次，睡前口服。抗癫痫：常用量 4 ~ 8 mg/d。每日极量：20 mg。

劳拉西泮 片剂：0.5 mg、1 mg、2 mg。抗焦虑：0.5 ~ 2 mg/次，3 次/d。

奥沙西泮 片剂：15 mg、30 mg。15 ~ 30 mg/次，2 ~ 3 次/d。

氯氮䓬 片剂：5 mg、10 mg。抗焦虑、镇静：5 ~ 10 mg/次，3 次/d。催眠：10 ~ 20 mg/次，睡前服。

氟西泮 胶囊剂：15 mg。催眠：10 ~ 30 mg/次，睡前口服。

阿普唑仑 片剂：0.4 mg。抗焦虑，开始 0.4 mg/次，3 次/d，用量按需递增。最大限量一日可达 4 mg。镇静、催眠：0.4 ~ 0.8 mg/次，睡前服。抗惊恐：0.4 mg/次，3 次/d，用量按需递增，每日最大量可达 10 mg。

艾司唑仑　片剂：1 mg、2 mg。镇静：0.5 ~ 1 mg/次，3 次/d。催眠：1 ~ 2 mg/次，睡前口服。抗癫痫：2 ~ 3 mg/次，3 次/d。麻醉前给药：2 ~ 4 mg/次，术前 1 h 服用。

三唑仑　片剂：0.125 mg、0.25 mg。催眠：0.25 ~ 0.5 mg/次，睡前口服。

苯巴比妥　片剂：15 mg、30 mg。镇静及抗癫痫：15 ~ 30 mg/次，2 ~ 3 次/d。催眠：60 ~ 100 mg/次，睡前口服。

苯巴比妥钠　粉针剂：100 mg。抗惊厥：0.1 ~ 0.2 g/次，肌内注射。癫痫持续状态：0.1 ~ 0.2 g/次，缓慢静脉注射。

异戊巴比妥　片剂：0.1 g。催眠：0.1 ~ 0.2 g/次，睡前服。

司可巴比妥　胶囊剂：0.1 g。催眠：0.1 ~ 0.2 g/次，睡前服。麻醉前给药：0.2 ~ 0.3 g/次。

硫喷妥钠　注射剂：0.5 g、1 g。4 ~ 8 mg/（kg·次），临用前配成 1.25% ~ 2.5% 溶液，缓慢静脉注射，至患者入睡为止。极量：1 g/次。

水合氯醛　溶液剂：10% 溶液。催眠：5 ~ 10 mL/次，睡前服。抗惊厥：10 ~ 20 mL/次。

佐匹克隆　片剂：3.75 mg、7.5 mg。催眠：7.5 mg/次，睡前服用。老年人一次开始剂量为 3.75 mg。

唑吡坦　片剂：10 mg。催眠：5 ~ 10 mg/次，临睡前服。老年患者或肝功能不全者：剂量应减半，即为 5 mg，每日剂量不得超过 10 mg。

丁螺环酮　片剂：5 mg、10 mg。口服，开始剂量为 10 mg/d，以后每 2 ~ 3 d 增加一次剂量。一般有效剂量为 20 ~ 30 mg/d。

✍ 思考练习题

1. 简述苯二氮䓬类药物的药理作用、临床应用及常见不良反应。

2. 简述地西泮急性中毒症状及抢救方法。

3. 比较氯硝西泮、艾司唑仑、三唑仑的作用特点。

4. 简述巴比妥类药物不良反应及用药护理方法。

第十三章 抗癫痫药及抗惊厥药

第一节 抗癫痫药

癫痫（epilepsy）是一组由大脑神经元异常放电所引起的以短暂的中枢神经系统功能失常为特征的慢性脑部疾病，具有突然发生、反复发作的特点。其病理基础是大脑皮质病灶神经元的异常放电。临床表现为运动、感觉、意识、行为和自主神经等不同程度的障碍。

知识链接

癫痫发作分型复杂，一般根据癫痫发作的临床表现进行分型，主要分为以下四型：

1. 强直阵挛性发作（大发作） 以意识丧失和全身强直，最后肌阵挛性抽搐为特征。自发作开始到意识恢复一般需要 5 ~ 10 min。一次癫痫发作持续 30 min 以上或连续多次发作，发作期间意识或神经功能未恢复至通常水平，则为癫痫持续状态。

2. 失神性发作 以意识障碍为主，可分为典型和非典型发作。前者又称为小发作，特征为意识丧失，突然发生和突然停止，一次发作持续 5 ~ 30 s，清醒后对发作无记忆。后者意识障碍的发生和休止比典型者缓慢，肌张力改变则较明显。

3. 精神运动性发作 伴有意识障碍，即对环境接触不良，对别人言语无反应，做出无意识动作和搓手、抚面等，事后不能回忆。

4. 局限性发作 伴有无意识障碍，有运动、感觉、自主神经和精神症状，如麻木感、针刺感及口角、手指和足趾等局部重复动作。

一 常用抗癫痫药

苯妥英钠（phenytoin sodium）

【药动学特点】 口服吸收慢且不规则，需连服 6 ~ 10 d，才可达到稳态血药浓度，脂溶性较高，吸收后可迅速分布到脑组织中，血浆蛋白结合率约为90%，生物利用度随制剂的不同而有所改变，60%～70%经肝药酶代谢，由肾脏排泄。

【药理作用及临床应用】

（1）抗癫痫。抗癫痫是强直阵挛性发作的首选药，对精神运动性发作和局限性发作有一定的疗效，对失神性发作无效。作用机制与其膜稳定作用和增强中枢抑制性递质γ-氨基丁酸（GABA）的功能有关。

（2）治疗中枢疼痛综合征。治疗中枢疼痛综合征对三叉神经痛疗效好，对舌咽神经痛和坐骨神经痛有一定疗效，可以减轻疼痛，减少发作次数。

（3）抗心律失常。详见第二十二章。

【不良反应】

（1）局部刺激性。本品碱性较强，对胃肠道有刺激性，宜饭后服用，口服易引起食欲减退、恶心、呕吐、上腹疼痛等症状。静脉注射易引起静脉炎。

（2）长期应用可引起牙龈增生，多见于青年和儿童，应注意口腔卫生，经常按摩牙龈。亦可出现叶酸缺乏症，偶致再生障碍性贫血。用药期间须定期检查血常规。

（3）神经系统反应。用药的血药浓度大于20 μg/mL，会出现眼球震颤；大于30 μg/mL，致共济失调等小脑前庭系统功能障碍；大于40 μg/mL，可引起精神改变。

（4）其他。本品为肝药酶诱导剂，可加速多种药物的代谢，使其疗效下降，如可加速维生素D的代谢，长期应用可致低钙血症，必要时可用维生素D预防。偶见男性乳房增大、女性多毛、皮疹等现象。妊娠早期用药偶致畸胎。

苯巴比妥（phenobarbital）

苯巴比妥又名鲁米那，是巴比妥类中有效的抗癫痫药。其优点是起效快、广谱、有效、低毒、价廉。对癫痫强直阵挛性发作和癫痫持续状态效果较好，也可治疗精神运动性发作和局限性发作，可作为预防儿童高热惊厥复发的首选药。

乙琥胺（ethosuximide）

乙琥胺口服吸收迅速。因副反应及耐受性的产生较少，为失神性发作首选药。常见副作用为嗜睡、眩晕、呃逆、食欲不振和恶心呕吐等，偶见嗜酸性粒细胞减少和粒细胞缺乏症。

卡马西平（carbamazepine，酰胺咪嗪）

【药动学特点】 口服吸收慢而不规则，4～8h达稳态血药浓度，75%与血浆蛋白结合，最小有效浓度为4～10 μg/mL，久用$t_{1/2}$会缩短。在肝中代谢为环氧化物，也具有抗癫痫作用。

【药理作用及临床应用】

（1）作为治疗精神运动性发作的首选药，对强直阵挛性发作和局限性发作也有效。它是一种安全有效的抗癫痫药。

（2）治疗中枢疼痛综合征，对舌咽神经痛和三叉神经痛的疗效好于苯妥英钠。

（3）治疗躁狂症，尤其对锂盐治疗无效的躁狂症患者有效。

【不良反应】 用药早期可出现头昏、眩晕、恶心、呕吐和共济失调等，也有皮疹和心血管反应，一般不需停药，1周左右逐渐消失。偶致再生障碍性贫血和粒细胞减少等。

丙戊酸钠（sodium valproate）

丙戊酸钠对失神性发作疗效最好，强于乙琥胺，但由于其肝毒性严重，所以不作为失神性

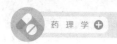

发作的首选药。还可用于苯妥英钠、苯巴比妥治疗无效的强直阵挛性发作。不良反应常见中枢神经系统症状，嗜睡、易激惹、平衡失调，胃肠道反应，恶心、呕吐、食欲减退，严重毒性为肝功能损害，表现为转氨酶升高、黄疸等。故在用药期间应定期检查肝功能。

加巴喷丁（gabapentin）

加巴喷丁主要用于癫痫局限性发作，可空腹或进餐时服用。服用剂量的间隔时间不可超过12 h，以免发生抽搐。常见不良反应有嗜睡、头晕、共济失调和疲劳等，避免饮用酒精饮品。

拉莫三嗪（lamotrigine）

拉莫三嗪在临床主要用于癫痫局限性发作和失神性发作。为保证治疗剂量，需监测患者体重，在体重发生变化时要核查剂量。当停用其他联用的抗癫痫药物采用本品单药治疗或其他抗癫痫药物增加到本品的添加治疗方案中，应考虑上述变化对拉莫三嗪药动学的影响。常见不良反应为恶心、头痛、视物模糊、眩晕和共济失调。卡马西平、苯妥英钠可加速本品的消除，丙戊酸钠可减慢本品的代谢，故联合用药时要注意调整剂量。

此类其他药物还包括氯硝西泮、地西泮、硝西泮等。

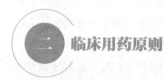

三　临床用药原则

目前没有理想的病因性治疗癫痫的手段，但通过合理用药可以控制发作频率和程度，避免病情加重和发生并发症，提高患者生活质量。

（一）合理选择药物

根据癫痫的发作类型合理选择药物。癫痫大发作首选苯妥英钠，小发作首选乙琥胺，精神运动性发作首选卡马西平，癫痫持续状态首选地西泮。

（二）治疗方案个体化

抗癫痫药治疗量个体差异大，单纯类型癫痫选用一种有效药物即可，应从小剂量开始，逐渐增量以控制症状、制止发作又不产生严重不良反应为度，再给予维持量治疗。单一药物疗效不佳时，可换用其他药或采用联合用药。混合型癫痫应采用联合用药的方法或使用广谱抗癫痫药。

（三）过渡式换药

长期用药完全控制癫痫症状后，应维持 2 ~ 3 年再逐渐停药。在治疗过程中，切忌突然停药或更换药物，否则可诱发或加重癫痫发作。必须换用其他药物时，应在原药的基础上加用其他药物，待后者发挥疗效后，逐步撤掉原药。

（四）密切注意不良反应

抗癫痫药不良反应多，应采取适当的监护措施，并向患者及家属解释清楚；长期用药时注意定期做血常规及肝、肾功能检查。

第二节 抗惊厥药

惊厥是由中枢神经过度兴奋导致的全身骨骼肌不自主地强烈收缩。多见于儿童高热、破伤风、强直阵挛性发作、癫痫持续状态、子痫和中枢兴奋药中毒等。

常见的抗惊厥药有巴比妥类、水合氯醛和地西泮等（见第十二章），本节重点介绍硫酸镁。

硫酸镁（magnesium sulfate）

硫酸镁（泻盐）口服后约有 20% 吸收入血，而后随尿排出。肌内注射或静脉注射后均经肾脏排泄，其排泄速度与血镁浓度和肾功能有关。

【药理作用及临床应用】

（1）导泻作用。口服不易吸收，通过迅速提高肠腔内的渗透压而抑制肠内水分的吸收，增加肠腔容积，刺激肠壁增加推进性蠕动。导泻作用快而强。

（2）利胆作用。将 33% 浓度硫酸镁口服或用导管直接灌入十二指肠，刺激肠黏膜，可引起反射性胆囊收缩，胆道括约肌松弛，促进胆囊排空，产生利胆作用。用于治疗阻塞性黄疸和慢性胆囊炎。

（3）抗惊厥。注射硫酸镁可产生强大的中枢抑制和骨骼肌松弛作用，从而产生抗惊厥作用。可用于多种原因引起的惊厥，尤其是子痫。

（4）降低血压。注射给药可直接松弛血管平滑肌，扩张血管，降压作用快而强。仅用于高血压危象、高血压脑病及妊娠高血压综合征。

（5）消除局部水肿。50% 的硫酸镁热敷患处，可改善局部血液循环，有消除局部水肿的功效。

【不良反应】

（1）注射给药过快或过量可引起急性中毒，表现为中枢抑制、血压骤降、腱反射消失、呼吸抑制等，一旦发生中毒，应立即静脉注射钙盐，并进行人工呼吸。使用时宜备有氯化钙或葡萄糖酸钙注射液，以备万一过量时做静脉注射对抗。

（2）中枢抑制药口服中毒须用硫酸钠导泻。导泻作用一般于服药后 1 ~ 6 h 出现，所以宜清晨空腹服，并大量饮水以加速导泻作用和防止脱水。

（3）硫酸镁口服后可刺激肠壁引起盆腔充血和失水，故肠道出血患者、急腹症患者、妊娠期妇女及月经期妇女禁用本药导泻。

（4）肾功能不全者或血镁积聚时可出现眩晕和头昏等。

常用制剂与用法

苯妥英钠 片剂：50 mg、100 mg。注射剂：100 mg/支、250 mg/支。抗癫痫：50 ~ 100 mg/次，2 ~ 3 次/d，饭后服。极量：300 mg/次，500 mg/d。癫痫持续状态：0.15 ~ 0.25 g/次，加 5% 葡萄糖注射液 20 ~ 40 mL，6 ~ 10 min 缓慢静脉注射。

乙琥胺 胶囊剂：0.25 g。儿童：15 ~ 35 mg/kg。成人：0.5 g/次，2 ~ 3 次/d。

卡马西平 片剂：100 mg、200 mg。糖衣片：50 mg。癫痫、三叉神经痛：300 ~ 1 200 mg/d，分 2 ~ 4 次服用，开始 100 mg/次，2 次/d，以后逐渐增加剂量 3 次/d。儿童 20 mg/（kg·d），

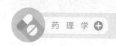

分3次服用。

丙戊酸钠　片剂：100 mg、200 mg。糖浆剂：50 mg（1 mL）。200 ～ 400 mg/次，3 次/d，儿童 10 ～ 30 mg/d，分次给药，应该从低剂量开始。

加巴喷丁　胶囊剂：0.1 g。局部癫痫发作：成人及12岁以上儿童，3 次/d，300 ～ 600 mg/次，最高剂量为 3 600 mg/d；3 ～ 12 岁儿童服用 10 ～ 15 mg/（kg·d），分 3 次服药，最高剂量为 50 mg/（kg·d）。

拉莫三嗪　片剂：25 mg。50 mg/d，治疗 2 周后，剂量增至 50 ～ 100 mg，2 次/d，维持治疗。

氯硝西泮　片剂：0.5 mg、2 mg。抗癫痫：小剂量开始口服，根据病情逐渐增加剂量。起始剂量 1.5 mg/d，最大剂量 20 mg/d。儿童 0.01 ～ 0.03 mg/（kg·d），以后每 3 d 增加 0.25 ～ 0.5 mg，维持剂量为 0.1 ～ 0.2 mg/（kg·d）。

硝西泮　片剂：5 mg。抗癫痫：5 ～ 30 mg/次，分 3 次服用。极量：200 mg/d。

地西泮　片剂：2.5 mg、5 mg。用于癫痫持续状态，5 ～ 10 mg 静脉注射，间隔 10 ～ 15 min 一次，最大量可至 30 mg，注射速度以不超过 5 mg/min 为宜。必要时在 2 ～ 4 h 内重复上述方案。亦可静脉滴入，至发作停止。

硫酸镁　注射液：1 g（10 mL）、2.5 g（10 mL）。1.25 ～ 2.5 g/次，肌内注射或静脉滴注。静脉滴注时以 5% 葡萄糖注射液将硫酸镁稀释成 1% 浓度进行滴注，直至惊厥停止。

思考练习题

1．苯妥英钠的常见不良反应与防治措施有哪些？

2．各种类型癫痫发作首选何种药物治疗？

3．举例说明硫酸镁的作用和用途。

4．病例讨论：

患者李某，突然意识丧失，摔倒在地，口吐白沫，全身肌肉强直痉挛、抽搐且持续昏迷，反复出现抽搐，有既往史。请分析应选用哪种药物立即抢救。

第十四章　治疗中枢神经系统退行性疾病药

学习目标

1. 掌握左旋多巴与卡比多巴合用的机制，左旋多巴的临床应用。
2. 熟悉左旋多巴的不良反应及用药护理，以及卡比多巴、溴隐亭、苯海索等药物的临床应用。
3. 了解金刚烷胺的作用特点，治疗阿尔茨海默病药的作用特点。

第一节　治疗帕金森病药

帕金森病（Parkinson disease，PD）又称震颤麻痹，是由多种原因引起的慢性进行性中枢神经组织退行性变性疾病，常见临床症状为静止性震颤、肌僵直、运动迟缓和姿势反射受损，严重者伴记忆障碍和痴呆等，多见于老年人，如不及时治疗，病情呈慢性进行性加重。

帕金森病的发病机制与中枢缺乏神经递质多巴胺有关。主要病变区在黑质—纹状体多巴胺能神经通路。黑质多巴胺能神经元发出的纤维通过黑质—纹状体束作用于纹状体（壳核和尾状核细胞），对脊髓前角运动神经元发挥抑制作用，尾核中的胆碱能神经元则发挥兴奋作用。若黑色素细胞缺失达 70% ~ 80%，胆碱能神经元功能相对亢进造成多巴胺能神经功能和胆碱能神经功能失衡，则产生帕金森病症状。

一　拟多巴胺类药物

左旋多巴（levodopa，L-dopa）

【药动学特点】　口服吸收迅速，$t_{1/2}$ 为 1 ~ 3 h。主要通过肝脏代谢，经肾脏排泄。脱羧后产生 DA，DA 难以通过血—脑屏障，故进入中枢药量仅为用药量的 1%，不仅疗效减弱而且外周不良反应增多。若同时配伍多巴脱羧酶抑制剂，可减少外周 DA 生成，使 L-dopa 较大量地进入脑内，转化为 DA 而生效。

【药理作用及临床应用】

（1）抗帕金森病。L-dopa 在脑内转变生成 DA，补充纹状体中 DA 不足，约 75% 的帕金森病患者用药后可获得较好疗效。其作用特点：①轻症患者和较年轻患者疗效好，重症和年老体弱患者疗效较差；②对肌肉僵直和运动困难疗效好，对改善肌肉震颤症状疗效差；③起效慢，

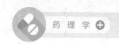

一般用药 2～3 周出现体征改善，1～6 个月后疗效最强。

L-dopa 对其他原因引起的帕金森综合征也有效，但对抗精神病药如氯丙嗪引起的锥体外系不良反应无效，这与该类药物阻断多巴胺受体作用有关。

（2）治疗肝昏迷。L-dopa 进入脑内，可合成去甲肾上腺素，取代患者脑中伪递质，恢复正常神经功能，使肝昏迷患者清醒，但不能改善肝功能。

【不良反应】

（1）外周神经系统反应。①胃肠道反应：治疗初期约 80% 患者出现恶心、呕吐和食欲不振等，还可引起腹气胀、腹痛、腹泻等，饭后服药或剂量递增速度减慢使上述症状减轻，与 DA 兴奋延脑催吐化学感受器触发区 D_2 受体有关。用多潘立酮可缓解，偶发溃疡出血或穿孔。②心血管反应：约 30% 患者出现体位性低血压，严格控制药量可避免。另外，可引起心动过速、心绞痛和心律失常等。

（2）中枢神经系统反应。①精神症状：可见失眠、焦虑、噩梦、幻觉、夜间谵妄和神经错乱等。可能与 DA 作用于大脑边缘叶有关，需减量或更换其他抗帕金森病药。②运动过多症：长期用药所引起的不随意运动，高龄患者出现头颈前后、左右不规则扭动，皱眉，伸舌等多种头面部不自主运动，年轻患者出现舞蹈样运动。③开—关现象：服药 3～5 年后，有 40%～80% 患者突然出现多动不安（开），而后又出现全身性或肌肉强直性运动不能（关）的开—关现象（on-off phenomenon）。此症状反复交替，严重妨碍患者正常活动，发病与疗程密切相关，疗程长，发病率高。大多数发生于持续服药 1 年以上，状态持续 10 min 至数小时，可数天发作 1 次，也可 1 d 发作数次。一旦发生应减量或停用。

（3）药物相互作用。维生素 B_6 是多巴脱羧酶辅基，能加速左旋多巴在肝中转化成多巴胺，降低其疗效；利舍平可耗竭黑质—纹状体中多巴胺，故降低左旋多巴疗效；抗精神病药能阻断中枢多巴胺受体，故降低左旋多巴疗效外，还可引起帕金森综合征。

卡比多巴（carbidopa）

卡比多巴是较强的 L-芳香氨基酸脱羧酶抑制剂，不易通过血—脑屏障，可抑制外周左旋多巴的脱羧作用，降低外周 DA 生成，不仅可减轻 L-dopa 副作用，而且可使血中更多 L-dopa 进入中枢，增强其疗效。与 L-dopa 组成的复方制剂称心宁美（Sinemet）。

金刚烷胺（amantadine）

金刚烷胺见效快，作用时间短，疗效不及 L-dopa，但优于胆碱受体阻断药。连用数天即可获最大疗效，但连用 6～8 周后疗效逐渐减弱。长期用药后，常见下肢皮肤网状青斑，可能与儿茶酚胺释放致外周血管收缩有关。另外，可引起精神不安、失眠和运动失调等。偶致惊厥，故癫痫患者禁用。

溴隐亭（bromocriptine）

大剂量口服溴隐亭可激动黑质—纹状体通路的多巴胺受体，故用于治疗帕金森病。不良反应较 L-dopa 和卡比多巴多见。小剂量可激动结节—漏斗部的多巴胺受体，减少催乳素和生长激素释放。用于回乳、治疗催乳素分泌过多症和肢端肥大症等。

吡贝地尔（piribedil）

本品直接激动多巴胺受体，对帕金森患者的震颤症状效果较好。在使用吡贝地尔进行治疗的患者中有出现昏睡和突然进入睡眠状态的情况，患者在服药治疗期间驾车或进行机器操作需谨慎。

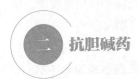

苯海索（trihexyphenidyl，安坦，artane）

本品可阻断中枢M受体，减弱纹状体中乙酰胆碱的作用，疗效不如L-dopa，但与之合用可提高疗效。对肌震颤疗效好，对流涎、多汗及情感抑郁有效，但对肌肉强直、运动困难效果差；对抗精神病药所致帕金森综合征有效。

其外周抗胆碱作用为阿托品的 $1/10 \sim 1/2$，抗震颤疗效好，但改善僵直及动作迟缓效果较差。有口干、散瞳和视物模糊等副作用。偶见精神紊乱、激动、谵妄和幻想等。青光眼和前列腺肥大患者禁用。

其他中枢性抗胆碱药见表 14-1。

表 14-1 中枢性抗胆碱药比较表

药名	药理作用	临床应用	不良反应及用药监护
丙环定	中枢性抗胆碱作用与苯海索相似，另外具有松弛平滑肌作用	用于帕金森病及药物所致帕金森综合征	①老年人比较敏感；②3岁以上儿童用药剂量随病程确定
吡派立登	类似苯海索	同上	同上
普罗吩胺	具有抗胆碱作用	用于帕金森病及脑炎、动脉硬化后引起的帕金森综合征。对僵直效果好，对震颤、流涎也有效	①青光眼、前列腺肥大者禁用；②口干、恶心、呕吐、困倦、无力等为常见不良反应

第二节 治疗阿尔茨海默病药

阿尔茨海默病（Alzheimrs disease，AD）是一种以进行性认知障碍和记忆力损害为主的中枢神经系统退行性疾病，主要病理特征为大脑萎缩、脑血管沉积物和神经元纤维缠结。后期主要为中枢部位胆碱能功能不足，故胆碱能增强药是目前主要的治疗药物。

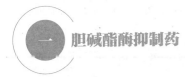

多奈哌齐（donepezil）

多奈哌齐为第二代胆碱酯酶抑制剂，对中枢神经系统胆碱酯酶选择性高。该药 $t_{1/2}$ 长，故可以每日服用1次。用于轻、中度阿尔茨海默病型痴呆症状的治疗。常见的副作用是腹泻、肌肉痉挛、疲乏、恶心、呕吐、失眠和头晕。少数患者出现血肌酸激酶轻度增高。

石杉碱甲（huperzine，哈伯因）

该药系从石杉科植物千层塔中提取的生物碱，是我国首创的可逆性乙酰胆碱酯酶（AChE）抑制剂，对AChE具有高选择性，可显著改善记忆和认知功能，效果优于国外同类产品，可用于治疗各型阿尔茨海默病。少数患者用后有恶心、出汗、腹痛、肌肉震颤、视物模糊、瞳孔缩小等不良反应。

加兰他敏（galantamine）

加兰他敏对神经元的AChE有高选择性，用于治疗轻、中度阿尔茨海默病，有效率为60%，用药后6 ~ 8周疗效明显。治疗初期有恶心、呕吐及腹泻等不良反应，可渐渐消失。

重酒石酸卡巴拉汀（rivastigmine，利凡斯的明、艾斯能）

本品是一种氨基甲酸类脑选择性AChE抑制剂，可以改善阿尔茨海默病患者胆碱能介导的认知功能障碍。另外，可以减慢淀粉样蛋白β-淀粉样前体蛋白（APP）片段的形成。卡巴拉汀口服迅速吸收，约1 h达到C_{max}，血浆蛋白结合率约40%，易于通过血—脑屏障。可用于治疗轻、中度阿尔茨海默病型痴呆。妊娠时服用本品的安全性迄今未明，该药仅在对胎儿的益处超过危害时才能应用于妊娠妇女。本品能否从机体乳汁中分泌目前尚不清楚，服用本品的患者应停止哺乳喂养。

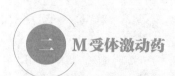

二　M受体激动药

占诺美林（xanomeline）

该药为选择性M_1受体激动药，可明显改善阿尔茨海默病患者的认知功能和动作行为。此外，大脑功能恢复药通过促进脑代谢、扩张脑血管、改善微循环等作用也可以改善老年痴呆患者的学习记忆能力。代表药物有胞磷胆碱、吡拉西坦、丁咯地尔、脑复新等。

沙可美林（sabcomeline）

沙可美林是高选择性M_1受体激动药，具有改善认知缺陷、提高认知能力的作用，且具有安全性高、耐受性好等优点。常见不良反应为轻微流汗。

常用制剂与用法

左旋多巴　片剂：0.1 g、0.25 g。抗帕金森病：口服，0.25 g/次，2 ~ 3次/d，以后每隔3 ~ 7 d，每日增加0.1 ~ 0.75 mg。维持量：2.0 ~ 5.0 g/d，分2 ~ 3次饭后服。与卡比多巴合用时，左旋多巴600 mg/d。肝性脑病：0.3 ~ 0.4 g/d加入5%葡萄糖溶液500 mL，静脉滴注，清醒后减量为0.2 g/d。

卡比多巴　片剂：25 mg。口服，25 mg/次，3次/d。

盐酸金刚烷胺　片剂：0.1 g。口服，0.1 g/次，2次/d。

盐酸溴隐亭　片剂：2.5 mg。口服，首剂0.625 mg，2次/d，后每周递增2.5 mg，维持量10 ~ 25 mg/d。

吡贝地尔 片剂：50 mg。帕金森病单独使用本药：150 ～ 250 mg/d，分 3 ～ 5 次服用。与左旋多巴合用：50 ～ 150 mg/d，分 1 ～ 3 次服用。其他适应证：50 mg/d，主餐后服用。严重病例：100 mg/d，分 2 次服用。

盐酸苯海索 片剂：2.0 mg。口服，首次 1 ～ 2 mg，3 次/d，以后递增，每日不超过20 mg。

多奈哌齐 片剂：5 mg。初始 5 mg/d，1 次/d，睡前服，1 个月后视需要可增加剂量至10 mg，3 ～ 6 个月为 1 个疗程。

石杉碱甲 片剂：50 μg。0.1 ～ 0.2 mg/次，2 次/d，疗程 1 ～ 2 个月，或遵医嘱。根据病情和药后反应，用量和疗程可酌情增减。日剂量不得超过 0.45 mg。

加兰他敏 注射剂：1 mg（1 mL）、2.5 mg（1 mL）、5 mg（1 mL）。肌内注射或皮下注射：2.5 ～ 10 mg/次，儿童 0.05 ～ 0.1 mg/（kg·次），1 次/d，1 个疗程 2 ～ 6 周。口服：10 mg/次，3 次/d。儿童 0.5 ～ 1 mg/（kg·d），分 3 次服。

卡巴拉汀 胶囊剂：1.5 mg、3 mg、4.5 mg。起始剂量为 1.5 mg/次，2 次/d，递增剂量为 1.5 mg/次，2 次/d；服用至少 4 周后如剂量耐受良好，可增至 3 mg/次，2 次/d；继续服用至少 4 周后，可逐渐增至 4.5 mg/次，以至 6 mg/次，2 次/d。

📝 思考练习题

1. 抗精神病药引起的帕金森综合征能否用左旋多巴对抗？
2. 左旋多巴治疗肝昏迷的机制是什么？
3. 苯海索的作用特点有哪些？
4. 左旋多巴和卡比多巴合用的意义是什么？
5. 目前治疗阿尔茨海默病的药主要有哪些？

第十五章　抗精神失常药

精神失常是一类由多种原因（社会环境、心理、遗传、生物学等因素）引起的精神活动发生紊乱的疾病。临床上最常见的是精神分裂症、躁狂症、抑郁症和焦虑症等。抗精神失常药根据其作用和疗效分为抗精神病药、抗躁狂症药、抗抑郁症药和抗焦虑症药四类。本章主要介绍抗精神病药、抗躁狂症药、抗抑郁症药，抗焦虑症药参见第十二章。

第一节　抗精神病药

精神病多与中枢多巴胺功能亢进有关。抗精神病药能进入中枢阻断中枢 DA 通路的 DA 受体而发挥抗精神病作用，用于治疗精神分裂症及其他精神失常的躁狂症状。中枢神经系统的 DA 通路有四条：①与情绪和行为功能有关的中脑—边缘系统通路；②与感觉、认知、思维、推理判断能力和联想功能有关的中脑—皮质系统通路；③与内分泌有关的结节—漏斗通路；④与锥体外系功能有关的黑质—纹状体通路。氯丙嗪可阻断中脑—边缘系统通路和中脑—皮质系统通路的 D_2 受体而发挥抗精神病作用。

抗精神病药根据其化学结构，可分为吩噻嗪类、硫杂蒽类、丁酰苯类和其他抗精神病药。

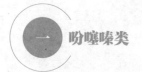

吩噻嗪类

氯丙嗪简介

吩噻嗪类包括氯丙嗪、奋乃静、氟奋乃静、三氟拉嗪和硫利达嗪等。

氯丙嗪（chlorpromazine，冬眠灵）

氯丙嗪是抗精神病典型代表药，临床应用时间最长，至今仍在广泛应用。

【药动学特点】　口服易吸收但不完全，个体差异大，$2 \sim 4\,h$ 血药浓度达到高峰，肌内注射吸收快，脂溶性高，分布广，易透过血—脑屏障，脑中浓度为血浆浓度的 10 倍。主要在肝脏代谢，经肾脏排泄，$t_{1/2}$约30 h。因脂溶性高，可蓄积于脂肪组织，故排泄缓慢，停药后数周乃至数月仍可在尿中检出其代谢产物。

【药理作用】

（1）中枢神经系统作用。①镇静、安定：正常人服用治疗量氯丙嗪后，表现为安静、活动减少、淡漠、注意力下降、对周围事物不感兴趣、易诱导入睡，但可唤醒，长期应用可产生耐受性。氯丙嗪不能引起全身麻醉。氯丙嗪能明显减少动物的攻击性行为，使之驯服，易于接近。②抗精神病：精神病患者服用后显现良好的抗精神病作用，能迅速控制兴奋躁动状态，连续使用6周至6个月，可使患者的幻觉、妄想、精神运动性兴奋等逐渐消失，理智恢复、情绪安定、生活自理。而且长期应用不产生耐受性。③镇吐：氯丙嗪具有较强的镇吐作用，小剂量可阻断延髓催吐化学感受区的D_2受体，大剂量直接阻断呕吐中枢的D_2受体而产生镇吐作用，但对刺激前庭神经引起的呕吐无效。④对体温调节的影响：氯丙嗪抑制下丘脑体温调节中枢，使体温调节功能失灵。用药后使恒温动物的体温随外界环境温度的变化而改变。配合冰浴等物理降温，可使体温（包括高热患者及正常人）下降到正常以下（28 ~ 32 ℃），用于低温麻醉。⑤加强中枢抑制药：氯丙嗪可增强麻醉药、镇静催眠药、镇痛药等中枢抑制药的中枢抑制作用。

（2）自主神经系统作用。氯丙嗪可明显阻断外周血管α受体的作用，可翻转肾上腺素的升压作用，还可直接扩张血管和抑制血管运动中枢，使血压降低。但其降压作用易产生耐受性，故不用于治疗高血压。氯丙嗪可阻断M受体，产生较弱的阿托品样作用。

（3）对内分泌系统的影响。氯丙嗪能阻断结节—漏斗通路的D_2受体，而对内分泌系统产生影响，如增加催乳素的分泌，引起乳房增大、泌乳；抑制促性腺激素分泌，使卵泡刺激素和黄体生成素分泌减少，引起排卵延迟和停经；抑制生长激素的分泌，影响儿童的生长发育等。

【临床应用】

（1）治疗精神病。目前仍是治疗精神分裂症的常用药。氯丙嗪主要用于迅速控制精神分裂症及其他精神病所致的兴奋、躁狂、幻觉、妄想等症状，使患者的思维、情感和行为趋向一致，恢复理智和生活自理能力。

（2）治疗呕吐和顽固性呃逆。氯丙嗪可用于治疗多种药物（如吗啡、强心苷、抗恶性肿瘤药等）和多种疾病（如胃肠炎、尿毒症、放射病、癌症等）引起的呕吐。对顽固性呃逆也有显著疗效，但对晕动症无效。

（3）用于人工冬眠。氯丙嗪在物理降温（冰袋、冰浴）配合下，可使患者体温降至正常以下，使器官活动减少，基础代谢率降低，再合用其他中枢抑制药（异丙嗪、哌替啶），可使患者处于类似变温动物的冬眠状态，称为"人工冬眠"。此时机体对缺氧耐受力提高，对各种病理刺激的反应减弱，为采取其他有效措施争取时间。人工冬眠疗法多用于严重创伤、感染性休克、中枢性高热、高热惊厥、妊娠高血压综合征及甲状腺危象等病症的辅助治疗。

（4）其他。用于麻醉前给药，巨人症的辅助治疗等。

【不良反应】

（1）一般不良反应。①阻断中枢α受体，引起嗜睡、淡漠、乏力等中枢抑制症状。②阻

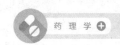

断M受体，引起视物模糊、口干、无汗、便秘、眼压升高、心悸等症状，青光眼患者禁用。③阻断结节—漏斗通路的D_2受体，长期用药可致乳房肿大、泌乳、闭经和生长缓慢等，儿童应慎用。④局部刺激性较强，宜深部肌内注射，静脉注射可引起血栓性静脉炎，故应稀释后缓慢注射。

（2）锥体外系反应。该反应为长期大量应用氯丙嗪治疗精神病时最常见的不良反应。急性反应有三种症状。①帕金森综合征：多见于中老年人，多发生于用药后2～3个月，表现为肌张力增高、面容呆板、动作迟缓、流涎、肌肉震颤等。②静坐不能：以中年人多见，一般出现在用药后5～60 d，患者表现为坐立不安、反复徘徊、心烦意乱等。③急性肌张力障碍：以青少年多见，多发生于用药后1～5 d，由于舌、面、颈和背部肌肉痉挛，患者表现为强迫性张口、伸舌、斜颈、吞咽困难、呼吸障碍等。以上三种反应是由于氯丙嗪阻断了黑质—纹状体通路的D_2受体，使纹状体中的多巴胺功能减弱，乙酰胆碱功能相对增强所致，减少药量、停药或用抗胆碱药可减轻或消除。

此外，长期服用氯丙嗪后，部分患者还可出现迟发性运动障碍，表现为口—舌—面部不自主地刻板运动（如吸吮、舐舌、咀嚼等），广泛性舞蹈手足徐动症，停药后症状仍长期不消失，应用抗胆碱药反而病情加重。预防措施是在长期用药过程中，采用最小有效量维持，一旦发生唇肌、眼肌抽搐等先兆症状，应及时停药。

（3）心血管反应。氯丙嗪肌内注射或静脉注射易引起直立性低血压，为防止直立性低血压的发生，注射给药后患者应卧床2 h左右方可缓慢起身站立。氯丙嗪所致低血压，不能用肾上腺素纠正，因氯丙嗪阻断α受体可翻转肾上腺素的升压作用，应选用去甲肾上腺素或间羟胺升压。老年伴动脉硬化或高血压患者应慎用。

（4）过敏反应。常见皮疹、接触性皮炎和光过敏。少数患者出现肝损害、黄疸，也可出现粒细胞减少、溶血性贫血和再生障碍性贫血等。

（5）药源性精神异常。氯丙嗪本身可引起精神异常，如意识障碍、淡漠、兴奋、躁动、抑郁、幻觉、妄想等，应和原有疾病进行鉴别，一旦发生应立即减量或停药。

（6）急性中毒。一次口服大剂量氯丙嗪后，可发生急性中毒，临床表现为嗜睡、意识障碍、昏睡、缩瞳、血压急剧下降、心肌损害、心动过速、心律不齐等。应立即停药，目前无特效解毒药，应对症治疗，加速体内药物排泄，应用去甲肾上腺素或间羟胺升高血压。

（7）其他。长期用药不可骤然停药，应逐渐减量停药，以免引起胃肠功能紊乱以及迟发性运动障碍；氯丙嗪注射溶液应避光、室温保存，冬眠合剂要临用现配。

有癫痫史、严重肝功能损害、昏迷、乳腺增生症和乳腺癌者禁用。伴有心血管疾病的老年患者和糖尿病人慎用。

奋乃静（perphenazine）、氟奋乃静（fluphenazine）、三氟拉嗪（trifluoperazine）

三种药的共同特点是抗精神病作用较强而持久，镇静及降压作用较氯丙嗪弱，锥体外系反应明显。以氟奋乃静、三氟拉嗪较为常用，疗效较好。氟奋乃静庚酸酯和氟奋乃静癸酸酯是近年来发展的长效制剂，在体内缓慢释出氟奋乃静，作用时间长，锥体外系反应低，故常用。

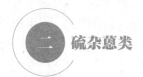

二 硫杂蒽类

氯普噻吨（chlorprothixene，泰尔登）

抗精神病作用较氯丙嗪弱，但镇静作用较强，且有一定的抗抑郁和抗焦虑作用。不良反应与氯丙嗪相似，但锥体外系副作用较轻，阻断外周α受体和M受体的作用较弱。适用于伴有焦虑或抑郁的精神分裂症、更年期抑郁症及焦虑性神经官能症等。

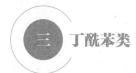

三 丁酰苯类

氟哌啶醇（haloperidol）

抗精神病作用和镇吐作用较氯丙嗪强50倍，作用持久。镇静降压作用弱。常用于治疗以兴奋躁动、幻觉、幻想为主的精神分裂症和躁狂症，用氯丙嗪无效时用该药仍有效。也可用于止呕和治疗顽固性呃逆。锥体外系反应发生率高，其中以急性肌张力障碍和静坐不能多见。还可引起抑郁症状。有致畸报道，并可诱发癫痫。故孕妇和有癫痫病史患者禁用。

氟哌利多（droperidol）

氟哌利多的作用与氟哌啶醇相似，但代谢迅速，维持时间短。临床上主要与镇痛药芬太尼配合，用于神经安定镇痛。

四 其他抗精神病药

五氟利多（penfluridol）

五氟利多为口服长效抗精神病药。口服后 8 ~ 16 h 血药浓度达高峰。因其先分布于脂肪组织，再从脂肪组织缓慢释放入血，并进入脑组织，一次用药疗效可维持几天至1周。作用及疗效与氟哌啶醇相似。临床主要用于慢性精神分裂症的维持和巩固治疗，也用于控制急性患者的幻觉、妄想、淡漠及退缩等症状。常见锥体外系反应。妊娠期妇女慎用。

舒必利（sulpiride，止呕灵）

舒必利具有较强的抗精神病作用和止吐作用，对急、慢性精神分裂症患者的幻觉、妄想、退缩等症状疗效较好，并有一定的抗抑郁作用。镇吐作用比氯丙嗪强，无镇静作用，对自主神经系统几无影响。用于治疗急、慢性精神病和抑郁症，也可用于多种疾病及药物引起的恶心、呕吐。不良反应少，对纹状体D_2受体影响小，故很少引起锥体外系反应。

氯氮平（clozapine）

本品为苯二氮䓬类衍生物，属于广谱抗精神病药。疗效优于氯丙嗪和氟哌啶醇，临床用于

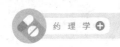

用其他药物治疗无效的严重精神分裂症，降低精神分裂症或情感分裂紊乱患者的反复自杀行为风险。极少发生锥体外系反应，但曾报道可引起粒细胞缺乏而致死，使其应用受限制。在用药期间应定期监测血常规，及时应用升白细胞的药物和预防继发感染。

奥氮平（olanzapine，奥拉扎平，欧兰宁，再普乐）

奥氮平可阻断 D 受体、5-HT 受体和 M 受体，选择性地抑制间脑边缘系统 DA 能神经功能，可显著改善精神病患者的阴性、阳性及情感症状。用于精神病和躁狂症的治疗。常见不良反应有嗜睡和体重增加，少见头晕、直立性低血压、锥体外系反应、阿托品样作用、光敏感反应、过敏反应等。青光眼、肝功能不良、前列腺增生、骨髓抑制、白细胞减少等患者，儿童，妊娠期妇女等禁用；老年体弱、直立性低血压患者慎用。

第二节　抗躁狂症药

躁狂症是由于脑内 5-HT 缺乏，同时伴有突触间隙去甲肾上腺素水平过高。氯丙嗪、氟哌啶醇等药物均有抗躁狂症的作用，但典型的抗躁狂症药物是锂制剂。

碳酸锂（lithium carbonate）

【药动学特点】　口服吸收迅速而完全，但不易通过血—脑脊液屏障，起效较慢。急性期患者开始治疗时宜用大剂量。主要由肾小球滤过排出，在近曲小管可与 Na^+ 竞争而被重吸收。因此，增加钠盐的摄入可促进其排泄。

【药理作用及临床应用】　碳酸锂可抑制脑内去甲肾上腺素和 DA 的释放，并促进其再摄取。还可促进 5-HT 的合成与释放，使突触间隙中 5-HT 含量升高，产生抗躁狂作用。临床主要用于治疗躁狂症，对精神分裂症的躁狂行为也有效，与抗精神病药合用可产生协同作用。

【不良反应】

（1）胃肠道反应。用药初期可见恶心、呕吐、腹痛、腹泻、畏食等，与锂盐刺激胃肠道黏膜有关。

（2）中毒反应。血锂浓度与疗效及不良反应密切相关，治疗躁狂症时，一般剂量为 0.125 ~ 0.5 g/次，3 次 /d。开始可用较小剂量，以后可逐渐加到每日 1.5 ~ 2 g，甚至 3 g。症状控制后改用维持量 0.75 ~ 1.5 g/d。注意定期监测血锂浓度，首次服药后 8 ~ 12 h 监测血锂浓度，服药 1 个月内每周监测 2 ~ 3 次，维持治疗每周监测 1 次。最佳血锂浓度为 0.8 ~ 1.5 mmol/L，维持浓度为 0.4 ~ 0.8 mmol/L。当血锂浓度 ≥ 2.5 mmol/L 时，出现抽搐、昏迷、心律失常等反应；当血锂浓度 ≥ 3.5 mmol/L 时，可致死亡。

因锂盐的安全范围较小，剂量过大、血药浓度过高时可引起严重中毒，表现为意识障碍，甚至昏迷、肌张力增高、震颤、反射亢进、共济失调及癫痫发作等。一旦发生，应立即停药，对症处理并静脉注射生理盐水加速锂盐排泄。

（3）其他。有乏力、口渴、多尿等不良反应，还有抗甲状腺作用，可引起碘代谢异常，致使甲状腺肿大等。应用锂盐的缓释片，副作用可减轻。

用药期间应定期检查肾功能、甲状腺功能、血钾浓度、白细胞计数及血锂浓度，如出现异常，应减量、停药，同时对症处理，避免出现中毒反应。

第三节　抗抑郁症药

抑郁症是脑内 5-HT 和去甲肾上腺素均缺乏所致。治疗抑郁症的药物通过增加 5-HT 和去甲肾上腺素的含量而发挥抗抑郁症作用。

一　三环类抗抑郁症药

米帕明（imipramine，丙米嗪）

米帕明为三环类抗抑郁症药，口服吸收良好，主要在肝脏代谢，代谢产物经肾脏排泄。

【药理作用及临床应用】　抑郁症患者连续用药后，可明显提高情绪、振奋精神，但起效慢，连续用药 1～2 周后呈现作用，故不能作为应急治疗药物。米帕明抗抑郁症机制可能是抑制中枢神经系统突触前膜去甲肾上腺素和 5-HT 的再摄取。主要用于内源性、反应性及更年期抑郁症，小儿遗尿症及焦虑恐惧症的治疗；对精神分裂症的抑郁状态疗效较差。

【不良反应】

（1）抗胆碱作用。可出现阿托品样，故前列腺肥大和青光眼患者禁用。

（2）中枢神经系统。可出现乏力、头痛、失眠、肌震颤、躁狂等，故癫痫患者禁用。

（3）心血管反应。可出现体位性低血压、心律失常等，高血压、动脉硬化患者慎用。

（4）过敏反应。偶见皮疹、粒细胞减少及阻塞性黄疸等，长期大剂量用药时，应定期检查血常规和肝功能。过敏者禁用。

（5）其他。可引起新生儿畸形，故妊娠期妇女禁用；肝、肾功能不全者禁用。

阿米替林（amitriptyline）

抗抑郁作用与米帕明相似，但起效较快，并有一定的抗焦虑作用。镇静和抗胆碱作用较强。用于各种抑郁症、焦虑症、神经性畏食的治疗，也可用于偏头痛及小儿遗尿症的治疗。不良反应同米帕明，但多而重。青光眼、严重心脏病、排尿困难患者禁用。

二　去甲肾上腺素再摄取抑制药

地昔帕明（desipramine，去甲丙米嗪）

地昔帕明为丙米嗪的代谢产物，但镇静作用与抗胆碱作用弱，是强效去甲肾上腺素再摄取

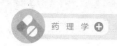

抑制剂，其效率为抑制5-HT再摄取的100倍以上，适用于治疗内源性，更年期、反应性及神经性抑郁症。不良反应轻微，主要为口干、头晕、失眠等，其他参见丙米嗪。

 5-HT再摄取抑制药

氟西汀（fluoxetine，百优解）

氟西汀是选择性5-HT的再摄取抑制药。口服吸收良好，$t_{1/2}$长，每日给药1次即可。抗抑郁作用和丙米嗪相似，抗胆碱和镇静作用较弱，不良反应少。临床用于各型抑郁症的治疗，尤其适于老年抑郁症患者。还可用于恐惧症、强迫症及伴有焦虑症的抑郁症患者。

常用制剂与用法

盐酸氯丙嗪　片剂：12.5 mg、25 mg、50 mg。从小剂量开始，口服，12.5 ~ 50 mg/次，3次/d，限量：轻症300 mg/d，重症600 ~ 800 mg/d；好转后减至维持量50 ~ 100 mg/d。注射剂：10 mg（1 mL）、25 mg（1 mL）、50 mg（2 mL）。拒绝服药者，50 ~ 100 mg/次，加入25%葡萄糖注射液20 mL内，缓慢静脉注射。

奋乃静　片剂：2 mg、4 mg。精神失常：30 ~ 60 mg/d，分2 ~ 4次。注射剂：5 mg（1 mL）、5 mg（2 mL），5 ~ 10 mg/次，肌内注射，隔6 h 1次或根据需要与耐受情况调整。静脉注射，5 mg/次，用氯化钠稀释0.5 mg/mL，静脉注射速度不超过1 mg/min。

盐酸三氟拉嗪　片剂：5 mg。10 ~ 30 mg/次，分3次服。

盐酸氟奋乃静　片剂：2 mg。从小剂量开始，2 mg/次，2 ~ 3次/d。逐渐增至10 ~ 20 mg/d，最高量为不超过30 mg/d。

氯普噻吨　片剂：12.5 mg、25 mg、50 mg。口服，精神病：轻症150 mg/d；重症300 ~ 600 mg/d，分3 ~ 4次。注射剂：25 mg（1 mL）、50 mg（2 mL）。拒绝服药者，30 ~ 60 mg/次，加入25%葡萄糖注射液20 mL内，缓慢静脉注射。治疗失眠、焦虑：口服，25 ~ 50 mg/次，3 ~ 4次/d。

氟哌啶醇　片剂：2 mg、4 mg。口服，2 ~ 10 mg/次，2 ~ 3次/d。注射剂：5 mg（1 mL）。肌内注射，5 ~ 10 mg/次，2 ~ 3次/d。

五氟利多　片剂：10 mg。口服，20 ~ 120 mg/次，1次/周。宜从每周10 ~ 20 mg开始，逐渐增量。

舒必利　片剂：100 mg。呕吐：口服，50 ~ 100 mg/次，2 ~ 3次/d。注射剂：50 mg（2 mL）。精神病：肌内注射，开始300 ~ 600 mg/d，1周内增至600 ~ 1 200 mg。维持量：100 ~ 300 mg/d，2次/d。

氯氮平　片剂：25 mg、50 mg。25 mg/次，2 ~ 3次/d，然后每日增加25 ~ 50 mg，将总量增至300 ~ 400 mg/d。

碳酸锂　片剂：0.25 g。0.25 ~ 0.5 g/次，3次/d。

丙米嗪　片剂：12.5 mg、25 mg。口服：12.5 mg/次，3次/d，极量为300 mg/d。儿童遗尿：5岁以上12.5 ~ 25 mg/次，睡前口服。

阿米替林　片剂：25 mg。25 mg/次，3次/d，可逐渐增至150 ~ 300 mg/d。

地昔帕明　片剂：25 mg、50 mg。口服，初次 25 mg，3 次 /d，渐增至 50 mg，维持量为 100 mg/d。青少年及老年患者，25 ~ 50 mg/d，根据病情可增至 100 mg/d。

思考练习题

1. 氯丙嗪长期大量应用为什么会出现锥体外系反应？

2. 氯丙嗪过量或中毒所致血压下降，为什么不能应用肾上腺素？

3. 米帕明的药理作用与应用注意事项是什么？

4. 冬眠疗法用于严重创伤或感染、高热惊厥、中暑时的主要目的是什么？

5. 病例讨论：

某男性采购员，常年出差在外，乘车出现严重呕吐，医生给予氯丙嗪片 25 mg/ 次，2 次 /d。请问用药是否合理？为什么？

第十六章 镇痛药

镇痛药是一类主要作用于中枢神经系统，在意识清醒的情况下能选择性消除或缓解疼痛而不影响其他感觉的药物。疼痛是机体受到伤害性刺激产生的一种防御性反应，按其发生的性质分为慢痛（钝痛）和快痛（锐痛）。

镇痛药吗啡等主要激动中枢神经系统的阿片受体，激活脑内抗痛系统，产生中枢性镇痛作用。临床应用的镇痛药可分为阿片生物碱类镇痛药、人工合成镇痛药及阿片受体部分激动药三类。绝大多数镇痛药反复应用后易产生生理依赖性（成瘾性），故又称成瘾性镇痛药或麻醉性镇痛药。

疼痛的部位及性质是诊断疾病的重要依据，未确诊前不宜轻率使用镇痛药，以免掩盖病情，延误疾病的诊断及治疗。

第一节 阿片受体激动药

一、阿片生物碱类镇痛药

吗啡

吗啡（morphine）

吗啡是阿片（opium）中的主要生物碱，是典型的阿片受体激动药。

【药动学特点】 口服吸收快，首关消除明显，常采用皮下或肌内注射，作用维持 4 ～ 5 h，血浆 $t_{1/2}$ 为 2.5 ～ 3 h。本品脂溶性低，仅有少量透过血—脑屏障，也可通过胎盘。主要在肝内和葡萄糖醛酸结合或脱甲基成为去甲吗啡，绝大多数经肾脏排泄，少量经胆汁及乳汁排泄。

【药理作用】

（1）中枢神经系统作用。①镇痛、镇静：吗啡具有强大的镇痛作用，对各种疼痛均有效，一次给药，作用持续 4 ～ 6 h。对慢性持续性钝痛的效果强于锐痛。皮下注射 5 ～ 10 mg 能明显消除或减轻疼痛。本品选择性高，镇痛作用可持续 4 ～ 5 h。同时有明显的镇静作用，能消除疼痛引起的紧张、焦虑和恐惧等情绪反应，提高机体对疼痛的耐受性。部分患者可产生欣快感，陶醉在自我欢愉中，这是导致患者成瘾的原因之一。②镇咳：吗啡可抑制咳嗽中枢，产生强大的镇咳作用，但易产生生理依赖性，故不作镇咳药使用。③抑制呼吸：吗啡对呼吸中枢有很强的选择性抑制作用，治疗量即可抑制呼吸中枢。随着剂量增加，呼吸抑制作用加深，中毒剂量时呼吸极度抑制，呼吸频率可减少至 3 ～ 4 次/min，这与吗啡降低呼吸中枢对 CO_2 的敏感性及抑制脑桥呼吸调整中枢有关。呼吸抑制是吗啡中毒致死的主要原因。④其他：引起瞳孔缩小，瞳孔极度缩小呈针尖样，为吗啡中毒的明显特征。因吗啡可与中脑盖前核阿片受体结合，兴奋动眼神经缩瞳核；引起恶心、呕吐，与吗啡刺激延髓催吐化学感受区（CTZ）多巴胺受体有关，可用氯丙嗪和纳洛酮对抗。

（2）心血管系统作用。吗啡可扩张阻力血管和容量血管，引起直立性低血压。吗啡的作用有：①扩张外周血管，降低外周阻力，减轻心脏负荷，有利于消除肺水肿；②降低呼吸中枢对 CO_2 的敏感性，使急促浅表的呼吸得以缓解；③镇静作用有利于消除患者的恐惧情绪，减少耗氧。故临床用于治疗心源性哮喘，但昏迷、休克及严重肺功能不全者禁用。

（3）平滑肌作用。①胃肠道平滑肌：止泻致便秘。其机制是提高胃肠平滑肌及其括约肌张力，使胃排空延缓，肠推进性蠕动减弱；抑制胃、肠、胰液及胆汁的分泌，延迟食物消化；中枢抑制作用使便意迟钝。②胆道平滑肌：治疗量吗啡可使胆道平滑肌和奥狄氏（Oddi）括约肌痉挛性收缩，胆汁排空受阻，胆道压力上升，引起腹部不适，甚至诱发胆绞痛。③其他：吗啡可提高输尿管平滑肌和膀胱括约肌的张力，引起排尿困难，导致尿潴留。大剂量可收缩支气管平滑肌，诱发或加重哮喘。还可对抗催产素对子宫的兴奋作用，使产程延长。

【临床应用】

（1）治疗急性锐痛。吗啡对锐痛、钝痛和内脏绞痛均有效，但连续应用易成瘾，故主要用于其他镇痛药无效时的急性锐痛，如严重创伤、战伤、烧伤和癌症晚期锐痛等。也可用于血压正常的心肌梗死止痛，除能缓解疼痛及减轻焦虑外，其扩张血管作用还可减轻患者心脏负荷。对内脏平滑肌痉挛所致的胆绞痛、肾绞痛适合用解痉药如阿托品治疗。

（2）治疗心源性哮喘。急性左心衰竭时突然肺循环压力升高出现急性肺水肿而引起呼吸困难，称心源性哮喘。除应用速效强心苷、氨茶碱和吸氧外，静脉注射吗啡可产生良好疗效。其机制是镇静作用可消除患者的焦虑、恐惧情绪，减少耗氧；降低呼吸中枢对 CO_2 的敏感性，减弱过度反射性呼吸兴奋，使急促浅表的呼吸得以缓解；扩张外周血管，降低外周阻力，减少回心血量，减轻心脏前、后负荷，有利于消除肺水肿。但昏迷、休克、严重的肺部疾病或痰液过多者禁用。

（3）止泻。适用于慢性消耗性腹泻。可选用含有阿片酊或复方樟脑酊的药物，合并感染时应同时服用抗生素。

【不良反应】

（1）一般反应。治疗量的吗啡可引起嗜睡、眩晕、呼吸抑制、恶心、呕吐、便秘、排尿困难和直立性低血压（低血容量者容易发生）等。

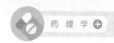
（2）耐受性和成瘾性。吗啡反复多次应用（连用 2 ~ 3 周）后，即可产生耐受性。连续应用极易成瘾，成瘾后停药会出现严重的戒断症状，表现为烦躁不安、失眠、打哈欠、流泪、流涕、出汗、肌肉震颤、呕吐、腹泻甚至虚脱、意识丧失等，停药后 36 ~ 48 h 最严重，经过 5 ~ 10 d 逐渐消退，随后出现可持续 6 个月的迟发性戒断症状，如血压下降、体温升高、心率减慢、自主神经功能失调及感觉异常，同时伴有衰弱、无力、孤独、失落感及工作效率下降等自觉感受。成瘾者为了减轻痛苦并获得应用吗啡的欣快感，常不择手段获取此类药物（强迫性觅药行为），造成极大的社会危害。故对吗啡等成瘾性药品应按照国家颁布的"麻醉药品管理办法"严格管理。一般只用于急性剧痛，并尽可能用人工合成镇痛药。

（3）急性中毒。吗啡用量过大可致急性中毒，表现为昏迷、瞳孔针尖样缩小、呼吸抑制、血压降低甚至休克，其致死主要原因为呼吸麻痹。需立即采取人工呼吸、吸氧、静脉注射阿片受体阻断药纳洛酮或呼吸中枢兴奋药尼可刹米等措施抢救。诊断未明的急性腹痛禁用。支气管哮喘、肺心病、颅脑损伤致颅内压增高、肝功能严重减退、分娩期和哺乳期妇女、新生儿和婴幼儿禁用。

可待因（codeine，甲基吗啡）

可待因口服易吸收，镇痛作用为吗啡的 1/12 ~ 1/10，持续时间相似；镇咳作用为吗啡的 1/4；镇静作用不明显，成瘾性、抑制呼吸、便秘等均较吗啡弱；临床主要用于剧烈干咳及中等程度的疼痛。

二　人工合成镇痛药

哌替啶（pethidine，杜冷丁）

哌替啶注射后大部分在肝脏代谢为哌替啶酸及去甲哌替啶，后者有中枢兴奋作用，其中毒时易发生惊厥。主要经肾脏排泄，少量自乳汁排泄，$t_{1/2}$ 约 3 h。

【药理作用】　哌替啶的药理作用及作用机制与吗啡基本相同。

（1）镇痛、镇静作用。哌替啶可激动中枢阿片受体产生镇痛、镇静作用，镇痛作用约为吗啡的 1/10，注射后 10 min 生效，持续时间为 2 ~ 4 h，患者可出现欣快感。

（2）抑制呼吸作用。与吗啡等效镇痛剂量（哌替啶 100 mg 相当于吗啡 10 mg）时，呼吸抑制相等，但持续时间较短。

（3）心血管系统作用。治疗量可引起直立性低血压，扩张脑血管，其机制同吗啡。

（4）兴奋平滑肌作用。哌替啶对胃肠平滑肌的作用与吗啡相似，但较吗啡弱，持续时间短，无止泻作用；可兴奋胆道括约肌，升高胆道内压力，但比吗啡作用弱；治疗量对支气管平滑肌无影响；不对抗缩宫素对子宫的兴奋作用，不延长产程。

【临床应用】

（1）治疗各种锐痛。哌替啶的成瘾性较吗啡轻且慢，故临床上几乎取代吗啡用于各种锐痛，如创伤性疼痛、手术后疼痛、内脏绞痛和晚期癌痛等。胆绞痛、肾绞痛需合用如阿托品等解痉药。可用于分娩止痛，但临产前 2 ~ 4 h 应禁用。

（2）治疗心源性哮喘。可替代吗啡，作用机制同吗啡。

（3）用于麻醉前给药及人工冬眠。改善患者术前紧张、焦虑、恐惧等情绪，减少麻醉药物的用量和缩短诱导期。本品可与氯丙嗪、异丙嗪组成冬眠合剂，用于人工冬眠疗法。

【不良反应】 治疗量可引起眩晕、出汗、恶心、呕吐、心悸和直立性低血压等。连用 1 周可产生耐受性，连用 2 周可产生成瘾性，需控制使用。用量过大可出现昏迷、呼吸抑制、肌肉痉挛、瞳孔散大、心率加快、震颤甚至惊厥等。除应用阿片受体阻断药外，还可合用抗惊厥药抢救。禁忌证与吗啡相似。

芬太尼（fentanyl）

芬太尼为短效、强效镇痛药。镇痛作用强（为吗啡的 100 倍）、快（肌内注射后 15 min 起效）、短（持续 1 ~ 2 h）；对血压影响甚微；常与氟哌利多组成"氟芬合剂"，用于神经安定镇痛；大剂量可引起肌肉强直，给予纳洛酮可对抗之。用于各种剧痛、静脉复合麻醉、神经安定镇痛麻醉和麻醉前给药；不良反应有眩晕、恶心、呕吐及胆绞痛；耐受性和药物依赖性发生较慢；禁用于支气管哮喘、脑部肿瘤、颅脑损伤致昏迷者及 2 岁以下儿童。

美沙酮（methadone，美散酮）

美沙酮为强效镇痛药。镇痛维持时间、镇痛效力类似吗啡，镇静、缩瞳等作用较吗啡弱。耐受性与成瘾性发生较慢。适用于创伤、手术、晚期癌症及胆绞痛所致剧痛。可用于吗啡和海洛因等所致的药物依赖的脱毒治疗。因有呼吸抑制作用，故呼吸功能不全者、婴幼儿、临产妇女禁用。

二氢埃托啡（dihydroetorphine）

二氢埃托啡为吗啡受体激动药，其镇痛作用是吗啡的 12 000 倍。用量小，一次 20 ~ 40 μg。镇痛作用短暂，仅 2 h 左右。也可成瘾，但较吗啡轻。小剂量间断用药不易产生耐受性，而大剂量持续用药易出现耐受性。常用于镇痛或吗啡类毒品成瘾者的戒毒。

曲马朵（tramadol，曲马多）

曲马朵为中枢性镇痛药，镇痛作用为吗啡的 1/3；镇咳效力为可待因的 1/2，无欣快感，无致平滑肌痉挛或明显呼吸抑制作用。长期应用也可产生耐受性和依赖性。适用于中、重度急慢性疼痛，如手术、创伤、分娩和晚期肿瘤疼痛等。可见眩晕、恶心、口干等。心、肝、肾功能不全者，妊娠期妇女，哺乳期妇女应慎用。

布桂嗪（bucinnazine，强痛定）

布桂嗪可口服或皮下注射。镇痛作用为吗啡的 1/3，持续 3 ~ 6 h；对皮肤黏膜和运动器官的疼痛效果明显，对内脏疼痛效果差；临床上常用于偏头痛、三叉神经痛、炎症性和外伤性疼痛、痛经及癌痛；偶有恶心、头晕、困倦等神经系统反应，停药后可消失；个别患者会出现生理依赖性，宜慎用。

颅痛定（rotundine，罗通定）

镇痛作用强度介于中枢性镇痛药与解热镇痛药之间，无药物依赖性，并具有镇静催眠作用，其镇痛作用与脑内阿片受体无关。对慢性持续性钝痛效果好，对创伤或术后痛效果差。临床用于治疗胃肠和肝胆系统疾病所致的钝痛，亦可用于一般性头痛、脑震荡后头痛、痛经、分娩痛和疼痛性失眠。治疗量不抑制呼吸，大剂量可抑制呼吸。

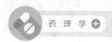

第二节　阿片受体部分激动药

喷他佐辛（pentazocine，镇痛新）

喷他佐辛为阿片受体部分激动药，突出优点是不易产生药物依赖性，已列入非麻醉药品管理范畴。可口服、皮下或肌内注射。镇痛作用为吗啡的1/3，呼吸抑制为吗啡的1/2，增加剂量，其呼吸抑制强度并不按比例增强；对胃肠道平滑肌作用和胆道平滑肌的兴奋作用较吗啡弱，不引起便秘，胆道内压力升高不明显；心血管作用和吗啡不同，大剂量可升高血压，加快心率；主要用于各种慢性疼痛，也用于产科止痛。剂量过大可致呼吸抑制、血压升高及心律失常。

布托啡诺（butorphanol）

布托啡诺为阿片受体部分激动药，久用可产生依赖性。首关消除明显，可肌内注射或静脉注射。肌内注射吸收迅速而完全，作用持续4～6h；镇痛作用和呼吸抑制作用为吗啡的3.5～7倍；兴奋胃肠道平滑肌较吗啡弱；可增加外周血管阻力及肺血管阻力；主要用于中、重度疼痛，如术后、外伤、癌症疼痛、胆绞痛和肾绞痛等；常见不良反应有镇静、乏力和出汗。

【附】

一、阿片受体拮抗药

本类药物的化学结构与吗啡相似，与阿片受体有很强的亲和力，却几乎无内在活性，竞争阿片受体，故称为阿片受体拮抗药。常用的药物有纳洛酮和纳曲酮。

纳洛酮（naloxone）

纳洛酮能选择性地和阿片受体结合，本身无明显药理活性。口服易吸收，首关消除明显，常采用静脉给药。吗啡中毒者，小剂量（0.4～0.8 mg）注射即能迅速解除症状，可在1～2 min内解除呼吸抑制，增加呼吸频率，使血压回升、昏迷者苏醒；对吗啡类产生依赖性者，可迅速诱发戒断症状。临床主要用于抢救吗啡类药物中毒，诊断阿片类药物依赖性，昏迷、休克的治疗及乙醇中毒的解救。不良反应少，大剂量偶见轻度烦躁不安。

纳曲酮（naltrexone）

纳曲酮的化学结构与纳洛酮相似，但生物利用度高达50%～60%，作用强度是纳洛酮的2倍，作用持续时间长达24 h以上。主要用于对阿片类药物或二醋吗啡（海洛因）等毒品产生依赖性的患者，可显著降低其复吸率。

二、癌症患者的三级止痛治疗

世界卫生组织提出到2000年达到全世界范围内"使癌症患者不痛"的目标。我国卫生部于1991年4月在我国开展"癌症患者三级止痛阶梯治疗方案"工作。

癌痛治疗三阶梯方法的主要内容就是在对癌痛的性质和原因作出正确的评估后，根据癌症患者的疼痛程度和原因适当选择相应的镇痛药。癌痛药物治疗的主要原则是尽可能避免创伤性给药途径，选择口服给药的途径，这样便于患者长期用药。应当有规律地"按时"给药（3～6h给药1次）而不是"按需"给药，药物剂量应个体化；按阶梯给药，即对轻度疼痛的患者应主要选用解热镇痛抗炎类药（如阿司匹林、对乙酰氨基酚、布洛芬、吲哚美辛栓剂等）；若为中度疼痛者应选用弱阿片类药（如可待因、氨酚待因、强痛定、曲马朵等）；若为重度疼痛者应选用强阿片类药（如吗啡、哌替啶、美沙酮、二氢埃托啡等）。需要时可加用辅助药物，如解痉药、精神治疗药（抗抑郁药或抗焦虑药）等。同时用药应个体化，注意具体患者的实际疗效。

常用制剂与用法

盐酸吗啡 片剂：5 mg、10 mg。5 ~ 10 mg/次，1 ~ 3 次/d。注射剂：5 mg（0.5 mL）、10 mg（1 mL）。10 mg/次，3 次/d，皮下或肌内注射。极量：30 mg/次，100 mg/d；20 mg/次，60 mg/d，皮下注射。

盐酸哌替啶 片剂：25 mg、50 mg。口服，50 ~ 100 mg/次，2 ~ 4 次/d。注射剂：50 mg（1 mL）、100 mg（2 mL）。皮下或肌内注射，50 ~ 100 mg/次，2 ~ 4 次/d。

枸橼酸芬太尼 注射剂：0.1 mg（2 mL）。0.05 ~ 0.1 mg/次，皮下或肌内注射。

盐酸美沙酮 片剂：2.5 mg。5 ~ 10 mg，2 ~ 3 次/d。注射剂：5 mg（1 mL）。5 ~ 10 mg/次，2 ~ 3 次/d，肌内注射。

盐酸二氢埃托啡 片剂：40 μg。舌下含服，20 ~ 40 μg/次（1 ~ 2 片/次），只可舌下含服，允许使用最大剂量一般为 60 μg/次（3 片/次），180 μg/d（9 片/d），连续用药不得超过 3 d。

盐酸喷他佐辛 片剂：25 mg、50 mg。口服，25 ~ 50 mg/次。注射剂：30 mg（1 mL）。30 mg/次，皮下或肌内注射。

盐酸曲马朵 胶囊剂：50 mg。口服，3 次/d。注射剂：50 mg（2 mL）。50 ~ 200 mg/d，缓慢静脉滴注。

强痛定 片剂：30 mg、60 mg。注射液：50 mg（1 mL）、100 mg（2 mL）。口服：成人60 mg/次，3 ~ 4 次/d，儿童 1 mg/（kg·次）。皮下注射：成人 50 mg/次。一般在注射后10 min 内出现疗效。

纳洛酮 注射剂：0.4 mg（1 mL）。0.4 ~ 0.8 mg/次，肌内注射或静脉注射。

盐酸罗通定 片剂：30 mg。60 ~ 100 mg/次，3 次/d。注射剂：60 mg（2 mL）。60 mg/次，肌内注射。

思考练习题

1. 简述吗啡用于治疗心源性哮喘的作用机制。

2. 哌替啶与吗啡在作用及应用上有何异同？

3. 简述吗啡急性中毒表现及抢救措施。

4. 癌性疼痛患者选用镇痛药的原则是什么？

第十七章　解热镇痛抗炎药

🎯 **学习目标**

1. 掌握解热镇痛抗炎药的共性，阿司匹林的药理作用、临床应用、不良反应及药物相互作用。
2. 熟悉对乙酰氨基酚的药理作用、临床应用及不良反应。
3. 了解其他解热镇痛抗炎药物的作用特点、临床应用及不良反应。

第一节　概述

解热镇痛抗炎药是一类具有解热、镇痛作用的药物，大多数还有抗炎、抗风湿作用。本类药物共同的作用机制是抑制前列腺素 H 合成酶，又称环氧化酶（COX），减少炎症介质——前列腺素（prostaglandin，PG）的生物合成。由于其化学结构不含甾环，区别于糖皮质激素（甾体抗炎药），故又称非甾体抗炎药（non-steroidal anti-inflammatory drugs，NSAIDs）。

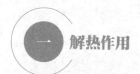 解热作用

解热镇痛抗炎药通过抑制COX，使下丘脑前列腺素合成减少，阻断其对体温调节中枢的作用，使升高的体温调定点下移，从而使体温降低。

解热镇痛抗炎药仅能降低发热患者的体温，而对正常人的体温几乎没有影响。与氯丙嗪对体温的影响作用不同。

发热是机体的一种防御反应，而热型又是诊断疾病的重要依据。故对一般发热不必急于应用解热药，但热度过高或持久发热可消耗体力，引起头痛、失眠、谵妄、昏迷等，尤其儿童高热易致惊厥，故此时应及时使用解热药，并同时进行病因治疗。

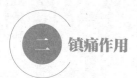 镇痛作用

解热镇痛抗炎药通过抑制外周和中枢前列腺素的合成，既可降低前列腺素对痛觉感受器的

刺激，又可降低痛觉感受器对其他致痛物质的敏感性，故产生镇痛作用。

解热镇痛抗炎药具有中等程度的镇痛作用，对头痛、牙痛、神经痛、肌肉痛、关节痛、月经痛等慢性钝痛有良效，其镇痛作用虽比吗啡、哌替啶弱，但没有成瘾性，也不抑制呼吸，故成为治疗各种慢性钝痛的最主要药物。解热镇痛抗炎药对严重创伤性剧痛和内脏平滑肌绞痛基本无效。

 抗炎、抗风湿作用

前列腺素是参与炎症反应的重要活性物质，可使局部血管扩张，毛细血管通透性增加，引起局部充血、水肿和疼痛，同时还可协同和增强缓激肽等物质的致炎作用。解热镇痛抗炎药能抑制炎症反应时前列腺素的合成，有效缓解炎症的红、肿、热、痛等症状。

除苯胺类（非那西丁和对乙酰氨基酚）外，大多数解热镇痛抗炎药都具有抗炎、抗风湿作用。主要用于风湿热、风湿性关节炎和类风湿性关节炎的治疗。但无病因治疗作用，也不能完全阻止炎症的发展和并发症的发生。

第二节　常用解热镇痛抗炎药

常用的解热镇痛抗炎药可分为水杨酸类、苯胺类及其他有机酸类。

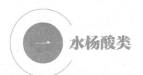 **水杨酸类**

阿司匹林

水杨酸类药物包括阿司匹林和水杨酸钠，后者刺激性大，仅作外用，临床常用阿司匹林。

阿司匹林（aspirin，乙酰水杨酸）

【药动学特点】　口服易吸收。口服小于 1 g 剂量阿司匹林时，按一级动力学消除，血浆 $t_{1/2}$ 为 2 ~ 3 h；但用量大于 1 g 时，则按零级动力学消除，血浆 $t_{1/2}$ 延长为 15 ~ 30 h。血浆蛋白结合率为 80% ~ 90%，游离型水杨酸盐可分布于全身组织，包括关节腔、脑脊液、乳汁，也可通过胎盘屏障进入胎儿体内。主要在肝脏代谢，经肾脏随尿液排出。

【药理作用及临床应用】

（1）解热镇痛。阿司匹林具有中等程度的镇痛作用、较强的解热作用，常用于感冒及各种原因所致的发热，既是治疗头痛、牙痛、神经痛、肌肉痛、关节痛、月经痛等慢性钝痛的常用药物，也是治疗癌症轻度疼痛的代表性药物。

（2）抗炎、抗风湿。目前仍为治疗风湿性关节炎和类风湿性关节炎的首选药。可迅速镇痛，消退关节炎症，减轻关节损伤。治疗急性风湿热疗效迅速可靠，可使患者在用药后 24 ~ 48 h

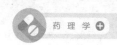
内退热，同时明显缓解关节红肿和疼痛，血沉减慢，故可作为急性风湿热的鉴别诊断依据。抗风湿疗效与剂量呈正相关，故最好用至最大耐受量，一般成人为 3.0 ~ 5.0 g/d，分 4 次于饭后服用，但应注意防止中毒。

（3）抗血栓形成。小剂量阿司匹林（40 ~ 80 mg/d），通过抑制 COX-1 能减少血小板中血栓素 A_2（TXA_2）合成，可抗血小板聚集，防止血栓形成。临床用于防治缺血性心脏病，包括稳定型、不稳定型心绞痛及进展性心肌梗死患者的治疗，能降低病死率及再梗死率；也可用于脑血栓、心梗、血管形成术及旁路移植术时的预防。但较大剂量（日剂量＞300 mg）能抑制前列环素（PGI_2）的合成，PGI_2 是 TXA_2 的生理性拮抗剂，它的合成减少可能会促进血栓形成。

【不良反应】

（1）胃肠道反应。该反应是最常见的不良反应。表现为上腹不适、恶心、呕吐，大剂量长期应用时可诱发或加重胃溃疡，甚至出现无痛性胃出血。采用饭后服药，服用肠溶片、同服抗酸药或合用米索前列醇（misoprostol）可减少溃疡的发生率。

（2）凝血功能障碍。治疗量可抑制血小板聚集，使出血时间延长。大剂量（5 g/d 以上）或长期服用，可抑制凝血酶原的形成，引起低凝血酶原血症。可用维生素 K 预防。术前 1 周应停用阿司匹林。

（3）水杨酸反应。当阿司匹林用量过大（5 g/d）时，可出现头痛、眩晕、恶心、呕吐、耳鸣、视力及听力减退等症状，称为水杨酸反应。严重者可出现高热、过度呼吸、酸碱平衡失调，甚至精神错乱、谵妄，进而危及生命。一旦发生应立即停药，并静脉滴注碳酸氢钠溶液以碱化尿液，加速水杨酸盐的排泄。

（4）过敏反应。少数患者可出现荨麻疹、血管神经性水肿及过敏性休克。某些哮喘患者服用阿司匹林或其他解热镇痛抗炎药后可诱发哮喘，称为"阿司匹林哮喘"，严重者可引起死亡。肾上腺素对"阿司匹林哮喘"无效，糖皮质激素雾化吸入有效。哮喘、慢性荨麻疹和鼻息肉患者禁用本品。

（5）瑞夷（Reye）综合征。青少年病毒性感染如流感、流行性腮腺炎、水痘等服用阿司匹林，偶可引起急性肝脂肪变性—脑病综合征（瑞夷综合征），表现为短暂发热、惊厥或频繁呕吐、颅内压升高、昏迷、一过性肝功能异常等，尤以肝衰竭合并脑病为著。此症虽少见，但预后恶劣，故 14 岁以下患病毒性感染的儿童忌用。

赖氨酸阿司匹林（lysine acetylsalicylate，赖氨匹林）

赖氨酸阿司匹林可肌内或静脉注射，在相同剂量下镇痛效果比阿司匹林强 4 ~ 5 倍，可部分替代麻醉性镇痛药。解热作用起效快且强。适用于感冒发热、呼吸道感染等引起的发热和关节痛、神经痛、术后痛等，尤其适用于儿童高热。偶有轻微胃肠道反应。对阿司匹林过敏以及消化性溃疡患者禁用，有出血倾向者慎用。

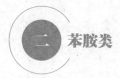
二 苯胺类

对乙酰氨基酚（acetaminophen，扑热息痛）

【药动学特点】 口服易吸收，血浆 $t_{1/2}$ 为 2 ~ 3 h，0.5 ~ 1 h 血药浓度达峰值。95% 在肝内与葡萄糖醛酸或硫酸结合后经肾脏排泄。

【药理作用及临床应用】 抑制中枢COX作用与阿司匹林相似，抑制外周COX作用弱，解热作用与阿司匹林相似，镇痛作用略弱，几乎无抗炎、抗风湿作用。常用于感冒及其他原因所致的发热，也可用于头痛、牙痛、神经痛、肌肉痛等慢性钝痛。尤其适用于对阿司匹林不能耐受或过敏的患者。

【不良反应】 治疗量不良反应较少，常见恶心、呕吐、腹痛等胃肠道反应；偶见药热、皮疹等过敏反应；长期使用极少数人可致肾毒性，如肾乳头坏死和慢性间质性肾炎等；过量（成人10～15g）中毒可引起肝坏死。

三 其他有机酸类

保泰松（phenylbutazone）和羟基保泰松（oxyphenbutazone）

保泰松抗炎、抗风湿作用强，而解热镇痛作用弱。主要用于风湿性关节炎、类风湿性关节炎和强直性脊柱炎的治疗，对急性进展期疗效好；较大剂量可促进尿酸的排泄，用于治疗急性痛风。不良反应较多，已少用。常见胃肠道反应、过敏反应，久用可出现水钠潴留，偶见甲状腺肿大和黏液性水肿，大剂量可引起肝、肾损害；溃疡病，高血压，心、肝、肾功能不全者禁用。

羟基保泰松是保泰松的活性代谢产物，不促进尿酸的排泄，临床应用和不良反应与保泰松相似。

非普拉宗（feprazone）

非普拉宗为保泰松的衍生物，疗效较保泰松好，不良反应比保泰松少。

吲哚美辛（indomethacin，消炎痛）

吲哚美辛是最强的COX抑制剂之一，对COX-1和COX-2均有强大的抑制作用。具有较强的抗炎、抗风湿和解热镇痛作用，抗炎作用较阿司匹林强10～40倍，临床主要用于其他药物不能耐受或疗效不明显的急性风湿性关节炎、类风湿性关节炎、强直性脊柱炎和骨关节炎，也用于滑囊炎和腱鞘炎；对癌症发热和其他难以控制的发热常能见效。不良反应有食欲减退、恶心、腹痛、腹泻、诱发或加重溃疡甚至出血，也可引起急性胰腺炎，偶有精神失常。可出现粒细胞减少，血小板减少，甚至再生障碍性贫血等；常见皮疹，严重者诱发哮喘。

溃疡病、有精神病史、有癫痫病史、帕金森病、骨髓造血功能不良、阿司匹林哮喘患者、妊娠期妇女和儿童等禁用。

布洛芬（ibuprofen，异丁苯丙酸、异丁洛芬）

布洛芬有明显抗炎和解热镇痛作用。主要用于治疗发热、风湿性关节炎、类风湿性关节炎、骨关节炎、滑囊炎等。胃肠道反应较轻，患者易于耐受，偶见视物模糊和中毒性弱视。

萘普生（naproxen，消痛灵）

萘普生有较强的抗炎和解热镇痛作用，与吲哚美辛相当。主要用于风湿性关节炎、类风湿性关节炎、强直性脊柱炎、痛风、痛经、运动系统的慢性疾病和术后痛等；长期服用，耐受性好，

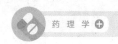

但连用不得超过 5 d；中枢神经系统反应表现为嗜睡、头痛、眩晕、出汗，偶见胃肠道反应。

双氯芬酸（diclofenac，双氯灭痛，扶他林）

双氯芬酸的抗炎作用强，比吲哚美辛强 2 ~ 2.5 倍，较阿司匹林强 26 ~ 50 倍。主要用于风湿性关节炎、类风湿性关节炎、骨关节炎、滑囊炎、术后痛等。胃肠反应、过敏反应轻，偶见肝功能异常、白细胞减少。

吡罗昔康（piroxicam，炎痛喜康）和美洛昔康（meloxicam）

吡罗昔康为强效、长效抗炎镇痛药，口服吸收完全，有明显的肝肠循环；对风湿性和类风湿性关节炎的疗效与萘普生、吲哚美辛相当；用量小，每日口服 1 次即可维持药效；不良反应轻，大剂量或长期服用可致消化道溃疡和出血。

美洛昔康对 COX-2 的选择性抑制作用比 COX-1 高 10 倍，抗炎作用强，主要用于风湿性关节炎、类风湿性关节炎。

塞来西布（celecoxib，西乐葆）

塞来西布为选择性 COX-2 抑制药，治疗剂量对机体内的 COX-1 无明显影响，也不影响 TXA_2 的合成，但可抑制 PGI_2 的合成。具有抗炎和解热镇痛作用，食物可减少其吸收。主要用于风湿性关节炎、类风湿性关节炎、骨关节炎等的治疗。胃肠道反应较其他非选择性 NSAIDs 低，但可引起水肿、多尿及肾损害。

尼美舒利（nimesulide）

尼美舒利为一新型选择性 COX-2 抑制药。抗炎作用强，生物利用度高，不良反应少。常用于风湿性关节炎、类风湿性关节炎、骨关节炎、肩周炎、腰腿痛、牙痛和痛经的治疗。胃肠道反应少而轻微。

常用制剂与用法

阿司匹林 片剂：0.025 g、0.05 g、0.1 g、0.3 g、0.5 g。肠溶片剂：0.3 g。解热镇痛：0.3 ~ 0.6 g/次，3 次/d。抗风湿：3 ~ 5 g/d，分 4 次服用。预防血栓形成：0.05 ~ 0.1 g/d。

赖氨酸阿司匹林 注射剂：0.9 g/瓶（相当于乙酰水杨酸 0.5 g/瓶）、0.5 g/瓶（相当于乙酰水杨酸 0.28 g/瓶）。肌内注射或静脉注射，0.9 ~ 1.8 g/次，2 次/d。儿童 10 ~ 25 mg/（kg·d）。以 4 mL 注射用水或等渗盐水溶解后注射。

对乙酰氨基酚 片剂：0.1 g、0.3 g、0.5 g。0.3 ~ 0.5 g/次，3 ~ 4 次/d。胶囊剂：0.3 g。用量同片剂。栓剂：0.15 g、0.3 g、0.6 g。0.3 ~ 0.6 g/次，1 ~ 2 次/d，直肠给药。注射剂：75 mg（1 mL）、250 mg（2 mL）。150 ~ 250 mg/次，肌内注射。

保泰松 片剂：0.1 g。胶囊剂：0.1 g。0.1 ~ 0.2 g/次，3 次/d。症状改善后改为 1 次/d。

羟基保泰松 片剂：0.1 g。口服：0.1 ~ 0.2 g/次，3 次/d，饭后服。1 周后逐渐减量，最低维持量为 0.1 ~ 0.2 g/次。

非普拉宗 片剂：50 mg、100 mg、200 mg。200 mg/次，2 ~ 3 次/d。维持量 100 ~ 200 mg/d。

吲哚美辛 片剂或胶囊剂：25 mg。25 mg/次，2 ~ 3 次/d，餐中服，以后每周可递增 25 mg，至每日总量为 100 ~ 150 mg。

布洛芬 片剂：0.1 g、0.2 g。0.2 ~ 0.4 g/次，3 次/d，餐中服。

萘普生 片剂：0.1 g、0.125 g、0.25 g。胶囊剂：0.125 g、0.2 g、0.25 g。注射液：100 mg

（2 mL）、200 mg（2 mL）。栓剂：0.25 g。口服，0.25 g/次，2 次/d。0.2～0.3 g/次，2～3 次/d。可口服，开始剂量为 0.5～0.75 g/d，维持量为 0.375～0.75 g/d，分早晨及傍晚 2 次服用。肌内注射，100～200 mg/次，1 次/d。栓剂直肠给药，0.25 g/次，0.5 g/d。

双氯芬酸 肠溶片剂：25 mg。25～50 mg/次，3 次/d。缓释胶囊剂：50 mg、100 mg，100 mg/次。粉针剂：75 mg。1 次/d，深部肌内注射。

吡罗昔康 片剂：20 mg。20 mg/次，1 次/d，饭后服。注射剂：20 mg（2 mL）。10～20 mg/次，1 次/d，肌内注射。

美洛昔康 片剂：7.5 mg、15 mg。类风湿性关节炎：15 mg/d，根据治疗后反应，剂量可减至 7.5 mg/d。骨关节炎：7.5 mg/d，如果需要，剂量可增至 15 mg/d。本品最大建议剂量为 15 mg/d。只限于成人使用。

塞来西布 胶囊剂：100 mg。骨关节炎：推荐剂量为 200 mg/次，1 次/d，口服。类风湿关节炎：推荐剂量为 100 mg/次或 200 mg/次，2 次/d。

尼美舒利 片剂：50 mg、100 mg。口服，0.05～0.1 g/次，2 次/d，餐后服用。最大单次剂量不超过 100 mg，疗程不能超过 15 d。

思考练习题

1. 常用解热镇痛抗炎药如何分类？每类各举一药名。

2. 阿司匹林的作用与用途是什么？

3. 解热镇痛药的共同作用有哪些？

4. 阿司匹林的不良反应有哪些？

第十八章　中枢兴奋药

🎯 **学习目标**

1. 掌握尼可刹米、洛贝林的药理作用，临床应用，不良反应及用药护理。
2. 熟悉咖啡因的药理作用、临床应用、不良反应及用药护理。
3. 了解其他中枢兴奋药的特点。

中枢兴奋药（central stimulants）是一类选择性兴奋中枢神经，提高功能活动的药物。根据其作用部位和功能可分为三类：①大脑皮质兴奋药，如咖啡因、哌醋甲酯等；②延髓呼吸中枢兴奋药，如尼可刹米、洛贝林、二甲弗林、贝美格等；③促大脑功能恢复药，如吡拉西坦、胞磷胆碱、甲氯芬酯、吡硫醇等。

第一节　大脑皮质兴奋药

咖啡因（caffeine，咖啡碱）

咖啡因为咖啡豆、茶叶中所含的生物碱，目前已人工合成。

【药理作用】　咖啡因通过拮抗抑制性神经递质腺苷产生中枢兴奋作用，是腺苷竞争性拮抗药。

（1）兴奋中枢神经。咖啡因小剂量（50 ~ 200 mg）可选择性兴奋大脑皮质，使人疲劳减轻、思维活跃、精神振奋、工作效率提高；较大剂量（250 ~ 500 mg）直接兴奋延髓呼吸中枢、血管运动中枢、迷走神经中枢，增加呼吸中枢对CO_2的敏感性，使呼吸加深加快，血压升高，在中枢处于抑制状态时作用更为明显。过量（> 800 mg）中毒时兴奋脊髓可导致惊厥。

（2）收缩脑血管。咖啡因对脑血管有收缩作用，可减少脑血管搏动的幅度，减轻头痛症状。

（3）其他。具有舒张支气管和胆道平滑肌及利尿、促进胃液分泌等作用。

【临床应用】　主要用于严重传染病及中枢抑制药过量所导致的呼吸及循环抑制。可配伍麦角胺治疗偏头痛，配伍解热镇痛药治疗一般性头痛。

【不良反应】　治疗量不良反应较少，但较大剂量可致激动、不安、失眠、心悸、头痛等症状，中毒时可致惊厥。咖啡因久用可产生耐受性和依赖性。婴幼儿高热不宜选用含咖啡因的复方解热镇痛药，以免诱发惊厥。消化性溃疡患者禁用。

哌醋甲酯（methylphenidate，利他林）

【药理作用】　中枢兴奋作用温和，能改善精神活动，解除轻度抑制，消除疲劳及睡意。较大剂量亦可引起惊厥。

【临床应用】

（1）小儿遗尿症。能兴奋大脑皮层，使患儿易被尿意唤醒。

（2）儿童多动综合征。可增强患儿注意力，改善患儿动作协调性和运动功能，提高学习成绩。

（3）其他。也可用于中枢抑制药中毒、轻度抑郁症和发作性睡病。

【不良反应】　治疗量时不良反应较少，偶有失眠、心悸、焦虑、厌食、口干等症状；大剂量时可使血压升高致眩晕、头痛等。久用可产生耐受性，可影响儿童生长发育。6 岁以下儿童、癫痫、高血压患者慎用。

匹莫林（pemoline）

匹莫林是新型中枢兴奋药，药理作用及临床应用与哌醋甲酯相似，应用于儿童多动症时效果不如哌醋甲酯。对心血管系统的影响较小。临床主要用于治疗发作性睡病、儿童多动综合征、轻度抑郁症。不良反应有失眠、眼球震颤、运动障碍、恶心、头昏、头痛。

第二节　延髓呼吸中枢兴奋药

尼可刹米（nikethamide，可拉明）

【药理作用】　治疗量可直接兴奋延髓呼吸中枢，也可刺激颈动脉体和主动脉体化学感受器，反射性兴奋呼吸中枢，提高呼吸中枢对 CO_2 的敏感性，使呼吸加深加快，中枢抑制状态时其作用更为明显。对呼吸中枢的兴奋作用温和，安全范围较大。但作用时间短暂，仅能维持 5 ~ 10 min，故常采用间歇反复静脉注射给药。

【临床应用】　各种原因引起的中枢性呼吸抑制，对肺心病引起的呼吸衰竭及吗啡中毒所引起的呼吸抑制效果较好，但对巴比妥类药物中毒解救效果较差。

【不良反应】　过量可致血压升高，心率加快，肌肉震颤及肌肉僵直、咳嗽、呕吐、出汗，甚至惊厥。若出现惊厥，可及时静脉注射地西泮或硫喷妥钠解救。

洛贝林（lobeline，山梗菜碱）

洛贝林是从山梗菜中提取的生物碱，是通过刺激颈动脉体和主动脉弓的化学感受器，反射性地兴奋延脑呼吸中枢起作用。其作用弱、快、短暂，仅维持数分钟，但安全范围大，不易致惊厥。

临床常用于治疗新生儿窒息、儿童感染性疾病所致的呼吸衰竭，药物中毒以及一氧化碳中毒窒息；也可用于治疗肺炎、白喉等传染病引起的呼吸衰竭。剂量过大可兴奋自主神经中枢而致心动过缓、传导阻滞、轻瘫、低温、低血压、昏迷等症状，也可引起惊厥。

二甲弗林（dimefline，回苏灵）

二甲弗林能直接兴奋呼吸中枢，作用比尼可刹米强 100 倍，但维持时间短，安全范围小。可显著改善呼吸，增加肺换气量，提高动脉血氧饱和度，降低血中 CO_2 分压。临床主要用于各

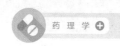

种原因引起的中枢性呼吸衰竭和中枢抑制药引起的呼吸抑制。

不良反应有恶心、呕吐、皮肤烧灼感等。过量易致惊厥、肌肉震颤。静脉给药需稀释后缓慢注射，并严密观察患者反应。肝、肾功能不全者及妊娠期妇女禁用。

贝美格（bemegride，美解眠）

贝美格可直接兴奋呼吸中枢，作用迅速、明显，维持时间短，安全范围小。可用作巴比妥类药物中毒解救的辅助用药、静脉全麻药物的催醒剂。用量过大或注射过快可致恶心、呕吐、肌肉抽搐、腱反射增强，也可引起惊厥。迟发性毒性反应有情绪不安、精神错乱、幻视等。

第三节　促大脑功能恢复药

吡拉西坦（piracetam，脑复康）

吡拉西坦系GABA的衍生物，能促进大脑对葡萄糖、氨基酸的利用，增进线粒体内ATP的合成，具有激活、保护和修复脑细胞的作用，能促进正发育的儿童大脑及智力的发展。既可用于治疗阿尔茨海默病、脑动脉硬化症、脑外伤及中毒等所致的记忆、思维障碍，也可用于治疗儿童智力低下。偶见荨麻疹、失眠、头晕、食欲低下等不良反应，停药后可自行消失。禁用于妊娠期妇女及新生儿。

胞磷胆碱（citicoline）

胞磷胆碱能增加脑部血流量和氧的消耗，对改善脑组织代谢、促进大脑功能恢复和苏醒有一定作用。临床主要用于急性颅脑外伤和脑手术所引起的意识障碍。颅内出血急性期不宜应用。

甲氯芬酯（meclofenoxate，氯酯醒，遗尿丁）

甲氯芬酯主要兴奋大脑皮层，能促进脑细胞代谢，增加葡萄糖的利用。作用缓慢，需反复用药。对中枢抑制状态有兴奋作用，恢复受抑制中枢神经功能。临床主要用于治疗颅脑外伤后昏迷，脑动脉硬化及中毒所致意识障碍、阿尔茨海默病、某些中枢和周围神经症状、儿童精神迟钝、新生儿缺氧、小儿遗尿、老年性精神病、酒精中毒等。不良反应少见，偶可引起兴奋或急倦。禁用于有过度兴奋及锥体外系症状的患者。

吡硫醇（pyritinol）

吡硫醇为吡多醇衍生物，可增加脑血流量，改善脑的生物活动，促进脑细胞对葡萄糖的摄取、氨基酸代谢，影响某些神经递质的合成。用于治疗阿尔茨海默病、各种脑血管病性痴呆及脑外伤后遗症等。

常用制剂与用法

苯甲酸钠咖啡因　注射剂：0.25 g（1 mL）、0.5 g（2 mL）。0.25～0.5 g/次，皮下或肌内注射。

匹莫林　片剂：20 mg。轻度脑功能失调：口服，每日晨服20 mg/次，一般剂量不超过60 mg。

尼可刹米　注射剂：250 mg（1 mL）、375 mg（1.5 mL）、500 mg（2 mL）。250 ~ 500 mg/次，皮下、肌内或静脉注射，必要时每 1 ~ 2 h 重复一次，或与其他中枢兴奋药交替使用。极量：1.25 g/次。

二甲弗林　片剂：8 mg，8 ~ 16 mg/次，2 ~ 3 次/d。注射剂：8 mg（2 mL）。肌内注射：8 mg/次。静脉注射：8 ~ 16 mg/次，以葡萄糖溶液稀释后缓慢注射。重症患者：16 ~ 32 mg/次，用生理盐水稀释后静脉滴注。

洛贝林　注射剂：3 mg（1 mL）、10 mg（1 mL）。3 ~ 10 mg/次，儿童 1 ~ 3 mg/次，皮下或肌内注射。极量：20 mg/次，50 mg/d。必要时可 3 mg/次（儿童 0.3 ~ 3 mg/次）缓慢静脉注射，间隔 30 min 可重复一次。抢救新生儿窒息可用 3 mg 自脐静脉注射。

贝美格　注射剂：50 mg（20 mL）。静脉滴注，用 5% 葡萄糖液稀释后，每 3 ~ 5 min 静脉滴注 50 mg，至病情改善或出现毒性症状为止。

吡拉西坦　片剂：0.2 g、0.4 g。0.4 ~ 0.8 g/次，2 ~ 3 次/d。

胞磷胆碱　注射剂：0.25 mg（2 mL）。一次 0.5 ~ 1.0 g 加入 5% 或者 10% 葡萄糖注射液 500 mL 中静脉滴注，1 次/d，5 ~ 10 d 为一疗程，也可用 25% 葡萄糖注射液 20 mL 稀释后缓慢注射。

甲氯芬酯　胶囊剂：100 mg。100 ~ 200 mg/次，3 次/d，至少服 1 周。成人昏迷状态，250 mg/次，每 2 h 肌内注射 1 次。

吡硫醇　片剂：100 mg、200 mg。糖浆剂：10 mg（1 mL）。注射剂：100 mg、200 mg。口服，成人片剂 100 ~ 200 mg/次，糖浆剂 10 ~ 20 mL/次，3 次/d；儿童糖浆剂 50 ~ 100 mg/次，3 次/d。静脉滴注，200 ~ 400 mg/次，1 次/d。

思考练习题

1. 归纳延髓呼吸中枢兴奋药的共同特点，并简述其用药护理原则。
2. 中枢兴奋药过量或给药过快可导致何种情况？如何处理？

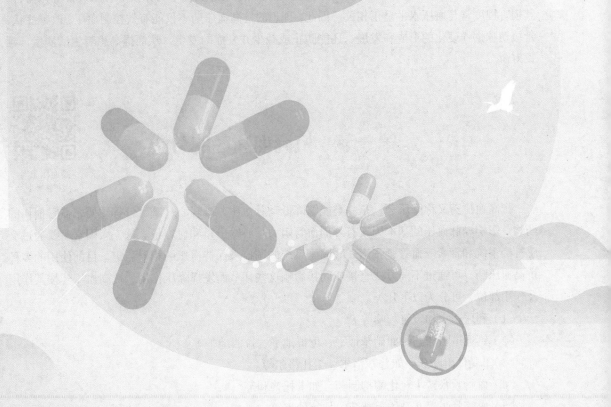

第四篇

心血管系统药理

第十九章　抗高血压药

⊙ **学习目标**

1. 掌握常用抗高血压药的药理作用、临床应用、主要不良反应及用药护理。
2. 熟悉抗高血压药的合理应用原则。
3. 了解其他抗高血压药物的作用特点、临床应用和不良反应。

　　根据世界卫生组织（World Health Organization，WHO）与国际高血压学会制定的标准，在未服抗高血压药的情况下，收缩压 ≥ 140 mmHg（18.7 kPa），或舒张压 ≥ 90 mmHg（12.0 kPa），即为高血压。高血压按其发病原因，可分为原发性高血压和继发性高血压。原发性高血压占 90% ~ 95%，其发病原因及机制尚未阐明；继发性高血压，有明确而独立的病因，常由某些疾病如肾动脉狭窄、肾实质病变及嗜铬细胞瘤等引起。流行病学调查表明，长期血压升高是多种心血管疾病的重要危险因素，高血压在持续进展的过程中可累及心、脑、肾等靶器官，其损害程度常与血压水平呈正相关。因此，理想的抗高血压药不仅能有效控制血压，改善症状，延缓动脉粥样硬化的形成和发展，还能防止或减少并发症的发生，从而提高患者生活质量，延长寿命。

第一节　抗高血压药的分类

高血压患者
注意事项

　　抗高血压药又称降压药，是一类能够降低动脉血压，减轻心、脑、肾等重要靶器官损伤的药物。影响动脉血压的基本因素有外周血管阻力、心输出量和血容量。这三大因素主要通过交感神经系统和肾素—血管紧张素—醛固酮系统的调控来保持血压的相对稳定。目前使用的多种抗高血压药，可通过不同方式直接或间接影响这些环节而发挥降压作用。抗高血压药按其作用及作用部位，可分为以下几类。

（1）利尿药。如氢氯噻嗪等。

（2）钙通道阻滞药。如硝苯地平、尼群地平、拉西地平等。

（3）β受体阻断药。如普萘洛尔、美托洛尔等。

（4）血管紧张素 I 转化酶抑制药。如卡托普利等。

（5）血管紧张素 II 受体阻断药。如氯沙坦等。

（6）其他抗高血压药。①中枢性降压药，如可乐定等。②神经节阻断药，如美卡拉明等。

③去甲肾上腺素能神经末梢阻滞药，如利血平、胍乙啶等。④α受体阻断药，如哌唑嗪、多沙唑嗪等。⑤血管平滑肌扩张药，如肼屈嗪、硝普钠等。

第二节　常用抗高血压药

目前，我国临床常用的抗高血压药包括利尿药、钙通道阻滞药、β受体阻断药、血管紧张素Ⅰ转化酶抑制药、血管紧张素Ⅱ受体阻断药，这些药物被称为一线抗高血压药或常用抗高血压药。其他抗高血压药较少单独应用。

利尿药是世界卫生组织推荐的一线降压药，是治疗高血压的基础药物，包括高、中、低效能利尿药。临床常用药物为噻嗪类，其中以氢氯噻嗪最常用。

氢氯噻嗪（hydrochlorothiazide，双氢克尿噻，双克）

【药理作用】　降压作用确切、温和、持久，对卧位和立位血压均能降低，长期应用无明显耐受性。目前认为，用药初期排钠利尿使细胞外液及血容量减少是利尿药初期的降压机制；在连续用药 2～4 周后，由于排钠作用，小动脉壁细胞内 Na^+ 浓度降低，通过 Na^+–Ca^{2+} 交换机制，使血管平滑肌细胞内 Ca^{2+} 浓度降低。降低血管平滑肌对去甲肾上腺素等缩血管物质的反应性，诱导动脉壁产生扩血管物质，如激肽、前列腺素等，导致外周血管扩张、血压下降。

【临床应用】　单独应用可治疗轻度高血压。作为基础降压药，可与其他抗高血压药合用治疗中、重度高血压，并能防止其他抗高血压药引起的水钠潴留。适度限制钠盐的摄入，能增强本药的降压疗效。

【不良反应】　电解质紊乱，如低血钾、低血钠、低血镁，尤其以低血钾最常见，应注意补钾，或与保钾利尿药合用。可致高血糖、高血脂及高尿酸血症，痛风及糖尿病患者慎用。过敏反应如皮疹、荨麻疹等较为少见。

吲达帕胺（indapamide，寿比山）

吲达帕胺为非噻嗪类吲哚啉衍生物，具有利尿与钙通道阻滞作用。口服吸收完全，主要经肝脏代谢。

【药理作用】　本药具有利尿和钙拮抗双重作用。其降压特征为：①不减少肾血流量；②无体位性低血压；③不良反应少，对糖、脂代谢无明显影响。

【临床应用】　适用于治疗轻、中度高血压，尤其是伴有肾功能不全、糖尿病及高脂血症者的高血压患者。长期应用可减轻或逆转心室重构。

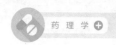

【不良反应】 偶有失眠、头痛、疲劳、眩晕、腹泻、皮疹等反应。长期应用可导致低血钾和尿酸增高。严重肝、肾功能不全者禁用。

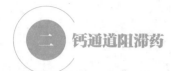
二 钙通道阻滞药

钙通道阻滞药又称钙拮抗药，可选择性阻滞电压依赖性钙通道，抑制细胞外 Ca^{2+} 的内流，降低细胞内 Ca^{2+} 浓度，导致小动脉平滑肌松弛、血管扩张，产生降压作用。降压的同时不减少重要器官的血流量，不引起脂质代谢失常及葡萄糖耐受性的改变。

钙通道阻滞药根据化学结构可分为二氢吡啶类和非二氢吡啶类，均具有一定的降压作用，还能逆转高血压所致的左心室肥厚。其中，前者对血管作用强，对心脏作用较弱，常用于抗高血压的药物有硝苯地平、尼群地平、氨氯地平等；后者包括维拉帕米、地尔硫草等，对心脏和血管均有作用，但对血管作用较弱。

硝苯地平（nifedipine，心痛定）

【体内过程】 口服易吸收，1～2 h 作用达高峰，持续 6～8 h。舌下含服 5 min 后显效。静脉注射 10 min 可使血压下降 21%～26%。主要在肝脏内代谢，少量原形药物经肾脏排泄。

【药理作用】 通过抑制细胞外 Ca^{2+} 的内流，使血管平滑肌松弛，血压下降。能扩张冠状动脉及外周血管，尤其是对痉挛的冠脉扩张作用明显。降压作用显著，但不减少冠脉、肾、脑血流量。降压时可伴有反射性心率加快，心输出量增加，血浆肾素活性增高。

【临床应用】 可用于治疗轻、中、重度高血压，可单独使用，也可与利尿药、β受体阻断药、血管紧张素转化酶抑制药合用，以增强疗效，减少不良反应。目前主张使用硝苯地平控释剂或缓释剂，一次给药可持续 24 h，血药浓度波动小，可降低不良反应的发生率，减少血药浓度波动，延长作用时间，减少用药次数。

【不良反应】 一般较轻，常见面部潮红、头痛、眩晕、心悸、踝部水肿等。短效制剂有可能加重心肌缺血症状，长期大剂量应用能提高心源性猝死率，伴有心肌缺血的高血压患者慎用。

尼群地平（nitredipine）

尼群地平选择性抑制血管平滑肌细胞 Ca^{2+} 的内流，对血管平滑肌松弛作用较硝苯地平强，降压作用温和、持久。临床适用于各型高血压，对高血压伴心绞痛者疗效佳。与利尿药或β受体阻断药合用可增强疗效。不良反应与硝苯地平相似，肝功能不全者慎用或减量。

非洛地平（felodipine，费乐地平）

非洛地平对冠状动脉及外周血管均有扩张作用。可增加冠状动脉窦的血流量，降低全身及冠状血管阻力，从而使血压下降。

拉西地平（lacidipine，乐息平）

拉西地平为第三代钙通道阻滞药，具有降压作用缓慢、持久、不增高交感神经活性等特点。对血管选择性高，扩张冠状动脉作用明显，不易引起反射性心率加快和心输出量增加，临床用于治疗各型高血压，主张使用缓释或控释制剂，每日口服 1 次，可减轻血压波动造成的器官损伤。不良反应有头痛、皮肤潮红、水肿、眩晕和心悸等。

氨氯地平（amlodipine，络活喜）

氨氯地平为第三代钙通道阻滞药，具有高度的血管选择性，降压作用平稳而持久，极少出现反射性心率加快。口服吸收好，生物利用度高，$t_{1/2}$ 长达 40 ~ 50 h，每日只需服药 1 次，降压作用可维持 24 h。用药期间血药浓度较稳定，血压波动小，用于治疗各型高血压，并能减轻或逆转左心室肥厚。不良反应与硝苯地平相似，但发生率低，价格较贵。

三 β受体阻断药

β受体阻断药除用于治疗心绞痛、心律失常外，也是治疗高血压的常用药物，主要有普萘洛尔、美托洛尔、阿替洛尔、拉贝洛尔等。

普萘洛尔（propranolol，心得安）

【体内过程】 口服吸收完全，首关消除明显，生物利用度为 25%，个体差异大，$t_{1/2}$ 约为 4 h。

【药理作用】 普萘洛尔为非选择性β受体阻断药。降压疗效的具体机制尚未完全阐明，目前认为与减少心输出量、抑制肾素分泌、降低外周交感神经活性等有关。降压作用缓慢而持久，连续应用 2 ~ 3 周后，收缩压可下降 15% ~ 20%，舒张压下降 10% ~ 15%，对立、卧位降压作用相同。长期应用不易产生耐受性，合用利尿药作用更显著。

【临床应用】 适用于治疗轻、中度高血压。对伴有心输出量或血浆肾素活性增高者以及伴有心动过速、冠心病、脑血管病变的高血压患者疗效较好，尤其适用于伴有心绞痛的高血压患者。

【不良反应】 该类药物长期使用不能突然停药，以免诱发或加重心绞痛，停药前 10 ~ 14 d 宜逐步减量。禁用于支气管哮喘、严重左心室衰竭及重度房室传导阻滞者。

拉贝洛尔（labetalol）

【药理作用】 拉贝洛尔能同时阻断α和β受体。阻断β受体的作用较阻断α_1受体的作用强，对α_2受体无作用。其降压机制主要是通过阻断α_1、β受体，降低外周血管阻力。

【临床应用】 适用于治疗各种程度的高血压患者。静脉注射可以治疗高血压危象、妊娠期高血压、嗜铬细胞瘤、麻醉或手术时高血压。

【不良反应】 该药收缩支气管作用较普萘洛尔轻，但仍可诱发支气管哮喘。由于α_1受体阻断作用，可产生体位性低血压。其他还有胃肠道反应、头痛、乏力、皮疹和过敏反应。儿童、孕妇、脑溢血患者禁止静脉注射给药。

卡维地洛（carvedilol）

卡维地洛为α和β受体阻断药，阻断β受体的同时具有扩张血管的作用。口服首关消除显著，生物利用度为 22%，疗效可维持 24 h。临床应用于治疗轻度、中度高血压或伴有肾功能不全、糖尿病的高血压患者。不良反应与普萘洛尔相似，但不影响血脂代谢。

美托洛尔（metoprolol）**和阿替洛尔**（atenolol）

美托洛尔和阿替洛尔为选择性β_1受体阻滞药，对心脏β_1受体有较大选择性，而对支气管的β_2受体影响较小，降压作用持续时间较长，每日服用 1 ~ 2 次，作用优于普萘洛尔。

四 血管紧张素 I 转化酶抑制药

肾素—血管紧张素—醛固酮系统（RASS）具有广泛的生理作用，由肾素、血管紧张素及其受体构成，参与机体血压调节及体液的平衡，在高血压的形成机制中具有重要作用。该系统中的血管紧张素 II（Ang II）是最关键的产物，通过作用于血管紧张素受体，具有广泛的调节心血管系统的作用。Ang II 受体（AT）有两种亚型，即 AT_1 和 AT_2 受体。AT_1 兴奋时可强烈收缩血管、刺激肾上腺皮质分泌醛固酮，导致水钠潴留，AT_1 还有生长激素样作用，促进心血管重构如左室肥厚和管壁增厚，最终导致血压增高。AT_2 主要分布在肾上腺髓质，生理作用尚未完全明了，可能与抑制生长和抗增殖作用有关，如图 19-1 所示。

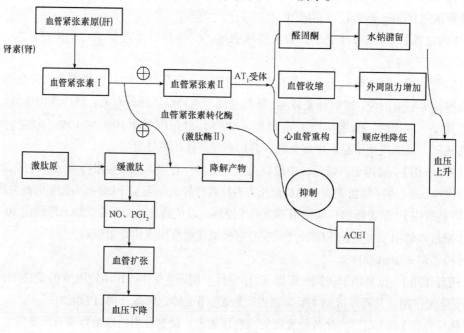

图 19-1 血管紧张素 I 转化酶抑制药作用机制

血管紧张素 I 转化酶抑制药（ACEI）通过抑制血管紧张素转化酶（ACE）活性，减少 Ang II 生成，并抑制激肽酶减少缓激肽的降解，扩张血管，缓解或逆转心血管重构，发挥降低血压作用。卡托普利是第一个口服有效的 ACEI。近年来又合成了 10 余种高效、长效且不良反应较少的 ACEI。该类药物具有以下特点：①降压时不伴有反射性心率加快症状，对心输出量没有明显影响；②可防止和逆转高血压患者血管壁的增厚和心肌增生肥大，发挥直接或间接的心脏保护作用，同时改善高血压患者的生活质量，降低死亡率；③能扩张肾血管，增加肾血流量；④能改善胰岛素抵抗，不引起电解质紊乱和脂质代谢改变；⑤不引起水钠潴留；⑥久用不易产生耐受性。

卡托普利（captopril，巯甲丙脯酸，开博通）

【体内过程】 口服 15 ~ 30 min 血压开始下降，1 ~ 1.5 h 达降压高峰，降压持续 6 ~ 8 h，剂量超过25 mg时可延长作用时间。生物利用度约70%，食物可减少其吸收，宜在饭前1 h空腹服用。部分在肝脏代谢，大约40%以原形经肾脏排泄。乳汁中有少量分泌，不易透过血—脑屏障。

【药理作用】　卡托普利具有中等强度的降压作用，通过抑制ACE，降低循环与血管组织的RAS活性，减少Ang Ⅱ的生成和升高缓激肽水平而发挥降压作用，其降压机制主要涉及：①抑制ACEI，减少Ang Ⅱ形成，舒张动脉及静脉，从而降低外周阻力，并可防止或逆转高血压患者的血管与心肌构型重建；②抑制Ang Ⅱ生成的同时，可减少醛固酮分泌，促进水、钠排出，减轻水钠潴留；③抑制ACE，可减少缓激肽降解，升高缓激肽水平，进而促进一氧化氮（NO）及前列环素（PGI_2）的生成，产生扩张血管效应。

【临床应用】　用于治疗各型高血压，对原发性高血压和肾性高血压均有效，对血浆肾素活性高者疗效较好，尤其适用于合并有糖尿病、左心室肥厚、心力衰竭、心肌梗死的高血压患者。单用可用于轻、中度高血压，对于重度及顽固性高血压可与利尿药及β受体阻滞药合用增强疗效。

【不良反应】

（1）低血压。宜从小剂量开始。

（2）刺激性干咳。该反应是最常见的不良反应，多见于用药开始几周内，停药后可自行消失。

（3）高血钾。伴有肾功能不全或与保钾利尿药合用时易出现。

（4）久用可致血锌降低。从而引起皮疹、味觉、嗅觉丧失，脱发等。补锌可以减轻。

禁用于伴有双侧肾动脉狭窄、高血钾及妊娠初期患者。

依那普利（enalapril，恩那普利）

依那普利是第二代强效ACEI，作用机制与卡托普利相似，但抑制ACE的作用较卡托普利强10倍，降压作用强而持久，对心功能的有益影响优于卡托普利。临床主要用于高血压，因其不含—SH基团，无青霉胺样反应（皮疹、嗜酸性粒细胞增多）。其他不良反应与卡托普利相似。

培哚普利（perindopril）

培哚普利与卡托普利相似，作用强、持久、平稳，可用于各型高血压。还有明显抗动脉粥样硬化作用，能逆转心室重构。

贝那普利（benazepril）

贝那普利是一种长效ACEI。与卡托普利、依那普利比较，对心、肺、肾、血管组织中ACE的抑制效果明显。临床可用于各型高血压及充血性心力衰竭的治疗，很少或不伴有体位性血压变化。对肾功能有较好的保护作用。

 五　血管紧张素Ⅱ受体阻断药

血管紧张素Ⅱ受体（AT_1受体）阻断药主要阻断AT_1受体，可直接阻断Ang Ⅱ的缩血管作用而降压，与ACEI比较选择性更强，不良反应少。常用药有氯沙坦（losartan，洛沙坦）、缬沙

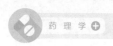

坦（valsartan）、厄贝沙坦（irbesartan）等。

氯沙坦

【体内过程】 口服吸收迅速，首关消除明显，生物利用度约为33%，达峰时间约为1 h，$t_{1/2}$为2 h。部分经肝脏代谢转变为活性更强、$t_{1/2}$为6～9 h的代谢产物。每日服药1次，降压作用可持续24 h。

【药理作用】 氯沙坦能特异性与AT_1受体结合，阻断Ang Ⅱ引起的血管收缩，使血压降低；能防止或逆转血管与心肌构型重建。降压的同时能增加肾血流量和肾小球滤过率，减轻蛋白尿。长期应用具有促进尿酸、尿素排泄作用。

【临床应用】 可用于治疗各型高血压，主要用于不能耐受ACEI所致干咳的高血压患者。

【不良反应】 较ACEI少，常见头痛、眩晕、高血钾和与剂量相关的体位性低血压。孕妇及哺乳期妇女禁用。

第三节　其他抗高血压药

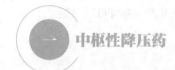

一　中枢性降压药

可乐定（clonidine）

【药理作用】 降压作用中等偏强。主要通过激动延髓腹外侧区的I_1咪唑啉受体，使外周交感张力降低；并可激动外周交感神经突触前膜的α_2受体及其相邻的咪唑啉受体，负反馈抑制去甲肾上腺素的释放，使血压下降。

【临床应用】 用于中度高血压，尤其适用于兼有溃疡病及肾性高血压患者。还可用于偏头痛以及镇痛药成瘾者的戒毒治疗。一般口服用药，重度高血压宜静脉注射。

【不良反应】 常见口干、嗜睡和便秘，另外有头痛、眩晕、腮腺肿痛、鼻黏膜干燥、阳痿、抑郁、浮肿、体重增加和心动过缓等。久用可致水钠潴留，合用利尿药可减轻。长期用药后宜逐渐减量，以防出现停药反应（表现为血压骤升、心悸、兴奋、震颤等）。

莫索尼定（moxonidine）

莫索尼定为第二代中枢性降压药。口服易吸收，$t_{1/2}$为12 h，临床适用于轻、中度高血压。不良反应少见，可见口干、嗜睡。

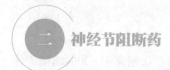

二　神经节阻断药

代表药物有樟磺咪芬（trimethaphan，阿方那特）及美卡拉明（mecamylamine，美加明）。

本类药物通过同时阻断交感神经节和副交感神经节而产生快速、强大的降血压作用，但不良反应多而且严重，还易发生耐受性，目前已基本不用，仅偶尔用于其他降压药无效的高血压危象以及外科手术中的控制性降压，以减少术中出血。

三　去甲肾上腺素能神经末梢阻滞药

该类药物主要通过抑制交感神经末梢摄取去甲肾上腺素和多巴胺，耗竭递质而产生降压作用，如利血平（reserpine）及胍乙啶（guanethidine）。这类药物的不良反应多，长期应用可致抑郁、消化性溃疡，目前已不单独使用，仅作为一些传统抗高血压药复方制剂的成分之一。此外，该类药物还是研究交感神经活动的重要工具药。

四　α受体阻断药

哌唑嗪（prazosin）

【体内过程】　口服易吸收，2 h内血药浓度达峰值，生物利用度60%，$t_{1/2}$为2.5～4 h，主要在肝脏代谢。

【药理作用】　降压作用较强、较快。选择性阻断血管平滑肌上α_1受体，舒张小动脉和小静脉，产生中等偏强的降压作用。其作用特点是降压时对心率、心输出量、肾血流量和肾小球滤过率无明显影响，不增加肾素分泌。长期应用能降低血清总胆固醇、低密度脂蛋白和极低密度脂蛋白，升高高密度脂蛋白。亦能改善前列腺增生患者的排尿困难症状。

【临床应用】　适用于轻、中度高血压。对合并有肾功能不全、心功能不全、高脂血症或前列腺肥大的患者尤为适用。重度高血压需合用利尿药或β受体阻断药。

【不良反应】　一般有眩晕、疲乏、鼻塞、口干、尿频、头痛、嗜睡及胃肠道反应等不良反应。部分患者首次用哌唑嗪（2 mg以上）可致严重的直立性低血压、昏厥、心悸等首剂现象，用药数次后这种现象可消失。应在临睡前服用，首次剂量减为0.5 mg，可避免其发生。慎用于精神病患者，以及机械性梗阻引起的心力衰竭、心绞痛患者。

特拉唑嗪（terazosin）

特拉唑嗪对α_1受体有高度选择性，特点是$t_{1/2}$较长，约为12 h，每日给药1次即可。对血脂异常和前列腺肥大的老年人也可产生有利影响。

多沙唑嗪（doxazosin）

多沙唑嗪是一种长效α_1受体阻断药，可扩张血管、降低外周阻力，降压作用良好，$t_{1/2}$约为11 h。不良反应可见头晕、头痛、倦怠不适。

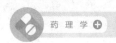

五 血管平滑肌扩张药

（一）直接扩张血管药

肼屈嗪（hydralazine）

【药理作用】 通过直接扩张小动脉平滑肌，降低外周阻力和血压。降压作用快而较强，口服后 20 ~ 30 min 显效。一次给药维持 6 h。降压的同时能反射性兴奋交感神经，加快心率，增加心输出量，还伴有血浆肾素活性增高及水钠潴留，使降压作用减弱。与β受体阻断药、利尿药合用可增强疗效，拮抗其不良反应。

【临床应用】 可用于中、重度高血压。较少单独使用，仅在常用降压药无效时加用。

【不良反应】 有头痛、面红、低血压、心动过速，严重者可诱发心绞痛和心力衰竭，多与血管扩张有关。大剂量（超过 200 mg）长期应用可引起风湿样关节炎或红斑狼疮样综合征，一旦发生，应停药并用皮质激素治疗。绝大多数患者停药后可自行痊愈。冠心病、心绞痛、心动过速者禁用。

硝普钠（sodium nitroprusside，亚硝基铁氰化钠）

硝普钠口服不吸收，需避光静脉滴注给药，30 s 内起效，2 min 达最大降压效应。配制好的溶液放置于室温中 4 h 易产生氰化物和硫氰化物等代谢产物，故使用时应新鲜配制并避光。

硝普钠通过激活鸟苷酸环化酶，促进 cGMP 的生成，产生强大的血管扩张作用，降低血压。高血压急症的首选药主要用于高血压危象、恶性高血压、高血压脑病等，也用于难治性心衰及麻醉时控制性降压。不良反应可见恶心、呕吐、出汗、头痛、心悸、不安、肌肉痉挛以及甲状腺功能减低等。

（二）钾通道开放药

钾通道开放药又称钾通道激活药，是一类新型的血管扩张药，主要有米诺地尔（minoxidil）、吡那地尔（pinacidil）、尼可地尔（nicorandil）等。该类药物通过激活血管平滑肌细胞膜钾通道，使 K^+ 外流增加，细胞膜超极化而产生平滑肌舒张作用。

吡那地尔（pinacidil）

【药理作用】 直接扩张小动脉，使收缩压和舒张压均下降，降压作用较哌唑嗪强而持久。

【临床应用】 主要用于轻、中度高血压。与利尿药和β受体阻断药合用可提高疗效，减轻水钠潴留及心悸等不良反应。

【不良反应】 常见不良反应为水钠潴留、头痛、嗜睡、乏力、心悸、体位性低血压、颜面潮红及多毛症等。

第四节 抗高血压药的用药原则

一 有效治疗与终身治疗，保护靶器官

高血压是由众多因素引起的处于不断进展状态的心血管综合征，应早期治疗，长期不间断治疗。其药物治疗的最终目标不仅仅是单纯地降低血压，将血压有效控制在 138 / 83 mmHg（18.4 / 11.1 kPa），还要最大限度地降低高血压引起的心血管并发症，逆转靶器官的损害，维持和改善患者的生活质量，降低心血管的发病率和病残率，延长患者生命。高血压病因不明，无法根治，需要终身治疗。

二 平稳降压

国内外研究证明，血压不稳定可导致器官损伤。血压在 24 h 内存在自发性波动，这种自发性波动称为血压波动性。在血压水平相同的高血压患者中，血压波动性高者，靶器官损害严重。因此，应在白昼及夜间稳定降压，辅用动态血压方法监测。提倡使用 24 h 有效的长效药物。

三 根据高血压程度选用药物

轻度高血压一般先不用药物治疗，可采取低盐、低脂肪饮食，戒烟限酒，适度运动和控制体重等措施。采取这些措施血压未能控制时，再开始药物治疗。一般可首先选用氢氯噻嗪、卡托普利、硝苯地平等其中一种进行治疗。中度高血压患者可选氢氯噻嗪与β受体阻断药、可乐定、哌唑嗪中的一种联用。重度高血压患者，采用联合用药，如氢氯噻嗪＋钙通道阻滞药＋β受体阻断药。疗效不满意时可改用或加用降压作用较强的直接血管扩张药、中枢性降压药如胍乙啶等。高血压危象及高血压脑病，宜采用静脉滴注或肌内注射快速起效的药物，如硝普钠。

四 根据患者特点及并发症选药

伴有心力衰竭、心脏扩大者宜选用氢氯噻嗪、卡托普利、硝苯地平等，不宜用β受体阻断药；伴有肾功能不全者宜选用卡托普利、硝苯地平、α-甲基多巴等；伴有窦性心动过速者，年

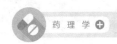

龄在50岁以下者宜用美托洛尔等β受体阻断药；伴有消化性溃疡者，宜用可乐定，禁用利血平；伴有糖尿病或痛风者不宜用噻嗪类利尿药；伴有支气管哮喘者不宜用β受体阻断药。

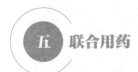

五　联合用药

抗高血压药物种类颇多，根据患者病情的需要，不同机制的药物联合应用多数能起协同作用，减少用药剂量，不良反应减轻。常用联合用药方法：①钙通道阻滞药＋β受体阻断药；②ACEI或AT_1受体阻断药＋利尿药；③ACEI或AT_1受体阻断药＋钙通道阻滞药；④钙通道阻滞药＋利尿药。如抗高血压药二联仍未达到有效治疗效果，可考虑三联药物组合：①钙通道阻滞药＋β受体阻断药＋利尿药；②ACEI或AT_1受体阻断药＋利尿药＋钙通道阻滞药；③利尿药＋β受体阻断药＋α_1受体阻断药。

六　个体化治疗

不同患者或同一患者在不同病程阶段所需药物和剂量不同。应坚持"最好疗效，最小不良反应"的原则，根据患者的年龄、性别、种族，同时患有的疾病和接受的治疗等情况制订治疗方案。使治疗个体化，让患者得到最佳的治疗效果。

第五节　抗高血压药的用药护理

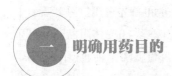

一　明确用药目的

通过用药治疗使高血压患者血压降到正常水平或接近正常水平，预防或减少并发症。

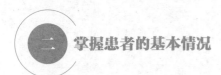

二　掌握患者的基本情况

询问患者是否用过降压药，及降压药的种类、剂量、时间和用法、治疗效果及有无不良反应等，是否有药物禁忌证。

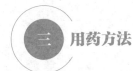 **用药方法**

慢性高血压患者一般口服给药，应在固定时间服用，为达到平稳、持久的降压效果，目前提倡选用24 h长效制剂。注射用药应用于高血压危象等特殊情况。高血压患者以每天上午9～11时，下午3～6时的血压最高。将服药时间定于血压自然波动的两个高峰期前半小时，可更有效地控制血压升高。轻度高血压患者忌睡前服药；中、重度患者应入睡前3～4 h服药，且只能服白天用量的1/3。

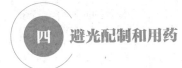 **避光配制和用药**

硝普钠遇光易破坏，故静脉滴注的药液应避光和新鲜配制；盐酸普萘洛尔、拉贝洛尔也应遮光密闭保存。

五　用药时间

用药期间应每天在固定时间、条件下测量血压，不要连续多次测量。血压应平稳下降至正常范围。

六　不良反应

注意各类药物的不良反应：β受体阻断药应注意心脏抑制、诱发支气管哮喘、高血糖和高血脂等不良反应；噻嗪类利尿药应注意补钾，防止低钾血症；ACEI有咳嗽、乏力等不良反应；钙通道阻滞药硝苯地平有头痛、面红、下肢浮肿等不良反应。认真观察患者的自觉症状、体力和精神状态是否得到改善。监测降压效果，出现异常立即报告医生，并及时处理。

 **用药禁忌**

用药期间切忌突然停药，以免出现血压反跳性升高或高血压危象。伴有消化道刺激症状的药物，宜餐中或餐后服用。注意预防低血压反应及直立性低血压。对有头痛、头晕的患者，让患者卧床休息，并嘱咐患者缓慢改变体位，防跌倒摔伤；饭后勿立即洗澡，洗澡水不宜过热；

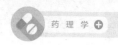

服药从小剂量开始，勿过久站立及过快改变体位。

 **健康指导**

对患者做抗高血压病的健康指导工作。向患者宣传高血压防治知识，解释高血压病长期规律治疗的重要性；不可随意增减剂量，不可漏服、补服或突然停服药物。教会患者做好用药自我监护，每天测量血压，了解自己血压的变化，判断药物的疗效。

常用制剂与用法

氢氯噻嗪　片剂：10 mg、25 mg。口服，12.5 ～ 25 mg/次，2 次/d，见效后酌减，给维持量。

吲达帕胺　片剂：2.5 mg。口服，2.5 mg/次，1 次/d。

硝苯地平　片剂：5 mg、10 mg。口服或舌下含服，5 ～ 10 mg/次，3 次/d。

尼群地平　片剂：10 mg、20 mg。口服，10 mg/次，3 次/d。

拉西地平　片剂：4 mg。口服，成人起始剂量为 4 mg/次，1 次/d，在早晨服用较好。饭前饭后均可。如需要 3 ～ 4 周可增加至 6 mg、8 mg，1 次/d。

氨氯地平　片剂：5 mg。口服，5 ～ 10 mg/次，1 次/d。

盐酸普萘洛尔　片剂：10 mg。口服，10 ～ 20 mg/次，3 次/d。以后根据病情每周可增加剂量 10 ～ 20 mg，剂量一般不超过 100 mg/d，个别达到 120 mg/d。

美托洛尔　片剂：50 mg、100 mg。口服，50 ～ 100 mg/次，2 ～ 3 次/d。

阿替洛尔　片剂：25 mg、50 mg、100 mg。口服，50 ～ 100 mg/次，1 次/d。

拉贝洛尔　片剂：100 mg、200 mg。口服，100 ～ 200 mg/次，疗效不佳时可增至 200 mg/次，3 ～ 4 次/d。

卡托普利　片剂：25 mg、50 mg、100 mg。口服，开始 25 mg/次，渐增至 50 mg/次，2 ～ 3 次/d，饭前服用。最大剂量为 450 mg/d。

马来酸依那普利　片剂：2.5 mg、5 mg。口服，开始 2.5 ～ 5 mg/次，渐增至 5 ～ 40 mg/次，分 1 ～ 2 次服用。

氯沙坦　片剂：25 mg、50 mg。口服，25 mg/次，2 次/d。

缬沙坦　胶囊剂：80 mg、160 mg。口服，80 mg/次，1 次/d。

盐酸哌唑嗪　片剂：1 mg、2 mg。口服，开始 1 mg/次，2 ～ 3 次/d，逐渐增至 6 ～ 15 mg/d。

盐酸可乐定　片剂：0.075 mg、0.15 mg。口服，0.075 ～ 0.15 mg/次，3 次/d，根据病情可适当逐渐增量。注射剂：0.15 mg。0.15 ～ 0.3 mg/次，必要时 6 h 重复一次。

盐酸肼屈嗪　片剂：10 mg、25 mg。口服，10 ～ 25 mg/次，3 次/d。

硝普钠　注射剂：50 mg。50 ～ 100 mg/次，临用时以 5% 葡萄糖溶液 2 ～ 3 mL 溶解后再用同一溶液 500 mL 稀释缓慢静脉滴注（容器避光），速度每分钟不超过 3 μg/kg。配制时间超过 4 h 的溶液不宜使用。

米诺地尔　片剂：2.5 mg。口服，2.5 mg/次，2 次/d，逐渐增至 5 ～ 10 mg/次，2 次/d。

思考练习题

1. 简述抗高血压药的分类，并举例说明。
2. 为什么应用噻嗪类利尿药要注意补钾？
3. 举例说明高血压伴有不同并发症时的选药原则。

第二十章　抗慢性心功能不全药

慢性心功能不全（congestive heart-failure，CHF）又称充血性心力衰竭，指由于心脏收缩功能和（或）舒张功能障碍，使心排血量相对或绝对减少，不能满足机体代谢的需要，导致多以组织、器官血液灌注减少，以及体循环和（或）肺循环静脉系统瘀血为主要特征的临床综合征。它是各种原因引起的多种心脏疾病的终末阶段。

目前，药物仍是治疗 CHF 的主要手段。根据药物的作用及作用机制，治疗 CHF 的药物可分为以下几类。

（1）正性肌力作用药。①强心苷类药物：地高辛等。②β 受体激动药：多巴酚丁胺等。③磷酸二酯酶抑制药：米力农、维司力农等。

（2）减轻心脏负荷药。①利尿药：氢氯噻嗪、呋塞米等。②肾素—血管紧张素—醛固酮系统抑制药：ACEI，如卡托普利等；AT$_1$ 受体阻断药，如氯沙坦等。③血管扩张药：硝普钠、硝酸异山梨酯、肼屈嗪等。

第一节　正性肌力作用药

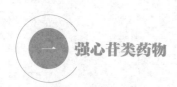

一　强心苷类药物

强心苷简介

强心苷（cardiac glycoside）是一类能增强心肌收缩力的苷类化合物。它们都来源于植物，如洋地黄、黄花夹竹桃、铃兰等，可供临床使用的强心苷类药有地高辛（digoxin）、洋地黄毒苷（digitoxin）、毛花苷丙（lanatoside C）、去乙酰毛花苷（deslanoside，西地兰，cedilanid）和毒毛花苷 K（strophanthin K）等，临床以地高辛最常用。

【体内过程】　强心苷类药物的化学结构相似，其作用性质相同，但甾核上—OH 数目的不同决定了不同强心苷制剂体内过程各有不同。药物的口服吸收率、血浆蛋白结合率和被肝脏代谢程度等均与脂溶性成正比，与极性成反比。而药物的极性或脂溶性高低又取决于甾核上的—OH数目，羟基多，则极性大，脂溶性小；反之，则极性小，脂溶性大。长效的洋地黄毒苷脂溶性高，口服吸收好，肝肠循环率亦较高，大多以代谢产物的形式经肾脏排泄。中效的地高辛片剂口服生物利用度个体差异较大，临床应用时注意调整用药剂量。肠道菌群可灭活地高辛，使其生物利用度降低。地高辛约2/3以原形经肾脏排泄。短效的毛花苷丙、毒毛花苷K脂溶性低，口服不吸收，需采用静脉给药，几乎以原形经肾脏排泄，见表20-1。

表20-1 强心苷类药物的体内过程特点

内容	洋地黄毒苷	地高辛	毛花苷丙	毒毛花苷K
口服吸收率/%	90~100	62~85	20~30	2~5
血浆蛋白结合率/%	97	25	<20	5
肝肠循环/%	27	7	少	少
生物转化/%	70	20	少	0
原形肾脏排泄/%	10	60~90	90~100	100
$t_{1/2}$	5~7 d	36 h	23 h	12~19 h
常用给药方法	口服	口服	静脉注射	静脉注射

【药理作用】

（1）对心脏的作用。

①正性肌力作用：强心苷类药物能够选择性地作用于心脏，显著加强衰竭心脏的收缩力，使心输出量增加，缓解心衰患者的症状。其正性肌力作用有以下特点：加快心肌纤维缩短，使心肌收缩敏捷，舒张期相对延长，有利于心脏充分休息及静脉回流；增加衰竭心脏的心输出量，强心苷在加强心肌收缩力的同时可降低交感神经活性，降低外周血管阻力，使心输出量增加；降低衰竭心脏的耗氧量，应用强心苷后心输出量增加，心脏排血完全，室壁张力下降；迷走神经兴奋使心率减慢，外周阻力降低，因此心肌总耗氧量不会增加甚至有所降低。

正性肌力作用的机制：治疗量强心苷与心肌细胞膜Na^+-K^+-ATP酶结合并抑制其活性，Na^+-K^+交换减少，使细胞内Na^+增加，K^+减少，进而通过激活Na^+-Ca^{2+}双向交换机制，使Na^+外流增加，Ca^{2+}内流增加，或使Na^+内流减少，Ca^{2+}外流减少，最终导致心肌细胞内游离Ca^{2+}增多，心肌的收缩力加强。

②减慢心率作用（负性频率作用）：强心苷可明显减慢CHF患者心率。CHF时由于反射性兴奋交感神经，使心率加快。应用强心苷后心肌收缩力增强，心输出量增加，刺激颈动脉窦和主动脉弓压力感受器，反射性兴奋迷走神经，同时强心苷也可直接兴奋迷走神经，增强窦房结对乙酰胆碱的反应性，使心率减慢。

③对传导组织和心肌电生理的影响：强心苷对心脏传导组织和心肌电生理的影响比较复杂，见表20-2。治疗量强心苷因兴奋迷走神经，Ca^{2+}内流减慢，表现为窦房结自律性降低，房室传导速度减慢；同时K^+外流加速，心房传导速度加快及心房有效不应期缩短。大剂量强心苷可过度抑制Na^+-K^+-ATP酶，使细胞内失钾，最大舒张电位负值减小，使浦肯野纤维自

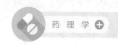

律性提高，传导速度减慢，有效不应期缩短。因此，强心苷中毒时，可导致各种心律失常，以室性期前收缩、室性心动过速多见。

表 20-2　强心苷对心肌电生理的影响

电生理特性	窦房结	心房	房室结	浦肯野纤维
自律性	↓			↑
传导性		↑	↓	↓
有效不应期		↓		↓

注：↑提高；↓降低。

（2）对神经和内分泌系统的影响。治疗量强心苷因正性肌力作用反射性兴奋脑干副交感神经中枢，抑制交感神经和RAAS活性。中毒剂量强心苷可兴奋延脑极后区、催吐化学感受区而引起呕吐，还可直接兴奋中枢和外周交感神经，引起快速型心律失常。严重时可引起失眠、谵妄、精神失常甚至惊厥等中枢神经兴奋症状。

（3）利尿作用。CHF患者应用强心苷后因心输出量增加，使肾血流量及肾小球滤过率增加而产生明显的利尿作用；此外，强心苷也可直接抑制肾小管 Na^+-K^+-ATP酶而减少肾小管对 Na^+ 的重吸收，促进钠水排泄，产生利尿作用。

（4）对血管的作用。强心苷能直接收缩血管，使外周阻力增加，正常人用后可使外周阻力升高23%，血压升高。但CHF患者用药后，因抑制交感神经活性的作用超过了收缩血管的作用，血管阻力下降，又因血压不变，故心输出量及组织灌流增加。

【临床应用】

（1）治疗CHF。强心苷多用于以收缩功能障碍为主的CHF，因强心苷有正性肌力作用及对神经内分泌的影响，能增加心输出量和回心血量，通过缓解动脉系统缺血和静脉系统瘀血而改善衰竭心脏的功能。不足之处是对舒张功能障碍疗效差，对供氧及能量代谢也无影响，故临床疗效因CHF的病因不同而有一定的差异：①对CHF伴有心房纤颤及心室率快者疗效最好；②对风湿性心脏病（严重二尖瓣狭窄除外）、瓣膜病、高血压、先天性心脏病及冠状动脉粥样硬化性心脏病等引起的CHF疗效较好；③对继发于严重贫血、维生素 B_1 缺乏症及甲亢等能量代谢障碍的CHF疗效较差；④对肺源性心脏病、严重心肌损伤或活动性心肌炎（如风湿活动期）的CHF，因心肌缺氧且有能量代谢障碍，强心苷不但疗效较差，且易发生中毒；⑤对缩窄性心包炎、心包填塞等机械因素引起的CHF无效；⑥对扩张型心肌病、心肌肥厚、舒张性心力衰竭应首选 ACEI 或 β受体阻断药，不应选用强心苷。

（2）治疗某些快速型心律失常。①心房纤颤：房颤的主要危害是心房过多的冲动经房室结下传到心室，使心室频率过快，心室充盈不足，心输出量减少。强心苷通过兴奋迷走神经及减慢房室结传导，增加房室结中隐匿性传导，使过多的心房冲动不能下传到心室，从而减慢心室率，增加心输出量，纠正循环障碍。但对大多数患者来说并不能终止房颤。②心房扑动：房扑的冲动较房颤时少而强，更易传入心室，因此心室率快且难于控制。强心苷通过不均一地缩短心房的有效不应期，使房扑转为房颤，然后再发挥治疗房颤的作用。转为房颤后，若停用强心苷，部分患者有可能恢复窦性心律。③阵发性室上性心动过速：强心苷通过增强迷走神经对心脏的抑制作用，降低心房的兴奋性而终止阵发性室上性心动过速的发作。

【不良反应】　强心苷的治疗量已接近中毒量的60%，因此安全范围窄，且个体差异较大，容易发生毒性反应，尤其是存在低血钾、高血钙、低血镁、发烧、心肌缺血缺氧、酸中毒及合并用药等因素时更易发生。

（1）胃肠道反应。主要表现为厌食、恶心、呕吐、腹痛、腹泻等，为最常见的早期中毒症状。临床应注意与强心苷用量不足、CHF未被控制所引起的胃肠道症状相鉴别。

（2）中枢神经系统反应。主要表现为眩晕、头痛、疲倦、失眠等，严重者可有谵妄、精神抑郁等。20%的中毒患者还可有视觉障碍症状，如黄视症、绿视症、视物模糊等。视觉障碍通常是强心苷中毒的先兆，为停药指征。

（3）心脏毒性是强心苷中毒最严重的不良反应。①快速型心律失常：以室性早搏出现最早、最常见（约占心脏反应的1/3），也可发生二联律、三联律、室性心动过速甚至室颤。②缓慢型心律失常：表现为窦性心动过缓及房室传导阻滞。强心苷因可降低窦房结的自律性而发生窦性心动过缓（心率降至60次/min以下为中毒先兆，是停药的指征之一）。强心苷可抑制房室结传导，表现为Ⅱ度、Ⅲ度房室传导阻滞。

【防治措施】

（1）预防。应用强心苷时要密切观察患者用药前后的变化。首先应注意避免各种诱发因素如低血钾、低血镁、高血钙、心肌缺血缺氧、发热等。其次应警惕强心苷中毒的先兆症状，如频发室性早搏、窦性心动过缓、色视障碍等，应及时停药。测定强心苷血药浓度有助于及早发现，防止中毒发生。

（2）治疗。

①快速型心律失常：主要因Na^+-K^+-ATP酶被高度抑制，细胞内缺钾和（或）高钙引起的迟后除极所致。具体措施如下：a.停药。b.补钾。氯化钾是治疗强心苷引起的快速型心律失常的有效药物。轻者口服补钾，严重者静脉滴注补钾。因钾离子能阻止强心苷与Na^+-K^+-ATP酶的继续结合，从而阻止中毒反应的发展。但不能置换已经和Na^+-K^+-ATP酶结合的强心苷，故预防低血钾尤为重要。注意补钾时不可过量，同时还要注意患者的肾功能，防止发生高血钾，对并发传导阻滞的强心苷中毒不能补钾，否则可致心脏停搏。c.严重者使用苯妥英钠。它不仅能与强心苷竞争Na^+-K^+-ATP酶，恢复酶的活性，还有抗心律失常作用，能抑制室性早搏、心动过速等，因而有解毒效应。也可选用利多卡因解救室性心动过速和心室纤颤。d.对严重危及生命的地高辛中毒，可静脉注射地高辛抗体Fab片段。地高辛抗体Fab片段能迅速结合并中和地高辛，使地高辛从Na^+-K^+-ATP酶的结合中解离出来，临床对致死性中毒有确切疗效。1 mg地高辛用80 mg抗体中和。

②缓慢型心律失常：心率减少到60次/min以下时，应停药。可用阿托品治疗，无效时采用快速起搏。不宜补钾，否则可导致心脏停搏。

【药物相互作用】

（1）奎尼丁通过置换组织中的地高辛使其血药浓度增加1倍，两药合用时，应减少地高辛用量的1/3～1/2，否则易发生中毒。胺碘酮、钙通道阻滞药、维拉帕米也能升高地高辛血药浓度，故合用时应减少地高辛用量的1/2。

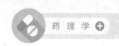

（2）苯妥英钠、考来烯胺、新霉素、利福平等可降低地高辛血药浓度，合用时需调节剂量。

（3）排钾利尿药可致低血钾促发强心苷中毒，应注意根据患者的肾功能情况补钾。

【给药方法】

（1）每日维持量法。该方法对病情不稳定的患者可每日给予一定剂量强心苷，经 $4 \sim 5$ 个 $t_{1/2}$ 可达到稳态血药浓度而发挥疗效。此法为临床常用给药法，安全有效，适用于轻中度患者。

（2）全效量后再用维持量法。该方法是强心苷的传统给药法，即在短期内先让患者获得发挥最大效应的剂量，即全效量，而后每日给一定剂量以维持疗效。分为缓给法和速给法。缓给法适用于慢性病例，于 $2 \sim 3\,d$ 内给足全效量，随后每日给予一定剂量维持疗效，常选用中效类的地高辛。速给法适用于急重病例及两周内未用过强心苷的患者，在 $1\,d$ 内给足全效量，常选用速效类的毛花苷丙或毒毛花苷K。此法虽显效快，但易中毒，临床已少用。

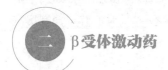
二　β受体激动药

β受体激动药通过兴奋心脏的 β_1 受体产生正性肌力作用，可短期改善CHF患者的血流动力，但并不能提高患者的生存率。因为CHF时交感神经长期处于激活状态，内源性儿茶酚胺水平明显提高，从而影响β受体，尤其是 β_1 受体向下调节，对β受体激动药的敏感性下降，久用还易脱敏失效。此外，该类药物容易引起心率加快和心律失常，甚至诱发心绞痛。因此，β受体激动药主要短期应用于对强心苷无效或禁忌者，尤其适用于伴有心率减慢或严重房室传导阻滞的患者，但不宜作为CHF常规治疗用药。

多巴酚丁胺（dobutamine）

多巴酚丁胺通过激动心脏 β_1 受体，明显加强心肌收缩力，降低外周血管阻力，提高衰竭心脏的心输出量。主要应用于强心苷疗效不佳的严重左室功能不全和心肌梗死后心功能不全者。

异波帕胺（ibopamine）

异波帕胺属于多巴胺类药物，可激动 D_1、D_2、β和 α_1 受体，加强心肌收缩力，降低外周血管阻力，增加心输出量，促进水钠排泄，改善肾功能。早期应用可缓解CHF患者症状，提高运动耐力。

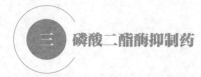
三　磷酸二酯酶抑制药

磷酸二酯酶抑制药（phosphodiesterase inhibitors，PDEI）通过选择性抑制 PDE Ⅲ，提高心肌细胞内cAMP的浓度，使蛋白激酶A（protein kinase A，PKA）激活，增加细胞内 Ca^{2+} 浓度，发挥正性肌力和扩张血管双重作用，从而改善心脏功能，缓解心衰症状，属正性肌力血管扩张药。目前主要用于心衰时短时间的支持疗法，尤其是对强心苷、利尿药和血管扩张药反应不佳者。

米力农（milrinone，甲氰吡酮）

米力农为双吡啶类衍生物，为氨力农的替代品。短期应用不良反应较少，但长期应用可引起心律失常、低血压，增加病死率等。现只用作短期静脉给药治疗难治性CHF。

维司力农（vesnarinone）

维司力农的作用多样，除抑制PDE Ⅲ外，还能激活Na^+通道，抑制K^+通道，增加细胞内Na^+量，抑制K^+外流，增加心肌收缩成分对Ca^{2+}的敏感性；抑制TNF-α和INF-γ等细胞因子的产生和释放。临床报道能明显缓解CHF患者的症状，降低病死率，提高生活质量。

匹莫苯（pimobendan）

匹莫苯除抑制PDE Ⅲ外，可增加心肌收缩成分对Ca^{2+}的敏感性，即在不增加Ca^{2+}的情况下，就能提高心肌收缩力，避免细胞内因Ca^{2+}过多而引起心律失常和细胞损伤甚至死亡。匹莫苯可增加CHF患者的运动耐力，缓解心衰症状，对中、重度心衰有效，且不良反应低于米力农。

第二节　减轻心脏负荷药

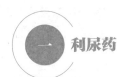
一　利尿药

目前利尿药仍作为常规药物广泛用于各种CHF的治疗。CHF时由于体内醛固酮水平升高，引起钠水潴留，增加心脏负荷，导致病情恶化。

【药理作用及临床应用】　利尿药短期应用通过促进钠水排泄，减少血容量和回心血量，减轻心脏前负荷，改善心脏功能；消除或缓解静脉瘀血所引发的肺水肿和外周水肿，缓解CHF症状。长期用药可扩张血管平滑肌，降低心脏后负荷。尤其适用于CHF伴有水肿或明显瘀血的患者。临床上利尿药的应用主要根据病情及利尿药的特点进行选择，对轻度CHF可单独应用噻嗪类利尿药；对中度CHF可口服袢利尿药或与噻嗪类及保钾利尿药合用；对重度CHF、慢性CHF急性发作、急性肺水肿或全身浮肿者可静脉内给袢利尿药。

【不良反应及用药护理】

（1）大剂量利尿药可减少有效循环血量，降低心排血量，加重心力衰竭；由于血容量减少反射性兴奋交感神经，并激活RAAS，导致心力衰竭恶化。因此，目前推荐使用小剂量利尿药，同时合用小剂量地高辛、ACEI及β受体阻断药。

（2）电解质平衡紊乱，尤其是排钾利尿药易引起的低钾血症，是CHF时诱发心律失常的

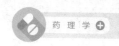

常见原因之一，特别是与强心苷合用时更易发生，因此应定期检查血钾，必要时应补充钾盐或与留钾利尿药合用。

 ## 二、肾素—血管紧张素—醛固酮系统抑制药

临床研究证实，长期使用 ACEI 和 AT_1 受体阻断药不仅能缓解或消除心衰患者的症状，改善血流动力学，提高运动耐力和生活质量，而且可以逆转心室重构，延缓病程进展，显著降低心衰患者的病死率。故这类药物目前作为心衰治疗的一线药广泛用于临床。

（一）血管紧张素 I 转化酶抑制药

目前用于临床的 ACEI 有卡托普利、依那普利、培哚普利、赖诺普利（benazepril）、西拉普利（cilazapril）、雷米普利（ramipril）、福辛普利（fosinopril）等，它们的基本作用相似。

【药理作用】 ACEI 类药物通过抑制循环及组织中 ACE 的活性，一方面减少 Ang Ⅱ 的生成，另一方面抑制缓激肽降解，促进一氧化氮（nitric oxide，NO）和前列腺素（PGI_2）生成，从而产生以下治疗效应：①减少循环及组织中的 Ang Ⅱ 生成，降低 Ang Ⅱ 含量，减弱 Ang Ⅱ 的收缩血管作用，降低外周血管阻力，降低心脏后负荷，降低肾血管阻力，增加肾血流量。②减少醛固酮生成，减轻钠水潴留，降低心脏前负荷。③减少 Ang Ⅱ 和醛固酮的产生，阻止 Ang Ⅱ 和醛固酮的促生长作用，防止和逆转心肌和血管重构，改善心功能，提高运动耐力。④减少 Ang Ⅱ 生成并发挥抗交感神经作用，恢复下调的 β 受体数量，增加 Gs 而提高腺苷酸环化酶活性；直接或间接减少血中儿茶酚胺和精氨酸加压素、内皮素的含量，提高副交感神经活性。⑤血中缓激肽水平增加，促进 NO 和 PGI_2 生成，发挥扩张血管，降低心脏后负荷作用。此外，NO 和 PGI_2 还可抑制血小板聚集和黏附，有防止血栓形成的作用。

【临床应用】 ACEI 是目前治疗 CHF 的一线药物，适用于各种不同程度的 CHF 治疗，通常利尿药与强心苷联合应用，既能明显改善 CHF 症状，提高生活质量，又能防止或逆转心肌重构，延缓病情进展，降低病死率。

【不良反应及用药护理】 ACEI 的主要不良反应有刺激性干咳、高钾血症、低血压、皮疹、味觉改变、肾功能不全和血管神经性水肿。双侧肾动脉狭窄者及孕妇禁用。

（二）AT_1 受体阻断药

本类药物既能直接阻断 Ang Ⅱ 对受体的兴奋作用，对 ACE 途径及非 ACE 途经〔如糜酶（chymases）途径〕产生的 Ang Ⅱ 都有拮抗作用，也能拮抗 Ang Ⅱ 的促生长作用，故能预防及逆转心血管的重构，但不影响缓激肽代谢，因此不易引起咳嗽、血管神经性水肿等不良反应。

临床常用药物有氯沙坦、缬沙坦、厄贝沙坦、伊贝沙坦（irbesartan）等。本类药物治疗 CHF 的作用与 ACEI 相似，但不良反应较 ACEI 少，常作为不能耐受 ACEI 患者的替代品。

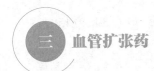

三 血管扩张药

血管扩张药治疗 CHF 的基本药理作用为：①扩张静脉，使回心血量减少，降低心脏前负荷，进而降低肺楔压和左室舒张末压，缓解肺部瘀血症状。适用于肺瘀血症状明显的患者。②扩张小动脉，降低外周血管阻力，降低心脏后负荷，增加心输出量和动脉供血，从而增加组织供血。适用于心输出量明显减少及外周阻力升高者。

（一）硝酸酯类

常用药物有硝酸甘油、硝酸异山梨酯，以扩张静脉为主，减少回心血量，降低右心房压力，缓解肺瘀血和呼吸困难等症状；也能扩张小动脉，降低心脏后负荷，增加心输出量，尤其适用于冠心病、肺楔压增高的 CHF 患者。

（二）肼屈嗪

肼屈嗪直接扩张小动脉，降低心脏后负荷，增加心输出量，适用于心排血量明显减少，外周阻力增高的 CHF 患者。

（三）硝普钠

硝普钠可舒张动脉和静脉，降低心脏前、后负荷，增加心输出量，改善心脏功能。适用于需迅速降低血压和肺楔压的急性肺水肿、高血压危象等危重病例。

血管扩张药是治疗 CHF 的辅助药物，主要适用于强心苷和利尿药治疗无效的 CHF 或顽固性 CHF，在常规治疗的基础上加用血管扩张药，可提高疗效。

应用血管扩张药时，需注意经常测量血压，以调整给药剂量，一般以维持血压在 90 ～ 100 mmHg/ 50 ～ 60 mmHg 的剂量为宜。防止动脉血压下降超过 10 ～ 15 mmHg，以免影响冠脉血流量，使心肌供血减少。

常用制剂与用法

地高辛　片剂：0.25 mg。一般首剂为 0.25 ～ 0.75 mg，以后每 6 h 给予 0.25 ～ 0.5 mg，直至洋地黄化，再改用维持量（0.25 ～ 0.5 mg/d）。轻型慢性病例：0.5 mg/d。

洋地黄毒苷　片剂：0.1 mg。0.05 ～ 0.2 mg/次，总量为 0.7 ～ 1.2 mg，每 6 ～ 8 h 给予 0.05 ～ 0.1 mg，维持量为 0.05 ～ 0.1 mg/d。极量：0.4 mg/次，1 mg/d。

毒毛花苷 K　注射剂：0.25 mg/mL。首剂：0.125 ～ 0.25 mg，2 h 后视需要可重复一次。总量：0.25 ～ 0.5 mg/d。极量：0.5 mg/次，1.0 mg/次。

毛花苷丙　注射剂：0.4 mg（2 mL）。首次 0.4 ～ 0.8 mg，全效量 1 ～ 1.2 mg，视需要 2 ～ 4 h 后再给予 0.2 ～ 0.4 mg。

多巴酚丁胺　注射剂：250 mg（5 mL）。静脉滴注速度为 2.5 ～ 10 μg/（kg·min）。

米力农　片剂：2.5 mg、5 mg，2.5 ～ 7.5 mg/次，4 次/d，肾功能不全者宜减量。注射剂：

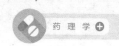

10 mg（10 mL）。25 ~ 50 μg/kg，静脉滴注。

卡托普利　片剂：12.5 mg。口服，从12.5 mg/次，2 ~ 3次/d开始，最大剂量为150 mg/d。

思考练习题

1. 简述抗CHF药的分类，并写出主要代表药。

2. 试述强心苷类药物的药理作用、作用机制及临床应用。

3. 简述强心苷类药物的主要不良反应及防治措施。

4. 简述ACEI治疗心衰的作用机制及优势。

第二十一章　抗心绞痛药

学习目标

1. 掌握硝酸酯类、β 受体阻断药、钙通道阻滞药的临床应用及用药护理。
2. 熟悉抗心绞痛药的分类及作用机制。
3. 了解心绞痛的病理生理机制及影响心肌耗氧量的因素。

心绞痛是冠状动脉供血不足所致的心肌急剧的、暂时的缺血缺氧综合征，其典型临床表现为阵发性胸骨后压榨性疼痛，可放射至心前区及左上肢。心绞痛持续发作若不及时救治，则可发展为急性心肌梗死，危及患者生命。

临床上心绞痛有 3 种类型。①稳定型心绞痛。有明显的诱因，常由劳累、情绪激动或运动等增加心肌耗氧量的因素所诱发，休息或舌下含服硝酸甘油可缓解。②不稳定型心绞痛。多无明显诱因，常在安静状态时发生，与冠状动脉粥样硬化和冠脉瓣有关。③变异型心绞痛。为冠状动脉痉挛所诱发，常在夜间或休息时发病。

心绞痛的主要病理生理基础是冠状血管病变，尤其是动脉粥样硬化，其可致使心肌需氧与供氧的平衡失调，导致代谢产物（乳酸、丙酮酸、组胺、类似激肽样的多肽物质等）聚积在心肌组织，刺激心肌自主神经传入纤维末梢引起疼痛。

针对心绞痛的病理生理基础，临床上常用的抗心绞痛药物主要通过增加心肌血氧供应，降低心肌耗氧量，改善心肌的血氧供需矛盾而发挥治疗作用。目前常用的抗心绞痛药物主要有 3 类，即硝酸酯类、β 受体阻断药、钙通道阻滞药。此外，临床应用抗血小板和抗血栓形成药，有助于防治不稳定型心绞痛。

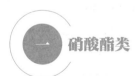

硝酸甘油简介

一　硝酸酯类

本类药物用于心绞痛的治疗已有百余年的历史，由于具有起效快、疗效确切和使用方便等优点，因此仍是目前治疗心绞痛的主要药物。其中以硝酸甘油最为常用，其次为硝酸异山梨醇酯、单硝酸异山梨醇酯及戊四醇酯。

硝酸甘油（nitroglycerin）

【体内过程】　硝酸甘油因首关消除显著，不宜口服。因其脂溶性高，易经黏膜、皮肤吸收。口含片是临床最常用的剂型，因避开首关消除，生物利用度可达 80%。含服后 1 ～ 2 min 起效，3 ～ 10 min 达峰值，持续 20 ～ 30 min，$t_{1/2}$ 为 2 ～ 4 min。硝酸甘油主要在肝脏中经谷胱甘肽 – 有机硝酸酯还原酶代谢为易溶于水的二硝酸代谢物和无机亚硝酸盐，最后与葡萄糖醛酸结合由肾脏排出。

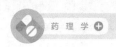

【药理作用】 硝酸甘油的基本药理作用是松弛平滑肌，尤其对血管平滑肌的作用最为显著。硝酸甘油通过扩张体循环血管及冠状血管产生如下作用：

（1）降低心肌耗氧量。小剂量硝酸甘油选择性扩张容量血管，减少回心血量，降低心脏的前负荷，从而缩小心室容积，降低心室壁张力而降低心肌耗氧量。较大剂量时可扩张动脉降低心脏的射血阻力，使心脏后负荷降低，从而降低心肌氧耗量。

（2）改变心肌血流分布，增加缺血心肌供氧量。①硝酸甘油选择性扩张较大的心外膜下血管、输送血管、痉挛血管以及侧支血管，而对小的阻力血管舒张作用较弱。缺血区的阻力血管由于缺氧而处于舒张状态，因此非缺血区的阻力大于缺血区，用药后血液将顺压力差从输送血管经侧支血管流向缺血区，从而增加缺血区血液供应，如图21-1所示。②硝酸甘油通过扩张动静脉血管，降低心脏前、后负荷，使心室容积缩小、心室内压降低、室壁张力降低，从而增加心外膜向心内膜的灌注压差，有利于迫使血流从心外膜流向心内膜缺血区，增加缺血区血液供应。

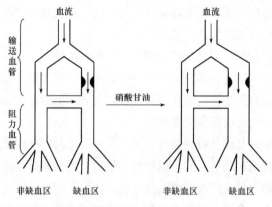

图21-1 硝酸甘油对冠状动脉血流的影响

（3）保护心肌细胞，减轻缺血性损伤。硝酸甘油可促进NO、降钙素基因相关肽（calcitonin gene-related peptide，CGRP）和PGI_2的生成和释放，这些内源性扩血管物质对缺血心肌具有保护作用。此外，还有抑制血小板聚集、黏附，抗血栓形成的作用。

硝酸甘油为NO供体，在平滑肌及血管内皮细胞中经谷胱甘肽转移酶的催化释放NO。NO可激活鸟苷酸环化酶（guanylate cyclase，GC），增加平滑肌细胞内cGMP含量，后者通过激活cGMP依赖的蛋白激酶，减少细胞内Ca^{2+}释放和细胞外Ca^{2+}内流，细胞内Ca^{2+}减少使肌球蛋白去磷酸化而松弛血管平滑肌。硝酸甘油还可促进降钙素基因相关肽的合成与释放，激活血管平滑肌细胞的ATP敏感型钾通道，使细胞膜超极化，从而产生扩血管效应。

【临床应用】 舌下含服硝酸甘油对各型心绞痛均有效，亦是治疗心绞痛的首选药。既能缓解急性发作，又能预防发作，还可用作诊断性治疗。对于急性心肌梗死患者提倡早期静脉给药，既能减少心肌耗氧量，又能抗血小板聚集和黏附，从而缩小梗死范围。反复连续使用必须要注意用量，以免血压过低，加重心肌缺血。此外，也可用于心功能不全的治疗。

【不良反应及用药护理】

（1）一般不良反应。多数不良反应是由其血管扩张作用所引起，如脑膜血管扩张引起搏动性头痛，眼内血管扩张则可升高眼内压，头、面、颈、皮肤血管扩张引起暂时性面颊部皮肤发红。偶有直立性低血压及晕厥，宜采取坐位或半卧位。剂量过大可使血压过度下降、冠状动脉灌注压过低，反射性兴奋交感神经可使心率加快、心肌收缩力加强而使耗氧量增加，从而加重心绞痛的发作。超剂量时还会引起高铁血红蛋白症，故静脉滴注时应严格控制给药量。

（2）耐受性。硝酸甘油连续用药2周左右可出现耐受性，停用1～2周后，耐受性可消失。产生耐受性的机制尚不十分清楚，可能与NO生成过程中还原性巯基（—SH）耗竭有关，也可能与硝酸酯类扩张血管使血管内压力迅速下降，机体通过代偿，使血管收缩、心率加快、钠水潴留抵消其作用有关。故临床上常小剂量间歇用药，停药间歇期不得少于8h，间歇期可服用其他抗心绞痛药，补充含巯基的药物，如卡托普利、甲硫氨酸等。

禁用于低血压、青光眼、颅内高压等。

硝酸异山梨酯（isosorbide dinitrate，消心痛）

硝酸异山梨酯为长效抗心绞痛药，作用及其机制与硝酸甘油基本相似，但作用较弱，起效较慢而持久。本品缓释剂应用后比普通片剂释放慢，不良反应较少，主要口服用于心绞痛的预防和心肌梗死后心衰的长期治疗。

单硝酸异山梨酯（isosorbide mononitrate）

单硝酸异山梨酯的作用及应用与硝酸异山梨酯相似。

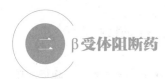

二 β受体阻断药

β受体阻断药是一线防治心绞痛的药物，临床常用的有普萘洛尔、噻吗洛尔（timolol）、美托洛尔和阿替洛尔等。

【**药理作用**】 β受体阻断药主要通过阻断β受体产生以下作用：

（1）降低心肌耗氧量。本类药通过阻断心脏β_1受体使心率减慢，心脏舒张期延长；抑制心肌收缩力，降低血压，减少心脏做功，减少心肌耗氧量，从而缓解心绞痛。

（2）增加心肌缺血区供血。阻断冠状血管β受体使非缺血区血管收缩，血管阻力增加，促使血液流向已代偿扩张的缺血区，从而增加缺血区的血流量。另外，减慢心率，心舒张期相对延长，也有利于血液从心外膜区流向易缺血的心内膜区。

（3）改善心肌代谢。β受体阻断药可抑制脂肪分解酶，减少游离脂肪酸生成；增加缺血组织对葡萄糖的摄取和利用，改善糖代谢，维持缺血心肌的能量供应；促进氧合血红蛋白结合氧的解离，增加组织对氧的摄取、利用。

【**临床应用**】

（1）治疗心绞痛。疗效因心绞痛类型不同而异。①稳定型心绞痛：对此型疗效最好，尤其适用于对硝酸酯类不敏感或疗效差的患者，可减少发作次数，改善生活质量。对伴有高血压或快速型心律失常者尤为适用。②不稳定型心绞痛：对以冠状血管内器质性病变为主的心绞痛疗效较好；对以冠状血管痉挛为主的心绞痛疗效较差。③变异型心绞痛：因冠状血管上的β_2受体被阻断后，α受体相对占优势，易致冠状动脉收缩，加重痉挛，不宜使用。

（2）治疗心肌梗死。本类药物对心肌梗死也有效，能缩小梗死范围，长期应用可明显降低复发率和病死率。但因其抑制心肌收缩力，应慎用。

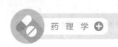

目前主张 β 受体阻断药与硝酸酯类联合应用，以硝酸异山梨酯和普萘洛尔联合为常用，可相互取长补短。即 β 受体阻断药能对抗硝酸酯类所引起的反射性心率加快和心肌收缩力加强，硝酸酯类可缩小 β 受体阻断药引起的心室容积扩大和射血时间延长。合用时能减少各自的应用剂量和所产生的不良反应，产生协同抗心绞痛作用。但应监测血压，以免过度降压对心绞痛不利。

【不良反应及用药护理】 常见不良反应为心脏功能抑制，禁用于心动过缓、房室传导阻滞、重度心功能不全（心功能Ⅲ级以上）者。可诱发和加重哮喘，支气管哮喘患者禁用。长期应用后对血脂也有影响，慎用于血脂异常患者。因个体差异大，应从小剂量开始，逐渐增加至患者可以耐受又不加重病情的剂量，长期用药可能会引起 β 受体数量增加（向上调节），如突然停用可导致心绞痛加剧或诱发心肌梗死，故应逐渐减量。

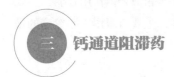

三　钙通道阻滞药

用于治疗心绞痛的钙通道阻滞药主要有硝苯地平、维拉帕米（verapamil）、地尔硫䓬（diltiazem）和普尼拉明（prenylamine）等。

【药理作用】 钙通道阻滞药通过阻断心肌和血管平滑肌细胞膜上的钙通道而产生以下作用：

（1）降低心肌耗氧量。降低心肌收缩力，减慢心率，扩张外周血管，降低血压，降低心脏前、后负荷，从而降低心肌耗氧量。

（2）改善缺血区血液供应。扩张冠脉中较大的输送血管及小的阻力血管，尤其对痉挛的血管有显著的解痉作用，从而增加缺血区供血。

（3）其他。抑制细胞内 Ca^{2+} 超负荷，避免心肌损伤；抑制血小板聚集，改善心肌供血；促进血管内皮细胞产生及释放内源性 NO。

【临床应用】 钙通道阻滞药对各种类型心绞痛均有良好疗效。由于对痉挛血管有显著的松弛作用，因此对变异型心绞痛的疗效显著。①变异型心绞痛：以硝苯地平效果最佳，尤其适用于伴有高血压的患者。②稳定及不稳定型心绞痛：三类钙通道阻滞药都可应用，尤其适用于伴有外周血管痉挛、支气管哮喘的患者。

【不良反应及用药护理】 钙通道阻滞药的副作用依不同的钙拮抗剂而有所不同，硝苯地平最常见的不良反应是其扩张血管、降低血压，反射性兴奋交感神经引起的心率加快，心肌收缩力加强，这些不良反应可部分抵消其抗心绞痛作用，甚至可加重心绞痛发作。维拉帕米和地尔硫䓬可抑制心肌收缩力及传导系统引起心动过缓、房室传导阻滞和加重左心功能不全等，故伴有心衰、房室传导阻滞的患者应慎用或禁用。

常用制剂与用法

硝酸甘油　片剂：0.3 mg、0.5 mg、0.6 mg。0.3 ~ 0.6 mg/ 次，舌下含服。口腔喷雾剂：发作时喷 1 ~ 2 次，如果效果不佳，10 min 后可重复同样剂量。贴膜剂：10 mg。1 次 /d，宜夜间贴用，贴皮时间不超过 8 h。

硝酸异山梨酯 片剂：2.5 mg、5 mg、10 mg。5 ~ 10 mg/ 次，舌下含服。

单硝酸异山梨酯 片剂：20 mg。口服，20 mg/ 次，2 ~ 3 次 /d。严重病例可 40 mg/ 次，2 ~ 3 次 /d。

盐酸普萘洛尔 片剂：10 mg。10 mg/ 次，3 次 /d，应从小剂量开始，根据病情增加剂量，以达到最佳疗效。

硝苯地平 片剂：10 mg。10 ~ 20 mg/ 次，3 次 /d，口服。缓释片：20 mg/ 次，1 ~ 2 次 /d。

维拉帕米 片剂：40 mg。开始 40 ~ 80 mg/ 次，3 ~ 4 次 /d，达到有效浓度后改维持量，40 mg/ 次，3 次 /d。

地尔硫䓬 片剂：30 mg、60 mg。30 ~ 60 mg/ 次，3 ~ 4 次 /d。

思考练习题

1．常用抗心绞痛药的分类及其代表药物有哪些？

2．试述硝酸甘油与普萘洛尔合用治疗心绞痛的优缺点及用药注意事项。

3．β受体阻断药为什么不宜用于变异型心绞痛？

第二十二章　抗心律失常药

⊙ 学习目标

1. 掌握利多卡因、苯妥英钠、普萘洛尔、胺碘酮、维拉帕米的作用、用途及不良反应。
2. 熟悉奎尼丁、普鲁卡因胺、美西律等的作用特点及临床应用。
3. 了解抗心律失常药的基本药理作用及分类。

第一节　概述

心律失常指心脏搏动的起源异常或冲动传导异常导致的心动频率和（或）节律异常。心律失常可分为缓慢型（心率低于 60 次/min）和快速型（心率超过 100 次/min）两大类。缓慢型心律失常包括窦性心动过缓、房室传导阻滞等，常用阿托品和异丙肾上腺素等药物治疗。快速型心律失常包括室上性和室性早搏及心动过速、心房颤动和心房扑动、心室颤动等。本章主要介绍治疗快速型心律失常的药物。

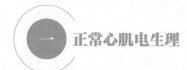

一　正常心肌电生理

（一）正常心肌膜电位

在静息期，心肌细胞细胞膜两侧处于外正内负的极化状态。当心肌细胞受刺激兴奋时，细胞膜对离子的通透性呈现规律性的变化，发生除极和复极，形成动作电位。按其发生顺序，分为五期，如图 22-1 所示。

（二）自律性

自律细胞从最大舒张电位（maximum diastolic potential，MDP）通过自动缓慢除极，到达阈电位时，即可引起一次动

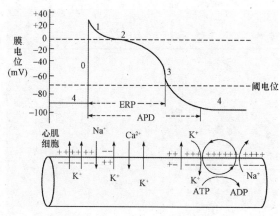

APD—动作电位；ERP—有效不应期

0 相—除极期，Na^+ 迅速内流；1 相—快速复极初期，K^+ 短暂外流；2 相—缓慢复极期，Ca^{2+} 及少量 Na^+ 内流与 K^+ 外流；3 相—快速复极末期，K^+ 外流；4 相—静息期，非自律细胞膜电位维持在静息水平，自律细胞则为自发性舒张期除极，由 Na^+、Ca^{2+} 内流所致

图 22-1　心肌细胞的电生理过程

作电位（CAPD）的发生，心肌细胞的这一特性称为自律性。快反应细胞的自动除极主要由Na^+内流引起，慢反应细胞则由Ca^{2+}内流引起。自律性的高低主要取决于舒张期自动除极的速率即4相斜率。自动除极的速率快，达到阈电位的时间短，单位时间内发生兴奋的次数多，自律性就高；反之，则自律性低。

（三）传导性

心肌细胞传导的快慢主要受静息膜电位、0期除极的速率和动作电位振幅等影响。在一定范围内，膜电位负值越大，0期除极的速率越快，动作电位振幅越大，冲动的传导越快；反之则越慢。

（四）有效不应期

从除极开始到复极膜电位恢复到−60 mV之前的一段时间，称为有效不应期（effective refractory period，ERP），它反映钠通道恢复有效开放所需的最短时间。在这段时间内心肌细胞对任何刺激都不能引起动作电位。ERP的时间长短与APD的时间长短变化基本一致，但两者的变化程度可有不同。一个APD中，ERP数值越大，意味着心肌不起反应的时间越长，越不易发生快速型心律失常。

 ## 二 心律失常发生的电生理学机制

（一）冲动形成异常

（1）自律性升高。自律细胞动作电位4期自动除极速率加快，或最大舒张电位减小，或阈电位负值增大，都会使自律性升高，从而导致冲动形成增多，引起快速型心律失常。

（2）后除极与触发活动。后除极指在一个动作电位中，继0期除极后所发生的除极。根据所发生的时间不同，可分为早后除极（early after depolarization，EAD）和迟后除极（delayed after depolarization，DAD）两种，前者常发生在2、3期复极中，主要与细胞内Ca^{2+}浓度增高有关；后者常发生在完全复极或接近完全复极时，是心肌细胞释放过多Ca^{2+}，诱发Na^+短暂内流所引起。后除极频率较快，振幅较小，膜电位不稳定，容易引起单个、多个或一连串的震荡电位，即触发活动，如图22-2所示。

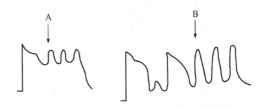

A—早后除极与触发活动；B—迟后除极与触发活动

图22-2 后除极与触发活动

（二）冲动传导障碍与折返激动的形成

折返激动指冲动沿传导通路下传后，又返回原处反复运行的现象，它是引起过速型心律失常的主要原因。正常时浦肯野纤维a、b两支同时下传至心室肌，激发除极后，彼此消失在对

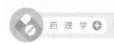

方的 ERP 中，如图 22-3（a）所示。在病理情况下，如 b 支发生单向传导阻滞（即冲动不能正常下传却可逆行上传），则冲动沿 a 支下传到心室肌后，经 b 支病变部位逆行上传并折返至 a 支，若此时 a 支的 ERP 已过，冲动就可再次沿 a 支下传至心室肌，形成折返激动，导致快速型心律失常。一般来说，单支折返引起一次早搏，多次折返会导致阵发性心动过速，如图 22-3（b）所示。

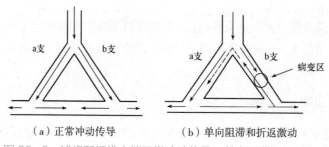

（a）正常冲动传导　　　　（b）单向阻滞和折返激动

图 22-3　浦肯野纤维末梢正常冲动传导、单向阻滞和折返激动

 抗心律失常药的基本药理作用

抗心律失常药通过选择性阻滞心肌细胞膜的离子通道，干扰 Na^+、K^+、Ca^{2+} 的转运，从而改变心肌细胞的电生理特性，抑制异常冲动的形成或传导，发挥抗心律失常的作用。

（一）降低自律性

药物既可通过阻滞快反应细胞 4 相 Na^+ 内流（如奎尼丁）或慢反应细胞 4 相 Ca^{2+} 内流（如维拉帕米），减慢 4 相自动除极速度，降低自律性；也可通过促进 K^+ 外流，增大最大舒张电位，使其远离阈电位降低自律性（如利多卡因）。

（二）减少后除极与触发活动

后除极主要由心肌细胞内 Ca^{2+} 浓度增高引起，或因细胞 Ca^{2+} 超载诱发 Na^+ 短暂内流引起，因此钙通道阻滞药或钠通道阻滞药（如维拉帕米或奎尼丁）有效。

（三）消除折返激动

（1）改变膜反应性而影响传导速度。①药物可通过促进 K^+ 外流，使最大舒张电位增大，从而增强膜反应性、加快传导，以取消单向传导阻滞，终止折返激动（如利多卡因）；②药物可通过阻滞 Na^+ 内流，降低膜反应性，减慢传导，使单向传导阻滞变为双向传导阻滞而消除折返激动（如奎尼丁）。

（2）改变 ERP 及 APD 以阻滞 0 相 Na^+ 内流。①绝对延长 ERP：钠通道阻滞药（如奎尼丁）通过阻滞 Na^+ 通道，使 APD 和 ERP 均延长，而 ERP 延长更显著，取消折返。②相对延长 ERP：药物（如利多卡因等）可通过促进 3 相 K^+ 外流，使 APD 和 ERP 均缩短，而 APD 缩短更明显，即相对延长 ERP，取消折返。

四 抗心律失常药的分类

根据药物对心肌电生理的影响，将抗心律失常药归纳为四大类。

（一）Ⅰ类

钠通道阻滞药，根据钠通道复活时间常数（药物对钠通道产生阻滞作用到阻滞作用解除的时间）的大小，该类药物又分三个亚类。①A类。适度阻滞钠通道，代表药物有奎尼丁、普鲁卡因胺。②B类。轻度阻滞钠通道，代表药物有利多卡因、苯妥英钠。③C类。重度阻滞钠通道，代表药物有普罗帕酮。

（二）Ⅱ类

β肾上腺素受体阻滞药，代表药物有普萘洛尔、美托洛尔。

（三）Ⅲ类

延长动作电位时程药，代表药物有胺碘酮。

（四）Ⅳ类

钙通道阻滞药，代表药物有维拉帕米、地尔硫䓬。

第二节　常用抗心律失常药

 一 Ⅰ类钠通道阻滞药

（一）ⅠA类

奎尼丁（quinidine）

【药理作用】　奎尼丁治疗量即可阻滞钠通道，使动作电位 0 期上升的速率减慢，不同程度抑制心肌细胞膜 K^+、Ca^{2+} 通透性，延长复极过程，且以延长 ERP 更为显著。因此，能降低心肌自律性，减慢房室传导，延长大部分心脏组织的 APD 和 ERP，消除折返。此外，本药还具有明显的抗胆碱作用、α受体阻滞作用以及一定的负性肌力作用。

【临床应用】　奎尼丁为广谱抗心律失常药，主要用于心房颤动、心房扑动、室上性及室性早搏和心动过速的治疗。在治疗心房颤动、心房扑动时，应先用强心苷或钙通道阻滞药抑制房

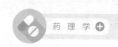

室传导，控制心室率后再用奎尼丁治疗，约80％的患者能转为窦性心律。对于不能转律者采用电转律术可取得满意疗效，转律后仍需用奎尼丁维持窦性节律，预防心房纤颤的复发。还可用于预激综合征的预防，以终止室性心动过速。

【不良反应】 本品安全范围小，目前已少用。用药早期常见胃肠道反应。长期用药可出现金鸡纳反应。心脏抑制是本品较严重的不良反应，甚至出现奎尼丁晕厥。偶有过敏反应。

普鲁卡因胺（procainamide）

普鲁卡因胺作用与奎尼丁相似但较弱，无明显的α受体阻滞及抗胆碱作用。对室上性和室性心律失常均有效，但不作为首选。目前主要用于静脉注射或滴注抢救危急病例。不良反应与奎尼丁相似，已少用，长期应用可引起红斑狼疮样综合征。

（二）IB 类

利多卡因（lidocaine）

【体内过程】 利多卡因口服易吸收，但首关消除显著，因此，常静脉滴注给药。$t_{1/2}$ 为 2 h，一次给药仅维持 10 ~ 20 min。主要经肝脏代谢，仅 10％ 以原形经肾脏排泄。

【药理作用】

（1）降低自律性。治疗量抑制动作电位4相 Na^+ 内流，能降低浦肯野纤维的自律性，对窦房结和心房肌无明显影响。

（2）改变传导速度。治疗量对浦肯野纤维传导速度无明显影响，但细胞外 K^+ 浓度升高时（如心肌缺血），可抑制 Na^+ 内流，减慢传导，使单向阻滞变为双向阻滞而消除折返；当细胞外 K^+ 浓度降低时（如低血钾）或心肌部分除极时，可促进 K^+ 外流，加快传导，消除单向阻滞而终止折返。

（3）相对延长ERP。促进动作电位3相 K^+ 外流，缩短心室肌和浦肯野纤维的APD和ERP，但缩短APD更显著，相对延长ERP，有利于取消折返。

【临床应用】 利多卡因为窄谱抗心律失常药，主要用于室性心律失常，如急性心肌梗死、强心苷中毒以及心胸手术等所致的室性期前收缩、室性心动过速及心室纤颤，是治疗室性心律失常的首选药，特别适用于危急病例。

【不良反应】 不良反应发生率较低，多在静脉注射剂量过大或过快时出现嗜睡、头痛、视物模糊，也可引起惊厥甚至呼吸抑制，偶见窦性心动过缓、窦性停搏、房室传导阻滞、血压下降。严重室内和房室传导阻滞者禁用。

【药物相互作用】

（1）与肝药酶抑制剂（西咪替丁）合用，减慢利多卡因的代谢，增强其作用；与肝药酶诱导剂（苯巴比妥、苯妥英钠、利福平等）合用，加快利多卡因的代谢，减弱其作用。

（2）与普萘洛尔合用，可延长其 $t_{1/2}$ 半衰期而增强其作用。

苯妥英钠（phenytoin sodium）

苯妥英钠既是良好的抗癫痫药，又是有效的抗心律失常药。其药理作用及临床应用都与利多卡因类似。该药除能阻滞钠通道降低浦肯野纤维的自律性外，还能与强心苷竞争 Na^+-K^+-ATP 酶，抑制强心苷中毒所致的迟后除极，对强心苷中毒所致的室性心律失常是首选药，对其他原因引起的室性心律失常疗效不如利多卡因。

美西律（mexiletine，慢心律）

美西律与利多卡因比较，具有口服有效、作用持久等特点。临床常用于治疗或预防室性心律失常（如急性心肌梗死、二尖瓣脱垂、QT延长综合征、洋地黄中毒等）。不良反应常见胃肠道反应及中枢神经系统反应。心血管反应一般较少发生。

（三）IC 类

普罗帕酮（propafenone，心律平）

【药理作用】 普罗帕酮能明显抑制动作电位 4 相 Na^+ 内流，降低浦肯野纤维和心室肌细胞的自律性；抑制动作电位 0 相 Na^+ 内流，可明显减慢心房、心室和浦肯野纤维的传导速度，延长其 ERP 和 APD，但对复极过程影响较奎尼丁弱；此外，还有较弱的 β 受体阻滞作用和钙通道阻滞作用。

【临床应用】 适用于治疗室性、室上性心律失常及预激综合征伴心动过速者，是广谱抗心律失常药。近年来的应用表明，该药疗效确切，起效迅速，作用时间持久。

【不良反应】 常见的不良反应有恶心、呕吐、味觉改变、头晕等。心血管反应有心律失常、房室传导阻滞、心功能不全、低血压等。窦房结功能低下、严重房室传导阻滞、心源性休克者禁用。低血压、肝、肾功能不良者慎用。

【药物相互作用】 本品不宜与其他抗心律失常药合用，以避免心脏抑制。该药可使地高辛、华法林的清除率降低，血药浓度升高，作用增强，合用时应注意调整剂量。

Ⅱ类β受体阻滞药

普萘洛尔

【药理作用】 普萘洛尔通过阻滞心脏的 β_1 受体而发挥抗心律失常作用。能减慢窦房结、心房内传导组织及浦肯野纤维 4 期自动除极化速率，降低自律性，减慢心率。在运动和情绪激动时作用明显。也能抑制儿茶酚胺所引起的迟后除极而防止触发活动。

【临床应用】 临床主要用于治疗室上性心律失常，如心房颤动、心房扑动及阵发性室上性心动过速等，尤其对于情绪激动、甲状腺功能亢进等交感神经兴奋引起的心动过速疗效较好，为首选药。常与强心苷或地尔硫䓬合用，抑制房室传导，控制心室率。对由运动和情绪激动引起的室性心律失常亦有良好效果；对急性心肌梗死患者，长期使用可减少心律失常的发生及再梗死率，从而降低死亡率。

不良反应及禁忌证见第十章。

Ⅲ类延长动作电位时程药

胺碘酮（amiodarone）

【体内过程】 胺碘酮口服吸收缓慢且不完全，血浆蛋白结合率为 95%，在体内分布广泛，

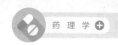

尤以脂肪组织为多。长期口服的 $t_{1/2}$ 约为 40 d。主要在肝脏代谢，经胆汁和粪便排泄，其代谢物可在脂肪组织中蓄积达数月之久，全部消除约需 4 个月。

【药理作用】 胺碘酮能阻滞心肌细胞膜钾通道、钠通道和钙通道，降低窦房结、浦肯野纤维的自律性和传导性，抑制复极过程，明显延长 APD 和 ERP。此外，胺碘酮还有一定的 α 受体、β 受体阻滞作用和扩张外周血管作用，能扩张冠状动脉，降低心脏做功，减少心肌耗氧量。

【临床应用】 本药为广谱抗心律失常药，可用于治疗各种室上性和室性心律失常，对心房扑动、心房颤动和室上性心动过速疗效好，对合并预激综合征者有效率达 90% 以上。对危及生命的室性心动过速及心室颤动可静脉给药。因可减少心肌耗氧量，适用于冠心病并发的心律失常。

【不良反应】 长期大剂量应用常见心血管反应如窦性心动过缓、房室传导阻滞及 Q-T 间期延长（发生率高，需定期查心电图），偶致尖端扭转型室性心动过速。静脉注射过快可引起血压下降、心力衰竭。心动过缓、房室传导阻滞、Q-T 间期延长综合征患者禁用。本品因含碘，长期服用可引起甲状腺功能亢进或低下；少量碘经泪腺排出，可在角膜形成棕黄色药物颗粒沉着，一般不影响视力，停药后可消退；偶致肺间质纤维化，预后严重；还可引起胃肠道反应及皮肤光过敏症等。长期服用者应定期进行肺部 X 光、肝功能检查，监测血清 T_3、T_4 等。甲状腺功能障碍及对碘过敏者禁用。

【药物相互作用】

（1）避免与其他延长 Q-T 间期的药物合用，因其有诱发尖端扭转型室性心动过速的危险。

（2）避免与 β 受体阻滞药、钙通道阻滞药（硝苯地平除外）和地高辛（可升高后者血药浓度）合用，因对窦房结和房室结的抑制作用加重，易致心动过缓和房室传导阻滞。

（3）因脂溶性高，排泄缓慢，长期给药应采用递减给药法，防止蓄积中毒。

四 Ⅳ类钙通道阻滞药

维拉帕米（verapamil，异搏定）

【体内过程】 维拉帕米口服吸收迅速而完全，由于首关消除强，生物利用度仅为 10% ~ 30%。血浆蛋白结合率约为 90%，大部分在肝脏代谢，$t_{1/2}$ 为 4 ~ 10 h，肝功能不全者消除减慢，$t_{1/2}$ 延长。

【药理作用】 维拉帕米能阻断心肌细胞膜的钙通道，抑制 Ca^{2+} 内流，降低窦房结和房室结的自律性，也可减少迟后除极所引起的触发活动而降低异位自律性，减慢窦房结和房室结传导速度，延长复极时间，延长窦房结、房室结的 ERP，大剂量时也延长浦肯野纤维的 APD 和 ERP。

【临床应用】 临床主要用于治疗室上性和房室折返引起的心律失常，是预防和治疗阵发性室上性心动过速的首选药。对急性心肌梗死、心肌缺血及强心苷中毒引起的室性早搏（迟后除极）也有效。

【不良反应】 静脉注射过快或剂量过大可引起心动过缓、房室传导阻滞甚至心脏停搏，也可引起血压下降，诱发心力衰竭。其他不良反应有恶心、呕吐、便秘、头痛、眩晕、面部潮红等。病态窦房结综合征、严重心力衰竭及 Ⅱ、Ⅲ 度房室传导阻滞、心源性休克及低血压患者（收缩压 < 90 mmHg）禁用；肝、肾功能损害者慎用。

【药物相互作用】

（1）避免与β受体阻断药合用，否则易诱发低血压、心动过缓、心力衰竭甚至心脏停搏，两药应用须间隔2周以上。

（2）与地高辛合用，可使后者清除减少，若必须合用，应减少两药各自用量。

（3）与胺碘酮合用，可增加心脏毒性。

地尔硫䓬（diltiazem，硫氮酮）

地尔硫䓬对心肌的电生理作用与维拉帕米相似，对心脏的抑制作用稍弱于维拉帕米，对房室结传导有明显抑制作用，延长其ERP及β受体阻断作用。临床常用于阵发性室上性心动过速的治疗，对于心房颤动可减少心室频率。也用于心绞痛、高血压和肥厚性心肌病的治疗。不良反应与维拉帕米相似，但较少。孕妇禁用。

常用制剂与用法

硫酸奎尼丁　片剂：0.2 g。纠正心房纤颤或心房扑动，先试服0.1 g，如无不良反应，0.2 g/次，每隔2 h一次，共5次。如无效且无毒性反应，第2天可增至0.3 g，每隔2 h一次，共5次。转为窦性节律后，用维持量（0.2 g/次，2～3次/d）。极量：0.6 g/次，3次/d。

盐酸普鲁卡因胺　片剂：0.125 g、0.25 g。口服，首剂为0.5～1 g/次，以后为0.25～0.5 g/次，4次/d，心律正常后逐渐减至0.25 g/次，2～3次/d。注射剂：0.1 g（1 mL）、0.2 g（2 mL）、0.5 g（5 mL）。肌内注射，0.5 g/次；静脉滴注，0.5～1 g/次，用5%葡萄糖液200 mL稀释，1～2 mL/min，应注意心电图变化，无效可重复一次。

盐酸利多卡因　注射剂：0.1 g（5 mL）、0.4 g（20 mL）。静脉注射，1～1.5 mg/（kg·次），若10 min内无效可重复一次，但1 h之内的总量不得超过300 mg，见效后继续以1～4 mL/min的速度维持静脉滴注，但1 h总量不宜超过100 mg。

苯妥英钠　片剂：50 mg、100 mg。100～200 mg/次，2～3次/d。粉针剂：0.1 g、0.25 g。静脉注射，0.125～0.25 g，以注射用水溶解后缓慢注射，静脉滴注速度以低于25 mg/min为宜，用量不超过0.5 g/d。

美西律　片剂：50 mg、100 mg、250 mg。首剂为50～200 mg，3～4次/d，维持量为100 mg/次，3次/d。注射剂：100 mg（2 mL）。静脉注射，100～250 mg溶于5%葡萄糖溶液20 mL中，10～15 min内注射完。

普罗帕酮　片剂：100 mg、150 mg。150 mg/次，3次/d，3～4 d后剂量可增至300 mg/次，维持量为150 mg/次，2次/d。注射剂：35 mg（10 mL）。静脉注射，70 mg/次，稀释后3～5 min内注完，每8 h用药一次。如无效，20 min后可再注射一次，总量不超过350 mg/d。

盐酸普萘洛尔　片剂：10 mg。10～20 mg/次，3次/d。注射剂：5 mg（5 mL）。静脉注射，1～3 mg/次，稀释后一般2～3 min内给1 mg，根据需要调整注射速度。

盐酸胺碘酮　片剂：0.1 g、0.2 g。200 mg/次，3次/d，有效后维持量为0.1 g/次。注射剂：150 mg（3 mL）。静脉注射，0.3～0.45 g/d；静脉滴注，0.3 g加至250 mL等渗盐水中，于30 min内滴完。

维拉帕米　片剂：40 mg。40～80 mg/次，3次/d。静脉注射，5～10 mg/次，缓慢注射，2～3次/d。

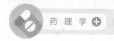

思考练习题

1. 抗心律失常药分为哪几类? 各类包括哪些药物?
2. 主要用于室性心律失常的药物有哪些?
3. 对室上性心律失常有效的药物有哪些?
4. 简述利多卡因、胺碘酮的药理作用。

第二十三章　调血脂药

⊙ **学习目标**

1. 掌握HMG-CoA还原酶抑制剂（他汀类药）的药理作用、临床应用及不良反应。
2. 了解考来烯胺、氯贝丁酯、烟酸等的药理作用及特点。
3. 了解普罗布考、多烯不饱和脂肪酸类的药理作用及特点。

血脂包括胆固醇（Ch）、三酰甘油（TG）、磷脂（PL）和游离脂肪酸（FFA）等。Ch又分为游离胆固醇（FC）和胆固醇酯（CE），两者相加称为总胆固醇（TC）。血脂与载脂蛋白（apoprotein，Apo）结合，形成易于转运和代谢的血浆脂蛋白。采用密度梯度超速离心法，可将血浆脂蛋白分为乳糜微粒（CM）、极低密度脂蛋白（VLDL）、中密度脂蛋白（IDL）、低密度脂蛋白（LDL）、高密度脂蛋白（HDL）和脂蛋白（a）[LP（a）]。各种脂蛋白在血浆中的浓度基本恒定，如果比例失调则为脂代谢紊乱。凡血浆中某些脂质或脂蛋白升高，超出正常范围则称为高脂血症或高脂蛋白血症。一般将高脂蛋白血症分为五型六类，见表23-1。高脂蛋白血症与动脉粥样硬化的形成和发展密切相关，另外血浆中HDL和Apo A浓度低于正常值，也是动脉粥样硬化的危险因子。

表23-1　高脂蛋白血症分类

分类	高脂蛋白血症类型	脂蛋白变化	血脂变化
I	高甘油三酰血症（外源性）	CM↑	TC↑、TG↑↑↑
IIa	自发性家族性高胆固醇血症	LDL↑	TC↑↑
IIb	自发性家族性高胆固醇血症	LDL↑、VLDL↑	TC↑↑、TG↑↑
III	高胆固醇血症及高甘油三酰血症	IDL↑	TC↑↑、TG↑↑
IV	高甘油三酰血症（内源性）	VLDL↑	TG↑↑
V	高甘油三酰血症（内源性和外源性）	CM↑、VLDL↑	TC↑、TG↑↑↑

对于血浆脂质代谢紊乱，首先应通过调整生活方式如调节饮食、加强锻炼、戒烟限酒等调节血脂水平，调整后如血脂仍不能控制，尤其合并多种危险因素时，应积极采用调血脂药物治疗。调血脂药指能使LDL、VLDL、TC、TG、Apo B降低，或使HDL、Apo A升高的药物，其通过调节血脂，改变脂蛋白组成而发挥抗动脉粥样硬化作用。目前临床常用的调血脂药主要有四类：①影响胆固醇吸收药物；②主要降低三脂酰甘油和胆固醇的药物；③3-羟基-3-甲基戊二酰辅酶A（HMG-CoA）还原酶抑制剂；④其他调血脂药。

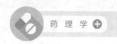

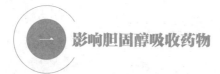

一 影响胆固醇吸收药物

考来烯胺（cholestyramine，消胆胺）和考来替泊（colestipol，降胆宁）

【药理作用】 两药主要是碱性阴离子交换树脂，不溶于水，不易被消化酶破坏，口服后在胃肠道不吸收，与胆汁酸螯合阻滞胆汁酸的肝肠循环和反复利用，使血中胆汁酸减少，从而大量消耗 Ch，使血浆 TC、LDL-C 降低，而对 TG 和 VLDL 无明显影响。

【临床应用】 临床主要用于治疗 Ⅱa、Ⅱb 型高脂血症。纯合子家族性高脂血症患者因肝细胞膜上缺乏 LDL 受体，这类药物对其无效。对 TG 增高的患者可与他汀类、贝特类或烟酸类合用以增强降脂疗效。

【不良反应】 常见的不良反应是恶心、腹胀、便秘等。若持续便秘，则应停药；长期使用可引起水溶性维生素缺乏；该药以氯化物形式出现，偶可引起高氯性酸中毒；可妨碍噻嗪类、香豆素类、洋地黄类药物吸收。

【药物相互作用】 该类药物可与他汀类、噻嗪类、香豆素类、洋地黄类、叶酸、甲状腺激素、脂溶性维生素（A、D、E、K）铁剂及万古霉素等结合。因妨碍这些药物吸收，应避免同时服用，必要时可在服用此类药物前 1 h 或后 4 h 使用上述药物。

二 主要降低三脂酰甘油和胆固醇的药物

烟酸（nicotinicacid）

【药理作用】 烟酸是广谱调血脂药，为 B 族维生素之一。其调血脂作用可能通过抑制脂肪酶活性，使血中 FFA 降低，肝脏合成 TG 的原料减少而使 VLDL 合成减少，继而使 LDL 的生成较少。用药 1 ~ 4 h 可使 VLDL 和 TG 下降，用药 5 ~ 7 d 后 LDL-C 下降，而 HDL-C 升高，与考来烯胺合用则降 LDL-C 作用增强。研究表明，烟酸是少有的降 LP（a）药物。此外，烟酸还可抑制 TXA$_2$ 的生成，增加 PGI$_2$ 的生成，有抑制血小板聚集和扩张血管的作用。

【临床应用】 临床可用于 Ⅱ ~ Ⅴ型高脂血症和心肌梗死的治疗，对 Ⅱb 和 Ⅳ型高脂血症疗效最好。

【不良反应】 用量较大可引起皮肤潮红、瘙痒等，服药前 30 min 服用阿司匹林可缓解；也可引起恶心、呕吐、腹泻等胃肠刺激症状；长期用药可致皮肤干燥、色素沉着或棘皮症。个别患者可有高血糖和高尿酸血症、肝功能异常等，停药后可以恢复。禁用于消化性溃疡、糖尿病、痛风、肝功能异常者。

贝特类

氯贝丁酯（clofibrate，安妥明）是最早应用于临床的贝特类药物，具有明显降低 TG 和 VLDL 的作用，但后来发现有严重的肝胆系统的不良反应，也不能降低冠心病的死亡率，现已少用。目前常用的新型贝特类药物有吉非罗齐（gemfibrozil，吉非贝齐）、苯扎贝特（benzafibrate）、非诺贝特（fenofibrate）、环丙贝特（ciprofibrate）等。

【药理作用】　此类药物可明显降低血浆中TG、VLDL、TC和LDL-C，升高HDL。其中，吉非贝齐、苯扎贝特和非诺贝特作用较强。此外，还具有抑制血小板聚集、抗凝血、降低血浆黏度，增加纤溶酶活性的作用。

【临床应用】　临床主要用于治疗Ⅱb、Ⅲ、Ⅳ型高脂血症，对家族性Ⅲ型高脂血症疗效更好；也可用于2型糖尿病引起的高脂血症；对HDL-C下降的轻度高胆固醇血症也有效。

【不良反应】　不良反应主要为恶心、腹痛和腹泻等消化道反应，其次为乏力、头痛、皮疹、阳痿等。偶见肌痛、尿素氮升高、转氨酶升高，一般停药后可恢复。肝胆疾病患者、肾功能不全者、孕妇及儿童禁用。

 ## 三　HMG-CoA 还原酶抑制剂

HMG-CoA还原酶抑制剂又称为他汀类药（statins），常用药物有洛伐他汀（lovastatin）、普伐他汀（pravastatin）、辛伐他汀（simvastatin）以及人工合成的氟伐他汀（fluvastatin）、阿伐他汀（atorvastatin）等。

【体内过程】　他汀类药除氟伐他汀外，吸收都不完全，且易受食物干扰。除普伐他汀外，大多数他汀类与血浆蛋白结合率高，不易进入外周组织。大部分经肝脏代谢，随胆汁由肠道排泄，少部分以原形经肾脏排泄。

【药理作用及临床应用】

（1）调血脂作用。他汀类药在治疗剂量下，对LDL-C降低作用明显，TC次之；大剂量时降低血浆TG水平和略升高HDL-C水平，其作用呈剂量依赖性，用药2周显效，4~6周达高峰。临床适用于以胆固醇升高为主的高脂蛋白血症，是Ⅱa、Ⅱb和Ⅲ型高脂蛋白血症的首选药，也可用于由2型糖尿病和肾病综合征引起的高胆固醇血症。病情较严重者可合用胆汁酸螯合剂，以增强降胆固醇的疗效。

他汀类药物的作用机制是在肝脏竞争性抑制HMG-CoA还原酶，从而阻碍内源性胆固醇的合成，降低血浆TC水平。由于TC的合成减少，一方面使肝脏合成Apo B-100减少，从而使VLDL减少，HDL升高；另一方面，通过负反馈增加肝细胞膜上LDL受体的数量和活性，使血浆中LDL、IDL清除增加，从而使血浆中LDL-C、VLDL-C和TC进一步下降。

（2）非调血脂作用。他汀类药能够改善血管内皮功能，增加血管对扩血管物质的反应性；抑制血管平滑肌细胞增殖、迁移和减少胶原纤维的合成；减少动脉壁泡沫细胞的形成；抑制巨噬细胞和单核细胞的黏附和分泌功能；抑制血小板聚集和提高纤溶活性。这些作用均有助于抗AS。

【不良反应】　不良反应少而轻，大剂量可有轻度胃肠道反应、头痛和皮疹等，一般不影响治疗；偶见血清转氨酶升高，停药后可恢复正常；严重者可见横纹肌溶解症状，表现为无力、全身肌肉触痛、发热、肌红蛋白尿，甚至可致急性肾功能不全。因此，用药过程中应做定期检测，有肌痛者应检测肌酸磷酸激酶（CPK），必要时停药。禁用于孕妇、哺乳期妇女及活动性肝病患者。有肝病史者慎用。

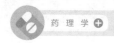

【药物相互作用】

（1）与贝特类、烟酸类、红霉素、环孢素合用则肌病的发生率增加，应避免合用。

（2）与胆汁酸螯合剂合用，可增强降低血清 TC 及 LDL-C 的效应；与烟酸或贝特类合用，可增强降低 TG 的疗效。

（3）与香豆素类抗凝药物合用，可提高抗凝血作用，合用时应注意检测凝血酶原时间，及时调整香豆素类药物的剂量。

 四　其他调血脂药

普罗布考（probucol，丙丁酚）

【体内过程】　口服吸收差（<10%），且不规则，餐后服用吸收增加。用药后 24 h 达血药浓度高峰，服用 3～4 个月可达稳态血药浓度。主要分布于脂肪组织，血浆中主要分布在脂蛋白的疏水核。90% 经粪便排出，极少部分随尿排泄。

【药理作用】　普罗布考同时具有调血脂作用和抗氧化作用，且本品的抗氧化作用更强。

（1）调血脂作用。普罗布考能抑制 HMG-CoA 还原酶，可使血浆中的 TC、LDL-C 和 HLD-C 下降，同时使 HDL-C 及 Apo A_1 明显下降，对 VLDL 和 TG 影响小。

（2）抗氧化作用。普罗布考脂溶性高，能结合到脂蛋白之中，从而抑制 Ox-LDL 的生成及其引起的一系列病理过程，延缓动脉粥样斑块的形成。

（3）抗动脉粥样硬化作用。普罗布考兼有调血脂和抗氧化作用，较长期应用可使冠心病发病率降低，缓解心绞痛，改善心肌缺血状态，可使已形成的动脉粥样硬化斑块消退，使黄色瘤明显缩小或消除。

【临床应用】　临床适用于治疗各型高胆固醇血症，可与胆汁酸螯合剂、他汀类药物合用增强其调血脂作用。对糖尿病、肾病所致的 Ⅱ 型高脂蛋白血症也有效。还有报道称普罗布考可用于 PTCA 后再狭窄的预防。

【不良反应】　不良反应少而轻，常见胃肠道反应，表现为腹泻、腹胀、腹痛、恶心等，偶有肝功能异常、嗜酸性细胞增多、高血糖、感觉异常、皮疹、瘙痒等。极少数严重者可有心电图 Q-T 间期延长、室性心动过速、血小板减少等。用药期间注意心电图变化，Q-T 间期延长或正在使用延长 Q-T 间期的药物、心肌损害、严重心律失常患者禁用。孕妇、哺乳期妇女及儿童禁用。

维生素 E（vitamin E）

维生素 E 是一种脂溶性维生素，有很强的抗氧化作用。其苯环的羟基失去电子或 H^+，可清除氧自由基和过氧化物，也可抑制磷脂酶 A_2 和脂氧酶，减少氧自由基的生成，中断过氧化物和丙二醛（malondialdehyde，MDA）的生成。本身生成的生育醌又可被维生素 C 或氧化还原系统复原而继续发挥作用。能防止脂蛋白氧化修饰生成 Ox-LDL 及其所引起的一系列 AS 病变过程，从而抑制动脉粥样硬化发展。临床作为动脉粥样硬化的辅助用药。

多烯不饱和脂肪酸类

多烯不饱和脂肪酸类根据其不饱和键的位置，分为 $n-6$ 和 $n-3$ 两类，前者包括亚油酸、亚麻油酸，主要存在于玉米、葵花籽等植物油中，常见药物为食用草油；后者包括二十碳五烯酸（eicosapentaenoic acid，EPA）和二十二碳六烯酸（docosahexaenoic acid，DHA）等长链多不饱和脂肪酸（PUFAs），主要存在于海洋生物如藻、鱼及贝壳类中，常见药物为多烯康胶囊。

以上两类均具有调血脂作用，并且 $n-3$ 类强于 $n-6$ 类，均可使血浆 TC 和 LDL-C 下降，TG、VLDL 明显下降，HDL-C 升高。$n-3$ 类作用机制可能与抑制肝脏 TG 和 Apo B 合成，提高 LPL 活性，促进 VLDL 分解和促进 HDL-C 合成有关。$n-6$ 类的调血脂作用主要与亚油酸代谢生成 PGE_1 有关。此外，$n-3$ 类能竞争性地抑制花生四烯酸利用环氧酶，减少 TXA_2 的生成，也有抑制血小板聚集、使全血黏度下降、红细胞可变性增加、抑制血管平滑肌向内膜增殖和舒张血管等作用。临床适用于高 TG 性高脂血症患者的辅助治疗。长期应用有利于预防动脉粥样硬化斑块的形成，并使斑块消退，对防治心脑血管疾病有益。也可用于血管再造术后的再狭窄。

黏多糖和多糖类

黏多糖类的代表药是肝素，但因抗凝血作用过强且口服无效，不便用于防治动脉粥样硬化。目前用于防治动脉粥样硬化的黏多糖类药物主要有低分子量肝素（包括依诺肝素、替地肝素、洛吉肝素等）以及天然类肝素（包括硫酸软骨素 A、硫酸皮肤素、硫酸乙酰肝素及冠心舒等），此类药物含有大量负电荷，能结合在血管内皮表面，防止白细胞、血小板及有害因子的黏附，保护血管内皮，抑制血管平滑肌细胞增生，调节血脂，抗血栓形成，从多方面发挥防治动脉粥样硬化的作用。临床主要用于缺血性心脑血管疾病，对血管再造术后再狭窄也有预防作用。

常用制剂与用法

辛伐他汀　片剂：10 mg、20 mg。10 mg/ 次，1 次 /d。

洛伐他汀　片剂：10 mg、20 mg、40 mg。开始根据病情 10 mg/ 次或 20 mg/ 次，1 次 /d，晚餐时顿服，4 周后根据血脂变化调整剂量，最大剂量为 40 mg/ 次，1 次 /d。

普伐他汀　片剂：5 mg、10 mg。2.5 ～ 5 mg/ 次，2 次 /d。

氟伐他汀　胶囊剂：20 mg、40 mg。20 mg/ 次，1 次 /d，晚间服用。

阿伐他汀　片剂：10 mg、20 mg、40 mg。开始 10 mg/d，根据病情需要 4 周后可增加剂量，最大可达 80 mg/d。

阿昔莫司　胶囊剂：250 mg。250 mg/ 次，2 ～ 3 次 /d。

考来烯胺　粉剂：5 g。4 ～ 5 g/ 次，2 ～ 3 次 /d，进餐时服用。

考来替泊　粉剂：5 g。4 ～ 5 g/ 次，2 ～ 3 次 /d，进餐时服用。

吉非贝齐　片剂：600 mg。胶囊剂：300 mg。600 mg/ 次，2 次 /d。

非诺贝特　片剂（胶囊剂）：100 mg、200 mg、300 mg。100 mg/ 次，2 ～ 3 次 /d。

普罗布考　片剂：500 mg。500 mg/ 次，2 次 /d。

烟酸　片剂：50 mg、100 mg。由小剂量开始，0.1 g/ 次，3 次 /d，逐渐增至 1 ～ 2 g/d，3 次 /d，饭后服。

维生素 E　胶囊剂：5 mg、10 mg、50 mg、100 mg、200 mg。10 ～ 100 mg/ 次，1 ～ 2 次 /d。

多烯康胶囊　胶囊剂：0.45 g/ 粒。含乙酰酯 EPA 及 DHA 70% 以上和 1% 的维生素 E。3 ～ 5 粒 / 次，3 次 /d。

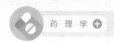

📝 **思考练习题**

1. 调血脂药分为哪几类?
2. 简述HMG-CoA还原酶抑制药调血脂的药理作用、用途及主要不良反应。
3. 简述贝特类药物的主要临床应用。

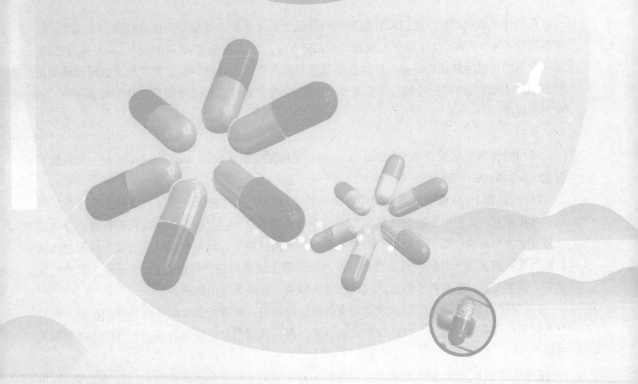

第五篇

血液系统和内脏器官系统药理

第二十四章　影响血液和造血系统的药物

学习目标

1. 掌握铁剂、叶酸、维生素B_{12}、维生素K、肝素、华法林、右旋糖酐等药物的临床应用、不良反应及用药护理。

2. 熟悉红细胞生成素、凝血酶、垂体后叶素、枸橼酸钠、粒细胞集落刺激因子等药物的作用特点和不良反应。

3. 了解上述药物的规格剂型、用法用量。

第一节　抗贫血药

当循环血液中的血红蛋白或红细胞的数量低于正常水平，即成年男性血红蛋白< 120 g/L，红细胞数< $4.5×10^{12}$/L；成年女性血红蛋白< 110 g/L，红细胞数< $4.0×10^{12}$/L时称为贫血。临床常见的贫血为缺铁性贫血、巨幼红细胞性贫血和再生障碍性贫血。缺铁性贫血可用铁剂治疗；巨幼细胞性贫血可用叶酸和维生素B_{12}治疗；再生障碍性贫血是骨髓造血功能抑制所致，治疗比较困难。

铁剂

常用的铁剂有硫酸亚铁（ferrous sulfate）、枸橼酸铁铵（ferric ammonium citrate）和右旋糖酐铁（iron dextran）等。

【体内过程】　口服铁剂或食物中外源性铁常以Fe^{2+}形式在十二指肠和空肠上段吸收。胃酸、维生素C、食物中果糖、半胱氨酸等有助于促进Fe^{3+}还原为Fe^{2+}，有利于吸收。胃酸缺乏以及食物中高磷、高钙、鞣酸、抗酸药及四环素类药物等，均可妨碍铁的吸收。吸收进入肠黏膜的铁可直接进入骨髓供造血使用，或与肠黏膜去铁蛋白结合以铁蛋白（ferritin）形式贮存其中。铁主要通过肠黏膜细胞脱落以及胆汁、尿液、汗液等排出体外。

【药理作用】　铁是血红素合成的必需物质。吸收进入骨髓的铁吸附于有核红细胞膜，而后进入细胞内线粒体，与原卟啉结合形成血红素，再与珠蛋白结合为血红蛋白，可促进红细胞发育成熟。

【临床应用】　治疗缺铁性贫血。对慢性失血（如消化道溃疡、痔疮出血、月经过多、钩虫病等）、营养不良、需要量增加而又补充不足者（妊娠、哺乳期、儿童生长期）效果佳。口服铁剂1周，血液中网织红细胞即可上升，10 ~ 14d达高峰，2 ~ 4周后血红蛋白明显增加，1 ~ 3

个月恢复正常。为使体内铁贮存恢复正常，待血红蛋白正常后，仍需减半量继续服药 2 ~ 3 个月。

【不良反应及用药护理】

（1）胃肠道反应。口服铁剂对胃肠道有刺激性，可引起恶心、腹痛、腹泻。饭后服用可以减轻。也可引起便秘，因铁与肠腔中硫化氢结合，减少了硫化氢对肠壁的刺激作用。应让患者多食纤维性食物，以促进排便。

（2）急性中毒。儿童误服 1 g 以上铁剂可引起急性中毒，表现为坏死性胃肠炎、呕吐、腹痛、血性腹泻、休克、呼吸困难、死亡。急救措施为以磷酸盐或碳酸盐溶液洗胃，并以特殊解毒剂去铁胺（deferoxamine）注入胃内以结合残存的铁。

叶酸（folic acid）

叶酸是 B 族维生素中的一种，广泛存在于绿叶中，肝和酵母中含量最高。正常机体每日约需要叶酸 50 μg，妊娠妇女可增至 300 ~ 400 μg。

叶酸简介

【体内过程】　机体内不能合成叶酸，所需叶酸全部由食物摄取。口服叶酸主要在小肠上段吸收。大部分叶酸吸收后转变为 5-甲基四氢叶酸贮存在肝脏，90％以原形从尿液中排出。

【药理作用】　食物中叶酸和叶酸制剂进入体内经还原和甲基化形成具有活性的 5-甲基四氢叶酸。进入细胞后 5-甲基四氢叶酸作为甲基供给体，使维生素 B_{12} 转变成甲基维生素 B_{12}，而自身变为四氢叶酸。后者为一碳单位的传递体，参与嘌呤核苷酸和脱氧胸苷酸的合成，以及某些氨基酸的互变，并与维生素 B_{12} 共同促进红细胞的生长和成熟。

【临床应用】　主要用于巨幼红细胞性贫血。

（1）作为补充治疗用于各种原因所致巨幼红细胞性贫血，与维生素 B_{12} 合用效果更好。

（2）治疗叶酸对抗剂甲氨蝶呤、乙胺嘧啶、甲氧苄氨嘧啶等所致巨幼红细胞性贫血。由于此类药物为二氢叶酸还原酶抑制剂，应用叶酸无效，需用甲酰四氢叶酸钙（calcium leucovorin）治疗。

（3）对维生素 B_{12} 缺乏所致"恶性贫血"，大剂量叶酸治疗可纠正贫血症状，但不能改善神经症状。

【用药护理】　本品不宜静脉注射。应提前告知患者大量服用时可出现黄色尿，以解除患者疑虑。苯妥英钠、扑米酮可抑制本品的吸收，应避免同服。

维生素 B_{12}（vitamin B_{12}）

维生素 B_{12} 为含钴复合物，广泛存在于动物内脏中。正常人每天需要维生素 B_{12} 为 1 μg。

【体内过程】　口服维生素 B_{12} 必须与胃壁细胞分泌的糖蛋白即"内因子"结合才能免受胃液消化而进入空肠吸收。胃黏膜萎缩致内因子缺乏可影响维生素 B_{12} 吸收，引起恶性贫血。吸收后有 90％贮存于肝，少量经胆汁、胃液、胰液排入肠内，其中小部分再次吸收入血，主要以原形经肾脏排泄。

【药理作用】　维生素 B_{12} 为细胞发育成熟和维持神经组织髓鞘完整所必需。体内维生素 B_{12} 主要参与下列两种代谢过程。

（1）促进叶酸循环利用。同型半胱氨酸甲基化成甲硫氨酸需有甲基维生素 B_{12} 参与。该甲基是维生素 B_{12} 自 5-甲基四氢叶酸得来，然后转给同型半胱氨酸，5-甲基四氢叶酸则转变成四氢叶酸，促进四氢叶酸循环利用。故维生素 B_{12} 缺乏会引起与叶酸缺乏相似的巨幼红细胞性贫血。

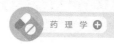
（2）维持有髓神经功能。甲基丙二酰辅酶A变为琥珀酰辅酶A而进入三羧酸循环，需要5′-脱氧腺苷B₁₂参与。维生素B₁₂缺乏，甲基丙二酰辅酶A积聚，导致异常脂肪酸合成，影响正常神经髓鞘脂质合成，出现神经损害症状。

【临床应用】 主要用于治疗恶性贫血及巨幼红细胞性贫血，通常与叶酸合用。也可用于治疗神经系统疾病，如神经炎、神经萎缩、神经痛等。

【不良反应及用药护理】 本品无毒性，但偶有过敏反应，甚至发生过敏性休克，有过敏史者禁用。维生素B₁₂可促进K^+进入细胞内，引起低血钾，低血钾及使用强心苷的患者应慎用。恶性贫血口服无效，必须肌内注射，并终身使用。

红细胞生成素（erythropoietin，EPO）

红细胞生成素是由肾脏经曲小管管周间质细胞分泌的糖蛋白激素，现已用DNA重组技术合成。能刺激红系干细胞生成，促成红细胞成熟，使网织细胞从骨髓中释出，红细胞数和血红蛋白量增加；稳定红细胞膜，提高红细胞膜的抗氧化功能。可用于慢性肾功能不全、肿瘤化疗及艾滋病药物治疗等引起的贫血。不良反应有血压升高、注射部位血栓以及流感样症状，偶可诱发脑卒中或癫痫。高血压及过敏患者禁用。

第二节　影响凝血过程的药物

生理状态下，血液维持正常的流动性是机体内血液中的凝血系统和抗凝系统保持动态平衡的结果，如图24-1所示。一旦失去平衡，可能发生出血性或血栓栓塞性疾病。此时应选用促凝血药或抗凝血药。

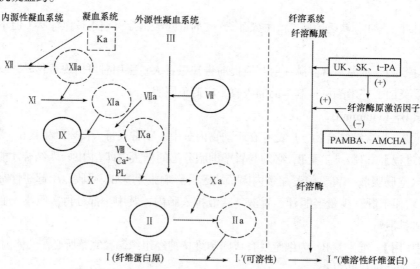

○为维生素K依赖的凝血因子；◌为肝素促进灭活的凝血因子

PL—血小板磷脂；UK—尿激酶；SK—链激酶；PAMBA—氨甲苯酸；AMCHA—氨甲环酸

图24-1　血凝、纤溶过程及药物作用缓解

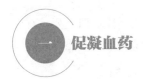

一　促凝血药

促凝血药又称止血药，按其作用机制可分为四类：促进凝血因子生成药，抗纤维蛋白溶解药，促血小板生成药和作用于血管的促凝血药。

（一）促进凝血因子生成药

维生素K（vitamin K）

维生素K包括维生素K_1、K_2、K_3和K_4。存在于植物中的为维生素K_1，由肠道细菌合成的为维生素K_2，生物活性是维生素K_1的25倍，二者均为脂溶性，肠道吸收需胆汁协助。维生素K_3和维生素K_4均由人工合成，呈水溶性，可直接吸收。

【药理作用】　维生素K作为羧化酶的辅酶参与凝血因子Ⅱ、Ⅶ、Ⅸ、Ⅹ的合成。这些因子上的谷氨酸残基只有在肝微粒体酶系统羧化酶的作用下形成9～12个γ-羧基谷氨酸，才能使这些因子具有与Ca^{2+}结合的能力，并连接磷脂表面和调节蛋白，从而使这些因子具有凝血活性。维生素K缺乏，凝血因子Ⅱ、Ⅶ、Ⅸ、Ⅹ合成停留在前体状态，凝血酶原时间延长，引起出血。此外，维生素K_1或维生素K_3肌内注射有解痉、止痛作用。

【临床应用】　主要用于维生素K缺乏引起的出血，如阻塞性黄疸、胆瘘，慢性腹泻所致出血；长期使用抗生素所致出血；新生儿出血；香豆素类、水杨酸钠等所致出血及杀鼠药敌鼠钠中毒所致出血。长期应用广谱抗生素也应适当补充维生素K。临床也用于治疗胆石症、胆道蛔虫所致的胆绞痛和胃绞痛。

【不良反应及用药护理】　口服可引起恶心、呕吐等消化道反应，饭后服用可减轻。维生素K_1静脉注射太快可产生潮红、呼吸困难、胸痛、虚脱，临床多采用肌内注射。较大剂量维生素K_3可引发新生儿、早产儿溶血及高铁血红蛋白症。葡萄糖-6-磷酸脱氢酶缺乏患者也可诱发溶血。

凝血酶（thrombin）

凝血酶是从猪、牛血中提取的蛋白质，能直接作用于血液中的纤维蛋白原，促使其转变为难溶性的纤维蛋白，从而发挥止血作用。本品适用于微血管出血及实质性脏器出血，如创伤、手术、口腔、消化道等部位出血的治疗。由于在溶解状态下迅速失活，本品应临用前配制，且只能局部应用，不能静脉、肌内或皮下注射，以免引起血栓形成及局部组织坏死。少数人可发生过敏反应，一旦出现，应立即停药并给予抗过敏处理。

（二）抗纤维蛋白溶解药

氨甲苯酸（aminomethylbenzoic acid，PAMBA，止血芳酸）

【药理作用及临床应用】　低剂量竞争性抑制纤溶酶原激活因子，使纤溶酶原不能转变为纤溶酶；大剂量直接抑制纤溶酶的活性，抑制纤维蛋白的降解而止血。主要用于防治纤溶亢进引起的出血，如富含纤溶酶原激活物的脏器外伤或手术出血（前列腺、尿道、肺、肝、胰、甲状腺及肾上腺等）；产后出血；应用链激酶（SK）、尿激酶（UK）及组织纤维蛋白溶酶激活剂

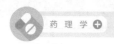

（t-PA）等药物过量所致的出血。

【不良反应及用药护理】 较少见，应用过量可引起血栓性疾病，并可诱发心肌梗死，有血栓形成倾向或血栓栓塞病史者禁用或慎用。静脉注射时速度宜缓慢，并应注意观察患者的血压和心率（律）变化，以防不测。

氨甲环酸（tranexamic acid，AMCHA）

氨甲环酸又名凝血酸。作用及用途与氨甲苯酸相似，但作用较强。

（三）促血小板生成药

酚磺乙胺（etamsylate，止血敏，止血定）

【药理作用及临床应用】 能使血小板数量增加，增强其聚集性和黏附性，促使血小板释放凝血活性物质，缩短凝血时间，加速血块收缩，产生止血作用；还可增强毛细血管抵抗力，降低毛细血管通透性，减少血液渗出。止血作用迅速，静脉注射后1 h作用达高峰，可维持4～6 h。

临床上用于预防和治疗外科手术出血过多、血小板减少性紫癜或过敏性紫癜以及其他原因引起的出血。

【不良反应及用药护理】 可有恶心、头痛、皮疹、暂时性低血压等；偶有静脉注射后发生过敏性休克的报道。本品可与其他类型止血药如氨甲苯酸、维生素K并用，但不可与氨基己酸注射液混合使用。如发现溶液混浊、瓶身细微破裂，均不可使用。

（四）作用于血管的促凝血药

垂体后叶素（pituitrin）

垂体后叶素是猪、牛、羊的神经垂体提取物，主要含缩宫素（OXT，催产素）和加压素（ADH，抗利尿素），口服易破坏，只能注射给药。其中加压素直接作用于血管平滑肌，具有收缩血管作用，对内脏血管作用明显，特别是能收缩肺、肠系膜血管，减少肺及门静脉的血流量和压力，从而发挥止血作用，主要用于肺咯血、门脉高压引起的消化道出血及产后大出血等，止血作用快而强。此外，加压素还具有抗利尿作用，增加肾远曲小管和集合管对水的吸收，减少尿量，因此垂体后叶素也用于尿崩症的治疗。

二　抗凝血药

抗凝血药指通过抑制凝血过程或促进纤溶过程中的不同环节，从而阻止血液凝固的药物，可分为抗凝血因子药、抗血小板药和纤维蛋白溶解药三类。

（一）抗凝血因子药

肝素（heparin）

药用肝素从猪小肠黏膜或猪、牛的肺脏中提取，是分子量为5 000～30 000的黏多糖硫酸酯，呈强酸性，分子中带有大量的负电荷。

【体内过程】 肝素是带大量负电荷的大分子，不易透过生物膜，口服无效。常静脉给药，

60％集中于血管内皮，大部分经网状内皮系统破坏，极少以原形从尿液中排出。肝素抗凝活性$t_{1/2}$与给药剂量有关，静脉注射 100 U/kg、400 U/kg、800 U/kg，抗凝活性$t_{1/2}$分别为 1 h、2.5 h和 5 h。肺栓塞、肝硬化患者$t_{1/2}$延长。

【药理作用】

（1）抗凝血作用。在体内外均有迅速而强大的抗凝血作用。静脉注射抗凝血作用立即发生，可使多种凝血因子灭活。这一作用依赖于抗凝血酶Ⅲ（antithrombin Ⅲ，$AT_Ⅲ$）。$AT_Ⅲ$是凝血酶及凝血因子Ⅻa、Ⅺa、Ⅸa、Ⅹa 等含丝氨酸的蛋白酶的抑制剂，与凝血酶形成$AT_Ⅲ$凝血酶复合物而使酶灭活，肝素可加速这一反应达千倍以上。肝素可通过增强$AT_Ⅲ$活性，加速$AT_Ⅲ$对Ⅱa、Ⅸa、Ⅹa、Ⅺa、Ⅻa 等凝血因子的灭活，从而抑制凝血过程的多个环节，产生强大的抗凝血作用。

（2）抗血栓作用。肝素的抗血栓作用除与其抗凝血作用相关外，还与其影响血管内皮功能、抑制血小板聚集、降低血液黏滞度等综合作用有关。

（3）降脂作用。它能使血管内皮释放脂蛋白脂酶，水解乳糜微粒及 VLDL。但停药后会引起"反跳"，使血脂回升。

【临床应用】

（1）血栓栓塞性疾病。主要用于防止血栓形成与扩大，对已形成的栓塞无溶解作用。临床主要用于深静脉血栓、肺栓塞、脑栓塞以及急性心肌梗死等急性血栓栓塞性疾病。

（2）弥漫性血管内凝血（DIC）。应早期应用，防止因纤维蛋白原及其他凝血因子耗竭而发生继发性出血。

（3）体外抗凝血。心血管手术、心导管手术、器官移植、血液透析等抗凝血。

【不良反应及用药护理】　应用过量易引起自发性出血。一旦发生，应立即停用肝素，注射带有正电荷的鱼精蛋白（protamine），每 1 mg 鱼精蛋白可中和 100 U 肝素。部分患者应用肝素2 ~ 14 d 可出现血小板缺乏，与肝素引起血小板聚集作用有关。肝素不易通过胎盘屏障，但妊娠妇女应用可引起早产及胎儿死亡。连续应用肝素 3 ~ 6 个月，可引起骨质疏松，产生自发性骨折。肝素也可引起皮疹、药热等过敏反应。肝、肾功能不全、有出血倾向、消化性溃疡、严重高血压患者，孕妇及产后妇女禁用。

华法林（warfarin，苄丙酮香豆素）

华法林为临床最常用的香豆素类口服抗凝药。同类药物还有双香豆素（dicoumarol）及醋硝香豆素（acenocoumarol，新抗凝）。该类药物是维生素 K 的拮抗药。

【体内过程】　口服吸收完全，1 h 后血浆中即能测到，2 ~ 8 h 达高峰，与血浆蛋白结合率为 90％ ~ 99％，$t_{1/2}$为 10 ~ 60 h，主要在肝及肾中代谢。

【药理作用】　香豆素类药物化学结构与维生素 K 相似，在肝脏抑制维生素 K 由环氧化物向氢醌型转化，从而阻止维生素 K 的反复利用，影响含有谷氨酸残基的凝血因子Ⅱ、Ⅶ、Ⅸ、Ⅹ的羧化作用，使这些因子停留于无凝血活性的前体阶段，从而影响凝血过程。对已形成的上述因子无抑制作用，仅具有体内抗凝血作用，作用缓慢、持久，一般 8 ~ 12 h 后发挥作用，1 ~ 3 d达到高峰，停药后抗凝血作用尚可维持 2 ~ 5 d。

【临床应用】　主要用于防治血栓栓塞性疾病，阻止血栓形成与发展。多用于轻症血栓栓塞性疾病或长期需要预防血栓形成的疾病；急症患者可与肝素合用，待症状控制后停用肝素；也

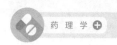

可作为心肌梗死的辅助用药。

【不良反应及用药护理】 过量易致自发性出血，可用维生素 K 对抗，必要时输新鲜血浆或全血。其他不良反应有胃肠道反应、过敏等。给药剂量应根据凝血酶原时间控制在 25 ~ 30 s（正常值 12 s）进行调节。禁忌证同肝素。

【药物相互作用】 ①食物中维生素 K 缺乏或应用广谱抗生素抑制肠道细菌，使体内维生素 K 含量降低，可使本类药物作用加强；②阿司匹林等血小板抑制剂可与本类药物发生协同作用；③水合氯醛、羟基保泰松、甲磺丁脲、奎尼丁等因置换血浆蛋白，水杨酸盐、丙咪嗪、甲硝唑、西咪替丁等因抑制肝药酶而使本类药物作用加强；④巴比妥类、苯妥英钠因诱导肝药酶，口服避孕药因增加凝血作用，可使本类药物作用减弱。

枸橼酸钠（sodium citrate）

枸橼酸钠分子中的枸橼酸根可与血中的 Ca^{2+} 结合，形成可溶性络合物，使血液中游离的 Ca^{2+} 减少，阻止血液凝固。临床仅用于体外抗凝血，采血时，每 100 mL 全血中加入 2.5% 枸橼酸钠溶液 10 mL，能起到良好的抗凝血作用。大量输血（超过 1 000 mL）或输血速度过快时，因体内不能及时氧化枸橼酸根离子，血钙降低，可引起手足抽搐、心功能不全、血压降低及出血等，应立即静脉缓慢注射适量钙盐解救。

（二）抗血小板药

抗血小板药（antiplatelet drugs）指抑制血小板黏附和聚集的药物，用于防治心脑血管或外周血管血栓栓塞性疾病。

双嘧达莫（dipyridamole，潘生丁，persantin）

【药理作用及临床应用】 具有抗血栓形成及扩张冠脉作用。用于抑制 ADP、胶原、肾上腺素及低浓度凝血酶诱导的血小板聚集。其作用机制为：抑制 PDE 及激活腺苷酸环化酶（AC），使细胞内 cAMP 含量增加；促进血管内皮细胞产生 PGI_2；抑制血小板 COX，使 TXA_2 的合成减少。主要用于血栓栓塞性疾病及缺血性心脏病；与华法林合用防止人工心脏瓣膜置换术后血栓形成，可增强疗效；静脉用药可用于心肌缺血的诊断性试验（双嘧达莫试验）。

【不良反应及用药护理】

（1）变态反应。皮疹、荨麻疹、瘙痒等，对本药过敏者及休克患者禁用。

（2）消化道反应。恶心、呕吐、腹部不适、腹泻、肝功异常等，最好空腹服用，并饮水一杯，如有胃肠不适，可与食物同服。

（3）血管扩张反应。静脉滴注时常见血压下降、心率加快、头痛、眩晕及潮红等。大剂量或注射给药时应嘱患者用药后卧床 1 h 以上，以免发生低血压性晕厥。

（4）其他。少数不稳定型心绞痛患者用药后可诱发心绞痛，应慎用；孕妇、哺乳期妇女、12 岁以下儿童、有出血倾向患者、低血压患者慎用；只能用葡萄糖液稀释，不宜与其他药物混合注射。

阿司匹林（aspirin）

小剂量（血浆浓度为 30 ~ 50 μmol/L）可抑制血小板中的 COX 而使 TXA_2 的合成减少，从而抑制血小板聚集，减少血栓形成。主要用于预防心脑血管疾病的发作及人工心脏瓣膜或其他手术后的血栓形成。预防短暂性脑缺血和中风，可降低脑卒中率和病死率。

（三）纤维蛋白溶解药

纤维蛋白溶解药（fibrinolytics）是外源性纤溶酶原激活剂，能使纤溶酶原转化为纤溶酶、降解凝血因子 I、溶解血栓的药物，又称溶栓药（thrombolytics）。常用药物有链激酶、尿激酶、组织纤溶酶原激活物及瑞替普酶等。

链激酶（streptokinase，SK）

链激酶是从溶血性链球菌中提取的一种无酶活性蛋白质，为第一代溶栓药，现已用基因工程方法制备出重组链激酶（recombinant streptokinase）。

【药理作用及临床应用】 激活纤溶酶原激活因子，使纤溶酶原转化为纤溶酶，纤溶酶可降解血栓中的纤维蛋白而溶栓。对新形成的血栓，溶栓效果好。主要用于治疗血栓栓塞性疾病，如肺栓塞和深部静脉血栓，也可用于心肌梗死早期的治疗。在血栓形成不超过 6 h 内用药，疗效最佳。

【不良反应及用药护理】

（1）出血。该反应为主要不良反应，多见注射部位血肿，应注意观察注射部位和其他部位有无出血征象，若出现严重出血，应立即停药，并用 PAMBA 对抗或者输新鲜血浆或全血。

（2）过敏反应。表现为发热、肩背痛、皮疹等，可用抗组胺药或糖皮质激素类药物对症治疗，也可在给药前 30 min，先肌内注射异丙嗪 25 mg，再静脉注射地塞米松 2.5 ~ 5 mg 或氢化可的松 25 ~ 50 mg。

（3）禁忌证。出血性疾病、溃疡、新近手术、脑肿瘤、月经期及严重高血压禁用。

（4）保存与使用。本品在 2 ~ 8 ℃下保存，配制后的溶液在同样温度下保存不得超过24 h；溶解时不可剧烈振荡，以免降低活性。

尿激酶（urokinase，UK）

尿激酶是从人尿中分离出的一种蛋白质，能直接激活纤溶酶原变为纤溶酶，发挥溶栓作用。对新形成的血栓起效快、效果好。与 SK 不同的是，无抗原性，故不引起过敏反应。它是目前国内应用最为广泛的溶栓药之一，常用于心肌梗死和其他血栓栓塞性疾病。

主要不良反应是出血，较 SK 轻，严重出血可用 PAMBA 对抗；禁忌证同 SK；本品溶液必须在临用前新鲜配制，随配随用，溶解好的药液易失活，未用完的药液应弃去。

组织纤溶酶原激活物（tissue plasminogen activator，t-PA）

组织纤溶酶原激活物是一种主要由血管内皮细胞产生的丝氨酸蛋白酶，能选择性激活结合在纤维蛋白表面的纤溶酶原，使之活化成纤溶酶而发挥溶栓作用。临床可用于急性心肌梗死和肺栓塞的治疗。不良反应较少，不易产生 SK 常见的出血并发症，且对阻塞血管再通率比 SK 高，是较好的第二代溶栓药。出血性疾病禁用。

同类药物还有重组组织型纤溶酶原激活剂（阿替普酶），其作用、应用及不良反应同 t-PA。

瑞替普酶（reteplase，r-PA，雷特普酶、派通欣）

瑞替普酶属于重组组织型纤溶酶原激活剂，是阿替普酶的中间缺失突变体，为第三代溶栓药物。具有以下优点：溶栓疗效高（血栓溶解快、开通率高、防止血栓再形成及提高血流量）；给药方法简便，无须调整；耐受性好、生产成本低等。适用于成人急性心肌梗死的溶栓疗法，能改善心肌梗死后的心室功能，应尽早使用。常见不良反应是出血、血小板减少症等，有出血倾向者慎用。

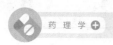

第三节　促白细胞生成药

多种原因（如苯中毒、药物、放射线、疾病等）引起的血液中白细胞总数低于 $4.0 \times 10^9/L$，称为白细胞减少症，其中以中性粒细胞减少为主，又称为粒细胞缺乏症。治疗时主要是消除病因，同时应用升白细胞药。

粒细胞集落刺激因子（granulocyte colony stimulating factor，G-CSF）

粒细胞集落刺激因子是血管内皮细胞、单核细胞和成纤维细胞合成的糖蛋白。能促进中性粒细胞成熟；刺激成熟的粒细胞从骨髓释出；增强中性粒细胞趋化及吞噬功能。对巨噬细胞、巨核细胞影响很小。现用的 G-CSF 为基因重组产品（非格司亭）。临床用于肿瘤化疗、放疗引起的骨髓抑制，也用于自体骨髓移植。还可应用于再生障碍性贫血、骨髓再生不良和艾滋病。可升高中性粒细胞，减少感染发生率。不良反应少，偶有皮疹、低热、转氨酶升高和轻度骨骼疼痛，长期静脉滴注可引起静脉炎。应在化疗药物应用前或后 24 h 应用，以免与抗肿瘤药物发生相互作用。

粒细胞—巨噬细胞集落刺激因子（granulocyte-macrophage colony-stimulating factor，GM-CSF）

粒细胞—巨噬细胞集落刺激因子与白细胞介素 3（interleukin 3）共同作用于多向干细胞和多向祖细胞等细胞分化较原始部位，因此可刺激粒细胞、单核细胞、巨噬细胞和巨核细胞等多种细胞的集落形成和增生，对红细胞增生也有间接影响；对成熟中性粒细胞可增加其吞噬功能和细胞毒性作用，但会降低其能动性。临床应用的为基因重组产品（沙格司亭）。主要用于化疗、骨髓移植、某些骨髓造血不良、艾滋病、再生障碍性贫血引起的中性粒细胞缺乏症，也可用于血小板减少症。不良反应有皮疹、发热、骨及肌肉疼痛、皮下注射部位红斑。首次静脉滴注时可出现潮红、低血压、呼吸急促、呕吐等症状，应给予吸氧及输液处理。

第四节　血容量扩充药

大量失血或失血浆（如烧伤）可引起血容量降低，导致休克。迅速补足甚至扩充血容量是抗休克的基本疗法。

右旋糖酐（dextran）

右旋糖酐是葡萄糖的聚合物，由于聚合的葡萄糖分子数目不同，分子量不同。按分子量大小分为中分子右旋糖酐（右旋糖酐 70）、低分子右旋糖酐（右旋糖酐 40）和小分子右旋糖酐（右旋糖酐 10）。

【药理作用】

（1）扩充血容量。右旋糖酐分子量较大，不易透过血管壁，可提高血浆胶体渗透压，从而扩充血容量，维持血压。作用强度与维持时间依中、低、小分子量而逐渐缩小。

（2）抑制血小板聚集。低分子和小分子右旋糖酐能抑制血小板和红细胞聚集，降低血液黏滞性，并对凝血因子Ⅱ有抑制作用，因而能防止血栓形成和改善微循环。

（3）渗透性利尿作用。自肾排出时，使肾小管管腔内渗透压升高，水的重吸收减少，从而利尿。

【临床应用】 各类右旋糖酐主要用于低血容量休克，包括急性失血、创伤和烧伤性休克。低分子右旋糖酐由于能改善微循环，抗休克效应更好。低、小分子右旋糖酐也用于DIC和血栓形成性疾病（如脑血栓形成、心肌梗死、心绞痛、血管闭塞性脉管炎、视网膜动静脉血栓等）。

【不良反应及用药护理】 极少数人可出现过敏性休克。首次用药应严密观察 5 ~ 10 min，发现症状应立即停药，并及时抢救。用量过大可出现凝血障碍。禁用于血小板减少症及出血性疾病患者。心功能不全患者慎用。

常用制剂与用法

硫酸亚铁 片剂：0.3 g。0.3 ~ 0.6 g/次，3 次/d，饭后服用。

枸橼酸铁铵 糖浆剂或溶液剂：10%。1 ~ 2 mL（kg·d），分 3 次服用，饭后服用。

右旋糖酐铁 注射剂：25 mg（1 mL）、50 mg（2 mL）。深部肌内注射，25 ~ 50 mg/次，1 次/d。

叶酸 片剂：5 mg。5 ~ 10 mg/次，3 次/d。

维生素B_{12} 片剂：25 mg、50 mg。25 mg/次，3 次/d。注射剂：0.05 mg（1 mL）、0.1 mg（1 mL）、0.25 mg（1 mL）、0.5 mg（1 mL）、1 mg（1 mL）。肌内注射，50 ~ 500 μg/次，1 次/d。

红细胞生成素 注射剂：2 000 U（1 mL）、4 000 U（1 mL）、10 000 U（1 mL）。开始 50 ~ 100 U/kg，皮下或静脉注射，3 次/周。2 周后视血细胞比容增减剂量。

维生素K_1 注射剂：10 mg（1 mL）。肌内或静脉注射，10 mg/次，2 ~ 3 次/d。

维生素K_3 注射剂：2 mg（1 mL）。肌内注射，4 mg/次，2 ~ 3 次/d。

维生素K_4 片剂：2 mg、4 mg。2 ~ 4 mg/次，3 次/d。

双嘧达莫 片剂：25 mg。25 ~ 100 mg/次，3 次/d。注射剂：10 mg（2 mL）。深部肌内注射或静脉注射，10 ~ 20 mg/次。

凝血酶 冻干粉剂：100 U、200 U、500 U、1 000 U、2 000 U、5 000 U、10 000 U。局部止血，用氯化钠注射液溶解成 50 ~ 250 U/mL，喷于创面。消化道出血，用温开水将本品溶解成 50 ~ 100 U/mL，口服或灌注，500 ~ 2 000 U/次，每隔 1 ~ 6 h 1 次。

垂体后叶素 注射剂：5 U、10 U。皮下或肌内注射，5 ~ 10 U/次，静脉滴注时用 5% 葡萄糖液 500 mL 稀释后缓慢滴入。

肝素钠 注射剂：1 000 U（2 mL）、5 000 U（2 mL）、12 500 U（2 mL）。静脉注射或静脉滴注，500 ~ 10 000 U/次，稀释后用，每隔 3 ~ 4 h 1 次，总量为 25 000 U/d，过敏体质者先试用 1 000 U，如无反应，可用至足量。

华法林 片剂：2.5 mg、5 mg。首次 6 ~ 20 mg，以后 2 ~ 8 mg/d。

枸橼酸钠 注射剂：0.25 g（10 mL）。每 100 mL 全血中加 2.5% 枸橼酸钠溶液 10 mL。

链激酶 粉针剂：初始剂量，50 万 U 溶于 100 mL 生理盐水或 5% 葡萄糖溶液中，静脉滴注，30 min 内滴完。维持剂量 60 万 U/h，静脉滴注，一个疗程一般 24 ~ 72 h。为防变态反应可给糖皮质激素。

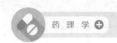

尿激酶　粉针剂：以注射用水 3 ~ 5 mL 溶解后，加于 10％葡萄糖液 20 ~ 40 mL 静脉注射，15 000 ~ 20 000 U/次，2 次/d，第 4 天起改为 10 000 ~ 20 000 U/次，1 次/d，一般 7 ~ 10 d。静脉滴注则先给负荷剂量 2 000 ~ 4 000 U/30 min，继给 2 000 ~ 4 000 U/h，维持 12 h。

组织纤溶酶原激活物　粉针剂：首剂 10 mg，静脉注射。以后第 1 小时 50 mg，第 2、第 3 小时各 20 mg，静脉滴注。

非格司亭　冻干粉针剂：50 μg、75 μg、100 μg、150 μg、250 μg、300 μg、460 μg。2 ~ 5 μg/kg，以 5％葡萄糖注射液稀释，皮下注射或静脉滴注。

沙格司亭　冻干粉针剂：50 μg、100 μg、150 μg、300 μg、400 μg。5 ~ 10 μg/kg，1 次/d，皮下注射，于化疗停止一天后使用，连用 7 ~ 10 d。

右旋糖酐70　注射液：6％溶液，100 mL/瓶、250 mL/瓶、500 mL/瓶。静脉滴注，500 mL/次，最大用量为 1 000 ~ 1 500 mL/d。

右旋糖酐40　注射液：6％溶液，100 mL/瓶、250 mL/瓶、500 mL/瓶。静脉滴注，250 ~ 500 mL/次，最大用量不超过 1 000 mL/d。

▨ 思考练习题

1. 简述铁剂的用药护理。

2. 简述维生素 K 的临床应用、不良反应及用药护理。

3. 应用肝素和华法林过量所致出血应分别用何种药物解救？为什么？

4. 华法林与其他药物联用时应注意哪些事项？

5. 病例讨论：

患者男，46 岁，主因间断心前区疼痛伴胸闷 3 d，加重 1 h 入院。查体：T36 ℃，P80 次/min，R30 次/min，BP120/90 mmHg。急性痛苦面容，神清，查体合作，口唇稍发绀，心电图示广泛前壁心肌梗死。如何选用药物治疗？在用药过程中应当注意什么？

第二十五章　利尿药及脱水药

> **学习目标**
>
> 1. 掌握呋塞米、氢氯噻嗪、螺内酯的药理作用，临床应用和不良反应。
> 2. 熟悉脱水药的特点、作用机制及临床应用。
> 3. 了解利尿药作用的生理学基础。

第一节　利尿药

一　利尿药作用的生理学基础

　　利尿药（diuretics）是作用于肾脏，可增加电解质及水排泄、使尿量增多的药物。临床主要用于治疗各种原因引起的水肿、心功能不全、高血压、高钙血症及促进毒物排泄等。

　　尿液的生成是通过肾小球滤过、肾小管和集合管重吸收及分泌过程而实现的。利尿药主要通过影响肾单位的不同部位而产生利尿作用，如图 25-1 所示。

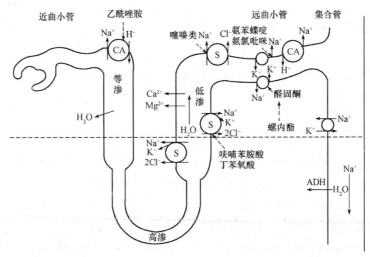

CA—碳酸酐酶；S—同向转运蛋白；----→—抑制

图 25-1　肾小管功能和利尿药作用部位

185

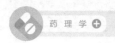
（一）肾小球的滤过

正常人肾小球滤过液（原尿）约180 L/d，但每日尿量（终尿）仅为1～2 L，约99%的原尿被肾小管重吸收。因此，单纯增加肾小球滤过率的药物如氨茶碱等，利尿作用很弱。

（二）肾小管的重吸收

（1）近曲小管。原尿中近85%$NaHCO_3$、40%NaCl以及葡萄糖、氨基酸和其他可滤过的有机溶质通过近曲小管特定的转运系统被重吸收，60%的水被重吸收以维持近曲小管液体渗透压的稳定。目前应用的利尿药只有碳酸酐酶抑制剂乙酰唑胺主要在近曲小管中起作用。

（2）髓袢升支粗段髓质部和皮质部。原尿中约35%Na^+在此段被重吸收，对NaCl的重吸收依赖管腔膜上Na^+-K^+-$2Cl^-$共转运子（Na^+-K^+-$2Cl^-$ cotransporter），高效能利尿药如呋塞米等选择性阻断该转运子，因而有髓袢利尿药之称。髓袢升支粗段对水不通透，不仅稀释了管腔液，而且重吸收的Na^+与尿素一起维持此段髓质的高渗，当尿液流经集合管时，在抗利尿激素（ADH）的调节下，大量的水被重吸收，使尿液浓缩。高效能利尿药抑制该段NaCl的重吸收，一方面降低了肾的稀释功能，另一方面由于髓质的高渗无法维持而降低了肾的浓缩功能，排出大量近等渗的尿液，产生强大的利尿作用。

（3）远曲小管。滤液中约10%的NaCl在远曲小管被重吸收，近端远曲小管对NaCl的重吸收主要依赖Na^+-Cl^-共转运子（Na^+-Cl^- cotransporter）。中效能利尿药噻嗪类等通过阻断Na^+-Cl^-共转运子而产生利尿作用。

（4）集合管。集合管重吸收原尿中2%～5%的NaCl，集合管通过K^+-Na^+交换、H^+-Na^+交换的方式重吸收Na^+，K^+-Na^+交换过程受醛固酮调节。低效利尿药螺内酯、氨苯蝶啶等作用此段，抑制Na^+的重吸收和K^+的排泄（其中螺内酯是通过拮抗醛固酮作用，间接抑制Na^+-K^+交换），产生较弱的利尿作用，同时使血K^+升高，固有留钾利尿药之称。临床主要用于治疗各种原因引起的水肿、心功能不全、高血压、高钙血症及促进毒物排泄等。

三、常用利尿药

常用的利尿药按其效力，分为高效能利尿药、中效能利尿药和低效能利尿药。

（一）高效能利尿药

高效能利尿药包括呋塞米（furosemide，呋喃苯胺酸）、依他尼酸（etacrynic acid，利尿酸）、布美他尼（bumetanide）等。这些药物的药理特性相似，都作用于髓袢升支粗段，能特异性地抑制Na^+-K^+-$2Cl^-$共同转运系统，抑制NaCl重吸收而发挥强大的利尿作用。

呋塞米（furosemide，呋喃苯胺酸）

【体内过程】 口服易吸收，生物利用度为50%～75%，20～30 min显效，1～2 h作用达高峰。静脉注射5 min后生效，1 h作用达峰值，维持约5 h。大部分以原形经肾小球滤过和近曲小管分泌从尿中排出，少部分与葡萄糖醛酸结合经胆汁分泌。

【药理作用】

（1）利尿作用。可抑制髓袢升支粗段髓质部和皮质部的$Na^+–K^+–2Cl^-$共同转运系统，抑制NaCl的重吸收，从而降低肾的稀释与浓缩功能，排出大量近于等渗的尿液，产生强大的利尿作用。同时也增加K^+、Ca^{2+}、Mg^{2+}的排泄，Cl^-的排出量往往超过Na^+，故可出现低氯性碱血症，尿中Na^+、Cl^-、K^+、Ca^{2+}、Mg^{2+}、HCO_3^-等排出量增多。

（2）扩张血管。静脉注射呋塞米可扩张肾血管，降低肾血管阻力，增加肾血流量；还可扩张肺部容量血管，减少回心血量，减轻左心室负荷。

【临床应用】

（1）急性肺水肿和脑水肿。通过利尿和扩血管作用，降低血容量和外周阻力，减少回心血量，减轻心脏负荷，降低左室充盈压，减轻肺瘀血、水肿，静脉注射可作为急性肺水肿的首选药；同时，由于大量排尿，使血液浓缩，血浆渗透压增高，有助于消除脑水肿，降低颅内压。

（2）其他严重水肿。可治疗心、肝、肾等各类水肿。主要用于其他利尿药无效的严重水肿患者。

（3）防治急、慢性肾衰竭。在急性肾衰竭早期，静脉注射呋塞米，由于强大迅速的利尿作用可使阻塞的肾小管得到冲洗，减轻肾小管肿胀及细胞水肿，防止肾小管萎缩坏死。大剂量呋塞米可以治疗其他药物无效的慢性肾衰竭，能够扩张肾血管，增加肾血流量，使尿量增加、水肿减轻。

（4）高钙血症。呋塞米可以减少Ca^{2+}的重吸收，降低血钙。

（5）加速毒物排出。对急性药物中毒患者，呋塞米配合静脉输液，可加速药物随尿排出。主要用于经肾脏排泄的药物如水杨酸类、长效巴比妥类及卤化物等中毒时的抢救。

【不良反应及用药护理】

（1）水和电解质紊乱。常为过度利尿所引起，表现为低血容量、低血钾、低血钠、低血镁、低氯碱血症等。以低血钾最为常见，长期使用应补钾。用药期间应注意监测体重、体液出入量及电解质，防止水与电解质紊乱。K^+和Mg^{2+}之间的内在关系已明确，当低血钾与低血镁同时存在时，如不纠正低血镁，即使补充K^+也不易纠正低血钾。

（2）高尿酸血症。主要由利尿后血容量降低、胞外液浓缩，尿酸经近曲小管的重吸收增加所致。另一原因是利尿药和尿酸经有机酸分泌途径排出时相互竞争，长期用药时多数患者可出现高尿酸血症，但临床痛风的发生率较低。

（3）胃肠道反应。表现为恶心、呕吐、上腹部不适，大剂量时还可出现胃肠出血。

（4）耳毒性。呈剂量依赖性，表现为眩晕、耳鸣、听力减退或暂时性耳聋，耳毒性主要发生在肾衰者使用高剂量利尿药时。

（5）其他。少数患者可发生粒细胞减少、血小板减少、溶血性贫血、过敏性间质性肾炎等。严重肝、肾功能不全者及孕妇慎用。

【药物相互作用】　二代头孢菌素等可增强高效能利尿药的耳毒作用，应避免合用。非甾体抗炎药如吲哚美辛可减弱或抑制它们的排Na^+作用，尤其在血容量降低时。华法林、氯贝特等可与它们竞争血浆蛋白的结合部位，从而增加药物的毒性。

（二）中效能利尿药

中效能利尿药包括噻嗪类利尿药和噻氯酮。利尿作用从弱到强依次为：氯噻嗪（chlorothiazide）＜氢氯噻嗪（hydrochlorothiazide）＜氢氟噻嗪（hydroflumethiazide）＜苄氟噻

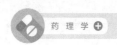

嗪（bendroflumethiazide）＜环戊噻嗪（cyclopenthiazide）。

氢氯噻嗪

【体内过程】 脂溶性高，口服吸收迅速而完全，生物利用度约为70%，$t_{1/2}$为8～10 h。在体内不被代谢，主要通过肾小球滤过及近曲小管分泌而排泄，少量由胆汁排泄。本类药物可通过胎盘进入乳汁。

【药理作用】

（1）利尿作用。作用于髓袢升支粗段皮质部（远曲小管开始部位）抑制NaCl的再吸收，此段排Na^+量达原尿Na^+的10%～15%，尿中除含较多的Cl^-及Na^+外，还含K^+。长期服用可致低血钾、低血镁。本类药物具有磺酰胺基的结构，对碳酸酐酶有轻度抑制作用，所以也略增加HCO_3^-的排泄。

（2）抗利尿作用。能明显减少尿崩症患者的尿量，主要用于肾性尿崩症及加压素无效的垂体性尿崩症。其机制与噻嗪类对磷酸二酯酶的抑制作用有关，增加远曲小管及集合管细胞内cAMP的含量，能提高远曲小管对水的通透性。同时，因增加NaCl的排出、造成负盐平衡，导致血浆渗透压的降低，减轻口渴感和减少饮水量，也使胞外容量减少和尿量减少。

（3）降压作用。用药初期通过利尿作用减少血容量而降压，后期因排钠较多，降低血管平滑肌对儿茶酚胺等加压物质的敏感性而使血压下降（详见第十九章）。

【临床应用】

（1）轻、中度水肿。该药是治疗各类轻、中度心、肝、肾性水肿的首选药。对肾性水肿的疗效与肾功能有关，肾功能不良者疗效差；对肝性水肿与螺内酯合用疗效增加，可避免血钾过低诱发肝昏迷。但由于该药可抑制碳酸酐酶，减少H^+分泌，使NH_3排出减少，血氨升高，有加重肝昏迷的危险，应慎用。

（2）尿崩症。该药用于肾性尿崩症及加压素无效的垂体性尿崩症。轻症效果好，重症疗效差。

（3）高血压。该药为基础降压药，常作为一线抗高血压药单独或与其他药联合应用治疗各型高血压。

【不良反应及用药护理】

（1）电解质紊乱。长期应用可致低血钾、低血镁、低氯碱血症等。其中低血钾最为常见，合用留钾利尿药可防治。

（2）高尿酸血症。主要是药物减少细胞外液容量，增加近曲小管对尿酸的重吸收所致，痛风患者慎用。

（3）代谢性变化。与剂量有关，可致高血糖、高脂血症，致肾素、醛固酮的过度分泌。高脂血症患者、糖尿病患者慎用。

（4）其他。可增高血尿素氮，加重肾功能不良。偶见发热、皮疹、过敏反应。无尿及对磺胺过敏者禁用本类药物。

（三）低效能利尿药

螺内酯（spironolactone，安体舒通）

化学结构与醛固酮相似，具有抗醛固酮作用。螺内酯可与醛固酮竞争醛固酮受体，最终阻碍蛋白质的合成，因此螺内酯能抑制Na^+-K^+交换，减少Na^+的再吸收和K^+的分泌，表现出

排 Na^+ 留 K^+ 作用。

螺内酯的利尿作用不强，起效慢而维持时间久，其利尿作用与体内醛固酮的浓度有关。仅当体内存在醛固酮时，它才发挥作用。对切除肾上腺的动物则无利尿作用。由于其利尿作用较弱，抑制 Na^+ 再吸收量还不到 3%，因此较少单用。常与噻嗪类利尿药或高效能利尿药合用以增强利尿效果并减少 K^+ 的丧失。

久用可引起高血钾，故肾功能不良者禁用。还有性激素样副作用，可引起男子乳房女性化和性功能障碍，致妇女多毛症等，停药可消失。

氨苯蝶啶（triamterene）及阿米洛利（amiloride）

两药都能直接抑制远曲小管及集合管上皮细胞 Na^+-K^+ 交换，从而产生排 Na^+ 留 K^+ 作用。当醛固酮分泌量过多或与其他利尿药合用时，其留钾作用更为明显。两药作用并非竞争性拮抗醛固酮所致，因它们对切除肾上腺的动物仍有留钾利尿作用。临床常与强效能或中效能利尿药合用治疗心、肝、肾性水肿。

不良反应较少，长期服用可引起高钾血症，肾功能不良者、糖尿病患者、老人较易发生。由于氨苯蝶啶还抑制二氢叶酸还原酶，可引起叶酸缺乏。肝硬化患者服用此药可发生巨幼红细胞性贫血，偶可引起高敏反应及形成肾结石。

第二节　脱水药

脱水药（dehydrant agents）又称渗透性利尿药，包括甘露醇、山梨醇和葡萄糖等，具有如下特点：①易经肾小球滤过；②不易被肾小管再吸收；③在体内不被代谢；④不易从血管透入组织液中。这类药物在大量静脉给药时，可升高血浆渗透压及肾小管腔液的渗透压而产生脱水、利尿作用。

甘露醇（mannitol）

口服几乎不被吸收，临床用其 20% 的高渗溶液静脉注射或静脉滴注。用药 20 min 后颅内压显著下降，2 ~ 3 h 达最大疗效，可持续 3 ~ 8 h。

甘露醇

【药理作用】

（1）脱水作用。口服甘露醇吸收极少，仅有导泻作用。静脉注射后，该药不易从毛细血管渗入组织，能迅速提高血浆渗透压，使组织间液水分向血浆转移，从而产生组织脱水作用。

（2）利尿作用。甘露醇产生排钠利尿作用的原因是通过稀释血液而增加循环血容量及肾小球滤过率，并间接抑制 Na^+-K^+-$2Cl^-$ 共同转运系统，减少髓袢升支对 NaCl 的再吸收，降低髓质高渗区的渗透压，使集合管中水的重吸收减少。甘露醇还能扩张肾血管、增加肾髓质血流量，使髓质间液 Na^+ 和尿素易随血流移走，这也有助于降低髓质高渗区的渗透压而利尿。

【临床应用】

（1）脑水肿及青光眼。该药是治疗脑水肿、降低颅内压安全而有效的首选药，也用于青光眼急性发作和术前准备，以降低眼内压。

（2）预防急性肾功能衰竭。肾功能衰竭时应用甘露醇，产生渗透性利尿作用，维持足够的

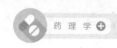

尿流量，稀释肾小管内有害物质，从而保护肾小管，防止肾小管萎缩坏死；同时脱水作用可减轻肾间质水肿；还能改善肾血流量，有利于急性肾功能衰竭少尿期的防治。

【不良反应】 注射过快时可引起一过性头痛、眩晕和视物模糊。因可增加循环血量而增加心脏负荷，故禁用于慢性心功能不全者。

山梨醇（sorbitol）

山梨醇是甘露醇的同分异构体，药理作用及临床应用与甘露醇相似，但其水溶性较高，一般可制成 25% 的高渗液使用，进入体内后可在肝脏内转化为果糖而影响其脱水作用，故作用较弱。

葡萄糖（glucose）

50% 的高渗葡萄糖可产生脱水及渗透性利尿作用，因易被代谢，并能部分地从血管弥散到组织中合成糖原而被贮存，脱水作用弱且短暂。停药后可出现颅内压回升而引起"反跳"现象，故常与甘露醇交替用于脑水肿和急性肺水肿的治疗。

常用制剂与用法

呋塞米　片剂：20 mg。20 mg/次，1～3次/d，为避免发生电解质紊乱，应从小量开始，间歇给药，即服药1～3 d，停药2～4 d。注射剂：20 mg（2 mL）。20 mg/次，每日或隔日1次，肌内注射或稀释后缓慢静脉注射。

布美他尼　片剂：1 mg。0.5～2 mg/d，1次/d。注射剂：0.5 mg（2 mL）。0.5～1 mg/次，肌内注射或静脉注射。

依他尼酸　片剂：25 mg。25 mg/次，1～3次/d，小量开始，增加剂量至有效为止。注射剂：20 mg（2 mL）。25 mg/次，1次/d，静脉注射25 mg/次，加于25%葡萄糖液20 mL中，注射部位需经常更换，以免发生局部血栓性脉管炎。

氢氯噻嗪　片剂：10 mg、25 mg、50 mg。25～50 mg/次，1～2次/d。

环戊噻嗪　片剂：0.25 mg、0.5 mg。0.25 mg/次，1～2次/d。

苄氟噻嗪　片剂：2.5 mg、5 mg、10 mg。2.5～10 mg/次，1次/d。

氯噻酮　片剂：25 mg、50 mg、100 mg。25～50 mg/次，1次/d；或100 mg/次，每日或隔日1次。

螺内酯　片剂或胶囊剂：20 mg、25 mg、100 mg。20～40 mg/次，3次/d。

氨苯蝶啶　片剂：50 mg。50～100 mg/次，2～3次/d，饭后服。

甘露醇　注射剂：20 g（100 mL）、50 g（250 mL）。1～2 g/kg，静脉滴注，10 mL/min，必要时4～6 h重复使用，使本品在血液中迅速达到所需浓度。

山梨醇　注射剂：25 g（100 mL）、62.5 g（250 mL）。1～2 g/（kg·次），静脉滴注，必要时可重复注射。

葡萄糖　注射剂：10 g（20 mL）。20～50 mL/次，静脉注射。

思考练习题

1. 利尿药可分为哪几类？每类的代表药物是什么？

2. 比较呋塞米、氢氯噻嗪、螺内酯的临床应用、不良反应和禁忌证。

3. 甘露醇可作为什么疾病的首选药？为什么？

第二十六章 作用于呼吸系统的药物

⊛ 学习目标

1. 掌握沙丁胺醇、特布他林、氨茶碱的临床应用，不良反应及用药护理。
2. 熟悉平喘药的分类和作用机制。
3. 了解镇咳药和祛痰药的作用特点和临床应用。

咳、痰、喘是呼吸系统疾病常见的三大症状。这三大症状往往同时存在，并有一定的因果关系，在治疗上也有内在的联系。引发三大症状的原因常常是感染所致的炎症。镇咳药、祛痰药和平喘药是呼吸系统疾病对症治疗的常用药物，在对症治疗的同时还必须注重对因治疗。

第一节 镇咳药

咳嗽是呼吸系统的一种防御性反射，轻度咳嗽有利于排痰、排异物、清洁呼吸道，多能自行缓解；剧烈而频繁的咳嗽不仅给患者带来痛苦、影响休息和睡眠，还会引起气胸、尿失禁、腹直肌撕裂等多种并发症，需使用镇咳药。镇咳药可作用于中枢，抑制延髓咳嗽中枢；也可作用于外周，抑制咳嗽反射弧中的感受器和传入神经纤维的末梢。按其作用部位可将药物分为中枢性镇咳药及外周性镇咳药两类。

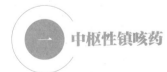

一 中枢性镇咳药

可待因（codeine，甲基吗啡）

【药理作用及临床应用】 是阿片生物碱之一。与吗啡镇咳作用相似，能直接抑制延髓咳嗽中枢，产生强大迅速的镇咳作用，对咳嗽中枢的作用为吗啡的 $1/4$。镇咳剂量不抑制呼吸，成瘾性也较吗啡弱。口服 20 min 起效，$t_{1/2}$ 为 3 ~ 4 h。临床主要用于剧烈的刺激性干咳，对胸膜炎干咳伴有胸痛者尤为适用。兼有镇痛作用，镇痛作用为吗啡的 $1/10$ ~ $1/7$，也用于中等强度的疼痛。

【不良反应及用药护理】 少数患者能发生恶心、呕吐、眩晕、便秘等副作用，一次剂量超过 60 mg 可致中枢兴奋、烦躁不安、呼吸抑制、昏睡、瞳孔缩小等中毒症状，故用药时要注意

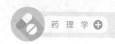

剂量，观察患者有无呼吸抑制现象，并防止其因眩晕而导致摔伤。久用也能成瘾，应控制使用。痰多者禁用。

右美沙芬（dextromethorphan，右甲吗喃）

右美沙芬为非依赖性中枢性镇咳药，强度与可待因相等或略强，但无成瘾性，无镇痛作用。临床用于感冒、急慢性支气管炎、支气管哮喘、咽喉炎、肺结核等引起的干咳。偶有头晕、嗜睡、口干、便秘等不良反应，中毒量时才有中枢抑制作用。痰多者及孕妇慎用，有精神病史者禁用。

喷托维林（pentoxyverine，咳必清）

喷托维林为人工合成的非成瘾性中枢镇咳药。选择性抑制咳嗽中枢，强度为可待因的1/3，并有阿托品样作用和局部麻醉作用，能松弛支气管平滑肌和抑制呼吸道感受器。适用于上呼吸道感染引起的干咳、阵咳和百日咳。偶有轻度头痛、头昏、口干、便秘等不良反应。青光眼及痰多者禁用。

苯丙哌林（benproperine）

苯丙哌林为非成瘾性镇咳药。能抑制咳嗽中枢，也能抑制肺及胸膜牵张感受器引起的肺牵张反射，且有平滑肌解痉作用，是具有中枢性和末梢性双重作用的强效镇咳药，其镇咳作用比可待因强。口服后1~20 min生效，镇咳作用维持4~7 h，可用于感染、吸烟、过敏等各种原因引起的刺激性干咳。有轻度口干、头晕、胃部烧灼感和皮疹等不良反应。应整片吞服，以免引起口腔麻木。孕妇慎用，对本药过敏者禁用。

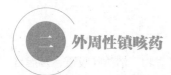

三、外周性镇咳药

苯佐那酯（benzonatate，退嗽）

苯佐那酯为丁卡因的衍生物，有较强的局部麻醉作用，抑制肺牵张感受器及感觉神经末梢。用药后20 min显效，维持3~4 h。止咳剂量不抑制呼吸，反能增加肺通气量。对干咳、阵咳效果良好，也可用于支气管镜检查或支气管造影前预防咳嗽。有轻度嗜睡、头晕、鼻塞等不良反应，偶见过敏性皮炎。服用时勿将药丸咬碎，以免引起口腔麻木。气雾吸入可迅速控制哮喘急性发作，口服药可用于预防哮喘发作。不良反应与沙丁胺醇相似，但少，患者易耐受。

第二节 祛痰药

痰是呼吸道炎症的产物，气道上的痰液刺激气管黏膜会引起咳嗽，黏痰积聚可使气道狭窄而致喘息和呼吸困难。祛痰药指能稀释痰液，或裂解痰液中的黏性成分，使痰液易于咳出的药物。祛痰药按作用机制不同，可分为痰液稀释药和黏痰溶解药。

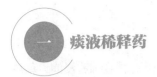

一 痰液稀释药

氯化铵（ammonium chloride）

【药理作用及临床应用】 口服后对胃黏膜产生局部刺激作用，反射性地引起呼吸道的分泌，使痰液变稀，易于咳出。本药很少单独应用，常与其他药物配伍制成复方制剂，应用于急、慢性呼吸道炎症痰液黏稠不易咳出的患者。氯化铵为酸性无机盐，能升高渗透压，有利尿和酸化尿液的作用，可促进碱性药物如哌替啶、苯丙胺的排泄和治疗碱血症。

【不良反应及用药护理】 空腹或大剂量服用，可引起恶心、呕吐、胃痛等刺激症状，宜饭后服用。过量或长期服用易致高氯性酸血症、血氨水平升高、促进 K^+ 排出，用药后应予以监测。溃疡病与肝、肾功能不全者慎用。

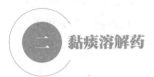

二 黏痰溶解药

乙酰半胱氨酸（acetylcysteine，痰易净）

乙酰半胱氨酸能使黏痰中连接黏蛋白肽链的二硫键断裂，变成小分子的肽链，从而降低痰的黏滞性，易于咳出。雾化吸入用于治疗黏稠痰阻塞气道，咳嗽困难者。紧急时从气管内滴入，可迅速使痰变稀，便于吸引排痰。

本品有特殊臭味，可引起恶心、呕吐。对呼吸道有刺激性，可致支气管痉挛，加用异丙肾上腺素可避免。支气管哮喘患者慎用。滴入气管可产生大量分泌液，应及时吸引排痰。雾化吸入既不宜与铁、铜、橡胶和氧化剂接触，应以玻璃或塑料制品作喷雾器，也不宜与青霉素、头孢菌素、四环素混合，以免降低抗生素活性。

溴己新（bromhexine，必嗽平）

溴己新可裂解黏痰中的黏多糖，并抑制其合成，降低痰液黏稠度，促进呼吸道腺体分泌及呼吸道纤毛运动而利于痰液排出。临床适用于急、慢性支气管炎、哮喘及支气管扩张症等痰液黏稠不易咳出患者。本品能增加四环素类抗生素在支气管的分布浓度，二者合用有协同作用。

少数患者可有胃部不适，宜饭后服用。偶见转氨酶升高，用药期间应定期检查肝功能。消化性溃疡、肝功能不良者慎用。

羧甲司坦（carbocisteine，羧甲基半胱氨酸）

羧甲司坦直接作用于支气管腺体，主要在细胞水平减少高黏度黏蛋白的分泌，并能裂解黏蛋白中的二硫键，降低痰的黏稠度；具有一定的抗炎作用，减轻呼吸道的炎症反应，加强呼吸道纤毛运动，促进痰液排出。临床用于慢性支气管炎、支气管哮喘等疾病所致的痰液黏稠、术后咳痰困难者。不良反应有轻度的头晕、恶心、胃部不适、腹泻等，严重者可出现胃肠道出血、皮疹等。消化道溃疡者慎用。

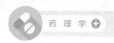

<h1 style="text-align:center">第三节　平喘药</h1>

喘息是支气管哮喘和喘息性支气管炎的主要症状。其基本病理变化是炎症细胞浸润，释放炎症介质（组胺、前列腺素、白三烯及氧自由基等），引起气道黏膜下组织水肿，微血管通透性增加，纤毛上皮剥离，气管分泌物增多，支气管平滑肌痉挛。平喘药作用于哮喘发作的不同环节，以缓解或预防哮喘发作，可分为β受体激动药、茶碱类药物、抗胆碱药、糖皮质激素类药物和过敏介质阻释药。

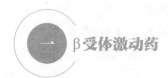 **一　β受体激动药**

β受体激动药通过激动支气管平滑肌细胞上的β_2受体，激活腺苷环化酶而增加平滑肌细胞内cAMP浓度，从而使平滑肌松弛。对各种刺激引起的支气管平滑肌痉挛均有强大的舒张作用。也能抑制肥大细胞释放过敏介质，预防过敏性哮喘的发作。对炎症过程并无影响。本类药可分为非选择性β受体激动药和选择性β_2受体激动药。

（一）非选择性β受体激动药

肾上腺素、异丙肾上腺素、麻黄碱等药物对α、β_1、β_2均有激动作用，平喘作用快而强、维持时间短。主要缺点：①心脏不良反应大，易致心悸、心律失常等；②主要用于控制哮喘急性发作。麻黄碱口服有效，因其作用温和而持久，只用于哮喘的预防或哮喘轻症发作。

（二）选择性β_2受体激动药

沙丁胺醇（salbutamol，舒喘灵）

【药理作用及临床应用】　能选择性激动支气管平滑肌上的β_2受体，其支气管扩张作用与异丙肾上腺素相似，但作用更持久。兴奋心脏作用仅为异丙肾上腺素的1/10。口服30 min起效，维持4～6 h，用于慢性哮喘控制症状或预防发作。气雾吸入5 min起效，维持3～4 h，对哮喘急性发作可迅速缓解症状。静脉给药仅用于急需缓解呼吸道痉挛的患者。近年来有缓释和控释剂型，可使作用时间延长，适用于夜间哮喘发作者。沙丁胺醇是目前临床上最常用的短效β_2受体激动药，其吸入剂型可作为缓解哮喘发作的首选药物。

【不良反应及用药护理】

（1）心脏反应。剂量过大可引起心悸、心动过速、血压波动等，故用药期间应监测心率、血压。心功能不全、高血压、甲状腺功能亢进患者慎用。

（2）骨骼肌震颤。好发于四肢和颜面部，开始时明显，随着用药时间延长会逐渐减轻甚至消失。

（3）血钾降低。过量使用或与糖皮质激素合用时会导致低血钾，应予以预防。

（4）耐受性。反复用药可产生耐受性，降低疗效。

特布他林（terbutaline）

作用与沙丁胺醇相似，既可口服，又可注射，是选择作用于β_2受体药中唯一能做皮下注射的药物，且作用持久。皮下注射 5 ~ 15 min 生效，30 ~ 60 min 达高峰，持续 1.5 ~ 5 h。重复用药易致蓄积作用。

克仑特罗（clenbuterol）

克仑特罗为强效选择性 β_2 受体激动剂，松弛支气管平滑肌效力为沙丁胺醇的 100 倍。口服 30 μg，10 ~ 20 min 起效，持效 4 ~ 6 h。气雾吸入 5 ~ 10 min 起效，持效 2 ~ 4 h。心血管系统不良反应较少。

福莫特罗（formoterol）

福莫特罗为长效选择性 β_2 受体激动剂，吸入后 2 min 起效，2 h 达高峰，可持续 12 h。还能抑制炎症细胞的浸润和炎症介质的释放，有显著的抗炎作用。主要用于慢性哮喘和慢性阻塞性肺病的维持治疗，尤其适用于哮喘夜间发作。不良反应偶见头晕、头痛、发热、心动过速、胸闷等。心脏病、高血压、糖尿病及甲亢患者慎用。

二 茶碱类药物

本类药物能松弛平滑肌，兴奋心肌，兴奋中枢，并有利尿作用。其松弛平滑肌的作用对处于痉挛状态的支气管更为突出。茶碱难溶于水，为提高水溶性，与乙二胺或胆碱制成复盐氨茶碱（aminophylline）、胆茶碱（choline theophylline）等供临床应用。

氨茶碱（aminophylline）

【药理作用】

（1）平喘作用。其强度约为异丙肾上腺素的 1/3。其机制为，①松弛支气管平滑肌：抑制磷酸二酯酶，增加细胞内 cAMP 水平；抑制 Ca^{2+} 内流，降低细胞内 Ca^{2+} 浓度；促进内源性儿茶酚胺类物质释放。②阻断腺苷受体对抗内源性腺苷诱发的支气管痉挛。③减少炎症细胞向支气管浸润。

（2）强心利尿作用。可增强心肌收缩力，增加心输出量，舒张冠状动脉；扩张肾血管，增加肾血流量，提高肾小球滤过率，抑制肾小管对 Na^+、Cl^- 的重吸收而产生强心利尿作用。

（3）松弛胆道平滑肌。原理同松弛支气管平滑肌，解除胆道痉挛，可用于治疗胆绞痛。

【临床应用】 临床主要用于急、慢性支气管哮喘、喘息性支气管炎、急慢性阻塞性肺炎。严重的哮喘发作可静脉给药，在哮喘持续状态下常与肾上腺皮质激素合用。还可用于心源性哮喘及心性和肾性水肿的辅助治疗。也用于治疗胆绞痛。

【不良反应及用药护理】

（1）本品呈强碱性，刺激性强，可导致恶心、呕吐等胃部不适，宜饭后服用。对夜间频繁发作者可采用缓释剂。

（2）静脉注射速度过快或浓度过高可致心悸、心律失常、血压骤降、兴奋不安、惊厥甚至死亡。静脉注射一般应用于紧急情况，需稀释后缓慢注射。

（3）本品不得露置于空气中，以免变黄失效。静脉输液时不得与维生素C、去甲肾上腺素、四环素类等酸性药物配伍。

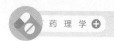

三 抗胆碱药

内源性哮喘患者往往表现出胆碱能神经功能亢进，Ach释放增多，激动M胆碱受体而使支气管平滑肌痉挛。阿托品的衍生物异丙托溴铵、氧托溴铵和东莨菪碱的衍生物异丙东莨菪碱等可选择性阻断支气管平滑肌M受体，达到平喘效果。

异丙托溴铵（ipratropium，异丙阿托品）

异丙托溴铵为阿托品的季铵盐，气雾吸入给药5 min起效，可持续4 ~ 6 h。本品在呼吸道内保持较高浓度，对支气管平滑肌有较高的选择性，能明显松弛支气管平滑肌，强度与异丙肾上腺素相似，副作用较阿托品少。主要用于防治内源性支气管哮喘和喘息性支气管炎，尤其适用于不能耐受或禁用β受体激动药的患者和老年性哮喘。不良反应少，禁忌证同阿托品。

四 糖皮质激素类药物

糖皮质激素是目前治疗哮喘最有效的抗炎药物。这一作用与其抗炎和抗过敏作用有关（详见第三十章）。它能抑制前列腺素和白三烯生成，减少炎症介质的产生和反应，能使小血管收缩，渗出减少。糖皮质激素是哮喘持续状态或危重发作的重要抢救药物。近年应用吸入治疗法，既充分发挥了糖皮质激素对气道的抗炎作用，也避免了全身性不良反应。

倍氯米松（beclomethasone）

倍氯米松为地塞米松衍化物，局部抗炎作用比地塞米松强500倍。气雾吸入，直接作用于气道发生抗炎平喘作用，能取得满意疗效，且无全身不良反应，长期应用也不抑制肾上腺皮质功能。主要用于治疗哮喘发作的间歇期及慢性哮喘，是糖皮质激素依赖性哮喘治疗的首选药，可以长期低剂量或短期高剂量应用于中度或重度哮喘患者。但起效较慢，一般用药10 d才达高峰，故不能用于哮喘急性发作的抢救。本药因对支气管产生局部作用，不良反应较少。长期吸入，少数人可发生口腔、咽部白色念珠菌感染，用药后应及时漱口加以预防。

布地奈德（budesonide，布地松）

局部抗炎作用是倍氯米松的1.6 ~ 3倍，吸入给药控制哮喘的作用强于隔日口服泼尼松龙。经肝脏代谢快，对肾上腺皮质抑制作用更轻。

其他吸入用糖皮质激素还有曲安奈德（triamcinolone acetonide）、氟替卡松（fluticasone）及氟尼缩松（flunisolide）等。

五 过敏介质阻释药

过敏介质阻释药又称肥大细胞膜稳定药，本类药物通过稳定肥大细胞膜和拮抗炎症介质受体，抑制变态反应时炎症介质的释放和特异性刺激引起的支气管痉挛，预防或治疗哮喘。

色甘酸钠（sodium cromoglycate，咽泰）

【体内过程】　口服吸收仅为1%，治疗支气管哮喘主要用其微粒粉末（直径约6 μg）吸入给药。约10%达肺深部组织并吸收入血，15 min血药浓度达峰值。血浆蛋白结合率约60% ~ 75%。$t_{1/2}$为45 ~ 100 min。以原形通过胆汁和尿排出。

【药理作用】　主要是稳定肥大细胞，阻止Ca^{2+}内流，抑制肺肥大细胞的脱颗粒作用和组胺缓激肽等过敏介质的释放，但对已释放的过敏介质无效。可降低感受器的兴奋性，抑制非特异性气道的高反应性，缓解支气管痉挛。此外，还有一定的抗炎作用。

【临床应用】　主要用于预防哮喘发作，能防止变态反应或运动引起的速发和迟发性哮喘。对各种慢性哮喘也有一定疗效。也可用于过敏性鼻炎、溃疡性结肠炎及其他胃肠道过敏性疾病。因起效慢，对支气管平滑肌无松弛作用，对正在发作的哮喘无效。

【不良反应及用药护理】　毒性很低。少数患者因粉雾的刺激可引起呛咳、气急、胸闷甚至诱发哮喘，与少量异丙肾上腺素合用可以预防。

酮替芬（ketotifen）

酮替芬不仅能抑制肥大细胞释放过敏介质，还有强大的H_1受体阻断作用和拮抗5-羟色胺、白三烯等过敏介质的作用。口服易吸收，可用于各型哮喘的预防，尤其对外源性哮喘和儿童哮喘疗效显著。也可用于过敏性鼻炎、皮炎等。不良反应有头晕、嗜睡、口干等，从事高空作业的人员、驾驶员和精密仪器操作者慎用。

扎鲁司特（zafirlukast）

扎鲁司特为长效白三烯受体拮抗剂，能选择性与白三烯C_4、白三烯D_4、白三烯E_4受体结合而产生拮抗作用，缓解白三烯介导的支气管炎症和支气管痉挛，从而减轻哮喘症状，改善肺功能。临床主要用于预防和治疗慢性轻、中度哮喘，尤其适用于阿司匹林哮喘或鼻息肉、过敏性鼻炎等伴有上呼吸道疾病者。不良反应可见轻度的头痛、咽炎、鼻炎、胃肠道反应及转氨酶升高，停药后可消失。妊娠期和哺乳期妇女慎用。

常用制剂与用法

可待因　片剂：15 mg、30 mg。15 ~ 30 mg/次，3次/d。注射剂：15 mg（1 mL）、30 mg（1 mL）。15 ~ 30 mg/次，皮下注射。

右美沙芬　片剂：15 mg。15 ~ 30 mg/次，3 ~ 4次/d。

喷托维林　片剂：25 mg。25 mg/次，3次/d。

复方咳必清糖浆　糖浆剂：每100 mL内含喷托维林0.2 g、氯化铵3.0 g。10 mL/次，3 ~ 4次/d。

苯丙哌林　片剂或胶囊剂：20 mg。20 mg/次，3次/d。

苯佐那酯　片剂：25 mg、50 mg。25 ~ 50 mg/次，3次/d。

氯化铵　片剂：0.3 g。0.3 ~ 0.6 g/次，用水稀释或配成合剂，3次/d。

乙酰半胱氨酸　粉剂：0.5 g、1 g。临用前配成10%溶液喷雾吸入，1 ~ 3 mL/次，2 ~ 3次/d。急救时以5%的溶液气管滴入，1 ~ 2 mL/次，2 ~ 6次/d；急救时也可以5%的溶液气管注入，0.5 ~ 2 mL/次。

溴己新　片剂：8 mg。8 mg/次，3次/d。注射剂：4 mg（2 mL）。4 ~ 8 mg/次，2次/d，

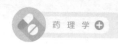

肌内注射。

羧甲司坦　片剂：0.25 g。0.25 g/次，3次/d。

沙丁胺醇　片剂：2 mg。2～4 mg/次，3次/d。长效喘乐宁片（缓释）、喘特宁片（控释）：8 mg/次，早、晚各1次。气雾剂（0.2%）：1～2揿/次，1次/4 h。

特布他林　片剂：2.5 mg、5 mg。2.5 mg/次，2～3次/d。注射剂：0.25 mg（1 mL）、0.5 mg（1 mL）、1 mg（1 mL）。0.25 mg/次，皮下注射，15～30 min无效，可重复注射1次。

克仑特罗　片剂：20 μg、40 μg。20～40 μg/次，3次/d。气雾剂：2 mg。10～20 μg/次吸入，3～4次/d。

福莫特罗　片剂：20 μg、50 μg。40～80 μg/次，2次/d。

氨茶碱　片剂：0.1 g、0.2 g。0.1～0.2 g/次，3次/d。氨茶碱控释片，300 mg/12 h或400 mg/24 h。注射剂：0.25 g（2 mL）、0.5 g（2 mL）、0.25 g（10 mL）。0.25～0.5 g，以25%～50%葡萄糖溶液稀释后缓慢静脉推注。

异丙托溴铵　气雾剂：0.025%。40～80 μg/次，3～6次/d，吸入。

倍氯米松　气雾剂：10 mg（50 μg/揿）。1～3揿/次，2～3次/d，吸入。

布地奈德　气雾剂：10 mg（50 μg/揿）、20 mg（100 μg/揿）、20 mg（200 μg/揿）。200～800 μg/次，2次/d，吸入。

氟替卡松　气雾剂：10 mg（50 μg/揿）、20 mg（100 μg/揿）。初始计量：轻度500 μg，中度1 000 μg，重度2 000 μg，2～3次/d，吸入。维持量：200 μg/d。

色甘酸钠　粉雾剂胶囊：20 mg。装于专用的特殊喷雾剂吸入，20 mg/次，4次/d。气雾剂：0.7 g。吸入，3.5～7 mg/次，4次/d。软膏：5%～10%。滴眼剂：2%，外用。

酮替芬　片剂或胶囊剂：0.5 mg、1 mg。1 mg/次，2次/d。

扎鲁司特　片剂：20 mg。20 mg/次，2次/d，餐前1 h或饭后2 h服用。

思考练习题

1. 简述可待因的临床应用、不良反应及用药护理。

2. 沙丁胺醇有何不良反应？如何预防？

3. 临床上常用的平喘药分为哪五类？请写出其代表药物。

第二十七章　作用于消化系统的药物

学习目标

1. 掌握H_2受体阻断药、质子泵抑制剂、增强胃黏膜屏障功能药的临床应用，不良反应及用药注意事项。

2. 熟悉其他抗消化性溃疡药、泻药的分类，临床应用和不良反应。

3. 了解助消化药、胃肠促动药、止泻药、止吐药及利胆药的临床应用和不良反应。

第一节　抗消化性溃疡药

消化性溃疡是常见病、多发病，一般认为是黏膜局部损伤和保护机制之间的失衡所致。损伤因素（胃酸、胃蛋白酶和幽门螺杆菌）增强或保护因素（黏液/HCO_3^-屏障和黏膜修复）减弱，均可引起消化性溃疡。抗消化性溃疡药主要能减少胃酸，增强胃黏膜的保护作用。

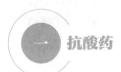
一　抗酸药

抗酸药（antacids）是一类弱碱性药物，品种较多，单一药物很难达到理想的抗酸效果（作用迅速持久、不吸收、不产气、不引起腹泻或便秘，对黏膜及溃疡面有保护收敛作用），故常用复方制剂，如复方铝酸铋、复方氢氧化铝等，见表27-1。餐后服药可延长药物作用时间。口服后能中和胃酸，减弱或解除胃酸对胃、十二指肠黏膜的侵蚀和对溃疡面的刺激，并降低胃蛋白酶活性，发挥缓解疼痛和促进溃疡面愈合的作用。临床上用于治疗胃和十二指肠溃疡及反流性食管炎等。

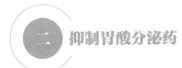
二　抑制胃酸分泌药

胃酸是由胃壁细胞分泌的。胃壁细胞膜上有H_2受体、M_1受体、胃泌素受体等与胃酸分泌有关的受体，被激动后，最终激活质子泵（H^+-K^+-ATP酶），促进胃酸的分泌。因此，阻断H_2受体、M_1受体、胃泌素受体或抑制质子泵，均可明显减少胃酸的分泌，促进溃疡愈合。

表 27-1　常用抗酸药作用特点

药名	抗酸作用	收敛作用	保护黏膜	胃酸增多	排便影响	产生CO_2	碱血症
氢氧化铝	中、快、久	有	有	无	便秘	无	无
三硅酸镁	弱、慢、久	无	有	无	轻泻	无	无
氧化镁	强、慢、久	无	无	无	轻泻	无	无
碳酸氢钠	弱、快、短	无	无	有	无影响	有	有
碳酸钙	强、快、久	无	无	有	便秘	有	无

（一）H_2 受体阻断药

H_2 受体阻断药是常用的治疗消化性溃疡药物，有西咪替丁（cimetidine）、雷尼替丁（ranitidine）、法莫替丁（famotidine）、尼扎替丁（nizatidine）等。

【体内过程】　本类药物口服吸收良好，但首关消除使生物利用度降为 50% ~ 60%。消除尼扎替丁 $t_{1/2}$ 为 1.3 h，其他为 2 ~ 3 h。大部分药物以原形经肾脏排出，但肝功能不良者的雷尼替丁 $t_{1/2}$ 明显延长。

【药理作用】　本类药物竞争性拮抗 H_2 受体，能抑制组胺、五肽胃泌素、M胆碱受体激动药所引起的胃酸分泌。能明显抑制基础胃酸及食物和其他因素所引起的夜间胃酸分泌。用药后胃液量及 H^+ 浓度均下降。用药 4 周，在内窥镜检查下，十二指肠溃疡愈合率为 77% ~ 92%。对胃溃疡疗效较慢，用药 8 周愈合率为 75% ~ 88%。雷尼替丁和尼扎替丁抑制胃酸分泌作用比西咪替丁强 4 ~ 10 倍，法莫丁比西咪替丁强 20 ~ 50 倍。

【临床应用】　用于消化性溃疡，对十二指肠溃疡效果更佳，应用 6 ~ 8 周，愈合率较高，延长用药可减少复发。卓-艾（Zollinger-Ellison）综合征需用较大剂量。也可用于其他胃酸分泌过多的疾病，如胃肠吻合溃疡、反流性食道炎等。静脉滴注用于消化性溃疡并发出血。

【不良反应及用药护理】　本类药物不良反应发生率较低（< 3%），尤其是雷尼替丁、法莫替丁和尼扎替丁，长期服用耐受良好。偶有便秘、腹泻、腹胀及头痛、头晕、皮疹、瘙痒等。静脉滴注速度过快，可使心率减慢，心肌收缩力减弱。长期服用西咪替丁可引起男性阳痿、性欲消失及乳房发育和女性泌乳等，可能与其抑制二氢睾丸素与雄性素受体相结合及增加血液雌二醇浓度有关，孕妇和哺乳期妇女禁用。

西咪替丁能抑制细胞色素 P_{450} 酶活性，抑制华法林、苯妥英钠、茶碱、苯巴比妥、安定、普萘洛尔等代谢。合用时，应调整这些药物的剂量。雷尼替丁这一作用很弱，法莫替丁、尼扎替丁对其无影响。

（二）M_1 胆碱受体阻断药

哌仑西平（pirenzepine）和替仑西平（telenzepine）

选择性阻断 M_1 受体，小剂量即可抑制基础胃酸和五肽促胃液素刺激引起的胃酸和胃蛋白酶的分泌。临床主要用于胃及十二指肠溃疡，与 H_2 受体阻断药合用可提高疗效。对唾液腺、平滑肌、心房的M受体亲和力低，不良反应轻微。

（三）胃泌素受体阻断药

丙谷胺（proglumide）

由于化学结构与胃泌素相似，可竞争性阻断胃泌素受体，减少胃酸和胃蛋白酶分泌；同时保护胃黏膜，促进溃疡愈合。临床用于胃溃疡、十二指肠溃疡和胃炎，疗效较 H_2 受体阻断药差。不良反应少，可见口干、腹胀、食欲不振、失眠等。现已少用。

（四）质子泵抑制药

H^+–K^+–ATP 酶（质子泵）位于壁细胞的管状囊泡和分泌管上，它能将 H^+ 从壁细胞内转运到胃腔中，将 K^+ 从胃腔中转运到壁细胞内，进行 H^+–K^+ 交换。抑制 H^+–K^+–ATP 酶，就能抑制胃酸形成的最后环节，发挥治疗作用。常用的质子泵抑制药有奥美拉唑（omeprazole）、兰索拉唑（lansoprazole）、泮托拉唑（pantoprazole）等。

奥美拉唑（omeprazole，洛赛克）

【体内过程】　本品生物利用度为 35%，反复给药，生物利用度可增至 60%。血浆蛋白结合率在 95% 以上，1～3 h 达血药高峰。$t_{1/2}$ 为 0.5～1 h，因不可逆性抑制 H^+ 泵，故作用可持续 24 h。主要经肝脏代谢，80% 代谢产物由尿排出，其余随粪便排出。

【药理作用】　本品口服后，可浓集于壁细胞分泌小管周围，并转变为有活性的次磺酰胺衍生物。它的硫原子与 H^+–K^+–ATP 酶上的巯基结合，形成复合物，从而抑制 H^+ 泵功能，同时能减少胃蛋白酶的分泌，还能使贲门、胃体、胃窦处黏膜血流量增加，也有抗幽门螺杆菌作用。

【临床应用】　主要用于胃及十二指肠溃疡、反流性食管炎、卓－艾综合征及幽门螺杆菌感染。与 H_2 受体阻断药相比，本药治疗消化性溃疡疗效显著，治愈率高，复发率低。对反流性食道炎，有效率达 75%～85%，优于雷尼替丁。卓－艾综合征给药第 1 天即可使胃酸度降低，症状改善。

【不良反应及用药护理】　有头痛、头昏、失眠、外周神经炎等神经系统反应，服药期间高空作业者或驾驶员应注意。偶有口干、恶心、腹胀、皮疹、男性乳房女性化等不良反应。长期持续抑制胃酸分泌，可致胃内细菌过度滋长，亚硝酸类物质升高。

三　增强胃黏膜屏障功能药

米索前列醇（misoprostol）

米索前列醇为前列腺素 E 的衍生物，具有刺激胃黏液分泌、抑制胃酸及胃蛋白酶分泌作用。能增加胃黏膜血流量，促进胃黏膜上皮细胞增生。临床应用于胃溃疡、十二指肠溃疡及急性胃炎引起的消化道出血，尤其适用于非甾体抗炎药引起的胃黏膜损伤。主要不良反应为稀便或腹泻。因能引起子宫收缩，故孕妇禁用。

硫糖铝（sucralfate）

硫糖铝是蔗糖硫酸酯的碱式铝盐，在 pH < 4 时，可聚合成胶冻，牢固地黏附于上皮细胞和溃疡基底，抵御胃酸和消化酶的侵蚀；能减少胃酸和胆汁酸对胃黏膜的损伤；能促进胃黏液

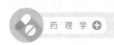

和碳酸氢盐分泌，从而发挥细胞保护效应。对于消化性溃疡、慢性糜烂性胃炎、反流性食道炎有较好疗效。硫糖铝在酸性环境中才发挥作用，所以不能与抗酸药、抑制胃酸分泌药同用。不良反应较轻，约有2%的患者可有便秘，小于1%的患者发生口干。偶有恶心、胃部不适、腹泻、皮疹、瘙痒及头晕。

枸橼酸铋钾（bismuth potassium citrate）

枸橼酸铋钾不抑制胃酸，在胃液pH条件下能形成氧化铋胶体沉着于溃疡表面或基底肉芽组织，形成保护膜而抵御胃酸、胃蛋白酶、酸性食物对溃疡面刺激，促进溃疡组织的修复和愈合。也能与胃蛋白酶结合而降低其活性。还能促进胃黏膜分泌前列腺素和黏液，促进溃疡愈合。此外，对幽门螺杆菌有杀灭作用。临床用于胃溃疡、十二指肠溃疡、慢性胃炎和十二指肠肠炎。疗效与H_2受体阻断剂相似，但复发率较低。牛奶、抗酸药可干扰其作用。服药期间口中会有氨味，可使舌、粪便染黑，应预先告知患者。偶见恶心、便秘等消化道症状。肾功能不良者禁用，以免引起血铋过高。

四 抗幽门螺杆菌药

幽门螺杆菌（helicobacter pylori，Hp）能产生有害物质，分解黏液，引起组织炎症，是消化性溃疡和慢性胃窦炎的主要病因。幽门螺杆菌在体外对多种抗菌药敏感，但在体内单用一种药物时，真正有效的只有甲硝唑、四环素、呋喃唑酮、庆大霉素、阿莫西林、克拉霉素等有限的几种。临床常选不同类别的两种抗生素与含铋制剂、质子泵抑制剂、硫糖铝等联合用药，以根除幽门螺杆菌。目前推荐的三联疗法是含铋制剂或质子泵抑制剂与阿莫西林、大环内酯类、硝基咪唑类抗生素中的两种联合，能明显提高幽门螺杆菌的清除率，降低溃疡复发率。

第二节 消化功能调节药

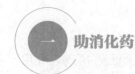

一 助消化药

助消化药多为消化液中成分或促进消化液分泌的药物。能促进食物的消化，用于消化道分泌机能减弱，消化不良。有些药物能阻止肠道的过度发酵，也用于消化不良的治疗。

稀盐酸（dilute hydrochloric acid）

稀盐酸为10%的盐酸溶液，服后使胃内酸度增加，促进胃蛋白酶原转化为胃蛋白酶，使胃蛋白酶活性增强，进入十二指肠后可反射性促进胰液和胆汁分泌，从而促进消化。适用于慢性胃炎、胃癌、发酵性消化不良等。服后可消除胃部不适、腹胀、嗳气等症状。

胃蛋白酶（pepsin）

胃蛋白酶是从牛、猪、羊等胃黏膜提取的蛋白水解酶。常与稀盐酸同服治疗胃蛋白酶缺乏症，迅速水解食物中的蛋白质，促进消化。

胰酶（pancreatin）

胰酶得自牛、猪、羊等动物的胰腺，含胰蛋白酶、胰淀粉酶和胰脂肪酶。在酸性溶液中易被破坏，一般制成肠衣片吞服，主要用于胰酶分泌不足而致的消化不良。

乳酶生（biofermin）

乳酶生为干燥活乳酸杆菌制剂，能分解糖类产生乳酸，使肠内酸性增高，从而抑制肠内腐败菌的繁殖，减少发酵和产气。常用于消化不良、腹胀及儿童消化不良性腹泻。不宜与抗菌药或吸附剂同时服用，以免抗菌而降低疗效。

 ## 二　止吐药与胃肠促动药

（一）止吐药

呕吐可由多种疾病引起，是消化系统常见的症状，反复剧烈呕吐可致脱水、电解质紊乱等后果，应对因治疗，并给予止吐药。常见的止吐药主要是多巴胺 D_2 受体、组胺 H_1 受体、胆碱 M 受体及 $5-HT_3$ 受体的阻断药。多巴胺 D_2 受体阻断药氯丙嗪、M 胆碱受体阻断药东莨菪碱和 H_1 组胺受体阻断药苯海拉明在其他章节中叙述。这里主要介绍 $5-HT_3$ 受体阻断药，代表药物有昂丹司琼（ondansetron）、格雷司琼（granisetron）、托烷司琼（tropisetron）、阿扎司琼（azasetron）等。

昂丹司琼

昂丹司琼能选择性阻断中枢及迷走神经传入纤维 $5-HT_3$ 受体，有强大止吐作用。对抗肿瘤药顺铂、环磷酰胺、阿霉素等化疗药物引起的呕吐有迅速、强大的止吐作用。但对晕动病及多巴胺激动剂去水吗啡引起的呕吐无效。临床用于化疗、放疗引起的恶心、呕吐。生物利用度为60%。$t_{1/2}$ 为 3～4 h，代谢产物大多经肾脏排泄。不良反应较轻，可有头痛、疲劳或便秘、腹泻。

（二）胃肠促动药

胃肠促动药是一类能增强并协调胃肠节律性运动的药物，主要用于胃肠运动功能低下引起的消化道症状。

甲氧氯普胺（metoclopramide，胃复安）

甲氧氯普胺对多巴胺 D_2 受体有阻断作用，阻断延髓催吐化学感受器（CTZ）的 D_2 受体，发挥止吐作用。阻断胃肠多巴胺受体，可引起从食道至近端小肠的平滑肌运动，发挥胃肠促动药作用。常用于肿瘤化疗、放疗等所引起的各种呕吐，慢性功能性消化不良引起的胃肠运动障碍包括恶心、呕吐等症状。口服生物利用度为75%，易通过血—脑屏障和胎盘屏障。$t_{1/2}$ 为 4～6 h。大剂量静脉注射或长期应用，可引起锥体外系反应，如肌震颤、震颤麻痹、坐立不

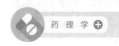

安等。也可引起高泌乳素血症，男子乳房发育、溢乳等。孕妇慎用。

多潘立酮（domperidone，吗丁啉）

多潘立酮能选择性阻断外周多巴胺受体，加强胃肠蠕动，促进胃的排空与协调胃肠运动，防止食物反流，发挥胃肠促动药的作用。主要用于各种原因引起的胃轻瘫，对偏头痛、颅外伤、放射治疗引起的恶心、呕吐有效，对胃肠运动障碍性疾病也有效。生物利用度较低，不易通过血—脑屏障，$t_{1/2}$ 为 7 h，主要经肝脏代谢。不良反应较轻，可见口干、头痛、皮疹等，偶有轻度腹部疼挛。孕妇及对本药过敏者禁用。

西沙必利（cisapride）

西沙必利能促进食管、胃、小肠直至结肠的运动，促使肠壁肌层神经丛释放乙酰胆碱，加速胃排空，改善胃肠协调运动。主要用于治疗胃肠运动障碍性疾病，包括胃食管反流、慢性功能性和非溃疡性消化不良，胃轻瘫及便秘等，作用强于多潘立酮。

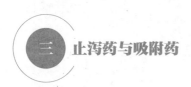

三　止泻药与吸附药

常用止泻药

腹泻是多种疾病的症状，治疗时应采取对因疗法。但剧烈而持久的腹泻，可引起脱水和电解质紊乱，应在对因治疗的同时，适当给予止泻药或吸附药。

（一）止泻药

疗效较好的止泻药是阿片制剂，如阿片酊、复方樟脑酊等，仅用于严重的非细菌性腹泻。现已用化学合成品代替。

地芬诺酯（diphenoxylate，苯乙哌啶）

地芬诺酯为人工合成品，是哌替啶衍生物，对肠道运动的影响类似阿片类，能直接作用于肠道平滑肌，减少肠蠕动。常用于急、慢性功能性腹泻及慢性肠炎。不良反应有口干、恶心、呕吐和腹部不适等，停药可自行消失。大剂量长期服用可产生成瘾性。

洛哌丁胺（loperamide，苯丁哌胺）

洛哌丁胺结构类似地芬诺酯，除直接抑制肠道蠕动外，还可减少肠壁神经末梢释放乙酰胆碱。止泻作用强而迅速，适用于各种急、慢性腹泻。不良反应轻微，偶有口干、头痛、眩晕、恶心、食欲不振及过敏等。

（二）吸附药

鞣酸蛋白（tannalbin）

口服后在肠中释出鞣酸能与肠黏膜表面的蛋白质形成沉淀，附着在肠黏膜上，形成一层保护膜而减轻刺激，降低炎性渗出物，起收敛止泻作用。临床用于急性肠炎和非细菌性腹泻。

药用炭（medicinal charcoal）

药用炭是不溶性粉末，因其颗粒很小，总面积很大，能吸附大量气体、毒物，起保护、止泻和阻止毒物吸收的作用。临床用于腹泻、胃肠胀气和食物中毒。能吸附维生素、抗生素、乳酶生等药物，因而不能合用。

蒙脱石（smectite）

蒙脱石是从天然蒙脱石中提取的白灰色粉末，表面积巨大，能覆盖消化道黏膜，吸附并清除病原体和毒素，平衡正常菌群，提高肠免疫力。用于幼儿消化不良性腹泻、成人腹泻、反流性食管炎、结肠炎等。偶见暂时性便秘，停药后可消失。

四　泻药

泻药是一类能刺激肠蠕动或增加肠内水分、软化粪便或润滑肠道而使排便通畅的药物，分为容积性泻药、接触性泻药和润滑性泻药三类。

（一）容积性泻药

硫酸镁（magnesium sulfate）

【药理作用】　给药途径不同，作用不同。

（1）导泻作用。口服难吸收，Mg^{2+}、SO_4^{2-}在肠内形成高渗透压而阻止肠内水分的吸收，使肠腔容积增大，刺激肠壁，促进肠道蠕动，加速排便，作用快而强。一般空腹应用，并须大量饮水，$1 \sim 3 h$即产生下泻作用，排出液体性粪便。

（2）利胆作用。口服高浓度硫酸镁或用导管直接注入十二指肠，因反射性引起胆总管括约肌松弛，胆囊收缩，产生利胆作用。

（3）其他作用。注射给药，有抗惊厥及降压作用。

【临床应用】

（1）口服主要用于排除肠内毒物，某些驱肠虫药服后连虫带药一起排出。

（2）口服高浓度硫酸镁或用导管直接注入十二指肠可用于治疗阻塞性黄疸、慢性胆囊炎。

（3）肌内注射或静脉滴注治疗子痫、破伤风惊厥及高血压危象。

【不良反应及用药护理】　硫酸镁导泻作用剧烈，可引起反射性盆腔充血和失水。月经期、妊娠妇女及老人慎用。因Mg^{2+}可抑制中枢，不宜用于中枢抑制药中毒的导泻。

硫酸钠（sodium sulfate）

其导泻机制同硫酸镁，但作用较弱，无中枢抑制作用，多用于中枢抑制药中毒的导泻。

临床应用的容积性泻药还有乳果糖（lactulose）、山梨醇及甘露醇等。

（二）接触性泻药

通过刺激肠壁，加速肠道蠕动，同时改变肠黏膜通透性，使电解质和水分向肠腔扩散，使结肠水分增加，蠕动增强，从而产生缓泻作用。

酚酞（phenolphthalein）

口服后在肠道内与碱性肠液形成可溶性盐，能刺激结肠，服药后$6 \sim 8 h$排出软便，作用温和。从尿中排出时，如尿液为碱性可使尿液呈红色。部分由胆汁排泄，并由肝、肠循环而延长其作用时间，故一次服药作用可维持$3 \sim 4 d$。适用于习惯性及老年体弱便秘患者。偶有过敏性反应，发生肠炎、皮炎及出血倾向等。

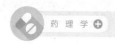
吡沙可啶（bisacodyl）

通过与肠黏膜接触刺激神经末梢，引起直肠反射性蠕动而产生导泻作用。用于习惯性便秘、腹部X线检查、内窥镜检查或术前排空肠内容物。刺激性较强，少数用药后会出现腹痛，排便后可自行消失。

另外，大黄（rhubarb）、番泻叶（senna）和芦荟等植物中因含有蒽醌类物质，能刺激结肠蠕动，也常用于急、慢性便秘。用药后4～8 h起效。

（三）润滑性泻药

润滑性泻药通过局部润滑肠壁、软化粪便而发挥作用。

液状石蜡（liquid paraffin）

液状石蜡为矿物油，不被肠道消化吸收，产生润滑肠壁和软化粪便的作用。适用于伴高血压、动脉瘤、痔疮的老年人便秘。长期应用可妨碍脂溶性维生素及钙、磷的吸收。

甘油（glycerol）

常用其栓剂或50％甘油溶液（开塞露）注入肛门，由于高渗压刺激肠壁引起排便反应，并有局部润滑作用，数分钟内引起排便。适用于儿童及年老体弱者。无明显不良反应。

 五 利胆药

利胆药可促进胆汁分泌或胆囊排空。

去氢胆酸（dehydrocholic acid）

去氢胆酸可增加胆汁的分泌，使胆汁变稀，有利于胆道内泥沙状物质及小结石排出。对脂肪的消化吸收也有促进作用。临床用于急、慢性胆道感染，胆石症，胆汁淤积等。胆道完全梗阻及严重肝肾功能减退者禁用。

熊去氧胆酸（ursodeoxycholic acid）

熊去氧胆酸可减少普通胆酸和胆固醇吸收，抑制胆固醇合成与分泌，从而降低胆汁中胆固醇含量，不仅可阻止胆石形成，长期应用还可促胆石溶解。适用于不适合手术治疗的胆固醇型结石症、胆囊炎等。对胆色素结石、混合性结石无效。不良反应主要有腹泻，偶见头晕、头痛、便秘、过敏、心动过速等。

常用制剂与用法

三硅酸镁　片剂：0.3 g。为氧化镁及二氧化硅的复合物。口服，0.3～0.9 g/次，7次/d。

氢氧化铝　凝胶剂：为含4％氢氧化铝的胶状溶液。口服，4～8 mL/次，3～4次/d。复方氢氧化铝，内含氢氧化铝0.245 g、三硅酸镁0.105 g、颠茄流浸膏0.002 6 mL。2～4片/次，3次/d，餐前半小时或胃痛时嚼服。

碳酸氢钠　片剂：0.3 g、0.5 g。0.3～1.0 g/次，7次/d。纠正酸中毒：轻者可口服，较重者可用4％～5％碳酸氢钠静脉滴注，0.25 g/kg。

西咪替丁　片剂：0.2 g、0.4 g。0.2～0.4 g/次，4次/d，于餐后和睡前服用。注射剂：0.2 g

（2 mL）。200 ～ 600 mg/次，稀释后缓慢静脉滴注。

雷尼替丁　胶囊剂：0.15 g。0.15 g/次，2 次/d，早、晚餐后服用。注射剂：50 mg（2 mL）、50 mg（1 mL）。50 mg/次，每 6 ～ 8 h 肌内注射或缓慢静脉注射。

法莫替丁　片剂：10 mg、20 mg。20 mg/次，2 次/d，早、晚餐后或临睡前服用。注射剂：20 mg（2 mL）。20 mg/次，稀释后缓慢静脉注射或静脉滴注，2 次/d。

哌仑西平　片剂：25 mg、50 mg。50 mg/次，2 次/d。早、晚餐前 1.5 h 服用，疗程 4 ～ 6 周。严重者，50 mg/次，3 次/d。

丙谷胺　片剂或胶囊剂：0.2 g。0.4 g/次，3 次/d，餐前服用。

奥美拉唑　胶囊剂：20 mg。20 mg/次，1 次/d，疗程为 2 ～ 4 周。治疗反流性食道炎，20 ～ 60 mg/次，1 次/d。治疗卓-艾氏综合征，60 mg/次，1 次/d。粉针剂：40 mg。40 mg/次，静脉注射，2 次/d。

米索前列醇　片剂：200 μg。200 μg/次，4 次/d，于餐后和睡前服用。

枸橼酸铋钾　片剂或胶囊剂：120 mg。240 mg/次，2 次/d，早餐前和睡前各 1 次。颗粒剂：1.2 g/包，含本品 300 mg。1 包/次，3 ～ 4 次/d，餐前和睡前服用。

硫糖铝　片剂：0.25 g、0.5 g。1.0 g/次，4 次/d，餐前和睡前服用。

稀盐酸　溶液剂：10%。0.5 ～ 2 mL/次，3 次/d，用水稀释餐前服。

胃蛋白酶　片剂：0.1 g。0.2 ～ 0.4 g/次，3 次/d，餐前或饭时服，勿嚼碎。合剂，每 10 mL 含胃蛋白酶 0.2 g，稀盐酸 0.2 mL，10 ～ 20 mL/次，3 次/d，餐前服。

胰酶　肠溶片：0.3 g、0.5 g。0.3 ～ 0.5 g/次，3 次/d，餐前服，勿嚼碎。

乳酶生　片剂：0.3 g。0.3 ～ 0.9 g/次，3 次/d，餐前服用。

昂丹司琼　片剂：4 mg、8 mg。8 mg/次，2 次/d。注射剂：4 mg（1 mL）、8 mg（2 mL）。1 次 0.15 mg/kg，于化疗前 30 min 静脉注射，之后每 4 h 1 次，共 2 次，再改口服给药。

甲氧氯普胺　片剂：5 mg。5 ～ 10 mg/次，3 次/d，餐前 0.5 h 服。注射剂：10 mg（1 mL）。10 ～ 20 mg/次，肌内注射。

多潘立酮　片剂：10 mg。10 mg/次，3 次/d，餐前 15 ～ 30 min 服用。注射剂：10 mg（2 mL）。10 mg/次，肌内注射。

硫酸镁　粉剂：导泻，5 ～ 20 g/次，同时饮水 100 ～ 400 mL；利胆，2 ～ 5 g/次，3 次/d，餐前服；十二指肠引流，33% 溶液 30 ～ 50 mL，导入十二指肠。

酚酞　片剂：50 mg、100 mg。0.05 ～ 0.2 g/次，睡前服。

甘油　栓剂：1.8 g/粒。1 粒/次，纳入肛门。

开塞露　溶液剂：10 mL、20 mL。10 mL/支，供儿童用；20 mL/支，供成人用。1 支/次，注入直肠内。

复方地芬诺酯　片剂：每片含盐酸苯乙哌啶 2.5 mg、硫酸阿托品 0.025 mg。1 ～ 2 片/次，3 次/d。

洛哌丁胺　胶囊剂：1 mg、2 mg。2 mg/次，3 次/d，首剂加倍。

鞣酸蛋白　片剂：0.25 g、0.5 g。1 ～ 2 g/次，3 次/d，空腹服用。

药用炭　片剂：0.15 g、0.3 g、0.5 g。1 ～ 3 g/次，2 ～ 3 次/d，饭前服用。

蒙脱石　粉剂：3 g/袋。1 袋/次，3 次/d，用 50 mL 温水搅拌后口服。

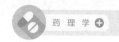
去氢胆酸　片剂：0.25 g。0.25 g/次，3次/d。注射剂：0.5 g（10 mL）、1.0 g（5 mL）、2.0 g（10 mL）。0.5 g/d，静脉注射，根据病情逐渐增至2.0 g/d。

熊去氧胆酸　片剂：50 mg。50 mg/次，3次/d，进餐时服用，持续6个月。

思考练习题

1.抗消化性溃疡药包含哪四类？分别列出其代表性药物。

2.简述H_2受体阻断药的临床应用、不良反应和用药护理。

3.结合以前所学知识，查阅资料，总结硫酸镁给药途径和临床应用的关系。

4.病例讨论：

一名50岁男性，1年前进行冠状动脉支架治疗后联合服用阿司匹林肠溶片100 mg＋氯吡格雷75 mg，目前已满1年。患有糖尿病6年，一直使用胰岛素治疗。是日中午12时左右急诊，出现黑便、头晕、乏力，且中午基本未进食物。血压90/65 mmHg（平时血压110/70 mmHg）。考虑上消化道出血。试分析诱发消化道出血的原因。次日查血常规基本正常，便潜血阳性，黑便，胃镜显示胃溃疡。请给出合理的用药方案。

第二十八章　组胺及抗组胺药

第一节　组胺

组胺（histamine）是广泛存在于人体组织的自身活性物质，在体内通常与肝素和蛋白质结合，以复合物形式（无活性）贮存于肥大细胞及嗜碱性粒细胞的颗粒中。炎症、变态反应、组织损伤及神经刺激，能使肥大细胞和嗜碱性粒细胞脱颗粒，导致游离的组胺被释放。释放出来的组胺立即与靶细胞上不同亚型的组胺受体结合，产生多种生理和病理效应（表28-1）。目前已经发现的组胺受体有H_1受体、H_2受体和H_3受体三种亚型。组胺本身无治疗意义，可用于诊断真性胃酸缺乏症，目前临床用五肽促胃酸激素代替。

表28-1　不同亚型组胺受体的分布、效应及其代表性激动药和阻断药

受体亚型	分布	兴奋效应	激动药	阻断药
H_1	支气管、胃肠道、子宫平滑肌	收缩	倍他司汀	苯海拉明
	皮肤血管	扩张		
	心房肌	收缩增强		异丙嗪
	房室结	传导减慢		
	心室肌	收缩增强		氯苯那敏
H_2	窦房结	心率加快	甲双咪胍	西咪替丁
	血管	扩张		雷尼替丁
	胃壁细胞	分泌增多		法莫替丁
H_3	中枢及外周神经末梢	负反馈调节组胺合成与释放	α甲基组胺	硫丙咪胺

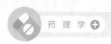

第二节 抗组胺药

抗组胺药指能与组胺受体特异性结合，竞争性拮抗组胺作用的药物。根据组胺受体的不同亚型，抗组胺药可分为H_1受体阻断药、H_2受体阻断药和H_3受体阻断药。由于对H_3受体阻断药的研究尚不深入，本节不做介绍。

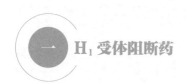

H_1受体阻断药简介

H_1受体阻断药（H_1-receptor antagonists）是一类人工合成的药物，可竞争性阻断组胺与H_1受体结合，拮抗组胺引起的病理反应。第一代产品，有苯海拉明、氯苯那敏、异丙嗪等；新型第二代，以阿司咪唑（息斯敏）、特非那定为代表。

【体内过程】 多数H_1受体阻断药口服吸收良好，2～3 h达药峰，作用持续4～6 h。药物在肝内代谢后，经尿排出。肝病可使药物作用时间延长。特非那定口服后1～2 h达药峰，$t_{1/2}$为4～5 h，因其代谢产物尚有活性，作用可持续12～24 h。阿司咪唑口服后2～4 h达药峰，$t_{1/2}$约为20 h，在肝脏代谢成去甲基阿司咪唑，仍具活性，$t_{1/2}$为10 d，数星期后才达稳态血浓度。

【药理作用】

（1）抗H_1受体作用。该作用又称为抗过敏作用。能竞争性阻断H_1受体，完全对抗组胺对胃、肠、气管、支气管平滑肌的收缩作用，部分对抗组胺所致的血管扩张和血压降低，对组胺引起的胃酸分泌增多无效。

（2）中枢作用。由于阻断了中枢的H_1受体，从而拮抗脑内源性介导的觉醒反应，导致镇静与嗜睡。作用强度因个体敏感性和药物品种而异，以苯海拉明、异丙嗪作用最强；阿司咪唑、特非那定因不易通过血—脑屏障，几无中枢抑制作用。本类药物还有抗晕、镇吐作用，可能与其中枢抗胆碱作用有关。

（3）其他作用。多数H_1受体阻断药有抗胆碱、局部麻醉和奎尼丁样作用。

常用H_1受体阻断药的作用特点比较见表28-2。

表28-2 常用H_1受体阻断药的作用特点比较

药名	抗组胺	镇静催眠	抗晕止吐	抗胆碱	维持时间/h
苯海拉明	++	+++	++	+++	4~6
异丙嗪	++	+++	++	+++	6~12
氯苯那敏	+++	+	−	++	4~6
赛庚啶	+++	+	−	++	8
西替利嗪	+++	+	−	−	7~10
阿司咪唑	+++	−	−	−	＞24
特非那定	+++	−	−	−	12~24

注：＋＋＋作用强；＋＋作用中等；＋作用弱；－无作用。

【临床应用】

（1）变态反应性疾病。本类药物对由组胺释放所引起的荨麻疹、枯草热和过敏性鼻炎等皮肤黏膜变态反应效果良好。对昆虫咬伤引起的皮肤瘙痒和水肿也有良效。对药疹和接触性皮炎有止痒效果。

（2）晕动病及呕吐。苯海拉明、异丙嗪对晕动病、妊娠呕吐以及放射病呕吐有镇吐作用。防晕动病应在乘车、船前 15 ~ 30 min 服用。

（3）失眠症。对中枢有明显抑制作用的异丙嗪、苯海拉明可用于失眠，尤其适用于过敏性疾病引起的失眠。

（4）其他。异丙嗪可与氯丙嗪、哌替啶组成冬眠合剂，用于人工冬眠；可与氨茶碱合用，对抗氨茶碱的中枢兴奋作用。

【不良反应及用药护理】

（1）中枢神经系统抑制。常见镇静、嗜睡、乏力、头晕、视物模糊等，故服药期间应避免驾驶车、船和高空作业。

（2）消化道反应。表现为口干、恶心、呕吐、腹泻等，餐后服药可减轻。

（3）心脏毒性。阿司咪唑和特非那定过量服用可发生心律失常、心电图 Q-T 间期延长、心脏骤停或猝死。用药期间应避免合用大环内酯类抗生素或酮康唑、伊曲康唑等。

（4）其他。可出现过敏反应或交叉过敏现象。肝、肾功能不良者，孕妇，哺乳期妇女慎用。

二　H$_2$ 受体阻断药

H$_2$ 受体阻断药能竞争性对抗组胺引起的胃酸分泌，是治疗消化性溃疡很有价值的新药。临床常用的药物有西咪替丁、雷尼替丁、法莫替丁和尼扎替丁等（见第二十七章）。

常用制剂与用法

苯海拉明　片剂：12.5 mg、25 mg、50 mg。25 ~ 50 mg/次，2 ~ 3 次/d，饭后服。注射剂：10 mg（1 mL）、20 mg（1 mL）。20 mg/次，1 ~ 2 次/d，深部肌内注射。

茶苯海明　片剂：25 mg。为苯海拉明与氨茶碱复合物，预防晕动病，行前 30 min 服 50 mg。

异丙嗪　片剂：12.5 mg、25 mg。12.5 ~ 25 mg/次，2 ~ 3 次/d。注射剂：25 mg（1 mL）、50 mg（2 mL）。25 ~ 50 mg/次，肌内注射或静脉注射。

氯苯那敏　片剂：4 mg。4 mg/次，3 次/d，儿童 0.35 mg/（kg·d），分 3 ~ 4 次/d。注射剂：10 mg（1 mL）、20 mg（2 mL）。10 ~ 20 mg/次，皮下或肌内注射。

赛庚啶　片剂：2 mg、4 mg。4 mg/次，3 次/d。

特非那定　片剂：60 mg。60 mg/次，2 次/d。

阿司咪唑　片剂：10 mg。10 mg/次，1 次/d。

氯雷他定　片剂：10 mg。10 mg/次，1 次/d。

西替利嗪　片剂：10 mg。10 mg/次，1 次/d，晨服或临睡前服。

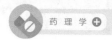

☑ 思考练习题

1. 常见的组胺受体阻断药有哪几类? 请分别举出三种药物。

2. 哪些 H_1 受体阻断药中枢抑制作用较强? 哪些药物无此作用?

3. 临床 H_1 受体阻断药用药护理中应注意哪些方面?

第二十九章　子宫平滑肌兴奋药和抑制药

⏺ **学习目标**

1. 掌握缩宫素的药理作用、临床应用、不良反应及用药护理。
2. 熟悉麦角新碱和前列腺素的临床应用和不良反应。
3. 了解利君托的临床应用和不良反应。

第一节　子宫平滑肌兴奋药

子宫平滑肌兴奋药是一类选择性兴奋子宫平滑肌的药物，临床常用的有缩宫素、麦角新碱、前列腺素等。它们的作用可因子宫生理状态及剂量的不同而有差异，使子宫或产生节律性收缩，或强直性收缩。

缩宫素（oxytocin，OXT，催产素）

【**体内过程**】 口服后在消化道易被胰蛋白酶破坏而失效，多采用注射给药。肌内注射吸收良好，3 ~ 5 min 内生效，作用维持 20 ~ 30 min。可透过胎盘，大部分经肝脏代谢，少部分以原形经肾脏排出。

缩宫素

【**药理作用**】

（1）兴奋子宫平滑肌。缩宫素直接兴奋子宫平滑肌，加强其收缩。其作用强度与剂量和性激素水平相关。①剂量：小剂量缩宫素加强子宫（特别是妊娠末期的子宫）节律性收缩，使收缩振幅加大，张力稍增加，其收缩的性质与正常分娩相似，即对子宫底部肌肉产生节律性收缩，而对子宫颈产生松弛作用，促使胎儿娩出。较大剂量（5 ~ 10 U，皮下或肌内注射）可使子宫肌张力持续升高，直至强直性收缩，易导致胎儿窒息和子宫破裂。②体内雌性激素水平：子宫平滑肌对缩宫素的敏感性与体内雌激素和孕激素水平有密切关系。雌激素可提高敏感性，孕激素则降低敏感性；在妊娠早期，孕激素水平高，子宫对缩宫素敏感性低，有利于安胎。妊娠后期，雌激素水平高，子宫对缩宫素敏感性高。在妊娠 20 ~ 39 周，敏感性可增加 8 倍。临产时子宫最为敏感，分娩后子宫的敏感性又逐渐降低。已证明在子宫平滑肌有缩宫素受体，故认为缩宫素通过与受体结合而发挥作用。

（2）其他作用。缩宫素能使乳腺泡周围的肌上皮细胞（属平滑肌）收缩，促进排乳。大剂量能短暂地松弛血管平滑肌，引起血压下降。还有轻度抗利尿作用。

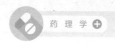

【临床应用】

（1）催产和引产。对于无产道障碍而宫缩无力的难产，可用小剂量缩宫素（2～5 U）加强子宫的节律性收缩性能，促进分娩。对于死胎、过期妊娠或因患严重心脏病等需提前中断妊娠者，可用小剂量缩宫素引产。

（2）产后止血。产后出血时，立即皮下或肌内注射较大剂量（5～10 U）缩宫素，迅速引起子宫强直性收缩，压迫子宫肌层内血管而止血。但缩宫素作用时间短，应加用麦角新碱使子宫维持收缩状态。

（3）催乳。在哺乳前2～3 min，用滴鼻液每次3滴，滴入一侧或两侧鼻孔内。

【不良反应及用药护理】　偶见恶心、呕吐；静脉注射过快可引起血压下降、心率加快。缩宫素过量引起子宫高频率甚至持续性强直收缩，可致胎儿窒息或子宫破裂。因此做催产或引产时必须注意以下事项：①严格掌握剂量，控制滴速，避免发生子宫强直性收缩。静脉滴注过程中，最好每隔10～15 min听胎心音及测产妇血压、脉搏一次。②严格掌握禁忌证，凡产道异常、胎位不正、头盆不称、前置胎盘以及三次妊娠以上的经产妇或有剖腹产史者禁用，以防引起子宫破裂或胎儿窒息。

麦角新碱（ergometrine）

麦角新碱是麦角生物碱中的一种，对子宫收缩作用强，口服、皮下注射或肌内注射均吸收快而完全，代谢和排泄较快。

【药理作用】　能选择性地兴奋子宫平滑肌，其作用也取决于子宫的机能状态，麦角新碱对妊娠子宫比未妊娠子宫敏感，尤其对临产时或新产后的子宫最敏感。与缩宫素相比，麦角新碱起效快、作用强而持久，剂量稍大即引起子宫强直性收缩，对子宫体和子宫颈的兴奋作用无明显差别，因此，不宜用于催产和引产。

【临床应用】

（1）子宫出血。产后或其他原因引起的子宫出血都可用麦角新碱止血，它能使子宫平滑肌强直性收缩，机械地压迫血管而止血。

（2）产后子宫复原。产后的最初10 d子宫复原过程进行很快，如进行缓慢就易发生出血或感染，此时应用麦角新碱可促进子宫强直性收缩，加速子宫复原。

【不良反应及用药护理】　注射麦角新碱可致恶心、呕吐、出冷汗、面色苍白、心悸、血压升高等反应，应注意观察。偶见过敏反应，严重可致呼吸困难、血压下降。禁用于血管硬化、高血压、妊娠中毒症、冠心病患者及催产和引产。

前列腺素（prostaglandins，PGs）

前列腺素是一类广泛存在于体内的不饱和脂肪酸，对心血管、呼吸、消化以及生殖系统等有广泛的生理和药理作用。早期从羊精囊提取，现已能人工合成。作为子宫兴奋药应用于临床的有地诺前列酮（dinoprostone，PGE_2）、地诺前列素（dinoprost，$PGF_{2\alpha}$）、卡前列素（carboprost，15-甲基前列腺素 $F_{2\alpha}$）等。

【药理作用及临床应用】　与缩宫素不同，前列腺素对各期妊娠的子宫都有显著的兴奋作用，对分娩前的子宫更为敏感。在引起子宫节律性收缩的同时，可使子宫颈松弛。因收缩子宫而妨碍受精卵着床，具有抗早孕作用。临床用于足月引产或中期妊娠引产，也用于抗早孕治疗。足月引产可静脉滴注，中期引产最好采用羊膜腔内给药或宫内羊膜腔外给药。

【不良反应及用药护理】 常见恶心、呕吐、腹痛、腹泻等胃肠道兴奋症状，用药前后可合用止吐药或止泻药。少数人可有头晕、头痛、胸闷、体温升高、心率加快、血压降低等不良反应，停药后即可消失。静脉滴注过量可致子宫强直性收缩，应严密观察宫缩情况，防止子宫破裂。因可兴奋支气管平滑肌而诱发哮喘，并能升高眼内压，故支气管哮喘、青光眼患者禁用。

米非司酮（mifepristone）

米非司酮为受体水平抗孕激素药，具有终止早孕、抗着床、诱导月经及促进宫颈成熟等作用，与孕酮竞争受体而达到拮抗孕酮的作用，与糖皮质激素受体亦有一定结合力。能明显增高妊娠子宫对前列腺素的敏感性。小剂量米非司酮序贯合并前列腺素类药物，可得到满意的终止早孕效果。临床上主要用于抗早孕（又称药流）、死胎引产，亦可用于紧急避孕（72 h内服25 mg有效）。可有恶心、呕吐等消化道反应，有时引起大出血，有大出血史者慎用。

第二节　子宫平滑肌抑制药

子宫平滑肌抑制药又称抗分娩药，是一类能抑制子宫平滑肌收缩、减弱子宫收缩力和频率，主要用于防治早产和痛经的药物。具有子宫平滑肌抑制作用的药物主要为 β_2 肾上腺素受体激动药。该类药物可激动子宫平滑肌上的 β_2 受体，产生松弛子宫平滑肌作用，能抑制子宫平滑肌收缩，减少子宫活动，可有利于胎儿在宫内安全生长，防止早产。此外，钙通道阻滞药（硝苯地平）、硫酸镁、前列腺素合成酶抑制药（吲哚美辛）和缩宫素拮抗药等也用于治疗早产。

利君托（ritodrine）

利君托能选择性兴奋子宫平滑肌上的 β_2 受体，使子宫收缩强度及收缩频率降低，抑制子宫收缩，减少子宫活动，有利于胎儿发育成熟。临床主要用于防止20 ~ 37周内的早产。一般先静脉滴注，获得疗效后再改为口服予以维持。静脉给药可引起恶心、呕吐、头痛、震颤、红斑、焦虑、烦躁以及神经过敏等反应。口服用药不良反应少，可见心悸、胸闷、胸痛甚至心律失常等心血管反应。子痫、出血、心脏病患者禁用。

常用制剂与用法

缩宫素　注射剂：2.5 U（0.5 mL）、5 U（1 mL）、10 U（1 mL），皮下或肌内注射。用法：一般 2 ~ 5 U/次，用5%葡萄糖液 500 mL 稀释后，先以 8 ~ 10 滴/min 的速度静脉滴注，必须密切观察，以后根据子宫收缩和胎心情况调整滴注速度，最快不超过 40 滴/min。极量：肌内注射 20 U/次。

麦角新碱　片剂：0.2 mg、0.5 mg。0.2 ~ 0.5 mg/次，1 ~ 2 次/d。注射剂：0.2 mg（1 mL）、0.5 mg（1 mL）。0.2 ~ 0.5 mg/次，肌内注射或0.2 mg以5%葡萄糖溶液稀释后静脉滴注。极量：0.5 mg/次，1 mg/d，肌内或静脉注射。

地诺前列酮　注射剂：2 mg，附有 1 mL/支的碳酸钠溶液和 10 mL/支的生理盐水。应用前先将本品和碳酸钠用 10 mL 生理盐水稀释，加入 5%葡萄糖液 500 mL 中静脉滴注；宫腔内羊膜

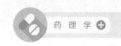

腔外给药: 200 μg/次, 1 次/2 h。

地诺前列素　注射剂: 20 mg（4 mL）、40 mg（8 mL）。羊膜腔内注射: 先注射 5.0 mg, 速度不超过 1.0 mg/min, 如无异常, 余量（35 mg）5 min 内注完。

利君托　片剂: 10 mg。注射剂: 50 mg（5 mL）。用 500 mL 静脉滴注液稀释本品至 0.3 mg/mL, 控制滴速, 待宫缩停止后持续输注 12 h。在静脉滴注结束前 30 min, 口服本品维持治疗, 前 24 h 一般 10 mg/2 h, 此后每 4～6 h 10～20 mg, 每日总量不超过 120 mg。

思考练习题

1. 临床怎样使用缩宫素? 用药中应注意哪些方面?

2. 请查阅资料, 说明羊膜腔内给药和宫内羊膜腔外给药如何操作。

3. 除利君托以外, 请再举出两个 β_2 受体激动药的例子, 并判断其是否有治疗早产的作用。

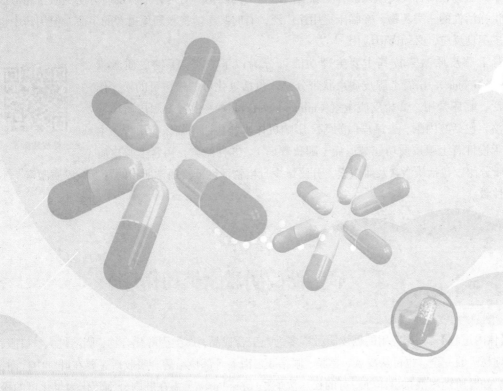

第六篇

内分泌系统药理

第三十章　肾上腺皮质激素类药物

🎯 **学习目标**

1. 掌握糖皮质激素的药理作用、临床应用、不良反应及用药注意事项。
2. 熟悉糖皮质激素的用法与疗程。
3. 了解盐皮质激素类、促皮质激素类药物的作用特点。

激素是由内分泌腺或内分泌细胞分泌的，通过调节各种组织细胞的代谢活动来影响机体的生理活动的一种高效能生物活性物质。本类药物除天然的激素外，还包括人工合成的激素拟似药及抗激素制剂。生理状况下体内激素分泌不足，可用激素制剂补足其生理剂量，称为替代疗法。但更多的是用超生理剂量的激素对某些非内分泌疾病进行治疗，或用抗激素制剂对内分泌器官功能亢进进行诊治。

肾上腺皮质激素（adrenocortical hormones）为甾体类激素，是由肾上腺皮质所合成与分泌的激素的总称，简称皮质激素。肾上腺皮质激素类药物指具有与肾上腺皮质分泌的激素相似或相同生物活性的一类药物，在临床上用途广泛，有时甚至能挽救濒危患者的生命，但用药中也有许多不良反应，必须谨慎应用。

肾上腺皮质激素按其主要生理功能可分为以下三类：①糖皮质激素（glucocorticoids），由肾上腺皮质束状带分泌，包括氢化可的松、可的松，作用广泛，临床常用。②盐皮质激素（mineralocorticoids），由肾上腺皮质球状带分泌，包括醛固酮、去氧皮质酮等，影响机体水盐代谢，临床应用少，主要用于慢性肾上腺皮质功能减退症（阿狄森病）。③性激素，由肾上腺皮质网状带分泌，包括雄激素及雌激素，分泌量少且生物活性低，通常所指的肾上腺皮质激素，不包括性激素。

糖皮质激素

第一节　糖皮质激素类药物

【体内过程】　临床应用的糖皮质激素多为人工合成品，属类固醇化合物，脂溶性大，口服、注射均易吸收完全，也可从皮肤、黏膜、眼结膜、滑囊等部位给药。吸收后主要在肝脏中代谢，代谢后经肾脏随尿液排出体外。可的松、泼尼松（prednison）需在肝内分别转化为氢化可的松和泼尼松龙（prednison/one）才有生物活性，故严重肝病患者宜选用氢化可的松和泼尼松龙等。常用糖皮质激素类药物见表30-1。

表30-1 常用糖皮质激素类药物的分类及作用比较

分类	常用药物	血浆半衰期/h	生物半衰期/h	等效剂量/mg	抗炎作用（比值）	水盐代谢（比值）	糖代谢（比值）
短效	氢化可的松	1.5	8 ~ 12	20	1.0	1.0	1.0
	可的松	1.5	8 ~ 12	25	0.8	0.8	0.8
中效	泼尼松	> 3.3	12 ~ 36	5	3.5	0.6	3.5
	泼尼松龙	> 3.3	12 ~ 36	5	4.0	0.6	4.0
	甲泼尼龙	> 3.3	12 ~ 36	4	5.0	0.5	10.0
	曲安西龙	> 3.3	12 ~ 36	4	5.0	0.1	5.0
长效	地塞米松	> 5.0	36 ~ 54	0.75	30	0.1	30
	倍他米松	> 5.0	36 ~ 54	0.6	25 ~ 35	0.1	30 ~ 35

【生理作用】 生理剂量下主要影响三大物质代谢和水盐代谢过程，当剂量过大或长期应用时，可导致各种物质代谢紊乱，并成为不良反应和并发症发生的主要原因。

（1）糖代谢。①促进糖原异生，使肝糖原和肌糖原含量增加；②抑制组织细胞对糖的摄取和氧化利用，使血糖升高，严重时可见糖尿。

（2）蛋白质代谢。可抑制蛋白质的合成，并促进其分解，造成负氮平衡，长期大量应用可致肌肉萎缩、皮肤变薄、生长发育迟缓、伤口难愈等。

（3）脂肪代谢。能抑制脂肪合成，并促进其分解，使血中游离脂肪酸浓度升高，诱发酮症酸中毒；久用可使四肢皮下脂肪分解，而重新分布于面部和躯干，出现向心性肥胖。

（4）水、电解质代谢。有较弱的保钠排钾作用，久用造成水钠潴留、低血钾、高血压等；此外，糖皮质激素有抗维生素D作用，影响肠道内钙的吸收，并促进肾脏对钙、磷的排泄，可引起低血钙，长期应用可致骨质脱钙和骨质疏松。

【药理作用】 超过生理剂量时，除影响物质代谢外，还可出现以下药理作用。

（1）抗炎作用。糖皮质激素对各种原因（物理性、化学性、生物性、免疫因素等）引起的炎症，均有强大的抑制作用。表现为在炎症早期，能抑制炎症区域毛细血管的扩张、降低毛细血管的通透性，从而减轻由渗出、水肿、充血、白细胞浸润、吞噬反应及炎症介质释放等引起的红、肿、热、痛等炎性症状。在炎症后期和慢性炎症中，通过抑制毛细血管和成纤维细胞的增生，延缓肉芽组织生成，减轻组织粘连及瘢痕形成，从而减轻炎症后遗症。

糖皮质激素的抗炎作用机理十分复杂，目前认为其抗炎作用可能与以下因素有关：①稳定溶酶体膜及肥大细胞膜，减少蛋白水解酶及组胺等致炎物质释放；②抑制化学趋化作用，阻止单核、巨噬细胞和中性粒细胞等移行至炎症区；③增强血管对儿茶酚胺类物质的敏感性，使血管收缩，减轻充血渗出；④抑制5-羟色胺（5-HT）、缓激肽等致炎物质的生成，该作用以地塞米松和倍他米松最强；⑤抑制成纤维细胞的DNA合成，减少肉芽组织增生，抑制粘连、疤痕形成。

值得注意的是，炎症反应本身也是机体的一种防御性反应，糖皮质激素在发挥强大抗炎作用的同时也降低了机体的防御功能，易导致感染扩散和伤口愈合迟缓。故对于感染性炎症，用药过程中必须合用足量、有效的抗感染药物；对于病毒性感染，一般不主张使用糖皮质激素类药物。

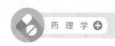

（2）抗免疫作用。糖皮质激素对细胞免疫和体液免疫均有抑制作用，但对细胞免疫的抑制作用更强，后者在大剂量应用时才明显。免疫抑制作用表现在免疫反应的多个环节：①抑制巨噬细胞对抗原的吞噬和处理；②干扰淋巴细胞的识别能力和阻止免疫活性细胞的增殖；③促进淋巴细胞重新分布，使循环淋巴细胞减少；④大剂量可抑制B细胞转化为浆细胞，使抗体生成减少；⑤稳定肥大细胞膜，使组胺、5-HT、过敏性慢反应物质、缓激肽等过敏介质释放减少，从而减轻过敏反应。

（3）抗毒素作用。糖皮质激素能提高机体对细菌内毒素的耐受力，减轻内毒素对机体的损害，表现为解热、缓解毒血症症状等。但不能中和细菌内毒素或使毒素灭活，对外毒素损害亦无保护作用。作用机制：①稳定溶酶体膜以减少内热原释放，降低体温调节中枢对致热原的敏感性；②与内毒素主要成分脂多糖结合，阻止其所致的一系列病理变化。

（4）抗休克作用。超大剂量的糖皮质激素类药物可对抗各种严重休克，特别是感染中毒性休克。其作用机制可能与下列因素有关：①扩张痉挛血管，加强心肌收缩力，改善微循环、增加肾脏血流量；②稳定溶酶体膜，使心肌抑制因子（MDF）生成减少，阻断该因子所致心肌收缩力降低、心输出量减少和内脏血管收缩的作用；③降低血管对缩血管物质的敏感性，改善重要器官的血氧供应；④抑制血小板激活因子，减轻微血栓形成。

（5）对血液与造血系统的影响。糖皮质激素可刺激骨髓造血功能，使红细胞和血红蛋白含量增高，大剂量可使血小板及纤维蛋白原增多；使骨髓中性粒细胞数量增加，但抑制其游走、吞噬、消化异物等功能，从而减弱对炎症区的浸润和吞噬活动；另外，对淋巴组织也有明显影响，可使淋巴组织萎缩，血中淋巴细胞、单核细胞和嗜酸性粒细胞计数明显减少。

（6）对中枢神经系统的影响。糖皮质激素能提高中枢神经系统的兴奋性，引起欣快、激动、失眠等反应，甚至产生焦虑、抑郁及不同程度的躁狂等异常行为，偶可诱发精神失常，大剂量有时可致惊厥及癫痫样发作。

（7）其他。①退热作用：糖皮质激素可抑制体温调节中枢对致热原的反应，减少内热原释放，具有迅速而良好的退热作用。②对骨骼的影响：糖皮质激素可抑制成骨细胞的活力，减少骨胶原合成，促进骨胶原和骨基质分解，使骨盐不易沉积。且大剂量糖皮质激素可促进钙、磷从尿中排泄，使骨盐不易沉着。故长期大剂量使用本类药物可致骨质疏松，甚至发生压缩性骨折。③对消化系统的影响：糖皮质激素能刺激胃酸和胃蛋白酶的分泌，提高食欲、促进消化，但大剂量应用易使胃黏膜自我保护与修复能力下降，诱发或加重消化性溃疡。

【临床应用】

（1）替代疗法。用于急、慢性肾上腺皮质功能不全症（包括肾上腺危象和阿狄森病），脑垂体前叶功能减退及肾上腺次全切除术后的补充治疗。

（2）严重感染。主要用于中毒性疾病及相关中毒性症状，如中毒性菌痢、中毒性肺炎、急性粟粒性肺结核、暴发型流行性脑膜炎、重症伤寒、猩红热及败血症等。在应用足量有效抗菌药物治疗感染的同时，可用糖皮质激素作为辅助治疗手段，发挥强大的抗炎及抗毒素作用。病毒性感染（如带状疱疹、水痘等）一般不使用激素，因为目前尚无疗效确切的抗病毒药物，糖皮质激素使用后又可降低机体自身的防御力，易使感染扩散而加剧病情。对严重传染性病毒感染（如肝炎、流行性腮腺炎、麻疹和乙型脑炎等）可改善症状和防止并发症，可在短时间内大剂量突击使用糖皮质激素以控制症状，病情缓解后立即停用。

（3）预防炎症后遗症。某些重要器官的炎症，如结核性脑膜炎、脑膜脑炎、风湿性心瓣膜炎、心包炎、损伤性关节炎、睾丸炎等，可早期应用糖皮质激素，抑制粘连、阻塞，防止疤痕形成等后遗症的发生。对角膜炎、虹膜炎、视网膜炎和视神经炎等非特异性眼炎，局部应用后可迅速消炎止痛、防止角膜混浊和疤痕粘连的形成。

（4）自身免疫性疾病和过敏性疾病。自身免疫性疾病，如风湿性关节炎、类风湿性关节炎、风湿热、风湿性心肌炎、系统性红斑狼疮、结节性动脉周围炎、硬皮病、溃疡性结肠炎、皮肌炎、重症肌无力和肾病综合征等，应用皮质激素后可缓解症状，但不能根治。此类药物不宜单独使用，常采用综合疗法，以免引起不良反应。此外，用于防治器官移植术后的免疫反应时，常与环孢素等免疫抑制剂合用。

过敏性疾病，如荨麻疹、枯草热、血清病、血管神经性水肿、支气管哮喘、接触性皮炎、过敏性鼻炎、药物过敏及过敏性休克等，在应用拟肾上腺素药和抗组胺药治疗无效或病情特别严重时，也可用糖皮质激素辅助治疗，可抑制抗原—抗体反应所引起的组织损害和炎症过程。

（5）各种休克。休克的治疗常采用综合性措施，早期、大量、短时间使用糖皮质激素，有利于患者度过危险期。治疗中毒性菌痢、流行性脑脊髓膜炎、败血症等引起的感染性休克，在使用足量有效的抗菌药物的同时，宜及早使用大剂量甚至超大剂量的糖皮质激素进行突击治疗。使用糖皮质激素治疗休克一般不得超过 3 d，待微循环改善后即可停用，但抗菌药物的使用需持续至感染症状基本控制后。对于过敏性休克宜首选肾上腺素进行治疗，但病情较重或发展较快者，可同时使用糖皮质激素类药物，如静脉注射地塞米松，此时糖皮质激素是次选药物。对于心源性休克，应结合病因进行治疗，如使用强心药、利尿药等。对于低血容量性休克，应首先补充血容量，疗效不佳时可合用糖皮质激素。

（6）血液病。对于治疗急性淋巴性白血病，尤其是儿童急性淋巴细胞性白血病，有较好疗效；对于粒细胞减少症、血小板减少症、过敏性紫癜、再生障碍性贫血等，疗效不一，且停药后症状易复发。

（7）局部应用。对湿疹、肛门瘙痒、牛皮癣、接触性皮炎，宜用氢化可的松、强的松龙或氟轻松等外用制剂进行治疗。对剥脱性皮炎、天疱疮等严重病例则应配合全身用药。对关节或肌肉韧带等损伤可与局麻药（如普鲁卡因）一起局部注射，进行局部封闭达到消炎止痛的目的。

【不良反应及用药护理】

（1）长期大量用药易引起的不良反应。

①医源性肾上腺皮质功能亢进综合征：长期大量应用糖皮质激素可致脂质代谢和水盐代谢紊乱，表现为满月脸、突出的锁骨上窝和背颈部脂肪垫（水牛背）、向心性肥胖、高血压、皮肤紫纹、多毛、糖耐量降低、低血钾、月经失调、性欲减退、骨质疏松、肌肉乏力等。一般停药后可自行消退，必要时采取对症治疗，如应用抗高血压药、降血糖药、氯化钾、维生素D等。对于长期用药的患者，应嘱其进行低糖、低盐、高蛋白饮食，用药期间定期监测血压、血糖、尿糖、血钾、血钠的变化，注意观察体重及液体出入量的变化，如出现低血钾的症状（恶心、肌无力、心肌、惊厥等），应进行补钾以纠正。

②诱发或加重感染：长期应用糖皮质激素类药物因机体自身防御功能受抑制，常可诱发感染或使体内潜在的感染病灶扩散，如静止的结核病灶可能扩散、恶化。若需用糖皮质激素对疾

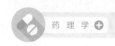

病进行长程治疗，应提前对患者进行身体检查，排除潜在的感染。对本身存在易导致抵抗力低下疾病的患者，如肾病综合征、再生障碍性贫血等，应尤其注意并密切观察患者的感染体征，同时给予足量有效的抗菌药。

③消化系统并发症：糖皮质激素类药物可抑制前列腺素合成，使胃酸、胃蛋白酶分泌增多，胃黏液分泌减少，降低胃黏膜的抵抗力，故可诱发或加重胃、十二指肠溃疡，甚至发生出血或穿孔。对少数患者，可诱发胰腺炎或脂肪肝。应定期做便潜血试验，必要时可服用抗酸药及胃黏膜保护药。用药一段时间后因胃酸分泌的增加，往往食欲增强，应嘱患者适当饮食，防止过量饮食引起身体发胖。

④心血管系统并发症：长期应用因水钠潴留和血脂升高，可诱发高血压和动脉粥样硬化，进而引起脑卒中、高血压性心脏病等心血管疾病的发生和发展。服药过程中应及时检测血压、血脂的变化，必要时加用抗高血压药物。

⑤骨质疏松、肌肉萎缩、伤口愈合缓慢：因其对骨骼和物质代谢的不良影响，长期应用可导致儿童、老人或绝经期妇女骨质疏松，严重者可引起自发性骨折，因此对特定人群必须采取相应的防护措施，定期拍摄骨盆X线片以了解患者骨质情况，必要时加服钙剂和维生素D。因抑制生长素的分泌和负氮平衡，还可影响生长发育，特别是儿童。妊娠妇女偶可致畸胎或新生儿皮质功能低下，故妊娠早期及后期均不宜使用。

⑥神经精神异常：因其中枢兴奋作用可引起多种形式的精神或行为异常，如激动、失眠，儿童大剂量应用易引起惊厥，个别可诱发精神失常或癫痫。对于睡眠形态的异常情况，必要时可用地西泮对抗。

⑦白内障和青光眼：长期用药的患者可诱发白内障、青光眼，或使原有青光眼病情恶化，因此患者出现视物模糊时应及时报告，并周期性（每6个月1次）进行相关眼科检查。

（2）停药反应。

①医源性肾上腺皮质萎缩和功能不全：长时间应用人工合成的皮质激素，由于外源性糖皮质激素反馈性抑制腺垂体促肾上腺皮质激素（ACTH）的分泌，以及因ACTH不足导致肾上腺皮质束状带和网状带萎缩，从而使受抑制的下丘脑—腺垂体—肾上腺轴失去对刺激的反应性。长期大剂量使用过程中突然停药或减量过快，将引起急性肾上腺皮质功能减退的急危症状。此时，外源性糖皮质激素减少，萎缩的肾上腺皮质需数月之后才能恢复正常的分泌功能，可引起肾上腺皮质功能不全症状，表现为恶心、呕吐、食欲不振、疲乏无力、体重减轻、情绪低沉、发热、嗜睡、肌肉及关节疼痛、低血压、低血糖、心率加快、颅内压升高等症状。停药后1年内，当患者遇到严重应激情况，如感染、创伤、手术等时，如未及时补充足量的外源性皮质激素则可能发生肾上腺危象，表现为乏力、心率加快、低血压甚至昏迷及休克，如不及时抢救，可危及生命，需用足量糖皮质激素应激替代治疗。为避免上述情况，长期应用糖皮质激素的患者可采用隔日给药法，且病情控制后不可骤然停药，需缓慢减量，停药后应连续应用促肾上腺皮质激素（ACTH）7 d左右，以促进肾上腺皮质功能的恢复。

②反跳现象：减量过快或骤然停药时出现的原有病情复发或加重的现象，是长期用药的患者对激素产生依赖性或药物用量不足，原有疾病尚未被充分控制所致。此时需加大剂量重新治疗，待症状缓解后，缓慢减少激素用量直至停药。

【禁忌证】严重的精神病或癫痫，活动性消化性溃疡，新近胃肠吻合术后，骨折或创伤的修复期，肾上腺皮质功能亢进症，严重高血压、糖尿病、青光眼、白内障、角膜溃疡，孕妇，抗菌药不能控制的感染如水痘、霉菌等病毒和真菌感染，均应禁用糖皮质激素类药物。

需要注意的是，当适应证与禁忌证并存时，应全面分析，权衡利弊，慎重抉择。一般来说，情况危急的疾病，为挽救患者生命，虽存在禁忌证仍应使用糖皮质激素，待危急病情缓解后，注意尽早减量或停用。对于慢性疾病，尤其需要大剂量长期应用激素时，必须严格掌握禁忌证。

【用药及疗程】

（1）大剂量突击疗法。用于急、危、重症病例，如暴发型感染、哮喘持续状态、感染中毒性休克、器官移植的急性排斥期、全身性红斑狼疮危象等的治疗。用药一般不超过 3 d，一般选用氢化可的松首剂 200 ～ 300 mg 静脉滴注，一日剂量可达 1 g 以上。对于休克患者有人主张使用超大剂量，每次静脉注射氢化可的松 1 g，一日 4 ～ 6 次。冲击疗法必须配合其他有效治疗措施，如感染性休克时合用足量有效的抗菌药物，过敏性休克时合用肾上腺素及抗组胺药等。

（2）一般剂量长期疗法。用于多器官受累的自身免疫性疾病（系统性红斑狼疮、溶血性贫血、系统性血管炎、结节病、大疱性皮肤病等）、血液病、恶性淋巴瘤、顽固性支气管哮喘、肾病综合征等的治疗。用药可持续数月或更长时间，常用泼尼松 10 ～ 20 mg 口服，一日 3 次，作用明显后，逐渐减量维持疗效即可。

（3）小剂量替代疗法。用于阿狄森病、垂体前叶功能减退、肾上腺次全切除术后等原发性或继发性皮质功能不全。需长期使用接近生理剂量的药物以供给机体代谢，常用可的松每日 12.5 ～ 25 mg 或氢化可的松每日 10 ～ 20 mg。

（4）隔日疗法。内源性肾上腺皮质激素的分泌具有昼夜节律性，即每日上午 8 时为生理性分泌的高峰，午夜时最低。故某些慢性疾病需要长期用药治疗时，可根据这一节律将两日的总药量在隔日上午 8 时一次给予，因此时为内源性皮质激素正常分泌的高峰，对肾上腺皮质功能的反馈性抑制作用最小，可减轻停药后的不良反应。常采用泼尼松和泼尼松龙等中效制剂。

【药物相互作用】

糖皮质激素类药物相互作用见表 30-2。

表 30-2　糖皮质激素类药物相互作用

合用的药物	相互作用结果
胰岛素及口服降血糖药	拮抗降血糖作用，使糖尿病患者血糖升高
非甾体类抗炎药	加重消化性溃疡
肝药酶诱导剂，如苯妥英钠、利福平等	加速糖皮质激素灭活
口服抗凝血药	增强抗凝血作用，易致出血
影响血钾代谢的药物，如排钾利尿药、强心苷等	加重低血钾
免疫抑制剂	增加感染的危险性，诱发淋巴瘤及淋巴细胞增生
抗胆碱药	加重眼内压升高
性激素类药物，如雌激素、口服避孕药等	糖皮质激素肝脏代谢灭活速率减慢

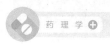

第二节　盐皮质激素类药物

盐皮质激素包括醛固酮、去氧皮质酮、氟氢可的松等，内源性盐皮质激素能促进肾脏远曲小管对 Na^+、Ca^{2+} 的重吸收及排出 K^+、H^+ 的能力，具有明显的保钠排钾，维持机体正常水、电解质代谢的生理作用。常用盐皮质激素类药物为去氧皮质酮和氟氢可的松，临床常与糖皮质激素合用对慢性肾上腺皮质功能减退症进行替代治疗。

去氧皮质酮（deoxycorticosterone）

去氧皮质酮为合成醛固酮的前体，具有类似醛固酮的作用，可促进远端肾小管钠的重吸收及钾的排泄，对糖代谢影响较小，对维持体内电解质的平衡起重要作用，其活性为醛固酮的 1%～3%。可用于治疗原发性肾上腺皮质功能减退症，纠正水、电解质紊乱，恢复体内水及电解质的平衡。

氟氢可的松（fludrocortisone）

氟氢可的松为氢化可的松的衍生物，促进糖代谢及抗炎作用较氢化可的松强，为氢化可的松的 15 倍，但水钠潴留作用为氢化可的松的 100 倍以上。常与糖皮质激素一起用于原发性肾上腺皮质功能减退症的替代治疗，还可用于低肾素、低醛固酮综合征和自主神经病变引起的体位性低血压等。

本药内服易致水肿，故多进行外用（局部涂敷）治疗。因其具有抗炎、抗过敏作用，并能抑制结缔组织的增生，外用可治疗接触性皮炎、神经性皮炎、脂溢性皮炎、皮肤湿疹、肛门和阴部瘙痒等。

第三节　促皮质素及皮质激素抑制药

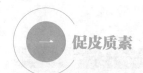

促肾上腺皮质激素（adreno-corticotropoic hormone，ACTH）简称促皮质素，是维持肾上腺正常形态和功能的重要激素。ACTH的合成和分泌受下丘脑垂体前叶分泌的促肾上腺皮质激素释放激素（CRH）的影响，生理状态下的分泌具有昼夜节律性，早晨 8 时为日分泌的最高峰，晚上 10 时至凌晨 4 时最低。ACTH的生理作用在于兴奋肾上腺皮质，促进其增生和重量的增加，并促进糖皮质激素的合成与分泌，糖皮质激素也可对 ACTH、CRH 产生负反馈调节的作用。药用的 ACTH 是从哺乳动物或家畜的垂体前叶提取的，具有 39 个氨基酸残基的多肽制剂。口服被消化酶破坏而无效，只能进行注射给药，$t_{1/2}$ 约为 15 min。

【药理作用】　ACTH通过促进肾上腺皮质合成、分泌糖皮质激素而发挥作用。有以下作用特点。

（1）作用、应用、不良反应均与糖皮质激素相似。

（2）只对肾上腺功能尚存者有效，对肾上腺皮质已萎缩或功能已衰退的患者无效。

（3）显效慢，难以进行应急治疗，用药后 2 h，肾上腺皮质才开始分泌氢化可的松。

（4）口服无效，注射 ACTH 后，氢化可的松每日最高分泌量为 250 mg，作用有限。

【临床应用】　主要用于肾上腺皮质贮备功能检查，即 ACTH 兴奋试验，观察用药前后血浆皮质醇含量，或测定 24 h 尿游离皮质醇、17–羟类固醇，以了解肾上腺皮质功能的贮备情况，鉴别肾上腺皮质功能减退症是原发性还是继发性，也可对库欣综合征病因鉴别进行辅助诊断。

以往曾用于久用糖皮质激素的停药期，在停药过程中间歇注射 ACTH，以防止皮质功能不全，后发现在继续使用激素的情况下，效果不佳，并可引起过敏反应，现在如不发生严重的停药反应，已较少应用。

二　皮质激素抑制药

米托坦（mitotane）

米托坦是剧毒有机氯杀虫剂 DDT 的类似物，可选择性破坏肾上腺皮质束状带和网状带细胞，使之萎缩、坏死，但不影响球状带的功能。故通过抑制皮质激素生物合成的多个环节，可使血中糖皮质激素及其代谢产物迅速减少，但不影响盐皮质激素的分泌。

临床主要用于无法进行手术治疗的肾上腺皮质癌、肾上腺皮质增生，肿瘤所致的皮质醇增多症及皮质癌手术后的辅助治疗。主要不良反应为厌食、恶心、呕吐、腹泻等消化系统症状，嗜睡、乏力、抑郁、神志不清等中枢抑制症状和运动功能失调等。

美替拉酮（metyrapone，甲吡酮）

美替拉酮能抑制胆固醇合成皮质激素过程中的 11β–羟化酶，使 11–去氧皮质酮和 11–去氧皮质醇不能转化为皮质酮和氢化可的松，可致内源性皮质激素合成减少。

主要用于肾上腺皮质肿瘤和增生型皮质醇增多症等所致的肾上腺皮质功能亢进症。还可用于垂体释放 ACTH 的功能试验，正常人使用美替拉酮后因内源性皮质激素合成减少，可反馈性促进 ACTH 的分泌，导致 11–去氧皮质醇合成增多，尿中 17–羟类固醇排泄增加（可达 2 倍以上），而垂体功能低下者尿中 17–羟类固醇增加不明显。

不良反应少，偶可见眩晕、低血压、头痛、嗜睡和消化系统症状等。

常用制剂与用法

醋酸氢化可的松　片剂：20 mg。10 ~ 20 mg/ 次，2 ~ 4 次 /d。注射剂：10 mg（2 mL）、25 mg（5 mL）、100 mg（20 mL）。剂量视病情需要而定，稀释后静脉滴注。

醋酸可的松　片剂：5 mg、25 mg。10 ~ 50 mg/ 次，2 ~ 4 次 /d。注射剂：50 mg（2 mL）、125 mg（5 mL）、250 mg（10 mL）。50 ~ 300 mg/d，肌内注射。

醋酸泼尼松　片剂：5 mg。5 ~ 10 mg/ 次，2 ~ 4 次 /d。注射剂：10 mg（2 mL）。10 ~ 25 mg/ 次，以 5% 葡萄糖注射液 500 mL 稀释后静脉滴注。混悬液：25 mg（1 mL）、125 mg（5 mL）。

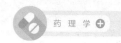

5 ~ 50 mg/次，肌内或关节腔内注射。

醋酸泼尼松龙　片剂：5 mg。成人开始 15 ~ 40 mg/d（根据病情），需要时可用到 60 mg/（kg·d）或 0.5 ~ 1 mg/（kg·d）。注射液：25 mg（1 mL）、125 mg（5 mL）。肌内注射或关节腔注射：10 ~ 40 mg/d，必要时可加量。

醋酸地塞米松　片剂：0.75 mg。0.75 ~ 3 mg/次，1 ~ 3 次/d。注射剂：2.5 mg（0.5 mL）、5 mg（1 mL）、25 mg（5 mL）。2.5 ~ 5 mg/次，肌内或关节腔内注射。软膏：4 mg（4 g）、5 mg（10 g）。2 ~ 3 次/d，外用。

地塞米松磷酸钠　注射剂：1 mg（1 mL）、2 mg（2 mL）、5 mg（5 mL）。2 ~ 20 mg/次，肌内注射或静脉滴注。滴眼液：1.25 mg（5 mL）。3 ~ 4 次/d，滴眼。

倍他米松　片剂：0.5 mg。0.5 ~ 2 mg/d，分次服。软膏：4 mg（4 g）、10 mg（10 g）。2 ~ 3 次/d，外用。

醋酸曲安奈德注射液　注射剂：5 mg（1 mL）、10 mg（1 mL）、50 mg（5 mL）。肌内注射：20 ~ 100 mg/次，1 次/周。关节腔或皮下注射：一般 2.5 ~ 5 mg/次。

思考练习题

1. 肾上腺皮质激素包括哪些？它们的作用有何异同？

2. 简述糖皮质激素的药理作用及主要的临床用途。

3. 临床中滥用糖皮质激素类药物可产生哪些不良后果？应如何加强用药护理？

第三十一章　甲状腺激素及抗甲状腺药

学习目标

1. 掌握硫脲类药物、碘及碘化物的药理作用，临床应用及主要不良反应。
2. 熟悉甲状腺激素的药理作用、临床应用及用药注意事项。
3. 了解其他抗甲状腺药的作用特点。

甲状腺是人体最大的内分泌器官，主要由甲状腺腺泡构成。甲状腺激素（thyroid hormones，TH）是由甲状腺滤泡上皮细胞合成及分泌的，包括甲状腺素（thyroxine，T_4，又称四碘甲状腺原氨酸）和三碘甲状腺原氨酸（triiodothyronine，T_3）两种激素，其中T_4约占总量的90%。正常人每天释放一定量的T_4和T_3，T_4和T_3是促进生长发育和维持正常代谢所必需的生物活性物质，其中T_3是甲状腺激素主要的生理活性物质。甲状腺激素释放过多或过少均可引起疾病，当甲状腺功能低下时，甲状腺激素合成及释放减少，可引起呆小病（克汀病）或黏液性水肿等甲状腺功能减退症，需要用甲状腺激素类药物进行治疗；甲状腺功能亢进时，甲状腺激素合成及释放增多，可引起慢性弥漫性甲状腺肿或毒性结节性甲状腺肿等甲状腺功能亢进（甲亢），需要用抗甲状腺药物治疗。

第一节　甲状腺激素

甲状腺激素

天然甲状腺激素类药物（thyroid hormones）是由家畜（猪、牛、羊等）的甲状腺脱脂、干燥、研磨得到的粉末，含T_3和T_4，以T_4为主。人工合成的有左旋甲状腺素（levothyroxine，优甲乐）和碘塞罗宁（liothyronine）等，可参与体内的代谢而发挥作用。

【合成、贮存、释放与调节】　甲状腺具有高度摄取碘和浓集碘的能力，当含有碘化物的血液流经甲状腺时，甲状腺腺泡细胞膜上的碘泵可主动把I^-摄入并浓集于细胞内，故摄碘率是评价甲状腺功能的指标之一。正常时甲状腺中碘化物的浓度是血浆中的25倍，甲亢时能达250倍。

（1）合成。①活化：在过氧化物酶的作用下，碘离子被氧化成活性碘（I^0、I^+）；②碘化：活性碘与甲状腺球蛋白（TG）上的酪氨酸残基结合，生成一碘酪氨酸（MIT）和二碘酪氨酸（DIT）；③耦联：在过氧化物酶的作用下，一分子MIT和一分子DIT耦联成T_3、两分子DIT耦联成T_4。

（2）贮存。T_3、T_4与TG结合贮存于甲状腺滤泡的胶质中。正常时T_4较多，碘缺乏时T_3的比例增大。

（3）释放。在垂体分泌的促甲状腺激素（TSH）作用下，TG被甲状腺滤泡上皮细胞吞入胞内，在溶酶体的蛋白水解酶作用下，结合型 TG 被水解成 T_3、T_4 释放入血，如图 31-1 所示。

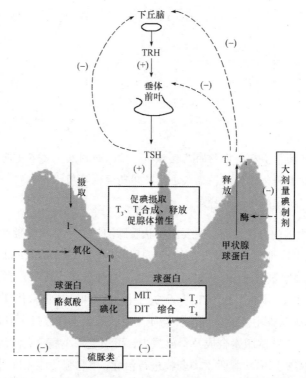

（＋）—促进；（－）—抑制；TRH—促甲状腺激素释放激素；TSH—促甲状腺激素

图 31-1　甲状腺激素合成、释放的调节及抗甲状腺药物作用

（4）调节。甲状腺激素的合成和释放受下丘脑—垂体前叶—甲状腺轴调节。下丘脑释放的促甲状腺激素释放激素（TRH），引起垂体前叶 TSH 分泌增加；TSH 的释放可促进甲状腺功能，使甲状腺激素合成和释放增加，血中游离 T_3、T_4 的浓度增高。当血中 T_3 和 T_4 的浓度过高时，又对 TRH 和 TSH 的释放产生负反馈调节作用。

【体内过程】　甲状腺激素口服易吸收，血浆蛋白结合率达 99％ 以上，吸收程度 T_3 高于 T_4。T_3 起效快、作用强、维持时间短；T_4 起效慢、作用弱、维持时间长。

【药理作用】

（1）维持正常生长发育。甲状腺激素能促进蛋白质合成，促进骨骼生长发育，促进中枢神经系统发育。此作用在出生后前 4 个月内最为明显，此时为胚胎神经系统发育期，婴儿若缺乏 T_3、T_4，可致身材矮小、发育迟缓、智力低下的呆小病（克汀病）；成年人甲状腺激素缺乏可引起黏液性水肿。T_3、T_4 还可加速胎儿肺的发育，孕妇妊娠期缺碘或应用抗甲状腺药，可致新生儿呼吸窘迫综合征。

（2）促进新陈代谢。甲状腺激素可促进营养物质氧化代谢，提高基础代谢率，使机体产热增加。其作用为：①促进糖吸收、增加糖原分解和糖的氧化利用；②加速脂肪分解，促进胆固醇氧化；③增加蛋白质的合成，促进生长发育。因此，甲亢患者常出现身体消瘦、怕热多汗、疲乏无力等症状。成年人甲状腺功能低下者则出现 Na^+、Cl^- 潴留，细胞间液增多，大量黏蛋白沉积于皮下，产生黏液性水肿。

（3）提高交感神经—肾上腺系统的敏感性。甲状腺激素可使肾上腺素受体上调，提高心血管系统对儿茶酚胺的敏感性，维持中枢神经和交感神经系统的兴奋性。因此，甲亢患者常出现心率加快、血压升高、心输出量增多、神经应激性增高、易激动、失眠多汗等症状。

【临床应用】

（1）甲状腺功能减退症。①幼年型或成年型甲状腺功能减退症。应尽早用甲状腺激素进行替代治疗。②呆小病。对婴幼儿诊治愈早，疗效愈好，若治疗及时，发育仍可正常；若治疗不及时，即使躯体发育正常，智力仍然低下。若发生在胎儿早期，则脑功能的损害常不可逆转。③黏液性水肿。通常口服甲状腺素片治疗，从小剂量开始，逐渐加量至足量，可消除患者的浮肿、困倦、体温低、肌无力和脉缓等症状。伴循环系统疾病及老年患者应缓慢增量，防止药物过量诱发心脏病；伴有昏迷的患者应静脉注射大量左旋甲状腺素，苏醒后改为口服；垂体或肾上腺功能低下者，宜先用糖皮质激素后再给甲状腺素片，以防止急性肾上腺皮质功能不全。

（2）单纯性甲状腺肿。缺碘者应先补碘，以食用含碘盐、食物为主，严重者可给予适量甲状腺激素，以补充内源性激素不足，并能抑制TSH过多分泌，从而缓解甲状腺组织的代偿性增生及肥大。

【不良反应及用药护理】 甲状腺激素过量时易引起类似甲亢的临床症状，如心率加快、多汗怕热、失眠、手震颤、激动多虑、多食消瘦等表现，老年人和心脏病患者须慎用，避免诱发心绞痛、心肌梗死、心律失常、心力衰竭等病症，故用药时必须严密观察，监测心率和心律，一旦发生不良反应立即停药，必要时应用β受体阻断药对抗，若欲继续服药，应至少一周后再从小剂量开始用药。

药物应在清晨空腹服用，以免影响睡眠功能；糖尿病、冠心病、肾上腺皮质功能低下及快速型心律失常患者禁用，孕妇、哺乳期妇女、老年人慎用。

服用甲状腺激素期间不要服碘剂，因其可诱发甲状腺功能亢进症。香豆素类、苯妥英钠、阿司匹林及口服降糖药能与甲状腺激素竞争血浆蛋白结合部位，使血浆中游离甲状腺激素增多，合用时应注意调整剂量。药物见光易分解，室温下应放在棕色瓶内避光保存。

第二节 抗甲状腺药

抗甲状腺药是一类能干扰甲状腺激素合成或释放，可暂时或长期消除甲状腺功能亢进症状的药物。目前常用的有硫脲类药物、碘及碘化物、放射性碘和β受体阻断药四类。

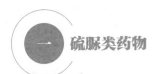

一、硫脲类药物

硫脲类药物是临床常用的抗甲状腺药物，可分为两类：①硫氧嘧啶类（thiouracils），常用药物有甲硫氧嘧啶（methylthiouracil，MTU）、丙硫氧嘧啶（propylthiouracil，PTU）；②咪唑类（imidazoles），常用药物有甲巯咪唑（thiamazole，他巴唑，tapazole）、卡比马唑（carbimazole，甲亢平）。

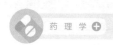

【体内过程】 本类药物口服易吸收，硫氧嘧啶类吸收快，生物利用度为80%，血浆蛋白结合率为75%。丙硫氧嘧啶作用强、代谢快，口服后20～30 min生效，2 h内血药浓度达峰值，$t_{1/2}$为2 h；甲硫氧嘧啶作用缓慢而持久，$t_{1/2}$为4.7 h。硫脲类药物吸收后可分布于全身组织，但甲状腺组织内浓度较高，可通过胎盘，主要在肝脏内代谢（约60%），主要以结合型经肾脏排出，部分经乳汁排出。咪唑类吸收较慢，甲巯咪唑$t_{1/2}$为6～13 h，卡比马唑在体内转化成甲巯咪唑才生效，所以作用更慢，不宜用于甲状腺危象。

【药理作用】 本类药作用性质基本相同，但强度不同，甲巯咪唑效价比丙硫氧嘧啶大10倍。

（1）抑制甲状腺激素的合成。本类药主要通过抑制过氧化物酶的作用，阻止酪氨酸碘化及耦联，最终抑制T_3、T_4的生物合成。本类药只影响合成，不能阻止已经合成的甲状腺激素从甲状腺滤胞释放，只能等已合成的甲状腺激素耗竭后才能显效，故一般服药半个月后甲亢症状才开始改善，1～3个月后基础代谢率才能恢复正常。

（2）抑制外周组织T_4转化为T_3。丙硫氧嘧啶能较强地抑制外周组织中T_4脱碘生成T_3，并能迅速降低血清中生物活性较强的T_3水平，故可作为妊娠甲亢、重症甲亢和甲状腺危象的首选药物。长期应用后，可使血清中T_3和T_4浓度降低，TSH分泌增多，以致甲状腺腺体组织和血管增生肿大。

（3）免疫抑制作用。甲亢发病机制与自身免疫反应异常有关，硫脲类药物能抑制免疫球蛋白的生成，抑制淋巴因子和氧自由基的释放，使血液循环中甲状腺刺激性免疫球蛋白水平下降，对自身免疫性甲亢除控制高代谢的症状外，也有一定的对因治疗作用。

【临床应用】

（1）甲亢的内科治疗。适用于青少年、儿童、老年轻症、不宜手术、术后复发和不宜使用放射碘治疗的甲亢患者，也可作为放射性碘治疗的辅助治疗手段。对伴有心、肝、肾功能不全的中、重度甲亢患者，开始治疗时给大剂量，使其对甲状腺激素的合成产生最大的抑制作用，用药1～3个月症状明显改善或基础代谢率接近正常时，可递减药量至维持剂量，疗程为1～2年，疗程过短易于复发。为监测疗效可进行T_3抑制试验，当摄碘率能被T_3明显抑制时，表明甲状腺已恢复正常功能，此时停止用药，复发率低。

（2）甲亢术前准备。甲状腺次全切除术前服用硫脲类药物降低甲状腺功能，使之接近或恢复正常，可减少麻醉和术后并发症及甲状腺危象发生的危险。但因用药后TSH分泌增多，会使甲状腺体及其血管增生，组织脆、充血，不利于手术进行，所以术前两周还需加服大剂量碘剂，促使甲状腺缩小、变硬，减少充血。

（3）甲状腺危象的辅助治疗。甲亢患者在精神刺激、感染、手术、外伤等诱因下，会发生大量甲状腺激素释放入血的现象，表现为高热、虚脱、心力衰竭、肺水肿、电解质紊乱等，病情急剧恶化，严重者甚至会危及生命，称为甲状腺危象。临床主要使用大剂量碘剂抑制甲状腺激素释放，同时进行对症治疗，并应用大剂量硫脲类药物阻止新的甲状腺激素合成进行辅助治疗。

【不良反应及用药护理】

（1）过敏反应。最常见的不良反应，发生率为3%～5%。多为皮疹、瘙痒、皮炎、发热等轻度过敏反应，多数停药后可自行消除，也可给予抗组胺药治疗。少数引起狼疮样反应、剥脱性皮炎、淋巴结病及关节痛等，需停药并给予糖皮质激素治疗。

（2）胃肠道反应。表现为恶心、呕吐、厌食、腹痛、腹泻、味觉减退等症状，可在进餐时同服，以减少不良反应。

（3）粒细胞缺乏症。此为最严重的不良反应，发生率为 0.3% ~ 0.6%，多出现在用药后 2 ~ 3 个月内，老年人更易发生。常见轻度白细胞减少，严重的粒细胞缺乏症较为少见，但后者可无先兆症状，且发展迅速。因此用药后应定期检查血象，若白细胞总数明显降低或患者出现发热、咽痛、乏力、肌痛和感染等现象，须及时停药并报告医生，及早处理可恢复，必要时加用糖皮质激素。若有感染征象，应进行保护性隔离，以预防交叉感染，并加用抗菌药对症治疗，同时注意与甲亢本身引起的白细胞减少相区别。

（4）甲状腺肿和甲状腺功能减退症。长期大剂量应用时容易发生，但一般不严重，表现为腺体代偿性增生、充血、肿大，及时停药后可自愈，必要时可考虑替代治疗。

【禁忌证】　硫脲类药物使 TSH 分泌增多，刺激甲状腺组织增生，对结节性甲状腺肿合并甲亢者有促使癌变的可能，结节性甲状腺肿合并甲亢者及甲状腺癌患者禁用。因药物易进入乳汁和通过胎盘，哺乳期妇女禁用，妊娠妇女慎用。

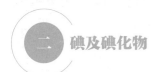

二　碘及碘化物

碘是人体必需的微量元素之一，正常人每日需碘 100 ~ 150 μg。临床常用的碘制剂有碘化钾（potassium iodide）、碘化钠（sodium iodide）、复方碘溶液（compound iodine solution，卢戈液：含碘 5%、碘化钾 10%）、碘油等。

【药理作用】　不同剂量的碘制剂会对甲状腺功能产生不同的作用。

（1）小剂量碘促进甲状腺激素合成。小剂量碘作为合成甲状腺激素的原料，参与甲状腺激素合成。

（2）大剂量碘产生抗甲状腺作用。每日用量超过 6 mg，则发挥抗甲状腺作用。作用机制：①通过抑制甲状腺球蛋白水解酶，抑制甲状腺激素从 TG 上分离，减少甲状腺激素的释放；②通过抑制过氧化物酶，影响酪氨酸碘化和碘化酪氨酸的缩合，减少甲状腺激素的合成；③通过抑制垂体分泌 TSH，使肥大的甲状腺缩小、变硬、血管减少。应用大剂量碘可发挥迅速而强大的抗甲状腺作用，用药 1 ~ 2 d 起效，10 ~ 15 d 达最大效应。此时若继续用药，会抑制碘的摄取，从而失去原有抗甲状腺效应，甲亢易复发，所以碘化物不能长期、单独用于甲亢的内科治疗。

【临床应用】

（1）预防及治疗碘缺乏症。小剂量碘主要用来预防碘缺乏病，如地方性克汀病及单纯性甲状腺肿等，在疾病流行地区的食盐中按 $1:10^5$ ~ $1:10^4$ 加入碘化钠或碘化钾，可预防发病，一般视缺碘情况每日补充 100 μg 即可。已经发病的早期可应用复方碘溶液或碘化钾进行治疗，必要时加用甲状腺片以抑制腺体增生，严重者服用碘丸或肌内注射碘油。对晚期患者碘剂疗效差，应考虑手术治疗。孕妇及 2 岁以下的婴幼儿，补充碘尤为重要，可以保证胎儿及婴幼儿的智力正常发育。

（2）甲亢术前准备。甲亢患者须在手术前用硫脲类药物先控制症状，再于术前两周服用复方碘溶液，纠正硫脲类药物引起的甲状腺组织及血管增生、充血，使腺体缩小、变硬以减少出血而利于手术进行。

（3）甲状腺危象。大剂量碘可抑制甲状腺激素的释放，发生甲状腺危象时，口服复方碘溶液，两周内逐渐减量至停服，同时合用硫脲类药物可缓解危象症状；或者用碘化钾 0.5 g 加入 10% 葡萄糖溶液中静脉滴注，每 8 h 一次，一般 24 h 即可充分发挥效应，甲状腺危象缓解后，立即停药。

【不良反应及用药护理】

（1）过敏反应。少数对碘过敏的患者服药后可引起急性过敏反应，于用药后立即或几小时内发生，表现为皮疹、药热、血管神经性水肿、上呼吸道刺激等症状，严重者可因喉头水肿而窒息，一般停药后可消退，大量饮水或加服食盐可促进碘排泄，必要时予抗过敏治疗。

（2）慢性碘中毒。长期应用可引起碘中毒，表现为口腔及咽喉部烧灼感、流涎、铜腥味、唾液分泌增多、齿龈疼痛、鼻炎、结膜刺激症状、胃部不适、剧烈头痛等，一般停药后可消退。但在口服碘及碘化物时，仍应注意尽量在饭后服用，并用大量清水送服，也可以果汁牛奶等饮料稀释，增加可口性并减轻胃肠刺激；用吸管服药，可避免气味刺激和对牙齿的侵蚀。

（3）诱发甲状腺功能紊乱。碘和碘化物还能进入乳汁及通过胎盘，可引起新生儿甲状腺肿，严重者压迫气管，可危及生命，故孕妇与哺乳期妇女慎用。

三 放射性碘

临床常用的放射性碘（radioiodine）为 ^{131}I，$t_{1/2}$ 为 8 d，用药一个月后其放射性可消除约 90%，两个月内能消除 99%。放射性碘的同位素还有 ^{125}I、^{123}I，但是前者 $t_{1/2}$ 过长（60 d），后者 $t_{1/2}$ 过短（13 h），均不适合临床应用。

【药理作用】 甲状腺能高度摄取碘，$Na^{131}I$ 溶液经口服或静脉注射后，^{131}I 被甲状腺摄取浓集，贮存于甲状腺腺泡中，同时释放出 β（99%）和 γ（1%）射线。β 射线穿透力弱，在组织内的射程仅为 0.5 ~ 2 mm，辐射仅有限地损伤甲状腺实质，很少损伤周围其他组织。因增生组织对辐射更敏感，主要破坏甲状腺滤泡上皮，使其萎缩和分泌减少，引起类似手术切除部分甲状腺的作用。γ 射线射程远，在体外可通过仪器测得，小剂量 ^{131}I 可用于测定甲状腺摄碘功能。

【临床应用】

（1）甲亢治疗。适用于不宜手术或手术后复发及硫脲类无效或过敏的患者。一般用药后 1 个月见效，3 ~ 4 个月后甲状腺功能恢复正常。

（2）甲状腺摄碘功能检查。检查当日空腹口服小剂量 ^{131}I，服用后 1 h、3 h 及 24 h 分别测定甲状腺的放射性，计算摄碘率。甲状腺功能亢进时，摄碘率增高，且摄碘高峰时间前移；反之，则摄碘率降低，摄碘高峰时间后延。服用 ^{131}I 前 2 周应注意停用一切碘剂和含碘食物。

【不良反应及用药护理】 放射性碘使用剂量过大可引起甲状腺功能低下，一旦发生，可补充甲状腺激素对抗。卵巢对碘也有浓集作用，且 ^{131}I 可导致染色体异常，对遗传产生不良影响，治疗期间及以后数月内应注意避孕。儿童多种组织处于生长发育期，对放射碘更为敏感，可能产生致癌作用。所以本药禁用于妊娠、哺乳妇女，年龄小于 20 岁及肝、肾功能不良的甲亢患者，白细胞减少和重度甲亢患者也不宜应用。放射性物质对人体有广泛影响，用药期间应避免精神刺激及预防感染，否则易诱发危象。

四　β受体阻断药

【药理作用】　β受体阻断药在甲亢和甲状腺危象的治疗中是很有价值的药物，甲亢时交感－肾上腺系统兴奋而出现焦虑、激动、心律失常、多汗、颤抖等症状，本类药物通过阻断β受体而抑制交感神经对心脏的兴奋作用，并通过抑制脱碘酶而减少外周组织中 T_4 脱碘成 T_3 以控制上述症状。

【临床应用】　临床主要用于控制甲亢症状、甲亢术前准备及甲状腺危象的辅助治疗。与硫脲类合用产生协同作用，甲亢术前应用本类药可避免甲状腺充血，有利于手术进行。甲状腺危象患者静脉注射本类药有助于度过危险期，但要注意监控药物对心血管系统和支气管平滑肌的副作用。

常用制剂与用法

甲状腺素　片剂：10 mg、40 mg、60 mg。治疗黏液性水肿：开始不超过 15 ~ 30 mg/d，渐增至 90 ~ 180 mg/d，分 3 次服。维持量：60 ~ 120 mg/d。单纯性甲状腺肿：开始 60 mg/d，渐增至 120 ~ 180 mg/d，疗程一般为 3 ~ 6 个月。

三碘甲状腺原氨酸钠（碘赛罗宁）　片剂：20 μg、25 μg、50 μg。成人开始 10 ~ 20 μg/d，以后渐增至 80 ~ 100 μg/d，分 2 ~ 3 次服。儿童体重在 7 kg 以下者开始 2.5 μg/d，7 kg 以上者 5 μg/d，以后每隔一周增加 5 μg/d，维持量 15 ~ 20 μg/d，分 2 ~ 3 次服。

甲状腺素钠　本品 0.1 mg 相当于甲状腺片 60 mg。口服：0.1 ~ 0.2 mg/d。静脉滴注：0.3 ~ 0.5 mg/d。

丙硫氧嘧啶　片剂：50 mg、100 mg。开始剂量为 300 ~ 600 mg/d，分 3 ~ 4 次服。维持量为 25 ~ 100 mg/d，分 1 ~ 2 次服。

甲巯咪唑（他巴唑）　片剂：5 mg。开始剂量为 20 ~ 60 mg/d，分 3 次服，维持量为 5 ~ 10 mg/d，服药最短不能少于 1 年。

卡比马唑　片剂：5 mg。15 ~ 30 mg/d，分 3 次服。服 4 ~ 6 周后如症状改善，改维持量，2.5 ~ 5 mg/d，分 3 次服。

碘化钾　治疗单纯性甲状腺肿开始剂量宜小，10 mg/d，20 d 为一疗程，连用两疗程，疗程间隔 30 ~ 40 d，1 ~ 2 个月后，剂量可渐增至 20 ~ 25 mg/d，总疗程为 3 ~ 6 个月。

复方碘溶液（卢戈液）　每 1 000 mL 含碘 50 g、碘化钾 100 g。治疗单纯性甲状腺肿：0.1 ~ 0.5 mL/次，1 次/d，2 周为一疗程，疗程间隔 30 ~ 40 d。用于甲亢术前准备：3 ~ 10 滴/次，3 次/d，用水稀释后服用，约服 2 周。用于甲状腺危象：首次服 2 ~ 4 mL，以后每 4 h 服 1 ~ 2 mL；或静脉滴注，3 ~ 5 mL 加于 10% 葡萄糖液 500 mL 中。

思考练习题

1. 简述甲状腺激素的药理作用及临床应用。
2. 简述硫脲类药物的药理作用、临床应用及不良反应。
3. 简述碘与碘化物的药理作用及临床应用。
4. 试述甲亢患者术前准备应用硫脲类药物和复方碘溶液的意义。

第三十二章　胰岛素及口服降血糖药

🎯 **学习目标**

1. 掌握胰岛素的药理作用、临床应用、不良反应及用药护理。

2. 熟悉口服降血糖药的分类和各自的使用适应证。

3. 了解胰岛素及其制剂的类别和特点。

糖尿病是遗传、环境、生活等多种因素或其他疾病相互作用而引起的，一组以高血糖为特征的临床综合征。疾病因胰岛素分泌绝对或相对不足，靶细胞对胰岛素敏感性降低等，导致糖、蛋白质、脂肪等代谢紊乱。临床以慢性高血糖为主要表现，可伴有尿糖、多食、多饮、多尿、体重减轻等症状。并发症较多，慢性并发症以血管和神经病变多见，可遍及全身各重要脏器；急性并发症有糖尿病酮症酸中毒、高渗性非酮症糖尿病昏迷等。

临床上将糖尿病分为以下类型：① 1型糖尿病，胰岛素依赖型糖尿病（insulin-dependent diabetes mellitus，IDDM）。可发生在任何年龄，但青少年多见，患者胰岛B细胞被破坏，体内胰岛素分泌绝对不足，必须应用胰岛素治疗。本型发病急、病情重，易发生酮症酸中毒。② 2型糖尿病，非胰岛素依赖型糖尿病（noninsulin-dependent diabetes mellitus，NIDDM）。多见于中老年，患者胰岛B细胞功能下降，体内胰岛素相对缺乏，常伴有胰岛素抵抗现象，多数通过严格饮食或应用口服降血糖药就能控制，少数需用胰岛素治疗。本型发病缓、病情轻，在感染等应激情况下也可发生酮症酸中毒。③ 妊娠糖尿病（gestational diabetes mellitus，GDM）及其他类型糖尿病，后者包括营养不良性和继发性糖尿病等。

糖尿病治疗必须采取综合治疗措施，在饮食疗法和运动治疗的基础上，根据病情应用胰岛素及口服降血糖药等药物治疗。治疗目的是使患者的血糖维持或接近正常水平，以纠正代谢紊乱，防止或延缓并发症的发生。

第一节　胰岛素

胰岛素（insulin）是由胰岛B细胞分泌的一种由两条多肽链组成的酸性蛋白质。药用胰岛素有以下几种。①动物胰岛素：普通胰岛素，多从猪、牛、羊等动物的胰腺中提取制成，纯度低，疗效差，属于异体蛋白，具有抗原性，可使人体产生相应的胰岛素抗体，降低胰岛素含量。②半合成人胰岛素：即单组分猪胰岛素，利用酶切技术将猪胰岛素B链上第30位的丙氨酸用苏氨酸代替而获得，纯度较高，抗原性较弱。③人胰岛素：单组分人胰岛素，通过重组DNA技术，利用大肠杆菌、酵母菌等进行生物合成获得，为高纯度制剂，基本无抗原性，可供静脉注射使用。

【体内过程】　胰岛素口服无效，易被消化酶破坏，必须注射给药，皮下注射吸收迅速，为常用给药途径，紧急情况可做静脉注射。血浆蛋白结合率约为 10%，$t_{1/2}$ 为 10 min，但与靶细胞结合后，作用可维持数小时。胰岛素内酸性蛋白质较多，为延长其作用时间，可将碱性蛋白质（如精蛋白、珠蛋白等）和微量锌加入胰岛素制剂中，使其等电点提高到 7.3，接近体液pH，降低溶解度并增加稳定性，制成中、长效制剂。但所有中、长效制剂均为混悬剂，不可静脉注射。此类制剂经皮下或肌内注射后，沉淀于注射部位，再被缓慢吸收，作用维持时间延长。药物主要经肝、肾灭活，严重肝、肾功能减退者影响其灭活。临床上常用的胰岛素按起效快慢、活性达峰值时间和作用维持长短等分为短效、中效和长效三类，见表 32-1。

表 32-1　常用胰岛素制剂及用法

分类	药物	注射途径	作用时间/h			给药时间
			开始	高峰	维持	
短效	正规胰岛素	静脉	立即	0.5	2	急救
		皮下	0.5 ~ 1	2 ~ 3	6 ~ 8	餐前 0.5 h，3 ~ 4 次/d
中效	低精蛋白锌胰岛素	皮下	2 ~ 4	8 ~ 12	18 ~ 24	早餐或晚餐前 1 h，一日 1 ~ 2 次
	珠蛋白锌胰岛素	皮下	2 ~ 4	6 ~ 10	12 ~ 18	同上
长效	精蛋白锌胰岛素	皮下	3 ~ 6	16 ~ 18	24 ~ 36	早餐或晚餐前 1 h，一日 1 次

【药理作用】　胰岛素可特异性与胰岛素受体结合，影响三大营养物质的代谢。

（1）糖代谢。通过减少血糖来源，增加血糖去路，发挥降血糖作用。

促进外周组织对葡萄糖的摄取和利用，使葡萄糖转运进入细胞内；加速葡萄糖无氧酵解和有氧氧化，使其转化为脂肪和氨基酸；增加糖原的合成和贮存，抑制糖原的分解和异生。

（2）脂肪代谢。促进合成代谢，抑制分解代谢。

增加脂肪酸的转运和脂肪合成酶的活性，使脂肪酸进入细胞而促进脂肪合成；促进糖转化为脂肪，促进肝脏等的脂肪合成；抑制脂肪酶活性，使脂肪分解减慢，减少游离脂肪酸和酮体的生成，可防止糖尿病患者酮症酸中毒的发生。

（3）蛋白质代谢。促进合成代谢，抑制分解代谢。

促进核酸、氨基酸的转运，增加蛋白质合成，同时抑制蛋白质分解，对人体的生长有促进作用，与生长激素有协同作用。

（4）钾离子转运。可激活细胞膜上 Na^+-K^+-ATP 酶，促进 K^+ 内流，增加细胞内 K^+ 浓度。

【临床应用】

（1）糖尿病。用于治疗以胰岛素缺乏为主的各型糖尿病。①1 型糖尿病：胰岛素是唯一有效的治疗药物，且必须终身用药；②2 型糖尿病：经饮食控制不佳或用口服降血糖药物疗效不良者；③糖尿病急性或严重并发症：如糖尿病酮症酸中毒、非酮症高渗性高血糖昏迷及乳酸性酸中毒伴高血糖均可应用；④糖尿病并发症：合并重症感染、消耗性疾病、高热、急性心肌梗死、脑血管意外、创伤及需要手术等各型糖尿病；⑤妊娠糖尿病及垂体疾病、胰腺疾病、胰腺切除等引起的继发性糖尿病。

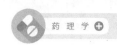

（2）细胞内缺钾。临床上将葡萄糖、胰岛素和氯化钾联合组成极化液（polarized solution），用以静脉滴注，可促进K^+内流，纠正细胞内缺钾，同时提供能量，常用于防治心肌梗死及其他心脏病变引起的心律失常。

【不良反应及用药护理】

（1）低血糖。为最常见的不良反应，常因胰岛素用量过大、未按时进食或活动量增加引起，当血糖降低至一定程度时，患者可出现饥饿感、心悸、出冷汗、焦虑、震颤等症状，严重者会出现惊厥、昏迷、休克，如不及时抢救可致死亡。一般轻症可口服糖水或进食治疗，重者须立即静脉注射50%葡萄糖注射液20～40 mL进行抢救治疗。另外需特别注意的是，有些老年患者，尤其是已并发神经病变的老人，发生低血糖反应时，早期症状不典型，但迅速发展为昏迷，称为"无警觉性低血糖昏迷"。

（2）过敏反应。发生率较低，反应轻微且短暂，如荨麻疹、血管神经性水肿等，偶见过敏性休克。可用H_1受体阻断药及糖皮质激素治疗，也可换用高纯度猪胰岛素及人胰岛素治疗。

（3）胰岛素耐受（胰岛素抵抗）。机体对胰岛素的敏感性下降，称为胰岛素耐受性，可分为急性和慢性两种类型。①急性型：常由感染、创伤、手术、情绪激动等应激状态引起，血中抗胰岛素物质增多，或酮症酸中毒时血液pH下降，导致胰岛素与受体结合减少，需要积极清除诱因，并在短时间内增加胰岛素的剂量，一般可达数百甚至数千单位，消除诱因后可恢复常规治疗剂量。②慢性型：临床指无并发症的糖尿病患者，每日需用胰岛素的常量超过200 U。慢性耐受产生的原因较为复杂，可能与以下因素有关。a.体内产生了胰岛素抗体。糖皮质激素或免疫抑制药可抑制抗体继续产生。b.胰岛素受体水平发生变化。包括各种原因引起的受体数目下调及受体与胰岛素的亲和力降低。c.靶细胞上的葡萄糖转运系统失常。此外，胰岛素注射部位的脂肪萎缩也可致慢性耐受。处理方法是换用高纯度制剂或人胰岛素，并根据患者情况调整药物用量。

（4）脂肪萎缩。胰岛素注射部位皮下组织出现红肿、硬化和皮下脂肪萎缩，长期注射胰岛素的患者，必须有计划地更换注射部位，每个注射点应间隔25 mm左右，注射后局部热敷能减轻反应。改用高纯度胰岛素可减少此反应。

患者在使用胰岛素期间，应注意随时监测血糖、尿糖、酮体、肝、肾及胰腺的功能。低血糖、肝硬化、急性肝炎、肾炎及胰腺炎患者禁用胰岛素。

【药物相互作用】 噻嗪类、呋塞米、二氮嗪等可抑制内源性胰岛素分泌；糖皮质激素、雌激素、甲状腺激素、肾上腺素、口服避孕药等可减弱胰岛素的作用；雄激素、单胺氧化酶抑制药等可增强胰岛素作用；水杨酸盐、磺胺类、口服抗凝药、甲氨蝶呤等可与胰岛素竞争血浆蛋白结合位点，从而增强胰岛素的作用。

第二节　口服降血糖药

人工合成的降血糖药口服有效、使用方便，可用于轻、中型糖尿病的治疗。但药物作用缓慢微弱，不能完全替代胰岛素。常用的口服降血糖药有磺酰脲类、双胍类、葡萄糖苷酶抑制药和胰岛素增敏药等。

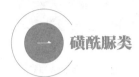

一　磺酰脲类

常用药物有：第一代，甲苯磺丁脲（tolbutamide，甲糖宁，D860）、氯磺丙脲（chlorpropamide）；第二代，格列本脲（glibenclamide，优降糖）、格列吡嗪（glipizide，美吡达）、格列美脲（glimepiride）、格列波脲（glibonuride）、格列喹酮（gliquidone）。第二代药物较第一代降血糖作用强大数十倍至数百倍。第三代药物格列齐特（gliclazide，甲磺吡脲，达美康）等，兼有抑制血小板聚集的作用。

【体内过程】　本类药物口服吸收迅速而完全，与血浆蛋白结合率高（＞90%）。多数药物在肝内氧化代谢，代谢产物迅速经肾排出，但氯磺丙脲主要以原形由肾小管分泌排泄，排泄缓慢，故作用时间长，每日只需服药1次，常用药物的药动学各有特点（表32-2）。

表32-2　常用磺酰脲类药物的作用比较

药物	$t_{1/2}$	效强	血浆蛋白结合	作用持续时间/h	代谢途径	排泄(经肝、肾)/%	给药时间
甲苯磺丁脲	3～5	+	＞90	4～6	氧化	95	2～3次/d，饭前
氯磺丙脲	24～48	+++	＞90	60	不代谢	90	1次/d，早饭前
格列本脲	10～16	++++	＞90	24	氧化	50	1～2次/d，饭前
格列吡嗪	3～7	++++	＞90	24	氧化	90	1次/d，早饭前
格列齐特	10～12	++++	＞90	24	氧化	50	1次/d，早饭前

【药理作用】

（1）降血糖作用。仅对正常人和胰岛功能尚存的糖尿病患者有降血糖作用，对胰岛功能完全丧失者无效。作用机制是：①与胰岛B细胞表面的磺酰脲类受体相结合，刺激胰岛B细胞释放胰岛素，增高血中胰岛素的浓度；②增强胰岛素靶细胞对胰岛素的敏感性，使细胞膜上胰岛素受体的数目和亲和力增多和增强，但大剂量能抑制胰岛素酶，降低胰岛素的代谢；③减少胰高血糖素的释放，使血糖降低，这是对正常人也有降血糖作用的主要原因。

（2）促进抗利尿激素分泌。氯磺丙脲不仅能促进抗利尿激素的分泌还能增强其作用，通过抗利尿作用减少水的排泄，可用于尿崩症的治疗。甲苯磺丁脲几乎无此作用，格列本脲则有利尿作用。

（3）影响凝血功能。第三代磺酰脲类药物能抑制血小板的黏附和聚集，还能刺激纤溶酶原的合成和恢复纤溶酶的活性，起到降低微血管对血管活性胺的敏感性和改善微循环的作用，对糖尿病微血管并发症有一定预防或减轻作用。

【临床应用】

（1）糖尿病。用于胰岛功能尚存30%以上，且单用饮食控制无效的2型糖尿病患者。还用于对胰岛素产生耐受的患者（每日需用胰岛素40U以上的病例大多无效），能刺激内源性胰岛素分泌，可减少胰岛素的用量。

（2）尿崩症。氯磺丙脲有抗利尿作用，与氢氯噻嗪合用可产生协同作用提高疗效。

【不良反应及用药护理】

（1）胃肠道反应。常见厌食、恶心、呕吐、胃痛、腹痛和腹泻等症状，减少剂量或继续服药可消失。饭后服药或从小剂量开始加服抗酸药能减轻此症状。部分患者出现食欲增进现象，致体重增加。

（2）过敏反应。偶见皮疹，大剂量时易出现粒细胞减少、血小板减少、溶血性贫血等现象；偶有胆汁淤积性黄疸和肝损害等不良反应。应注意定期检查血象和肝功能，出现症状即停药治疗。

（3）低血糖反应。长效制剂如氯磺丙脲和格列本脲可引起持久性低血糖，常与剂量有关，虽不多见，却是较严重的不良反应，处理不当严重者会出现不可逆性脑损伤甚至死亡，老年患者和肝肾功能不全者更易发生。由于低血糖往往较为持久，故需反复注射葡萄糖解救。

（4）中枢神经系统反应。大剂量氯磺丙脲可引起精神错乱、眩晕、嗜睡、共济失调等中枢神经系统反应。

【药物相互作用】 水杨酸类、保泰松、双香豆素类、磺胺类和甲氨蝶呤等血浆蛋白结合率较高的药物合用，因竞争血浆蛋白结合位点，使游离型药物浓度上升，降血糖作用增强，易诱发低血糖；因乙醇可抑制糖异生和肝葡萄糖输出，患者酒后也易发生低血糖，同时药物可增强乙醇的毒性，用药期间应戒酒；丙磺舒、青霉素等从肾小管分泌排泄的药物，可阻碍氯磺丙脲的排泄。糖皮质激素、甲状腺激素、口服避孕药、噻嗪类等均能使本类药的降血糖作用下降。

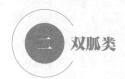

二 双胍类

临床常用的双胍类降糖药有甲福明（metformine，二甲双胍）和苯乙福明（phenformin，苯乙双胍）。

【药理作用】 可明显降低糖尿病患者的血糖水平，对正常人的血糖基本无影响。其作用机制主要是影响糖的代谢过程，通过促进组织摄取和利用葡萄糖，减少肠道吸收葡萄糖，增加肌肉组织中糖的无氧酵解，减少肝内糖异生，抑制胰高血糖素的释放等作用降低血糖。由于不刺激胰岛素的释放，故当胰岛功能丧失时本类药物仍可发挥降血糖作用。此外，本类药物能降低高血脂患者的低密度脂蛋白、极低密度脂蛋白、甘油三酯和胆固醇水平，对延缓糖尿病患者的血管并发症有积极意义。

【临床应用】 主要用于轻、中度 2 型糖尿病患者，尤其适用于单用饮食控制无效的伴肥胖患者，是肥胖或超重的 2 型糖尿病患者的首选药。也可与胰岛素或磺酰脲类药物合用于中、重度糖尿病或胰岛素耐受的患者，以增强疗效和减少胰岛素的用量。

【不良反应及用药护理】

（1）胃肠道反应。常见胃肠刺激症状，部分患者口中有金属味及口臭等，减少用药剂量会逐渐消失。

（2）巨幼红细胞性贫血。系妨碍维生素 B_{12} 和叶酸的吸收所致。

（3）乳酸中毒。该反应为最严重的不良反应，因促进糖的无氧酵解，使乳酸增加，引起乳酸性酸血症、酮血症，表现为呕吐、腹痛、神志障碍、过度换气等。肝肾功能不全、心力衰竭及低血容量休克等情况下更易发生，可危及生命。苯乙福明的发生率高于甲福明 10 倍，引起酸中毒后死亡率可达 50%，应用时须严格掌握适应证并限制剂量。因此，肝肾功能不良、慢性充血性心衰和尿酮体阳性者禁用，目前欧美已禁用双胍类药物。

三　葡萄糖苷酶抑制药

临床常用药物有阿卡波糖（acarbose，拜糖平）、伏格列波糖（voglibose）、米格列醇（miglitol）等。

【药理作用】　本类药的化学结构与碳水化合物相似，与食物同服能在小肠黏膜上皮与糖类竞争葡萄糖苷酶，其竞争力比糖类大 1 万倍，从而抑制小肠中各种 α- 葡萄糖苷酶，使淀粉和蔗糖等水解速度减慢，延缓了葡萄糖吸收，起到降低餐后血糖的作用，久用能降低空腹血糖。但只延缓了对淀粉的消化，并非完全阻断，故久用并无热量损失。

【临床应用】　主要用于轻、中度 2 型糖尿病，尤适用于老年患者及空腹血糖正常而餐后血糖明显升高者。对单用磺酰脲类或二甲双胍及胰岛素，但是餐后血糖控制不佳者，可加用本类药物，使血糖波动减小。

【不良反应及用药护理】　全身不良反应轻微，且单用不引起低血糖，主要引起胃肠局部反应，如嗳气、腹胀、排气多、腹泻或便秘等，一般不影响治疗。服药期间可提高摄食多糖的比例，同时减少单糖摄入，以提高疗效。注意在进食的同时服药，胃肠溃疡患者慎用。

四　胰岛素增敏药

胰岛素增敏药又称"胰岛素增敏因子"，它是过氧化物酶增殖体激活受体（PPAR）的激动剂，可使细胞膜上的胰岛素受体对胰岛素的敏感性增加，促进细胞对葡萄糖的利用。主要包括罗格列酮（rosilitazone）、环格列酮（ciglitazone）、吡格列酮（pioglitazone）、恩格列酮（englitazone）等。

【药理作用】

（1）降血糖作用。可增强胰岛 B 细胞功能，改善胰岛素耐受情况，促进肌肉和脂肪组织对糖的利用，降低过高的血糖，从而发挥降血糖作用。

（2）纠正脂肪代谢紊乱。能激活调节外周游离脂肪酸代谢的调控基因，提高血中高密度脂蛋白水平，降低甘油三酯、游离脂肪酸等，纠正胰岛素耐受引起的脂质代谢紊乱。

【临床应用】　主要用于其他降血糖药疗效不理想的 2 型糖尿病，尤其是对胰岛素产生了耐受的患者。可单独使用，也可与胰岛素或磺酰脲类药物合用。

【不良反应】　不良反应少，主要有嗜睡、头痛、水肿、血容量扩张及胃肠刺激症等副作用。由于胰岛素增敏副作用小，不对人体产生损伤，故受到医学界广泛关注。

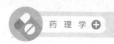

常用制剂与用法

正规胰岛素 注射液：400 U（10 mL）、800 U（10 mL）。皮下或静脉注射，剂量视病情而定。餐前 15 ~ 30 min 给药，3 ~ 4 次/d。

低精蛋白锌胰岛素 注射液：400 U（10 mL）、800 U（10 mL）。皮下注射，剂量视病情而定。早餐前（晚餐前）30 ~ 60 min 给药，1 次/d 或 2 次/d。

精蛋白锌胰岛素 注射液：400 U（10 mL）、800 U（10 mL）。皮下注射，剂量视病情而定。早餐前 30 ~ 60 min 给药，1 次/d。

珠蛋白锌胰岛素 注射液：400 U（10 mL）、800 U（10 mL）。剂量视病情而定。早餐前（晚餐前）30 ~ 60 min 给药，1 次/d 或 2 次/d。

甲苯磺丁脲 片剂：0.5 g。第 1 天 1 g/次，3 次/d；第 2 天起 0.5 g/次，3 次/d，饭前服用，待血糖正常或尿糖少于 5 g/d 时，改维持量 0.5 g/次，2 次/d。

格列吡嗪 片剂：5 mg。2.5 ~ 30 mg/d，先从小剂量开始，饭前 30 min 给药，一日剂量超过 15 mg 时，应分 2 ~ 3 次饭前服用。

格列美脲 片剂：1 mg、2 mg、3 mg。开始用量为 1 mg/d，1 次/d。以后每隔 1 ~ 2 周按血糖测定调整剂量，每日用量一般为 1 ~ 4 mg，最大剂量为 6 mg，于早餐前即服或在进早餐时服，不必在餐前 30 min 服。

格列喹酮 片剂：30 mg。15 ~ 120 mg/d，先从小剂量开始，15 ~ 30 mg/次，2 ~ 3 次/d，饭前 30 min 给药，剂量视病情而定。

格列齐特 片剂：80 mg。开始用量为 80 mg/次，2 ~ 3 次/d，饭前 30 min 给药，剂量视病情而定。一日的剂量范围为 80 ~ 240 mg。

二甲双胍 片剂：0.25 g。开始用量为 0.25 ~ 0.5 g/次，3 次/d，随餐或餐后服用，剂量视病情而定。

阿卡波糖 片剂：50 mg、100 mg。开始用量为 50 mg/次，3 次/d，1 ~ 2 周内逐渐增加到 100 mg/次，3 次/d，餐前即刻吞服或与第一口主食一起嚼碎服用。

罗格列酮 片剂：4 mg。口服：单药治疗，与磺酰脲类或二甲双胍合并用药时，本品起始用量为 4 mg/d，单次服用。经 12 周治疗后，如病情需要，本品可加量至 8 mg/d，一日 1 次或分 2 次服用。空腹或进餐时服用。

瑞格列奈 片剂：0.5 mg。其推荐起始剂量为 0.5 mg。最大的推荐单次剂量为 4 mg，餐前 0 ~ 30 min 服用。但最大日剂量不应超过 16 mg。

思考练习题

1. 简述胰岛素的临床应用及不良反应。
2. 试述磺酰脲类和双胍类药物的降血糖机制及作用特点。
3. 结合临床，讨论如何预防降血糖药物引起的低血糖反应。

第三十三章　性激素类药物及避孕药

学习目标

1. 熟悉性激素类药物的分类和各自的使用适应证。
2. 了解避孕药的作用特点。

第一节　性激素类药物

性激素（sex hormones）是性腺分泌的激素，包括雌激素、孕激素和雄激素，属甾体化合物。目前临床应用的性激素类药物是人工合成品及其衍生物。

一、雌激素类药物

【来源】　卵巢分泌的天然雌激素（estrogens）主要是雌二醇（estradiol）。从孕妇尿提出的雌酮（estrone）和雌三醇（estriol）等，多为雌二醇的代谢产物。雌二醇是传统的雌激素类药物，天然的雌激素活性较低，而临床使用的多为人工合成的高效衍生物，如炔雌醇、炔雌醚及戊酸雌二醇等。此外，也曾合成一些结构较简单的具有雌激素样作用的制剂，如己烯雌酚、己烷雌酚，虽非甾体化合物，但具有较强的生物活性。

【体内过程】　口服天然雌激素，如雌二醇可经消化道吸收，但易在肝被破坏，生物利用率低。在血液中大部分与性激素结合球蛋白结合，也可与白蛋白非特异性结合。部分以葡萄糖醛酸及硫酸结合的形式从肾脏排出，也有部分从胆道排泄并形成肝肠循环。人工合成的炔雌醇、己烷雌酚及己烯雌酚等在肝内破坏较慢，口服效果好，作用较持久。油溶液制剂或与脂肪酸化合成酯，做肌内注射，可以延缓吸收，延长其作用时间。

【药理作用】　其主要作用包括：促进未成年女性的第二性征和性器官发育成熟，如子宫发育、乳腺腺管增生及脂肪分布变化等；对成年妇女除维持女性征还参与形成月经周期。较大剂量的雌激素可抑制促性腺激素的分泌，发挥抗排卵作用，并能抑制乳汁分泌，是在乳腺水平干扰催乳的作用所致，此外还有对抗雄激素的作用。能增加骨骼钙盐沉积，加速骨骺闭合。大剂量可使甘油三酯和磷脂升高而胆固醇降低，也可使糖耐量降低。

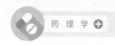

【临床应用】

（1）卵巢功能不全和闭经。补充雌激素分泌不足可促进外生殖器、子宫及第二性征的发育。与孕激素类合用，可产生人工月经周期。

（2）绝经期综合征。绝经期综合征是更年期妇女因雌激素分泌减少，而垂体促性腺激素分泌增多，造成内分泌平衡失调，引起面颊红热、出汗、失眠、肥胖及情绪不安等症状。雌激素可抑制垂体促性腺激素的分泌，从而减轻各种症状。

（3）避孕。与孕激素合用用于避孕。

（4）乳腺癌。绝经5年以上的乳腺癌可用雌激素制剂治疗，缓解率可达40%左右。绝经期以前的患者禁用，因这时可能促进肿瘤的生长。

（5）前列腺癌。大剂量雌激素类药物可使症状改善，肿瘤病灶退化。这是其抑制垂体促性腺激素分泌，使睾丸萎缩而抑制雄激素的产生所致，也有抗雄激素的作用。

（6）其他。雌激素能增加骨骼钙沉积，可与雄激素合用治疗老年性骨质疏松。针对雄激素过多引发的痤疮，雌激素可以对抗雄激素作用。

【不良反应】

（1）常见恶心、食欲不振，逐渐增加剂量可减轻反应；反应发生后减少剂量也可减轻反应；注射剂此种反应较轻。

（2）长期大剂量应用可引起子宫内膜过度增生及子宫出血，固有子宫出血倾向者及子宫内膜炎患者慎用。

（3）肿瘤患者（前列腺癌和绝经期后乳腺癌除外）不用。本药在肝灭活，并可引起胆汁淤积性黄疸，故肝功能不良者慎用。

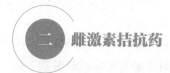

二、雌激素拮抗药

他莫昔芬（tamoxifen）

他莫昔芬是一种选择性雌激素受体调节剂（SERM）。这种药物能干扰雌激素的某些活动，模拟其他雌激素作用。低剂量时能促进人的垂体前叶分泌促性腺激素，从而诱使排卵；高剂量时明显抑制腺垂体促性腺激素的释放。临床用于：①乳腺癌术后辅助治疗，用于雌激素受体阳性者，特别是对绝经后年龄60岁以上的患者疗效较好。②晚期乳腺癌或治疗后复发者。临床常用剂型为枸橼酸他莫昔芬片。

此外常用的雌激素拮抗药还有氯米芬（clomiphene）及类洛昔芬（raloxifene）。

三、孕激素类药物

孕激素（progestogens）

孕激素主要由卵巢黄体分泌，妊娠3~4个月后，黄体逐渐萎缩而由胎盘分泌，直至分娩，在近排卵期的卵巢及肾上腺皮质中也有一定量的孕激素产生。天然孕激素为黄体酮（progesterone，孕酮），含量很低。口服无效，目前临床应用的是人工合成品及其衍生物。孕激素类按化学结构可分为两大类：① 17α-羟孕酮类，从黄体酮衍生而得，作用与黄体酮相似。代表药物有醋酸甲羟孕酮（醋安宫黄体酮）、甲地孕酮、氯地孕酮和羟孕酮己酸酯等。② 19-去甲睾丸酮类，从妊娠素衍生而得。如炔诺酮、双醋炔诺醇、炔诺孕酮（18-甲基炔诺酮、甲基炔诺酮）等。

【体内过程】 黄体酮在胃肠及肝被迅速破坏，效果差，故采用注射给药。血浆中的黄体酮大部分与蛋白结合。其代谢产物主要与葡萄糖醛酸结合，从肾脏排出，血浆 $t_{1/2}$ 为 15 min。人工合成的炔诺酮、甲地孕酮等作用较强，在肝破坏较慢，可以口服，是避孕药的主要成分。

【药理作用】

（1）生殖系统。有利于孕卵的着床和胚胎发育，抑制子宫的收缩，并降低子宫对缩宫素的敏感性，有安胎的作用。可抑制卵巢的排卵过程。可促使乳腺腺泡发育，为哺乳做准备。

（2）代谢。竞争性地对抗醛固酮，从而促进 Na^+ 和 Cl^- 的排泄并利尿。

（3）升温作用。有轻度升高体温的作用，使月经周期的黄体期基础体温升高。

（4）呼吸。可增加每分通气量，降低肺泡 CO_2 分压。

【临床应用】

（1）先兆流产与习惯性流产。由黄体功能不足所致的先兆流产与习惯性流产，孕激素类有安胎作用，但对习惯性流产疗效不确切。19-去甲睾酮类具雄激素作用，可使女性胎儿男性化，故不宜采用。黄体酮有时也可能引起生殖性畸形，须注意。

（2）痛经和子宫内膜异位症。可抑制排卵并减轻子宫痉挛性收缩从而止痛，也可使异位的子宫内膜退化。与雌激素制剂合用，疗效更好。

（3）功能性子宫出血。因黄体功能不足，使子宫内膜不规则地成熟与脱落，从而引起子宫出血时，应用孕激素类可使子宫内膜协调一致地转为分泌期，故可维持正常的月经。

（4）其他。原发性痛经、子宫内膜腺癌、前列腺肥大和前列腺癌。

【不良反应】 偶见头晕、恶心、呕吐及乳房胀痛等。长期使用可引起子宫内膜萎缩，月经量减少，并易诱发阴道真菌感染。19-去甲睾酮类在肝脏代谢慢，大剂量时可致肝功能障碍。

 四 雄激素类药物

天然雄激素（androgens）主要是睾丸间质细胞分泌的睾酮（testosteron，睾丸素）。目前临床常用的为人工合成的睾酮衍生物。如甲睾酮（methyltestosterone，甲基睾丸素）、丙酸睾酮（testosterone propionate，丙酸睾丸素）和苯乙酸睾酮（testosterone phenylacetate，苯乙酸睾丸素）等。

【体内过程】 睾酮口服后在肝脏被迅速破坏，因此口服无效。一般制备成油溶液供肌内或皮下注射。肌内注射后，吸收缓慢，持续时间也较长，如丙酸睾酮一次肌内注射可维持 2 ~ 4 d。也可做成片剂植于皮下，吸收缓慢，作用长达 6 周。甲睾酮可口服，也可舌下给药。

【药理作用】

（1）生殖系统。促进男性性征和生殖器官发育，并保持其成熟状态。睾酮还可以抑制垂体

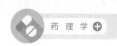

前叶分泌促性腺激素，可减少女性雌激素的分泌。此外还有抗雌激素作用。

（2）促进免疫球蛋白合成。增加机体免疫力和抗感染能力。

（3）同化作用。雄激素能明显地促进蛋白质合成，减少蛋白质氨基酸分解，使肌肉增长，体重增加，降低氮质血症，同时出现水、钠、钙、磷潴留现象。

（4）骨髓造血功能。在骨髓功能低下时，大剂量雄激素可促进红细胞生长。其作用机制既可能是促进肾脏分泌促红细胞生成素，也可能是直接刺激骨髓造血功能。

【临床应用】

（1）睾丸功能不全。对无睾症、类无睾症（睾丸功能不全）及性功能低下患者可作替代疗法。

（2）功能性子宫出血。利用其抗雌激素作用可使子宫平滑肌及其血管收缩，内膜萎缩而止血。对严重出血病例，可用己烯雌酚、黄体酮和丙酸睾酮三种混合物做注射，以起到止血的作用，停药后则可能出现撤退性出血。

（3）晚期乳腺癌。对于晚期乳腺癌或乳腺癌转移，采用雄激素治疗可使部分患者的病情得到缓解。这既可能与本类药物的抗雌激素作用有关，也可能与通过抑制垂体促性腺激素的分泌，减少卵巢分泌雌激素有关。雄激素还有抗催乳素刺激乳腺癌的作用。治疗效果与癌细胞中雌激素受体含量有关，受体浓度较高者，疗效较好。

（4）贫血。丙酸睾酮或甲睾酮可使骨髓造血功能改善，因而可用于治疗再生障碍性贫血及其他贫血。

【不良反应】 如长期应用于女性患者可能引起痤疮、多毛、声音变粗、闭经、乳腺退化、性欲改变等男性化现象。发现此现象应立即停药。多数雄激素均能干扰肝内毛细胆管的排泄功能，引起胆汁郁积性黄疸。应用时若发现黄疸或肝功能障碍，则应停药。对孕妇及前列腺癌患者禁用。肾炎、肾病综合征、肝功能不良、高血压及心力衰竭患者也应慎用。

 五 同化激素类药物

将睾酮进行结构改造，使雄激素活性降低而蛋白质同化作用保留或增强，即可得到同化激素（anabolic steroids），主要有苯丙酸诺龙（nandrolone phenylpropionate）、司坦唑醇（stanozolol）及美雄酮（methandienone）等。本类药物可以增加蛋白质的合成，促进肌肉发育，增加食欲。主要用于蛋白质同化或吸收不足，也用于蛋白质分解亢进或损失过多等情况，如严重烧伤、手术后慢性消耗性疾病、老年骨质疏松和肿瘤恶液质等。服用时应同时增加食物中的蛋白质成分。长期使用可出现雄激素样不良反应。本类药物也是体育竞技禁用品。

第二节 避孕药

生殖过程是一个复杂的生理过程，包括精子和卵子的形成与成熟、排卵、受精、着床以及胚胎发育等多个环节。针对其中的任何一个或若干个环节都可以达到避孕和终止妊娠的目的。避孕药是目前较理想的一种避孕方法，且多数避孕药主要作用于女性体内的相关环节，男性避孕药较少。

主要抑制排卵的避孕药

本类避孕药通常由不同类型的雌激素和孕激素类组成，主要避孕机制是抑制排卵。一般认为雌激素通过负反馈机制抑制下丘脑 GnRH 的释放，从而减少 FSH 分泌，使卵泡的生长成熟过程受到抑制，同时孕激素又抑制 LH 释放，两者协同作用从而抑制排卵。动物实验证明，甾体避孕药的抗排卵作用可被外源性促性腺激素所抑制，此结果支持上述说法。如按规定用药，用药期间避孕效果可达 99% 以上。停药后，垂体前叶产生和释放 FSH 和 LH 以及卵巢排卵功能都可以很快恢复。此外，此类药物也可干扰生殖过程的其他环节，还可影响子宫和输卵管的正常活动，改变受精卵在输卵管的运行速度，以致受精卵不能适时到达子宫。

【分类及临床应用】

（1）短效口服避孕药。如复方炔诺酮片（谊可婷）、复方甲地孕酮片及复方炔诺孕酮片等。它们有抑制排卵及不利受孕卵着床的作用，于月经周期第 5 天开始，每晚服药 1 片，连服 22 d，待下次月经来潮第 5 天再开始第 2 个月的服用。偶尔漏服时，应在 24 h 内补服 1 片。如停药 7 d 仍未来月经，则应立即开始服下一周期的药物。

（2）长效口服避孕药。由长效的炔雌醚与不同孕激素类如炔诺孕酮或氯地孕酮等配伍而成，如复方氯地孕酮（含氯地孕酮 12 mg，炔甲醚 3 mg）。每月服 1 次，成功率为 98.3%。从月经来潮第 5 天开始服用 1 片，最初两次间隔为 20 d，以后每月服 1 次，每次 1 片。

（3）长效注射避孕药。如复方己酸孕酮注射液（即避孕针 1 号，含己酸孕酮 250 mg，戊酸雌二醇 5 mg），首次于月经周期的第 5 天和第 7 天深部肌内注射 2 支，以后每隔 28 d 或于每次月经周期的第 11~12 天注射 1 次，每次 1 支。注射后一般于 14 d 左右月经来潮。如发生闭经，仍应按期给药，不能间断，若连续两月闭经，应停止注射。

（4）埋植剂。以己内酯小管（ϕ 2×30 mm）装入炔诺孕酮 70 mg，形成棒状物，植入左肩胛部皮下或臂内侧。

（5）多相片剂。为了使服用者的激素水平近似月经周期水平，可将避孕药制成多相片剂，如炔诺酮双相片、三相片和炔诺孕酮三相片。双相片是开始 10 d 每日服用含炔诺酮片 0.5 mg 和炔雌醇片 0.035 mg，后 11 d 每日服用含炔诺酮片 1 mg 和炔雌醇片 0.035 mg，这种服用法的优点是很少发生突破性出血。三相片则为开始 7 d 每日服用炔诺酮片 0.5 mg 和炔雌醇片 0.035 mg，中期 7 d 每日服用炔诺酮片 0.75 mg 和炔雌醇片 0.035 mg，最后 7 d 每日服用含炔诺酮片 1 mg 和炔雌醇片 0.035 mg，其效果比双相片更好。炔诺孕酮三相片则为开始 6 d 每日服用炔诺孕酮片 0.05 mg 和炔雌醇片 0.03 mg，中期 5 d 每日服用炔诺孕酮片 0.075 mg 和炔雌醇片 0.04 mg，后期 10 d 每日服用炔诺孕酮片 0.125 mg 和炔雌醇片 0.03 mg，这种服法更符合人体内源性激素的变化规律，临床作用效果更好。

【不良反应】

（1）类早孕反应。少数人在用药初期可出现轻微的类早孕反应，如恶心、呕吐及择食等。一般坚持用药 2 ~ 3 个月后症状可减轻或消失，长效制剂发生率较高。

（2）子宫不规则出血。较常见于用药后最初几个周期中，如出现不规则出血，可加服炔雌醇。

（3）月经减少或闭经。有不正常月经史者较易发生，如连续两个月闭经，应停药。

（4）乳汁减少。少数哺乳期妇女乳汁减少，长效口服避孕药可通过乳汁影响乳儿，使其乳房肿大。

（5）凝血功能亢进。国外报道称本类药物可诱发血栓性静脉炎、肺栓塞或脑血管栓塞等。吸烟可增加血栓栓塞的发生率。

（6）影响美容。可能出现痤疮、皮肤色素沉着。

二　抗着床避孕药

此类药物也称探亲避孕药，主要使子宫内膜发生各种功能和形态变化，使之不利于孕卵着床。我国多用大剂量炔诺酮（5 mg/次）或甲地孕酮（2 mg/片）治疗；此外还研制成一种新型抗着床药双炔失碳酯片（53 号抗孕片）。本类药物的主要优点是应用不受月经周期的限制，无论在排卵前、排卵期或排卵后服用，都可影响孕卵着床。一般于同房当晚或事后服用。同房 14 d 以内必须连服 14 片，如超过 14 d，应接服Ⅰ号或Ⅱ号口服避孕药。

米非司酮（mifepristone）

米非司酮为新型抗孕激素药，并且无孕激素、雌激素、雄激素及抗雌激素活性，能与孕酮受体及糖皮质激素受体结合，对子宫内膜孕酮受体的亲和力比黄体酮强 5 倍，对受孕动物的各期妊娠均有引产效应，可作为非手术性抗早孕药。在有效剂量下对皮质醇水平无明显影响。由于该药不能引发足够的子宫活性，单用于抗早孕时不完全流产率较高，但能增加子宫对前列腺素的敏感性。本品用于终止早期妊娠，停经日数在 49 d 以内的正常宫内妊娠；手术人流的高危对象，如剖宫产半年内，人流或产后哺乳期妊娠，宫内发育不全或坚韧而无法探子宫腔者；对手术流产有恐惧心理者。

三　男性避孕药

棉酚（gossypol）

棉酚是棉花根、茎和种子中所含的一种黄色酚类物质。其作用部位在睾丸细精管的生精上皮，可使精子数量减少，直至无精子产生，停药后可逐渐恢复。经健康男子试用，每天 20 mg，连续服用两个月即可达节育标准，有效率可达 90% 以上。不良反应有乏力、食欲减退、恶心、呕吐、心悸及肝功能改变等。服药者如发生低血钾肌无力症状，应及时加以处理，补充血钾。

四 外用避孕药

外用避孕药物是一种化学制剂，放在阴道深处，子宫颈口附近，使精子在此处失去活动能力而不能通过子宫到达输卵管与卵子结合，所以外用避孕药又叫杀精剂。

除醋酸苯汞外，目前临床上广泛应用的外用避孕药为离子型表面活性剂，如壬苯醇醚、孟苯醇醚和烷苯醇醚等。常用的避孕药膜以具有快速高效的杀精能力的壬苯醇醚为主药，聚乙烯醇由水溶性成膜材料制成，每张药膜含主药 50 mg。最快 5 s 内使精子细胞膜产生不可逆改变，仅 1/30 剂量即足以杀灭一次射精中的全部精子。性交前 5 min 将药膜揉成团放于阴道深处，溶解后即可性交。正确使用的避孕效果达 95% 以上。一般对局部黏膜有刺激作用，少数妇女自感阴道灼热或阴道分泌物增多。

常用制剂与用法

雌二醇 注射剂：1 mg（1 mL）、2 mg（1 mL）。肌内注射，功能性子宫出血：4 ~ 6 mg/d，止血后逐渐减量至 1 mg/d，持续 21 d 后停用，在第 14 天开始加黄体酮注射，10 mg/d。人工月经周期：于出血第 5 天起 1 mg/d，共 20 d，注射第 11 天起加黄体酮注射，10 mg/d，两药同时用完，下次出血第 5 天再重复疗程。片剂：1 mg。1 mg/d，口服。

炔雌醇 片剂：0.005 mg、0.0125 mg、0.5 mg。口服，性腺发育不全：0.01 ~ 0.02 mg/次，每晚 1 次，连服 3 周。更年期综合征：0.005 mg/d，连服 21 d，间隔 7 d 后再用。乳腺癌：1 mg/次，3 次/d。前列腺癌：0.05 ~ 0.5 mg/次，3 ~ 6 次/d。

他莫昔芬 片剂：10 mg。10 ~ 20 mg/次，每日早、晚各 1 次，口服。

氯米芬 片剂：50 mg。50 mg/d，口服。

雷洛昔芬 片剂：60 mg。60 mg/d，口服。

黄体酮 注射剂：10 mg（1 mL）、20 mg（1 mL）。肌内注射，先兆流产：20 mg/d。习惯性流产：5 ~ 10 mg/次，2 ~ 3 次/周。功能性子宫出血：10 mg/d，连用 5 ~ 10 d。胶囊剂：100 mg。100 mg/d，口服。

醋酸甲羟孕酮 片剂：2 mg、4 mg、10 mg、200 mg、500 mg。口服，功能性闭经：4 ~ 8 mg/d。子宫内膜癌：100 mg/次，3 次/d。注射剂：100 mg、150 mg。肌内注射，子宫内膜癌：起始 0.4 ~ 1 g/次，1 周后可重复 1 次。避孕：每 3 个月 150 mg。

甲地孕酮 片剂：4 mg、160 mg。口服，闭经：4 mg/次，2 ~ 3 次/d。功能性子宫出血：4 mg/次，每 8 h 1 次。乳腺癌：40 mg/次，4 次/d。子宫内膜癌：10 ~ 80 mg/次，4 次/d，或 160 mg/次，1 次/d。

炔诺酮 片剂：0.625 mg、2.5 mg、3 mg、5 mg。口服，功能性子宫出血：5 mg/次，每 8 h 1 次，连用 3 d。痛经或子宫内膜增长过度：2.5 mg/d，连服 20 d。子宫内膜异位症：10 ~ 30 mg/d。

丙酸睾酮 注射剂：25 mg（1 mL）、50 mg（1 mL）、100 mg（1 mL）。肌内注射，男性性功能低下：25 ~ 50 mg/次，2 ~ 3 次/周。功能性子宫出血：25 ~ 50 mg/次，1 次/d，共 3 ~ 4 次。绝经后晚期乳腺癌：50 ~ 100 mg/次，3 次/周。

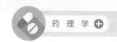

苯丙酸诺龙　注射剂: 10 mg (1 mL)、25 mg (1 mL)、50 mg (1 mL)。25 ~ 100 mg/ 周, 肌内注射。

癸酸诺龙　注射剂: 25 mg (1 mL)、50 mg (1 mL)。每隔 1 ~ 4 周 50 ~ 100 mg, 肌内注射。

司坦唑醇　片剂: 2 mg。2 ~ 4 mg/ 次, 2 ~ 3 次 /d, 口服。

思考练习题

1. 简述雌激素的药理作用。

2. 简述雌激素的临床应用。

3. 简述雌激素的不良反应。

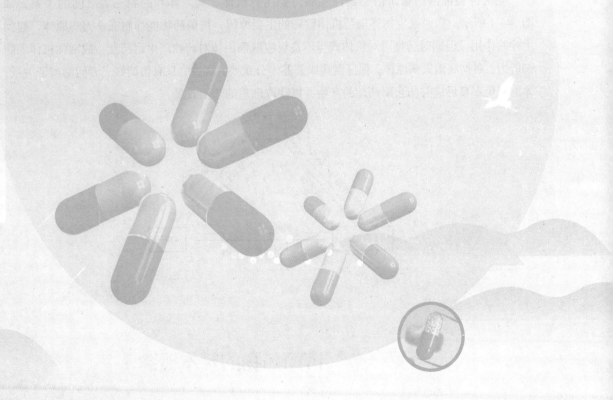

第七篇

化学治疗药

第三十四章 抗菌药物概述

学习目标

1. 掌握抗菌药物的基本概念和常用术语。
2. 熟悉抗菌药物的作用机制及细菌耐药性产生的机制。
3. 了解机体、抗菌药物和病原微生物三者之间的关系。

抗微生物药（antimicrobial drug）指用于治疗病原微生物所致感染性疾病的药物。临床上与抗寄生虫药、抗恶性肿瘤药统称为化学治疗药，其治疗方法称为化学治疗（简称化疗）。抗微生物药物选择性地作用于病原微生物，抑制或杀灭病原体，而对人体细胞几乎没有损害。主要包括抗菌药物（antibacterial drugs）、抗真菌药（antifungal drugs）与抗病毒药（antiviral drugs）。

应用各类抗菌药物防治感染性疾病，要注意机体、病原体和药物三者之间的关系，如图 34-1 所示。病原微生物感染是机体致病的主要原因，抗菌药物能抑制或杀灭病原体，起到治疗的作用，但同时药物可对机体产生不良反应或病原体对药物产生耐药性。故增强机体的防御能力，对彻底消灭病原体，促进疾病康复亦十分重要。因此，只有协调好三者间的辩证关系，才能避免不良反应并防止耐药性的产生，以获取理想的防治效果。

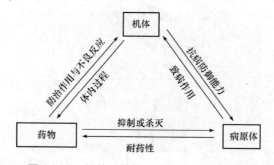

图 34-1 机体、药物、病原体之间的关系

第一节 抗菌药物的基本概念

（1）抗菌药物。抗菌药物指对细菌有抑制或杀灭作用的药物，包括抗生素和人工合成抗菌

药物（喹诺酮类和磺胺类等）。

（2）抗生素（antibiotics）。抗生素是由各种微生物（包括细菌、真菌、放线菌属等）产生的，能抑制或杀灭其他微生物的物质。抗生素包括由微生物产生的天然抗生素和对天然抗生素进行结构改造获得的人工半合成抗生素。

（3）抗菌谱（antibacterial spectrum）。抗菌谱指抗菌药物的作用范围，是临床选药的重要依据。广谱抗菌药指抗菌范围广，对多种病原微生物有效的抗菌药，如四环素、氯霉素、广谱青霉素和广谱头孢菌素等。窄谱抗菌药指仅对一种细菌有抗菌作用或局限于某属细菌的药物，如异烟肼只对结核杆菌有效。

（4）抗菌活性（antibacterial activity）。抗菌活性指抗菌药物抑制或杀灭病原微生物的能力。常用最低抑菌浓度（minimum inhibitory concentration，MIC）和最低杀菌浓度（minimum bactericidal concentration，MBC）来表示。MIC 和 MBC 一般可用体内和体外两种方法测定，均可供临床用药参考。

（5）抑菌药（bacteriostatic drugs）和杀菌药（bacteriocidal drugs）。抑菌药指应用治疗量后药物浓度仅能抑制病原微生物生长繁殖的药物，如大环内酯类、四环素类、氯霉素等；杀菌药指应用治疗量后药物浓度能杀灭病原微生物的药物，如青霉素类、头孢菌素类、氨基糖苷类等。但"抑菌"和"杀菌"是相对的，对极敏感的细菌，应用较大剂量的抑菌药，药物浓度也足以杀菌；而低浓度的杀菌药对较不敏感的细菌也只能起抑菌作用。

（6）化学治疗（chemotherapy）。化学治疗指对病原微生物、寄生虫、恶性肿瘤细胞所致疾病的药物治疗，简称化疗。用于化学治疗的药物称为化疗药物，包括抗微生物药、抗寄生虫药和抗恶性肿瘤药。

（7）化疗指数（chemotherapeutic index，CI）。化疗指数是评价化疗药物安全性和有效性的指标，常用动物半数致死量（LD_{50}）与治疗感染动物半数有效量（ED_{50}）的比值来表达。一般化疗指数大，表明药物疗效高，毒性低，用药安全范围。但化疗指数大并非绝对安全，如化疗指数大、毒性小的青霉素，仍有可能引起过敏性休克。

（8）抗生素后效应（postantibiotic effect，PAE）。抗生素后效应指药物在体内浓度下降至最低抑菌浓度以下甚至药物消除后，药物对细菌的抑制作用仍然持续存在。很多抗生素都有后效应，后效应长的药物其抗菌活性较强，可适当延长用药间隔时间。

第二节　抗菌药物的作用机制

抗菌药物的作用机制主要是通过特异性干扰细菌的生化代谢过程，影响其结构和功能，从而产生抑菌或杀菌作用。细菌结构与抗菌药物的作用机制如图 34-2 所示。

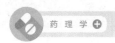
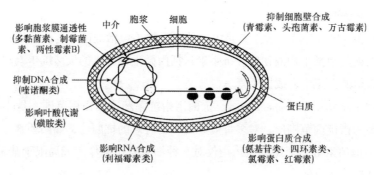

图 34-2 细菌结构与抗菌药物的作用机制

一 抑制细菌细胞壁的合成

细菌细胞壁有维持细菌功能和形态的作用，细胞壁的主要成分是粘肽，又称肽聚糖。多种抗菌药可影响细菌细胞壁粘肽生物合成的不同环节，从而导致细胞壁缺损，细菌破裂溶解死亡。如青霉素类和头孢菌素类抗生素与胞浆膜上的青霉素结合蛋白（PBPs）结合，抑制转肽酶的作用以阻碍粘肽的合成；万古霉素可以在胞浆膜上阻止十肽聚合物形成，或阻止十肽聚合物转运到胞浆膜外与受体结合。

二 抑制菌体蛋白质的合成

细菌核蛋白体为70S（由30S和50S亚基构成），有些抗菌药可在不同部位、不同环节，以不同形式抑制细菌蛋白质的合成。如大环内酯类、氯霉素和林可霉素可与核蛋白体50S亚基结合，四环素类可与核蛋白体30S亚基结合，从而使蛋白质合成受阻；氨基苷类抗生素可影响蛋白质合成的多个环节而呈现杀菌作用。

三 影响细菌胞浆膜的通透性

胞浆膜是一种半透膜，有物质转运和渗透屏障的功能。有些抗菌药能增加胞浆膜的通透性，使菌体内的氨基酸、核苷酸、蛋白质等重要生命物质外漏而导致细菌死亡。如多肽类抗生素具有表面活性作用，能与细菌胞浆膜中的磷脂相结合；多烯类抗生素则与真菌胞浆膜上的固醇类物质结合。

四 抑制细菌核酸的合成

喹诺酮类能抑制 DNA 回旋酶，使 DNA 复制受阻，导致细菌死亡；利福霉素类能抑制 DNA 依赖的 RNA 多聚酶，使 DNA 转录过程受阻，阻碍 mRNA 合成，从而杀菌。

五 影响叶酸的代谢

磺胺类、甲氧苄啶可分别抑制二氢叶酸合成酶与二氢叶酸还原酶，从而妨碍叶酸代谢，进而导致核酸合成受阻，细菌生长繁殖受到抑制。

第三节 细菌的耐药性

耐药性（resistance）又称抗药性，指细菌对抗菌药物的敏感性降低甚至消失。细菌对某种药物产生耐药性后，同时对其他药物也产生了耐药性，这称为交叉耐药性。包括完全交叉耐药和部分交叉耐药。交叉耐药与药物化学结构相似有关，如多黏菌素 B 和多黏菌素 E。但在化学结构无关的药物中也可以出现，如红霉素和林可霉素。交叉耐药造成临床治疗困难，对公众健康已构成严重威胁，如多重结核菌的产生已引起医药界广泛的重视。

细菌耐药性可分为天然耐药性与获得耐药性。天然耐药性又称固有耐药性，由细菌染色体基因决定，不会改变，如肠道阴性杆菌对青霉素 G 天然耐药，铜绿假单胞菌对多种抗菌药耐药等。获得耐药性指细菌与药物反复接触后，细菌对抗菌药物的敏感性降低甚至消失，细菌耐药大多数属于此种情况。

一 细菌耐药性产生的机制

近年来，耐药性已成为影响抗菌药疗效的严重问题，严格掌握药物的适应证和避免滥用，是防止和控制耐药性产生的主要措施。细菌产生耐药性的机制有以下几种方式。

（一）产生灭活酶

细菌产生灭活抗菌药物的酶使抗菌药物失活，包括水解酶和钝化酶等。如 β- 内酰胺酶可水解青霉素和头孢菌素；乙酰化酶可使氨基苷类抗生素的化学结构发生改变，丧失其蛋白质合成的抑制作用，从而使其失活。

（二）降低细菌胞浆膜通透性

细菌可通过多种方式阻止抗菌药透过胞浆膜进入菌体内。如对四环素耐药的细菌主要是由耐药质粒诱导产生新的蛋白质阻塞了细胞壁的水孔，使药物无法通过而产生耐药。

（三）细菌改变药物作用的靶位蛋白

细菌通过改变靶位蛋白的结构，降低与抗菌药的亲和力，使抗生素不能与其结合而产生耐药。如β–内酰胺类药物作用靶位PBPs的改变；对链霉素耐药的细菌在核蛋白体30S亚基上作用靶位P_{10}蛋白质的构象变化。

（四）细菌改变自身代谢的途径

通过改变自身代谢途径而改变对营养物质的需要，如对磺胺类药物耐药的细菌，可直接利用外源性叶酸或产生较多的磺胺药拮抗物对氨基苯甲酸而使磺胺药耐药。

（五）加强主动流出系统

某些细菌如大肠埃希菌、金黄色葡萄球菌、铜绿假单胞菌等能将进入菌体的药物泵出体外，这种泵因需能量，故称主动流出系统（active efflux system）。因此机制引起的细菌耐药性的药物有四环素、大环内酯类等。

 二 **耐药性产生的预防**

由于广泛应用抗生素，各种抗菌药物的耐药发生率逐年增加。为减少或避免细菌对药物产生耐药性，应严格控制抗菌药物的使用，合理使用抗菌药物。临床用药时应做到以下事项。

（1）严格控制抗菌药物的应用，可用一种抗菌药物控制的感染绝不使用多种抗生素联合。

（2）窄谱抗菌药可控制的感染绝不选择广谱抗菌药。

（3）严格掌握抗菌药物预防应用、局部使用的适应证，杜绝滥用。

（4）使用抗菌药物时，应给予足够的剂量与疗程，以彻底杀灭感染菌，减少耐药菌株变异的危险性。

（5）医院应加强耐药菌的流行病学监测，对耐药菌感染的患者采取相应的消毒隔离措施，避免细菌在医院内交叉感染。

（6）加强抗菌药物的管理，购买和使用抗菌药必须凭医院处方，任何人不得在药店随意购买。

📝 **思考练习题**

1. 比较下列概念的差异。

（1）抗菌药物与化疗药物；（2）抗菌谱与抗菌活性；（3）耐药性与耐受性；（4）化疗指数与治疗指数。

2. 简述细菌耐药性产生的机制。

第三十五章 β-内酰胺类抗生素

学习目标

1. 掌握青霉素类、头孢菌素类抗生素的抗菌作用，临床应用，不良反应及防治措施。

2. 熟悉β-内酰胺类抗生素的抗菌机制及半合成青霉素和各类头孢菌素类抗生素的特点。

3. 了解其他β-内酰胺类抗生素的特点。

β-内酰胺类（β-lactam）抗生素指其化学结构中均有β-内酰胺环的一类抗生素，如图35-1所示。包括青霉素类、头孢菌素类、其他β-内酰胺类和β-内酰胺酶抑制剂，其中以前两类最为常用。

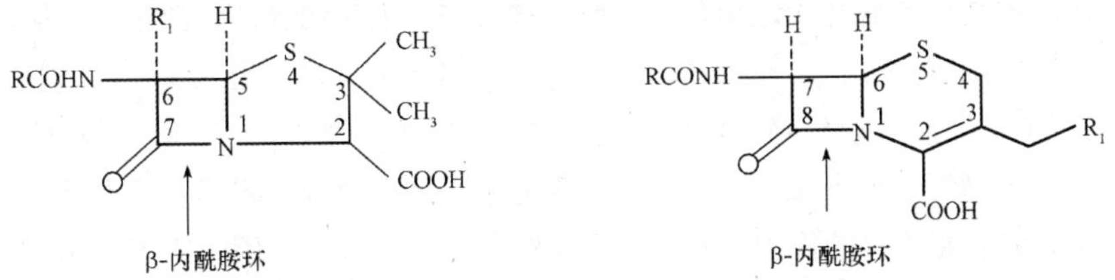

（a）青霉素类　　（b）头孢菌素类

图35-1　β-内酰胺类药物的基本结构

本类抗生素的抗菌机制基本相同，都是结构中的β-内酰胺环能与敏感菌胞浆膜上的青霉素结合蛋白（penicillin binding proteins，PBPs）结合，从而抑制转肽酶的活性，使粘肽合成受阻，造成细胞壁缺损，使水分不断向菌体内渗透，以致菌体膨胀、变形、裂解、死亡，故β-内酰胺类抗生素属繁殖期杀菌剂。

细菌对β-内酰胺类抗生素产生耐药机制包括：①产生β-内酰胺酶，使药物结构中的β-内酰胺环水解裂开而失去抗菌活性；②酶与药物牢固结合，使药物达不到靶点，不能发挥抗菌作用；③PBPs结构发生改变；④胞壁或胞浆膜通透性改变，使药物透入减少；⑤缺乏自溶酶。该类抗生素之间存在部分或完全交叉耐药性。

第一节　青霉素类抗生素

青霉素类（penicillins）抗生素是目前临床最重要的一类抗生素。按其来源可分为天然青霉素和半合成青霉素，基本结构是由母核 6-氨基青霉烷酸（6-APA）和侧链（CO-R）组成。青霉素类抗菌活性的重要部位为 β-内酰胺环，该环被破坏后抗菌活性即消失。

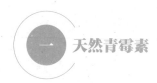

青霉素

天然青霉素（penicillin）是临床最早应用的抗生素，迄今已有 60 多年历史。它是从青霉菌培养液中提取获得，在此培养液中至少含有 5 种青霉素，其中以青霉素 G（penicillin G，苄青霉素）的产量最高，因其性质较稳定，杀菌力较强，毒性低，价格低廉，目前仍是敏感菌所致感染的首选药物，临床常用其钠盐或钾盐。

青霉素 G（penicillin G，苄青霉素）

青霉素为有机酸，常用其钠盐或钾盐。其干燥粉末在室温中保存数年仍有抗菌活性，易溶于水，但水溶液不稳定，在室温下 24 h 其抗菌作用丧失大半，且生成有抗原性的降解产物青霉烯酸和青霉噻唑，使过敏反应发生率提高，故临用时需新鲜配制成水溶液。酸、碱、醇、氧化剂、重金属或青霉素酶（β-内酰胺酶）均可破坏青霉素而使其抗菌作用减弱或消失。

通常采用肌内注射或静脉滴注给药。口服易被胃酸和消化酶破坏，故不宜口服。因脂溶性低，而广泛分布在细胞外液，不易透过血—脑屏障，但脑膜炎时，透入量增加，脑脊液中可达有效浓度。约 90% 经肾小管分泌，10% 经肾小球滤过，$t_{1/2}$ 为 0.5～1 h，肾功能不全者可延长到 7～10 h。丙磺舒能与青霉素 G 竞争肾小管分泌，从而提高青霉素 G 的血药浓度，延长其作用时间。为延长青霉素 G 的作用时间，可采用溶解度小的普鲁卡因青霉素或苄星青霉素，但仅用于轻症患者或预防感染。

【抗菌作用】 青霉素为窄谱、繁殖期杀菌药，对革兰阳性菌（G^+）作用强，对革兰阴性菌（G^-）作用弱。

（1）大多数 G^+ 球菌。如溶血性链球菌、肺炎链球菌、草绿色链球菌、不产生酶的金黄色葡萄球菌及多数表葡球菌等作用强，但对肠球菌的作用较差。

（2）G^+ 杆菌。如白喉棒状杆菌、炭疽芽孢杆菌、产气荚膜梭菌、破伤风梭菌、乳酸杆菌等。

（3）G^- 球菌。如脑膜炎奈瑟菌、敏感淋病奈瑟菌等。

（4）螺旋体。如梅毒螺旋体、钩端螺旋体、回归热螺旋体等。

（5）放线菌属。放线菌对青霉素也敏感。

青霉素 G 对大多数 G^- 杆菌作用较弱，对肠球菌不敏感，对病毒、真菌、立克次体、阿米巴原虫等无作用。细菌一般不容易对青霉素产生耐药性，但大多数金黄色葡萄球菌与青霉素反复接触，可产生青霉素酶使青霉素的 β-内酰胺环裂解而失效。

青霉素的杀菌特点包括：①对 G^+ 细菌作用强，对 G^- 细菌作用弱。这是因为 G^+ 细菌细胞壁粘肽含量高达 60%，菌体内渗透压高，因此青霉素对其作用强；而 G^- 细菌的细胞壁主要由磷脂蛋白和脂多糖组成，粘肽含量不到 10%，且菌体内渗透压较低，故青霉素对之不敏感。②对繁殖期细菌作用强，对静止期细菌作用弱。因青霉素只抑制细菌细胞壁的合成，对已合成的细胞壁并无作用。③因其无细胞壁，对人和哺乳动物毒性小。

【临床应用】 对青霉素敏感的病原体引起的感染，青霉素均为首选药，但患者须对青霉素不过敏。包括：①溶血性链球菌、肺炎链球菌、对青霉素敏感的金葡菌等革兰阳性球菌所致的感染，如败血症、肺炎、脑膜炎、咽炎、扁桃体炎、中耳炎、猩红热、丹毒等；②草绿色链球菌和肠球菌心内膜炎；③破伤风、气性坏疽、炭疽、白喉，但应及时加用相应抗毒血清以中和外毒素；④流行性脑脊髓膜炎、李斯特菌病、鼠咬热、梅毒、回归热、钩端螺旋体病、放线菌病等；⑤风湿性心脏病或先天性心脏病患者进行口腔、胃肠道、泌尿道手术或某些操作时，预防心内膜炎发生。

【不良反应及用药护理】

（1）过敏反应。它是青霉素最常见的不良反应，发生率居各药之首，为3%～10%，是青霉素及其降解产物与体内蛋白质结合形成全抗原所致。轻者表现为药疹、皮炎、药热、血管神经性水肿等，多不严重，停药后可消失。严重者可致过敏性休克，若抢救不及时可因呼吸困难和循环衰竭而危及生命。因此，使用青霉素时应采取以下防治措施：①应用青霉素类药物前应详细询问患者有无药物过敏史及过敏疾病史。对青霉素过敏者禁用，对其他药物有过敏史或有变态反应疾病者须慎用。②凡初次应用、用药间隔3d以上以及用药过程中更换不同厂家生产的或不同批号的青霉素时均需做皮肤过敏试验（皮试）。皮试阳性者禁用。③注射液应临用现配，青霉素最适pH为5～7，pH过高或过低都会加速其降解，故静脉滴注时宜用0.9%氯化钠注射液稀释，以减少效价损伤并防止过敏。④应避免滥用和局部用药，避免饥饿状态下注射青霉素。⑤皮试阴性者注射青霉素后仍有可能发生过敏性休克，故注射后须观察30 min，无反应方可离去。⑥使用及做皮试时应具备供抢救的急救器材和药物，做好急救准备。⑦一旦发生过敏性休克，应立即就地抢救。抢救时应立即皮下或肌内注射0.1%肾上腺素0.5～1 mL，临床症状无改善者，可重复用药；严重者可稀释10倍后缓慢静脉注射或静脉滴注肾上腺素；并酌情加用大剂量糖皮质激素和抗组胺药等，以增强疗效；呼吸困难者采取吸氧、人工呼吸及气管切开等措施。

（2）青霉素脑病。青霉素大剂量鞘内注射或静脉滴注速度过快时可引起头痛、肌肉震颤、惊厥、昏迷，称为青霉素脑病。老人、婴儿及肾功能不良者尤其应注意。

（3）赫氏反应。青霉素治疗梅毒和钩端螺旋体病时，可有症状加剧现象，表现为全身不适、寒战、高热、咽痛、肋痛、心跳加快等，甚至危及生命，称赫氏反应。可能是杀死的病原体释放毒素所致，一般发生于开始治疗后的6～8 h，于12～24 h消失。

（4）高钾、高钠血症。由长期应用或大剂量静脉注射青霉素钾盐或钠盐引起，必须监测血清钾和钠，尤其对合并心血管疾病的感染患者，防止出现水钠潴留及血钾过高。禁用青霉素钾盐静脉推注。

（5）其他。青霉素肌内注射有一定刺激性，可出现局部红肿、疼痛、硬结等，钾盐疼痛尤剧，宜深部肌内注射或缓慢静脉注射，且每次应更换注射部位，必要时热敷。

二 半合成青霉素

天然青霉素虽具有高效、低毒等优点，但有不耐酸、不能口服、不耐青霉素酶、耐药现象

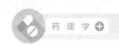

极为普遍、抗菌谱较窄、对革兰阴性杆菌无效等缺点。人们在青霉素基本结构6-APA的基础上，用化学合成的方法引入不同的侧链而制成具有不同特性的半合成青霉素，以克服天然青霉素的上述缺点。这些半合成青霉素分别具有耐酸、耐酶、广谱、抗铜绿假单胞菌和抗革兰阴性杆菌等特点，但都没有完全摆脱过敏反应，过敏反应仍为其主要不良反应。应用前，应做皮试，对青霉素过敏者不得应用。常用的半合成青霉素包括以下几类。

（一）耐酸青霉素类

耐酸青霉素类包括青霉素V（penicillin V）和非奈西林（phenethicillin）。特点包括：①耐酸，可以口服；②不耐酶，对耐药金葡菌无效；③抗菌谱与青霉素G相同，抗菌活性较青霉素G弱；④仅适用于敏感革兰阳性球菌引起的轻症感染，不宜用于严重感染。

（二）耐酶青霉素类

耐酶青霉素类包括苯唑西林（oxacillin）、氯唑西林（cloxacillin）、双氯西林（dicloxacillin）与氟氯西林（flucloxacillin）。抗菌作用以双氯西林最强。特点包括：①耐酸，可以口服；②耐酶，主要用于耐青霉素G的金葡菌感染；③对G^+细菌的作用不及青霉素G，对革兰阴性肠道菌和铜绿假单胞菌无效；④单纯肺炎链球菌、溶血性链球菌或青霉素敏感葡萄球菌感染不宜采用。

（三）广谱青霉素类

广谱青霉素类包括氨苄西林（ampicillin）、阿莫西林（amoxycillin，羟氨苄西林）及匹氨西林（pivampicillin）。特点包括：①耐酸，可口服；②不耐酶，对耐药金葡菌感染无效；③广谱，对大多数G^+和G^-细菌均有杀菌作用，但对G^+细菌的作用弱于青霉素G，对铜绿假单胞菌无效；④适用于各种敏感菌所致的呼吸道、泌尿道、胃肠道、皮肤软组织等感染及脑膜炎、败血症、心内膜炎等。

（四）抗铜绿假单胞菌广谱青霉素类

抗铜绿假单胞菌广谱青霉素类包括羧苄西林（carbenicillin）、磺苄西林（sulbenicillin）、哌拉西林（piperacillin）、阿洛西林（azlocillin）等。特点包括：①不耐酸，不能口服；②不耐酶，对耐药金葡菌感染无效；③广谱，尤其对铜绿假单胞菌作用强大；④适用于肠杆菌科细菌及铜绿假单胞菌所致的呼吸道、尿路、胆道、腹腔及皮肤软组织等感染。其中，阿洛西林对铜绿假单胞菌作用最强。

（五）抗革兰阴性杆菌青霉素类

抗革兰阴性杆菌青霉素类包括美西林（mecillinam）、匹美西林（pivmecillinam）和替莫西林（temocillin）。特点包括：①对G^+菌作用弱，对铜绿假单胞菌无效；②对G^-杆菌产生的β-内酰胺酶稳定；③主要用于G^-杆菌所致的泌尿生殖系统感染、胆道感染及伤寒。

第二节　头孢菌素类抗生素

头孢菌素类（cephalosporins）抗生素是一类半合成抗生素，由母核7－氨基头孢烷酸（7－ACA）接上不同侧链制成。其作用机制与青霉素相同，但具有抗菌谱广，抗菌力强，对β－内酰胺酶较稳定、毒性低、过敏反应较青霉素少见等优点。此类抗生素与青霉素有部分交叉过敏反应。根据该类抗生素的开发时间、抗菌谱、对β－内酰胺酶的稳定性及对肾脏毒性，将其分为四代。它们的特点见表35－1。

表35-1　常用头孢菌素类抗生素的分类和作用特点

分类	常用药物	作用特点
第一代	头孢噻吩（cefalothin，先锋霉素Ⅰ） 头孢噻啶（cefaloridine，先锋霉素Ⅱ） 头孢来星（cefaloglycine，先锋霉素Ⅲ） 头孢氨苄（cefalexin，先锋霉素Ⅳ） 头孢唑啉（cefazolin，先锋霉素Ⅴ） 头孢拉定（cefradine，先锋霉素Ⅵ）	1.对G⁺菌作用强于第二、第三代，对G⁻菌作用弱于第二、第三代； 2.对耐药金葡菌有效，对铜绿假单胞菌、厌氧菌无效； 3.对青霉素酶较稳定，但对各种β－内酰胺酶稳定性远比第二至四代差； 4.组织穿透力差，脑脊液浓度低； 5.对肾脏毒性较大
第二代	头孢呋辛（cefuroxime） 头孢孟多（cefamandole） 头孢克洛（cefaclor） 头孢丙烯（cefprozil）	1.对G⁺菌作用比第一代弱，对G⁻菌作用比第一代强； 2.对铜绿假单胞菌无效，但部分对厌氧菌有效； 3.对多种β－内酰胺酶比较稳定； 4.组织穿透力差，脑脊液浓度低； 5.肾脏毒性降低
第三代	头孢噻肟（cefotaxime） 头孢他啶（ceftazidime） 头孢曲松（ceftriaxone） 头孢哌酮（cefoperazone）	1.对G⁺菌作用比第二代弱，对G⁻菌作用比第二代强； 2.对肠杆菌科、铜绿假单胞菌及厌氧菌均有较强作用； 3.对多种β－内酰胺酶有较高的稳定性； 4.组织穿透力强，体内分布广，有一定量渗入脑脊液； 5.对肾脏基本无毒性
第四代	头孢匹罗（cefpirome） 头孢吡肟（cefepime） 头孢利定（cefalorne） 头孢噻利（cefoselis）	1.对G⁺菌、G⁻菌均有高效； 2.对β－内酰胺酶高度稳定； 3.组织穿透力强，脑脊液浓度高； 4.无肾脏毒性

头孢氨苄、头孢拉定等能耐酸，胃肠吸收好，可口服，其他多注射给药。吸收后分布广泛且易通过胎盘。第三代头孢菌素可透过血—脑屏障，并在脑脊液中达到有效浓度。大部分经肾脏排泄，尿中浓度较高，但头孢哌酮、头孢曲松则以肝胆系统排泄为主，胆汁浓度高。

【临床应用】

（1）第一代头孢菌素。口服剂主要用于治疗敏感菌所致的轻症病例。注射剂主要适用于敏感葡萄球菌、溶血性链球菌和肺炎链球菌所致的呼吸道感染、尿路感染、皮肤软组织感染、心内膜炎及败血症等；亦可用于大肠埃希菌敏感株、流感嗜血杆菌、奇异变形杆菌所致的尿路感染、肺炎等。头孢唑林常用于预防手术前、后感染。

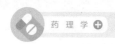

（2）第二代头孢菌素。口服剂主要用于第一代头孢菌素相同适应证的轻症病例。注射剂主要用于治疗敏感葡萄球菌、链球菌属、肺炎链球菌等革兰阳性球菌，以及流感嗜血杆菌、大肠埃希菌、奇异变形杆菌等中的敏感株所致的呼吸道感染、尿路感染、皮肤软组织感染、败血症、骨关节感染和腹腔、盆腔感染。用于腹腔和盆腔等混合性感染时需与甲硝唑合用。头孢呋辛还用于治疗对其他药耐药的脑膜炎球菌、流感嗜血杆菌感染所致的脑膜炎。

（3）第三代头孢菌素。一般性感染可用其他抗生素控制时，并非首选用药。主要用于耐药革兰阴性杆菌所致严重感染，如下呼吸道感染、败血症、腹腔感染、肾盂肾炎和复杂性尿路感染、盆腔炎性疾病、骨关节感染、复杂性皮肤软组织感染、中枢神经系统感染等。也用于铜绿假单胞菌所致的各种感染及腹腔、盆腔等部位兼有厌氧菌的混合性感染。

口服剂主要用于治疗敏感菌所致轻、中度感染或经第三代头孢菌素注射剂治疗病情已基本好转的病例。

（4）第四代头孢菌素。目前国内上市的有头孢吡肟和头孢匹罗。本药的抗菌谱和适应证与第三代头孢菌素相同，主要用于重症耐药 G^- 杆菌感染，特别是威胁生命的严重革兰阴性杆菌感染及免疫功能低下的重症时，作为第三代头孢菌素的替代治疗。

所有头孢菌素类对甲氧西林耐药葡萄球菌和肠球菌属的抗菌作用均差，故不宜用于治疗上述细菌所致感染。

【不良反应及用药护理】

（1）过敏反应。以皮疹最为常见，过敏性休克最为严重。与青霉素类之间有部分交叉过敏反应，必要时做皮试，并密切观察。对青霉素类过敏的患者和过敏体质者使用头孢菌素时要慎重，有青霉素类过敏性休克反应者，不宜再选用头孢菌素。

（2）消化道反应。可致恶心、呕吐、食欲不振、腹痛、腹泻、腹胀等反应。有胃肠道疾病的患者慎用头孢菌素。口服头孢菌素类制剂应在饭前1 h或饭后2～3 h服药，避免食物影响其吸收。

（3）造血系统毒性。可致红细胞、白细胞、血小板、中性粒细胞减少，嗜酸性粒细胞增多，某些药物偶可致溶血性贫血或再生障碍性贫血。头孢菌素类药物可抑制肠道细菌合成维生素K，长期用药可能并发出血，应避免与抗非甾体抗炎药合用，用药期间发现患者有出血倾向应及时报告医生，酌情补给维生素K。

（4）肾损害。第一代头孢菌素类对肾损害作用最为显著，可致血尿素氮、血肌酐值升高、少尿、蛋白尿等。因此，使用第一代头孢菌素前应确认患者的肾功能良好，避免与其他具有肾毒性的药物如氨基糖苷类抗生素、强效利尿药速尿等合用，以免加重肾损害，并告知患者定期监测尿蛋白、血尿素氮。肾功能不良者禁用。

（5）醉酒样反应。头孢菌素类与乙醇同用可出现面部潮红、发热、头痛等"醉酒"状态。即使很少量的酒也可引起此反应，严重者可致呼吸抑制、心力衰竭甚至死亡。用药期间不要饮酒及含乙醇的饮料。

（6）其他。①肝损害：多数头孢菌素可导致血清氨基转移酶、碱性磷酸酯酶、血胆红素等升高，但是多为一次性。②肌内注射局部有疼痛、硬结等，宜采用深部肌内注射。静脉注射时可见静脉炎。

第三节 其他β-内酰胺类抗生素

近年来开发了一系列与青霉素、头孢菌素结构不同的具有β-内酰胺环的抗生素。这些抗生素的化学结构虽有β-内酰胺环，但无青霉素类、头孢菌素类的基本结构，包括头霉素类、碳青霉烯类、氧头孢烯类、单环β-内酰胺类。

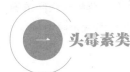

头霉素类代表药物有头孢西丁（cefoxitin）、头孢美唑（cefmetazole）、头孢替坦（cefotetan）等。化学结构与头孢菌素相似，抗菌谱与第二代头孢菌素相似，抗厌氧菌作用强于第三代头孢菌素。主要用于盆腔、腹腔、妇科等的需氧菌和厌氧菌混合感染。不良反应有皮疹、静脉炎、嗜酸性粒细胞增加、蛋白尿等。不宜与有肾毒性的抗生素合用。

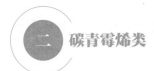

碳青霉烯类的化学结构与青霉素相似，具有广谱、强效、耐酶、毒性低等特点。对各种G^+球菌、G^-杆菌（包括铜绿假单胞菌）和多数厌氧菌有强大抗菌活性，对多数β-内酰胺酶高度稳定，与其他β-内酰胺类抗生素无交叉耐药性。药物中常用的碳青霉烯类抗生素有亚胺培南/西司他丁（泰能，tienam）、美罗培南和帕尼培南/倍他米隆（克倍宁，carbenin）。

该类抗生素主要用于以下严重感染：①多重耐药，但对本类药物敏感的需氧G^-杆菌所致严重感染；②厌氧菌与需氧菌混合感染的重症患者；③病原菌尚未查明的免疫缺陷患者中重症感染的经验治疗。常见不良反应有恶心、呕吐、药疹、静脉炎，大剂量有一定肾毒性和中枢神经系统毒性。

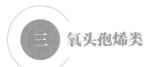

氧头孢烯类主要有拉氧头孢（latamoxef）、氟氧头孢（flomoxef）。本类药物为广谱抗菌药，对G^+、G^-菌及厌氧菌（尤其是脆弱拟杆菌）的作用强，对β-内酰胺酶稳定，$t_{1/2}$长且有效血药浓度维持较久。临床主要用于敏感菌所致尿路、呼吸道、妇科、胆道感染及脑膜炎等。不良反应以皮疹多见，偶见低凝血酶原血症和出血症状，用维生素K可以预防。

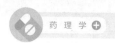

四 单环β-内酰胺类

氨曲南（aztreonam）是人工合成的第一个应用于临床的单环β-内酰胺类抗生素，对G⁻菌（包括铜绿假单胞菌）有强大的抗菌作用，对G⁺菌和厌氧菌的作用弱，还具有耐酶、低毒、分布广、与青霉素等无交叉过敏性等优点。常用于大肠杆菌、沙门氏菌、克雷伯菌和铜绿假单胞菌等所致的下呼吸道、尿路、软组织感染及脑膜炎、败血症等。主要不良反应有胃肠道不适、皮疹、转氨酶升高等。

【附】 β-内酰胺酶抑制药

克拉维酸

克拉维酸（clavulanic acid，棒酸）抗菌谱广、毒性低，抑酶谱广，但抗菌活性低，常与多种β-内酰胺类抗生素合用以增强抗菌作用，如分别与阿莫西林和替卡西林配伍组成复方制剂奥格门汀（augmentin）和替门汀（timentin）。

舒巴坦

舒巴坦（sulbactam，青霉烷砜）对金葡菌与G⁻杆菌产生的β-内酰胺酶有很强的抑制作用，抗菌作用略强于克拉维酸，与其他β-内酰胺类抗生素合用，有明显的抗菌协同作用，如分别与氨苄西林和头孢哌酮组成复方制剂优立新（unasyn）和舒普深（sulperazone）。

三唑巴坦

三唑巴坦（tazobactam）为不可逆竞争性β-内酰胺酶抑制剂，对金葡菌产生的青霉素酶和G⁻杆菌产生的β-内酰胺酶均具较强抑制作用，抑酶作用优于克拉维酸和舒巴坦。此药与哌拉西林组成复方制剂他巴星（tazocin），常用于腹腔、下呼吸道、软组织感染和菌血症的治疗。

常用制剂与用法

青霉素 注射剂：40万U、80万U、100万U。肌内注射，临用前配成溶液，一般40万~80万U/次，普通感染2次/d，严重感染4次/d，必要时每日总量可再增大。严重感染时可用作静脉滴注，但钾盐忌静脉推注，滴注时亦要计算含钾量（每60万U青霉素钾盐含钾离子39mg），并注意滴注速度，以防血钾过高。

普鲁卡因青霉素 注射剂：40万U、80万U。40万U/次，1次/d，必要时可适当增量，肌内注射。

苄星青霉素 注射剂：60万U、120万U。60万~120万U/次，2次/d，肌内注射。

苯唑西林钠 胶囊剂：0.25g。口服，0.5~1.0g/次，4~6次/d；儿童50~100mg/（kg·d），分4~6次服。宜在饭前1h或饭后2h服用，以免食物干扰吸收。注射剂：0.5g、1g。0.5~1.0g/次，3~4次/d，肌内注射或一次1~2g溶于100mL输液内静脉注射0.5~1h，3~4次/d；儿童50~100mg/（kg·d），分3~4次滴注。

氯唑西林钠 胶囊剂：0.25g。口服，0.5~1g/次，2~4次/d；儿童30~60mg/（kg·d），分2~4次服。肌内注射剂量同口服。

双氯西林　片剂：0.25 g。口服，1 ~ 3 g/d，儿童 30 ~ 50 mg/（kg·d），分 4 次服。

氨苄西林　片剂：0.25 g。口服，0.25 ~ 1 g/次，4 次/d；儿童 20 ~ 80 mg/（kg·d），分 4 次服。肌内注射剂量同口服。静脉注射或静脉滴注，2 ~ 6 g/d，儿童 50 ~ 150 mg/（kg·d）。

阿莫西林　片剂和胶囊剂：0.25 g。口服，0.5 ~ 1 g/次，3 ~ 4 次/d；10 岁以下儿童，病情轻者 0.15 g/次，3 次/d。

羧苄西林　注射剂：0.5 g、1 g。肌内注射，1 g/次，4 次/d；儿童 100 mg/（kg·d），分 4 次注射。静脉注射或静脉滴注用于铜绿假单胞菌感染时，10 ~ 20 g/d，儿童 100 ~ 400 mg/（kg·d）。

磺苄西林　注射剂：1 g、2 g。2 ~ 4 g/d，严重者可用 8 ~ 13 g/d，分 4 次肌内注射、静脉注射或静脉滴注，儿童 40 ~ 160 mg/（kg·d）。

替卡西林　注射剂：0.5 g、1 g。肌内注射或静脉注射，剂量同羧苄青霉素或磺苄青霉素。

哌拉西林　注射剂：1 g、2 g。肌内注射，4 ~ 8 g/d，儿童 100 ~ 150 mg/（kg·d）；静脉注射，8 ~ 16 g/d，儿童 100 ~ 300 mg/（kg·d），分 4 次注射。

美西林　注射剂：0.5 g、1 g。肌内注射或静脉注射，1.6 ~ 2.4 g/d，儿童 30 ~ 50 mg/（kg·d），分 4 次注射。

头孢噻吩钠　注射剂：0.5 g、1 g。肌内注射，0.5 g/次，4 次/d，严重感染时 2 ~ 4 g/d，静脉推注或静脉滴注。

头孢氨苄　片剂和胶囊剂：0.25 g。口服，0.25 ~ 0.5 g/次，分 3 ~ 4 次服。

头孢唑啉　粉针剂：0.5 g、1 g。0.5 ~ 1 g/次，3 ~ 4 次/d，肌内注射或静脉注射。

头孢拉定　胶囊剂：0.25 g、0.5 g。口服，1 ~ 4 g/d，分 4 次服，对重症者可静脉注射，每日不超过 8 g；儿童 50 ~ 100 mg/（kg·d），分 4 次服。

头孢羟氨苄　胶囊剂：0.125 g、0.25 g。口服，0.5 ~ 1 g/d，2 次/d；儿童 30 ~ 60 mg/（kg·d），分 2 ~ 3 次服。

头孢孟多　注射剂：0.5 g、1 g、2 g。肌内注射，2 ~ 4 g/d，儿童 50 ~ 100 mg/（kg·d），分 3 ~ 4 次注射；静脉注射，8 ~ 12 g/d，儿童 100 ~ 200 mg/（kg·d），分 2 ~ 4 次注射。

头孢呋辛　注射剂：0.25 g、0.5 g、0.75 g、1.5 g。肌内注射，2 ~ 2.5 g/d，儿童 30 ~ 60 mg/（kg·d），分 3 ~ 4 次注射；静脉注射，4.5 ~ 6 g/d，儿童 50 ~ 100 mg/（kg·d），分 2 ~ 4 次注射。

头孢克洛　胶囊剂：0.25 g。口服，2 ~ 4 g/d，分 4 次服；儿童 20 mg/（kg·d），分 3 次服。

头孢噻肟　注射剂：0.5 g、1 g。肌内注射，2 ~ 6 g/d，儿童 50 ~ 100 mg/（kg·d），分 3 ~ 4 次注射；静脉注射，2 ~ 8 g/d，儿童 50 ~ 150 mg/（kg·d），分 2 ~ 4 次注射。

头孢曲松　注射剂：0.5 g、1 g。肌内注射，1 g/d，溶于利多卡因注射液 3.5 mL 中，深部注入；静脉滴注，0.5 ~ 2 g/d，溶于生理盐水或 5% 葡萄糖液中，30 min 滴完。

头孢他啶　注射剂：0.5 g、1 g、2 g。静脉注射、快速静脉滴注或肌内注射，1.5 ~ 6 g/d，儿童 50 ~ 100 mg/（kg·d），分 3 次注射，后者一般溶于 1% 利多卡因 0.5 mL 后深部注入。

头孢哌酮　注射剂：0.5 g、1 g、2 g。静脉滴注、静脉推注或肌内注射，2 ~ 4 g/d，儿童 50 ~ 150 mg/（kg·d），分 2 ~ 3 次注射。

头孢西丁　注射剂：1 g。静脉滴注或肌内注射，3 ~ 8 g/d，分 3 ~ 4 次注射；儿童 45 ~ 120 mg/（kg·d），分 4 ~ 6 次注射。

拉氧头孢　注射剂：0.25 g、0.5 g、1 g。静脉注射、静脉滴注或肌内注射，1 ~ 2 g/d，分

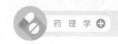

2次注射，重症者4 g/d或更高剂量；儿童40 ~ 80 mg/（kg·d），严重者可增至150 mg/（kg·d），分2 ~ 4次注射。

亚胺培南　注射剂：0.25 g、0.5 g、1 g。静脉注射，1 ~ 2 g/d，分4次注射，应与去氢肽酶抑制剂（如泰宁）合用。

氨曲南　注射剂：0.5 g、1 g。0.5 ~ 2 g/次，2 ~ 4次/d，肌内注射、静脉注射或静脉滴注（药物加入100 mL生理盐水中，于30 min内滴完）。

思考练习题

1. 青霉素类抗生素最主要的不良反应是什么？如何防治？
2. 比较四代头孢菌素的抗菌作用及临床应用的特点。

第三十六章 大环内酯类、林可霉素类及 多肽类抗生素

⊚ 学习目标

1. 掌握天然和半合成大环内酯类抗生素的特点。
2. 掌握代表药物红霉素的抗菌特点、临床应用及不良反应。
3. 了解乙酰螺旋霉素、罗红霉素等其他大环内酯类抗生素的抗菌特点。

第一节 大环内酯类抗生素

大环内酯类抗生素是一类含有十四、十五和十六元环大内酯环结构的抗生素，红霉素为其代表药。红霉素于 1952 年从链丝菌培养液中提取，后又相继开发了其他药物，包括天然品乙酰螺旋霉素、麦迪霉素等及半合成品罗红霉素、阿奇霉素、克拉霉素等。本类抗生素的作用机制是通过抑制菌体蛋白质合成，从而抗菌，为速效抑菌药。

 一 天然大环内酯类

本类药物的特点有：①对胃酸很不稳定，口服生物利用度低，pH < 4 时几乎无抗菌活性；②血药浓度低，组织浓度相对较高；③主要经胆汁排泄，对胆道感染效果好，但不易透过血—脑屏障；④抗菌谱窄，主要用于革兰阳性球菌、某些厌氧菌、军团菌、衣原体及支原体等。

红霉素（erythromycin）

【体内过程】 红霉素为碱性药物，在酸性环境中易被破坏，在碱性环境中抗菌活性增强。临床一般采用肠溶片或酯类制剂，常用制剂有红霉素肠溶片、硬脂酸红霉素、琥乙红霉素、依托红霉素（无味红霉素）等制剂。药物吸收后广泛分布于各种体液及组织中（除脑脊液外），尤其以胆汁中分布浓度最高。主要经肝脏代谢，胆汁排泄，存在肝肠循环，少量以原形由尿排出，$t_{1/2}$ 约为 2 h，肾功能不全者可延长到 6 h。

【药理作用】 抗菌谱与青霉素相似而略广。对革兰阳性菌如溶血性链球菌、草绿色链球菌、肺炎链球菌、金黄色葡萄球菌、多数表皮葡萄球菌、白喉棒状杆菌、炭疽杆菌、破伤风芽孢梭菌、产气荚膜芽孢梭菌等均有较强的抗菌作用，但不及青霉素；对部分革兰阴性菌如脑膜炎奈瑟菌、淋病奈瑟菌、百日咳鲍特菌、流感杆菌、布氏杆菌、军团菌等高度敏感；对肺炎支原体、

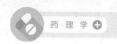
衣原体、螺旋体、立克次体及放线菌等也有效。

【作用机制】 本品为抑菌药。可与细菌核糖体50S亚基不可逆地结合，从而阻止转肽作用，使肽链不能延长，抑制细菌蛋白质的合成。与青霉素等繁殖期杀菌药合用，可产生拮抗作用。

【耐药性】 细菌对红霉素易产生耐药性，但不持久，停药数月后可恢复敏感性，故红霉素连续用药不宜超过1周。本类药物之间存在不完全交叉耐药性。

【临床应用】

（1）作为对青霉素过敏或耐药的患者的替代药物，用于β-溶血性链球菌、肺炎链球菌中的敏感菌株所致的上、下呼吸道感染，猩红热及蜂窝组织炎等感染，白喉及白喉带菌者。

（2）作为治疗军团菌病、百日咳、空肠弯曲菌肠炎、支原体肺炎、沙眼衣原体引起的新生儿结膜炎、婴儿肺炎等的首选药物。

（3）治疗耐青霉素的金黄色葡萄球菌及其他敏感菌所致的感染。

【不良反应】

（1）局部刺激性。本品口服可引起恶心、呕吐、上腹部不适及腹泻等消化道反应；静脉给药时可引起血栓性静脉炎，这是因为红霉素在盐溶液中易产生沉淀，不能用生理盐水配制，应使用糖溶液；肌内注射时会引起剧烈疼痛，故不宜使用。

（2）肝损害。长期大量使用可引起肝损害，出现转氨酶升高、肝肿大及黄疸等，及时停药可自行恢复，尤其以红霉素酯化物的发生率最高。孕妇及肝功能不良者容易发生，应慎用。

（3）耳毒性。表现为耳聋，长期大量用药时易发生，以耳蜗损害为主，前庭功能也可受损。

（4）心脏损害。静脉滴注速度过快时易发生，表现为心电图复极异常、恶性心律失常、QT间期延长，可发生晕厥或猝死。

（5）其他。偶见过敏性药疹、药热，对其过敏者应禁用；口服红霉素偶可致肠道菌群失调、引起伪膜性肠炎。

乙酰螺旋霉素（acetylspiramycin）

乙酰螺旋霉素是螺旋霉素的乙酰化物。本品耐酸，口服吸收快，组织浓度较高。抗菌谱与红霉素相似，有交叉耐药性。抗菌活性低于红霉素，临床主要应用于敏感菌所致的呼吸道、皮肤、软组织、泌尿道等感染，尤其是不能耐受红霉素的患者。常见不良反应为胃肠道反应，偶见皮疹等过敏反应。

 半合成大环内酯类

本类药物的特点有：①对胃酸稳定，口服生物利用度高；②血药浓度高，组织渗透性好；③$t_{1/2}$较长，用药次数减少；④抗菌谱广，对革兰阴性球菌抗菌活性增强；⑤不良反应较天然品少而轻。

罗红霉素（roxithromycin）

罗红霉素为红霉素的衍生物。耐酸，空腹口服吸收好，组织和体液浓度明显高于红霉素，$t_{1/2}$较长。抗菌谱与红霉素相近，存在交叉耐药性。对肺炎支原体、衣原体作用强于红霉素，对革兰阳性菌和厌氧菌作用同红霉素，对流感嗜血杆菌作用弱。临床主要应用于敏感菌所致的皮肤和软组织、呼吸道、泌尿道等部位的感染。本品的不良反应发生率低，常见有恶心、腹痛、腹泻等。

阿奇霉素（azithromycin）

阿奇霉素耐酸，可口服，吸收快，组织分布广，血浆蛋白结合率低，$t_{1/2}$ 为大环内酯类中最长者，每日只需给药一次。该药大部分以原形经粪便排出，少部分经尿排泄。抗菌谱较红霉素广，对肺炎支原体的作用是本类药物中最强的；对革兰阴性菌的作用比红霉素强，对某些细菌可表现为快速杀菌。临床主要用于敏感菌所致的急性扁桃体炎、咽炎、皮肤及软组织感染、急性支气管炎，以及轻、中度肺炎等。不良反应少，可见胃肠道反应，偶见皮疹、转氨酶及红细胞一过性升高。肝、肾功能不良者慎用，大环内酯类过敏者禁用。

克拉霉素（clarithromycin）

克拉霉素口服吸收迅速、完全，分布广，组织中浓度高。抗菌谱与红霉素近似，对沙眼衣原体、肺炎支原体、流感嗜血杆菌、厌氧菌等的作用强于红霉素。临床主要用于化脓性链球菌所致的咽炎和扁桃体炎；肺炎链球菌所致的急性中耳炎、肺炎和支气管炎；流感嗜血杆菌、卡他球菌所致的支气管炎；支原体肺炎和衣原体肺炎；葡萄球菌、链球菌所致的皮肤及软组织感染等；与其他药物联合，用于幽门螺旋杆菌感染。目前认为本品是本类药物中对革兰阳性菌、军团菌、肺炎衣原体作用最强者。

不良反应以胃肠道反应常见，但发生率低于红霉素。偶有头痛、皮疹、转氨酶暂时升高、胆汁性肝炎、二重感染、过敏反应等。哺乳期妇女慎用，妊娠期妇女禁用。

第二节　林可霉素类抗生素

林可霉素类抗生素包括林可霉素（lincomycin，洁霉素）与克林霉素（clindamycin，氯洁霉素），是由链丝菌产生或经半合成制取的一类碱性抗生素。两者具有相同的抗菌谱和抗菌机制，但由于后者口服吸收好，活性更强，且毒性较低，故临床常用。

【体内过程】　林可霉素吸收差，并易受食物影响，故宜饭前服；而克林霉素口服吸收迅速完全，可达到给药量的 90%。可广泛分布于全身并在多数组织和器官中达到有效浓度，骨组织中浓度最高。胎盘和乳汁中药物浓度亦高，孕妇和乳母使用应慎重。两药均不易透过血—脑屏障，即使脑膜炎时也难进入脑组织，故不适用于脑部感染。两药主要在肝中代谢，经胆汁和粪便排出，小部分经肾排出。

【抗菌作用】　两药的抗菌谱与红霉素相似，为窄谱抑菌药。本类药的特点是对革兰阳性菌有较强的抗菌作用，各型链球菌、葡萄球菌（包括耐青霉素的金黄色葡萄球菌）、白喉棒状杆菌等对其均敏感。还对各类厌氧菌有强大的抗菌作用，对放线菌属也有抗菌疗效，但革兰阴性菌对其不敏感。

【作用机制】　两药抗菌机制与红霉素相同，均是通过作用敏感菌核糖体的 50S 亚基，抑制肽酰基转移酶，使蛋白质肽链延伸受阻。因红霉素能与两药的作用部位相互竞争而产生拮抗作

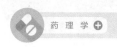

用，故不宜合用。

【耐药性】 林可霉素与克林霉素之间有完全交叉耐药性。林可霉素类与大环内酯类也有交叉耐药性，它们的耐药机制也相同。

【临床应用】 两药因呈现一定毒性，不作首选药用。主要用于：①对β-内酰胺抗生素无效或对青霉素过敏的敏感菌感染，尤其是金黄色葡萄球菌感染引起急、慢性骨髓炎的首选药；②厌氧菌和需氧菌引起的如口腔、腹腔、盆腔等混合感染。

【不良反应】

（1）胃肠道反应。很常见但较轻微，表现为恶心、呕吐、上腹部不适和腹泻等，口服给药较注射给药多见，林可霉素发生率较高。

（2）伪膜性肠炎。表现为严重腹泻、水样或血样大便，这是由难辨梭状芽孢杆菌大量繁殖并产生大量坏死性毒素引起的。一旦出现应及时停药，并口服万古霉素或甲硝唑治疗。不宜服用止泻药，因其可使肠内毒素排出延缓，加重病情。

（3）静脉炎及神经肌肉阻断作用。应避免与其他神经肌肉阻滞剂如氨基糖苷类抗生素合用。

（4）其他。偶见皮疹、中性粒细胞减少和血清转氨酶增高、黄疸等肝功能异常。肝功能减退的患者，使用时需减量应用。静脉制剂应缓慢滴注，不可静脉推注。

第三节　多肽类抗生素

多肽类抗生素主要有万古霉素（vancomycin）和去甲万古霉素（norvancomycin）。两药化学结构相似，去甲万古霉素的抗菌活性略强于万古霉素。

【体内过程】 本类药物口服很难吸收，也不宜肌内注射，只宜采用静脉滴注给药。体内分布广泛，可进入各组织器官和体液，亦能通过胎盘进入胎儿体内，但不易透过血—脑屏障，不适用于脑组织感染。90％以上以原形由肾排出，肾功能不全时$t_{1/2}$明显延长，需适当调整用量。

【抗菌作用】 两药属窄谱快速杀菌剂。对革兰阳性菌，尤其是革兰阳性球菌如葡萄球菌（包括耐药金黄色葡萄球菌）、化脓性链球菌、草绿色链球菌、肺炎链球菌及肠球菌等有强大的抗菌作用，对厌氧菌如难辨梭状芽孢杆菌亦有较好的抗菌作用，炭疽芽膜杆菌、白喉棒状杆菌、放线菌、淋病奈瑟菌对其亦敏感，但所有革兰阴性菌、真菌等对本品均不敏感。

【作用机制】 其抗菌作用机制主要是与细胞肽聚糖结合，造成细菌细胞壁缺损，从而杀菌，同时该类药物还能抑制胞浆内RNA的合成。由于本类药的结构特殊，细菌对本类药不易产生耐药，与其他抗生素之间无交叉耐药性。

【临床应用】

（1）适用于对青霉素类、头孢菌素类过敏或耐药的革兰阳性菌所致的严重感染，特别是甲氧西林耐药金葡菌（methicillin resistant staphylococcus aureus，MRSA）或甲氧西林耐药凝固酶阴性葡萄球菌（methicillin resistant coagulase negative staphylococcus，MRCNS）、肠球菌属及耐青霉素肺炎链球菌所致感染。

（2）粒细胞缺乏症高度怀疑革兰阳性菌感染的患者。

（3）口服用于经甲硝唑治疗无效的抗生素所致的假膜性肠炎患者。

【不良反应】

（1）耳毒性。表现为耳鸣、眩晕，甚至永久性耳聋。老人、儿童及肾功能不全者尤易发生，用药期间应注意听力改变，必要时监测听力，不宜与其他有肾毒性、耳毒性的药物合用。

（2）肾毒性。轻者出现蛋白尿和管型尿，重者有血尿、少尿甚至肾衰竭。应根据肾功能和血药浓度调整用药剂量，1个疗程一般不超过14 d。老年人、新生儿、早产儿或肾病患者应慎用。

（3）变态反应。偶有斑块皮疹和过敏性休克。万古霉素快速静脉注射时，可出现皮肤潮红、红斑、荨麻疹、心动过速和低血压，称为"红人综合征"。这可能与静脉注射万古霉素速度过快引起的组胺释放有关。

（4）其他。口服有恶心、呕吐和眩晕，静脉注射时偶见疼痛和血栓性静脉炎。

常用制剂与用法

红霉素 肠溶片剂：0.125 g、0.25 g。口服，0.2 ～ 0.5 g/次，4次/d。注射剂（乳糖酸盐）：0.25 g、0.3 g。静脉滴注，0.3 ～ 0.6 g/次，3 ～ 4次/d，一般用5%葡萄糖液稀释后使用。

依托红霉素 片剂：0.125 g。口服，0.125 ～ 0.2 g/次，3 ～ 4次/d。

乙酰螺旋霉素 片剂或胶囊剂：0.1 g、0.2 g。口服，2 g/d，分2 ～ 4次服；儿童50 ～ 100 mg/（kg·d），分4次服。

麦迪霉素 胶囊剂或肠溶片：0.1 g、0.2 g。口服，0.8 ～ 1.2 g/d，分3 ～ 4次服。

克拉霉素 片剂：0.25 g、0.5 g。口服，0.25 ～ 0.5 g/次，1次/d，疗程为7 ～ 14 d；12岁以下儿童不宜使用。

罗红霉素 片剂：0.15 g。口服，0.3 ～ 0.6 g/d，分2次服。

交沙霉素 片剂：0.1 g。口服，0.8 ～ 1.2 g/d，分3 ～ 4次服。

阿奇霉素 片剂或胶囊剂：0.25 g、0.5 g。口服，0.5 g/d，1次/d，连续3 d，或第1天0.5 g，疗程为2 ～ 5 d，0.25 g/d；儿童10 mg/kg，1次/d，连用3 d。

盐酸林可霉素 片剂或胶囊剂：0.25 g、0.5 g。口服，0.5 g/次，3 ～ 4次/d，饭后服；儿童30 ～ 60 mg/（kg·d），分3 ～ 4次服。注射剂：0.2 g、0.6 g。肌内注射，0.6 g/次，2 ～ 3次/d；或0.6 g/次溶于100 ～ 200 mL溶液中缓慢静脉滴注，2 ～ 3次/d；儿童15 ～ 40 mg/（kg·d），分2 ～ 3次。

盐酸克林霉素 胶囊剂：0.075 g、0.15 g。口服，0.15 ～ 0.3 g/次，3 ～ 4次/d；儿童16 mg/（kg·d），分3 ～ 4次服。注射剂：0.15 g。肌内注射或静脉注射，0.6 ～ 1.8 g/d，分2 ～ 4次服。

盐酸万古霉素 片剂：0.25 g、0.5 g。口服，0.5 g/次，4次/d。注射剂：0.5 g（1 mL）。静脉滴注，0.5 ～ 1 g/次，每克至少加注射用液体200 mL，1 h以上缓慢滴入，疗程为2周。

盐酸去甲万古霉素 片剂（粉针剂）：0.4 g。口服，0.4 g/次，4次/d，疗程为5 ～ 7 d。静脉滴注，0.4 ～ 0.5 g/次，每克至少加注射用液体200 mL，1 h以上缓慢滴入，疗程为2周。

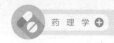

思考练习题

1. 简述红霉素的抗菌作用和临床应用的特点。

2. 与红霉素比较，半合成大环内酯类抗生素有哪些特点？

3. 林可霉素是否可与大环内酯类抗生素合用？为什么？

4. 简述万古霉素类的抗菌作用、抗菌机制及临床应用的特点。

第三十七章　氨基糖苷类抗生素

学习目标

1. 掌握氨基糖苷类抗生素的共性。
2. 熟悉庆大霉素、链霉素、阿米卡星、妥布霉素的抗菌谱，临床应用及主要不良反应。
3. 了解其他氨基糖苷类抗生素的作用特点及临床应用。

氨基糖苷类（aminoglycosides）抗生素由氨基糖分子和氨基醇环以苷键连接而成，包括两大类：一类是天然抗生素，由链霉菌或小单孢菌培养液中提取，主要包括链霉素、卡那霉素、妥布霉素、大观霉素、新霉素、庆大霉素、西索米星、阿司米星等；另一类是半合成抗生素，如阿米卡星、奈替米星等。由于本类药物结构基本相似，因此药动学、抗菌作用及不良反应有很多共性。

一　氨基糖苷类抗生素的共性

（一）体内过程

氨基糖苷类抗生素口服难吸收，仅用于肠道感染。全身感染时必须注射给药，多采用肌内注射，一般不主张静脉给药。吸收后主要分布于细胞外液，不易通过血—脑屏障，脑膜炎时在脑脊液仍难达到有效浓度。在体内不被代谢，主要以原形由肾脏排泄，尿药浓度高，特别适于治疗泌尿系统感染。氨基糖苷类抗生素水溶性好，性质稳定，在碱性环境中抗菌作用增强。

（二）抗菌谱

抗菌谱较广，对革兰阴性杆菌如大肠埃希菌、肠杆菌属、变形杆菌属、志贺菌属等具有强大抗菌作用，对枸橼酸菌属、沙雷菌属、沙门菌属、产碱杆菌属等也有一定的抗菌活性；对革兰阴性球菌如淋病奈瑟菌、脑膜炎奈瑟菌等作用较差；对链球菌作用强。此外，链霉素对结核分枝杆菌敏感。

（三）抗菌机制

氨基糖苷类抗生素属静止期杀菌药。通过多个环节抑制细菌蛋白质合成，还能使细胞膜通透性增加，造成细胞内 K^+、酶等大量生命物质外漏，从而呈现快速杀菌作用。与 β- 内酰胺类抗生素有协同作用。

（四）耐药性

细菌对本类药物可产生不同程度的耐药性，本类药物之间有部分或完全交叉的耐药性。产

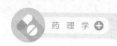

生耐药性的主要机制是产生了钝化酶（包括磷酸转移酶、核苷转移酶、乙酰转移酶等），还使细胞膜通透性下降，阻止抗生素进入细菌体内及靶位改变。

（五）不良反应

（1）耳毒性。耳毒性包括前庭神经和耳蜗听神经损害。其中，前者多见于链霉素和庆大霉素，出现较早，表现为眩晕、恶心、呕吐、眼球震颤和共济失调等；后者出现较晚，表现为耳鸣、听力减退，甚至永久性耳聋，以阿米卡星多见。为防止和减少耳毒性的发生，用药期间要经常询问患者是否有耳鸣、眩晕等先兆症状，定期进行仪器听力检查。避免与其他有耳毒性的药物合用，如高效能利尿药、万古霉素等，也应避免与能掩盖耳毒性的药物如抗组胺药合用。孕妇、哺乳期妇女禁用。

（2）肾毒性。本类抗生素是诱发药源性肾衰的最常见因素。初期表现为尿浓缩困难，随后出现蛋白尿、管型尿，严重者可发生蛋白质血症、无尿症和肾衰。庆大霉素和阿米卡星较易发生。为防止和减少肾毒性的发生，用药时应定期进行肾功能检查，发现早期症状应立即停药，并避免与有肾毒性的药物如第一代头孢菌素、万古霉素、呋塞米等合用。老人和肾功能不良患者应禁用或慎用。

（3）神经肌肉阻滞。大剂量应用还可引起神经肌肉阻滞，甚至引起呼吸麻痹。一旦发生，应立即静脉注射新斯的明和钙剂。避免与肌肉松弛药、全麻药等合用。重症肌无力、血钙过低者禁用或慎用。

（4）过敏反应。以皮疹、药热、血管神经性水肿、口周发麻等多见。链霉素发生率较高，其过敏性休克的发生率仅次于青霉素，使用前应做皮试。一旦发生过敏性休克，应立即注射葡萄糖酸钙和肾上腺素抢救。

本类药物不宜联用，以免毒性相加。不宜与其他药物如 β-内酰胺类抗生素在注射器内混合注射，以免氨基糖苷类抗生素失活而降低药效。

 常用氨基糖苷类抗生素

庆大霉素（gentamycin）

庆大霉素口服吸收很少，肌内注射吸收迅速而完全，主要以原形经肾脏排泄，$t_{1/2}$ 为 4 h，肾功能不全时可明显延长。

庆大霉素是临床治疗革兰阴性杆菌感染的常用药物。抗菌谱广，对多数革兰阴性杆菌具有强大抗菌活性，对葡萄球菌属亦有良好作用，但对结核分枝杆菌无效。由于疗效确切，价格便宜，目前常用于：①革兰阴性杆菌感染所致的肺炎、骨髓炎、心内膜炎及败血症等的首选药；②常与羧苄西林或头孢菌素合用于铜绿假单胞菌所致感染；③泌尿系手术前预防术后感染，口服用于肠道感染及术前肠道消毒。不良反应以可逆性肾损害多见，有耳毒性，以前庭损害为主，偶见过敏反应及神经肌肉接头阻滞作用。

阿米卡星（amikacin，丁胺卡那霉素）

阿米卡星肌内注射 45 ~ 90 min 血药浓度达峰值，静脉滴注 15 ~ 30 min 达峰值，$t_{1/2}$ 为

2～2.5 h，主要经肾脏排泄。

阿米卡星是卡那霉素的半合成衍生物，在氨基糖苷类抗生素中抗菌谱最广，对革兰阴性杆菌和金黄色葡萄球菌均有较强的抗菌活性，但作用较庆大霉素弱。优点是对多种氨基糖苷类灭活酶稳定，不易产生耐药性。临床主要用于对庆大霉素、妥布霉素等已耐药的革兰阴性杆菌，尤其适于铜绿假单胞菌所致的感染。耳毒性较常见，肾毒性较庆大霉素低，偶见过敏反应，可导致二重感染。

卡那霉素（kanamycin）

卡那霉素抗菌谱与链霉素相似，对结核分枝杆菌、金葡菌有效，对铜绿假单胞菌无效。细菌易产生耐药性，耳、肾毒性均较链霉素、庆大霉素大，仅次于新霉素，故临床很少应用。

链霉素（streptomycin）

链霉素为最早用于临床的氨基糖苷类抗生素，也是最早用于临床的抗结核药。曾广泛用于各种革兰阴性杆菌感染的治疗，对结核分枝杆菌作用强大，但对铜绿假单胞菌无效。由于对一般细菌抗菌作用不强，且毒性较大，耐药菌株多，现已少用。临床仅用于：①作为第一线抗结核药，常与利福平、异烟肼等联合应用，治疗多重耐药的结核病；②与四环素合用治疗布鲁菌病、土拉菌病和鼠疫，常作为首选；③常与青霉素或氨苄西林配伍治疗细菌性心内膜炎。不良反应以耳毒性最常见，尤其是前庭功能损害，其次是神经肌肉阻滞和肾毒性，过敏性休克发生率为同类药物中最高。

妥布霉素（tobramycin）

妥布霉素抗菌谱与庆大霉素相似，对铜绿假单胞菌的作用较庆大霉素强，对其他革兰阴性杆菌作用弱于庆大霉素，对金葡菌作用与庆大霉素相似。临床主要用于铜绿假单胞菌所致的严重感染，也用于革兰阴性菌所致的全身感染，一般不作为首选药。不良反应同庆大霉素，但耳毒性略低。

奈替米星（netilmicin）

奈替米星属于新型氨基糖苷类抗生素。抗菌谱广，对多种革兰阴性菌如肠杆菌科及铜绿假单胞菌等均有良好抗菌作用，对革兰阳性球菌的作用强于其他氨基糖苷类。耐酶性强，不易产生耐药性，与其他药物无交叉耐药。主要用于敏感菌所致的消化道、呼吸道、泌尿道及皮肤软组织等部位的感染。本药的耳、肾毒性发生率较低，但仍应注意。孕妇禁用，哺乳期妇女在用药期间应停止哺乳。

大观霉素（spectinomycin，淋必治）

大观霉素仅对淋病奈瑟菌包括产青霉素酶的淋病奈瑟菌有高度抗菌活性，对其他细菌和梅毒螺旋体无效。由于易产生耐药性，仅限于对青霉素耐药或过敏的淋病患者应用。本品毒性较低，耳毒性少见，偶有注射部位疼痛、恶心、呕吐、头痛、眩晕、寒战、发热、失眠、荨麻疹等不良反应。孕妇、新生儿、对本品过敏者及肾功能不全者禁用。

新霉素（neomycin）

新霉素因耳、肾毒性在氨基糖苷类药物中均最大，已被禁止全身用药。因口服很少吸收，可口服用于肠道感染、肠道手术前消毒或肝昏迷患者，也可局部应用于如脓疮、疖、溃疡及烧伤等各种皮肤黏膜感染。

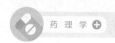

三 氨基糖苷类抗生素的用药护理

（1）本类药物有肾毒性，用药期间应定期检查肾功能，避免与磺胺药、呋塞米等有肾毒性的药物合用，注意观察尿量及颜色的变化，一旦出现肾功能损害，应调整用药剂量或停药。肾功能不全者禁用。

（2）用药期间应注意询问患者有无耳鸣、眩晕等早期耳毒性症状，并进行听力监测；避免与强效利尿药、甘露醇等有耳毒性的药物合用；一旦出现早期症状，应立即停药。老人、儿童、哺乳期妇女慎用，孕妇禁用。

（3）链霉素用药前应做皮试。一旦发生过敏性休克，抢救措施除同青霉素外，还可静脉缓慢注射葡萄糖酸钙抢救。

（4）大剂量静脉滴注或腹腔给药，可阻断神经肌肉接头，用药前应准备好钙剂或新斯的明。

（5）本类药物局部刺激性强，应采用深部肌内注射，并注意更换注射部位。静脉滴注应稀释后缓慢滴注。不宜与青霉素类同瓶滴注或混合注射。为避免毒性相加，同类药物间不宜联用。

常用制剂与用法

硫酸链霉素 注射剂：0.5 g、0.75 g、1 g、2 g、5 g。肌内注射，0.75 ~ 1.0 g/d，儿童 15 ~ 30 mg/（kg·d），分 1 ~ 2 次肌内注射。片剂，1 ~ 3 g/d，儿童 1 mg/（kg·d），分 4 次服。

硫酸庆大霉素 片剂：2 万 U（20 mg）、4 万 U（20 mg）。口服，24 万 ~ 64 万 U/次，儿童 1 万 ~ 1.5 万 U/（kg·d），分 4 次服。注射剂：20 mg（1 mL）、40 g（1 mL）、80 g（1 mL）。肌内注射或静脉注射，80 mg/次，2 ~ 3 次/d。外用，0.5% 软膏，0.5% 滴眼液。

硫酸卡那霉素 注射剂：0.5 g、1 g。肌内注射，1 ~ 1.5 g/d，儿童 20 ~ 30 mg/（kg·d），分 2 ~ 3 次注射。静脉滴注剂量同肌内注射。疗程一般不超过 10 ~ 14 d。

硫酸妥布霉素 注射剂：40 mg、80 mg。肌内注射或静脉注射，1.5 mg/（kg·次），每 8 h 1 次，总量不超过 5 mg/（kg·d），疗程一般不超过 10 ~ 14 d。

硫酸阿米卡星 注射剂：0.1、0.2 g。肌内注射，1.0 ~ 1.5 g/d，分 2 ~ 3 次注射。

硫酸西索米星 注射剂：75 mg、100 mg。肌内注射，全身性感染 3 mg/（kg·d），分 3 次注射；尿道感染 2 mg/（kg·d），分 2 次给予。

硫酸奈替米星 注射剂：5 mg、100 mg。肌内注射，4 ~ 6 mg/（kg·d），严重感染 7.5 mg/（kg·d），分 2 ~ 3 次注射；儿童 6 ~ 7.5 mg/（kg·d），分 3 次给予。

硫酸新霉素 片剂：0.1 g、0.25 g。口服，1 ~ 4 g/d，儿童 25 ~ 50 mg/（kg·d），分 4 次服。外用：0.5% 软膏、0.5% 滴眼液。

大观霉素 注射剂：2 g。深部肌内注射，2 g/次溶于 3.2 mL 特殊稀释液（0.9% 苯甲醇溶液），1 ~ 2 次/d。

思考练习题

1. 氨基糖苷类抗生素有何共性？
2. 氨基糖苷类抗生素能否联合应用？为什么？

第三十八章　四环素类及氯霉素类抗生素

学习目标

1. 掌握四环素类抗生素的共性。
2. 熟悉四环素、多西环素、米诺环素的抗菌特点。
3. 了解氯霉素的抗菌特点、临床应用、不良反应及防治措施。

第一节　四环素类抗生素

四环素类抗生素都具有菲烷的基本骨架，为酸、碱两性物质，在酸性环境中性质较为稳定，在碱性环境中易被破坏，一般用其盐酸盐。按其来源分为天然品和半合成品两大类。天然品有四环素、土霉素、金霉素等，半合成品有多西环素、米诺环素等。现土霉素已基本不用，金霉素仅限于外用，天然品正逐渐被半合成品替代。

【抗菌特点】　本类抗生素属于广谱抗生素。对大多数革兰阳性细菌、革兰阴性细菌有效，对立克次体、衣原体、支原体、螺旋体及阿米巴原虫等也有抑制作用。在众多常用药物中，抗菌活性以米诺环素最强，多西环素次之，四环素最差。

【作用机制】　本类抗生素为快速抑菌药，高浓度时也具有杀菌作用。它能与敏感菌核蛋白体的 30S 亚基结合，阻止 aa-tRNA 在 A 位连接，从而抑制肽链的延伸和菌体蛋白质的合成。药物也可增加细菌细胞膜通透性，使胞内核苷酸等重要生命物质外漏，进而抑制细菌 DNA 的复制。

【耐药性】　细菌对本类药物耐药性的产生呈渐进性，近年来耐药菌株逐渐增多。其产生机制主要是通过耐药质粒介导，可以传递、诱导其他敏感菌转为耐药菌；耐药菌的细胞膜可以使药物摄取减少，排出增加。天然四环素间存在完全交叉耐药性，但对天然四环素耐药的细菌对半合成四环素可能仍敏感。

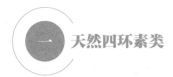

一　天然四环素类

四环素（tetracycline）

【体内过程】　口服可吸收但不完全，易受食物的影响。Ca^{2+}、Mg^{2+}、Fe^{2+}、Al^{3+}等多价金属离子在肠道内易与本类抗生素形成络合物，减少药物的吸收；奶制品、抗酸药、H_2受体阻断

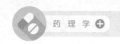

药及抗贫血药等均可妨碍本类药物的吸收；酸性药物如维生素C可以促进四环素类吸收。吸收后广泛分布于各组织和体液中，易渗入胸水、腹水，能沉积于骨、骨髓、牙齿及牙釉质中，但不易透过血—脑脊液屏障。可分泌至乳汁中，易透过胎盘进入胎儿体内。主要以原形经肾脏排泄，可用于泌尿系统感染，碱化尿液可增加其尿中排出量；少量药物还可自胆汁分泌，形成肝肠循环。

【抗菌作用】 抗菌谱广，对大多数革兰阳性菌、革兰阴性菌有效，但对革兰阳性菌的作用不如青霉素类和头孢菌素类，对革兰阴性菌的作用不如氨基糖苷类及氯霉素类；对支原体、衣原体、立克次体有强效；对螺旋体及阿米巴原虫也有抑制作用，但对铜绿假单胞菌、伤寒沙门菌、结核分枝杆菌、病毒和真菌无效。

【临床应用】 近年来由于其他高效低毒新型药不断涌现、四环素耐药菌株日渐增加以及特殊的不良反应，现在临床已经很少使用四环素，但在无多西环素时，仍可首选用于下列疾病的治疗：①立克次体感染所致的斑疹伤寒、恙虫病、Q热和柯氏立克次体肺炎；②支原体感染所致的肺炎、尿道炎等；③衣原体感染引起的鹦鹉热、性病淋巴肉芽肿及沙眼等；④螺旋体感染引起的回归热等；⑤其他如布鲁菌病（需与氨基糖苷类联合应用）、霍乱、土拉菌病及鼠疫。

四环素类亦可用于对青霉素类抗生素过敏的破伤风、气性坏疽、梅毒、淋病、非淋菌性尿道炎和钩端螺旋体病的治疗。

【不良反应】

（1）局部刺激性。口服可引起恶心、呕吐、上腹部不适、腹泻等症状，饭后服可减轻，但会减少药物吸收。长期大量静脉滴注可以引起血栓性静脉炎，一般不采用此种给药途径。肌内注射刺激性大，禁用。

（2）二重感染。年老体弱、婴幼儿、免疫功能低下、尿毒症、心力衰竭患者尤易发生。长期大剂量使用时常见的二重感染有两种：一种为白色念珠菌感染所致的鹅口疮、呼吸道炎、肠炎、阴道炎、尿路感染等，应立即停药并进行抗真菌治疗；另一种为难辨梭菌感染引起的假膜性肠炎，表现为脱水、肠壁坏死、休克，可致死，应用万古霉素或甲硝唑治疗。

（3）影响骨骼和牙齿的生长。四环素可与新形成的骨骼和牙齿中沉积的钙离子结合，抑制骨骼发育，造成牙齿黄染，牙釉质发育不良。孕妇、哺乳期妇女及8岁以下儿童禁用。

（4）其他。长期大剂量使用，可引起肝、肾损坏；偶见药热、皮疹、光敏性皮炎、剥脱性皮炎等过敏反应。

 半合成四环素类

多西环素（doxycycline，强力霉素）

多西环素$t_{1/2}$长，1 d只需给药1次，抗菌活性是四环素的2～10倍，为四环素类抗生素中最常用的药物。脂溶性高，口服吸收快而完全，不易受食物影响；分布广，脑脊液中可达有效浓度；主要经胆汁排泄，可形成肝肠循环；少部分经肾脏排泄。抗菌谱与四环素相同，有强效、速效、长效的特点，对耐天然四环素类的细菌仍然有效。临床用于敏感菌所致呼吸道、尿路、胃肠道、胆道及五官科等感染，特别适合伴有肾衰竭的肾外感染。不良反应较四环素少，常见有恶心、呕吐、腹泻等胃肠道刺激症状，口服给药时，应以大量水送服，并保持直立位

30 min以上，以免引起食管炎。易致光敏反应。

米诺环素（minocycline，二甲胺四环素）

米诺环素为长效、高效品种，抗菌活性为本类药物中最强。口服吸收完全且迅速，不受食物影响，但抗酸药或重金属离子仍可影响吸收；组织穿透力强，分布广，脑脊液浓度高于同类药物；经胆汁和肾脏排出。抗菌谱与四环素相同，对耐天然四环素的细菌有效。临床用于治疗酒糟鼻、痤疮和沙眼衣原体所致的非淋菌性尿道炎等。不良反应除与四环素相似外，还可引起独特的前庭反应，表现为恶心、呕吐、头晕、运动失调等症状，影响其使用。

第二节　氯霉素类抗生素

氯霉素（chloramphenicol）

氯霉素是1947年由委内瑞拉在链丝菌培养液中提取的抗生素，在酸性环境中稳定，碱性环境中易分解失效。该药作为第一个广谱抗生素曾广泛应用于临床，但很快发现其可诱发致命性不良反应再生障碍性贫血和灰婴综合征，临床应用受到极大限制。目前，临床仅使用其人工合成的左旋体来治疗某些严重的感染。

【体内过程】 脂溶性高，口服吸收迅速而完全，分布广，脑脊液中药物浓度较其他抗生素高。大部分在肝脏与葡萄糖醛酸结合后失活，再经肾脏排泄。

【抗菌作用】 氯霉素属于广谱抗生素，对革兰阳性菌作用不如青霉素类和四环素类，对革兰阴性菌的作用强于革兰阳性菌，如对流感嗜血杆菌、脑膜炎奈瑟菌、肺炎链球菌效果非常好；对立克次体、衣原体、支原体、螺旋体也有效。对铜绿假单胞菌、结核分枝杆菌、病毒、真菌、原虫等无效。

【作用机制】 氯霉素为速效抑菌药，高浓度时有杀菌作用。它能与细菌核糖体50S亚基上的肽酰转移酶位点结合，阻止肽链延伸，从而抑制菌体蛋白质合成。

【耐药性】 耐药性产生较慢，近年耐药菌株有逐年上升趋势。产生机制主要是通过基因突变、接合或转导机制，产生氯霉素乙酰转移酶，从而使氯霉素失活；某些革兰阴性菌则通过染色体突变使特异蛋白质缺失，降低了细胞膜对药物的通透性。

【临床应用】 因毒性反应严重，现临床少用，但因其脂溶性高、组织穿透力强及对胞内菌有效等特性，临床仍用于一些严重感染。

（1）治疗伤寒、副伤寒。氯霉素可用于敏感伤寒沙门菌所致伤寒的治疗，但一般不作为首选药，以氟喹诺酮类为首选药。

（2）细菌性脑膜炎和脑脓肿。与青霉素合用是治疗需氧菌与厌氧菌混合感染引起的耳源性脑脓肿的首选方案；患者对氨苄西林耐药或对青霉素过敏时，也可作为备选药物用于流感嗜血杆菌、脑膜炎球菌、肺炎链球菌或病原体不明的脑膜炎。

（3）厌氧菌感染。氯霉素对脆弱拟杆菌等厌氧菌抗菌活性较强，可用以治疗腹腔和盆腔的厌氧菌感染；有些需氧菌与厌氧菌所致的混合感染，可与氨基糖苷类等药物联合治疗。

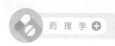

（4）细菌性眼部感染。主要局部用药治疗敏感菌引起的眼内炎及全眼球炎、沙眼和结膜炎。

【不良反应】

（1）抑制骨髓造血功能。它是氯霉素最严重的不良反应，有两种表现形式。①可逆性骨髓抑制：较为常见，发生率和严重程度与剂量或疗程相关，原因可能是抑制了骨髓造血细胞线粒体中的核蛋白体70S亚基，使各种血液成分合成减少。表现为白细胞和血小板减少，并可伴贫血，及时停药，可以恢复。②再生障碍性贫血：与剂量和疗程无关，一旦发生很难逆转，发病率低，但病死率高，发病机制不清。故应严格掌握氯霉素的用药指征，用药期间应定期复查血象，避免长期反复用药，同时禁止与其他骨髓抑制药物合用。因可影响胎儿骨髓造血，故孕妇禁用。

（2）灰婴综合征。常见于早产儿和新生儿，因其肝肾功能发育不全，对氯霉素解毒能力差，大剂量应用本药后可发生灰婴综合征。表现为呕吐、腹胀、呼吸急促或不规则、肤色发灰、低体温、软弱无力、循环衰竭等症状，甚至造成死亡。新生儿尤其是早产儿、肝功能不全者应避免使用氯霉素。

（3）其他。葡萄糖-6-磷酸脱氢酶缺乏患者可以发生溶血性贫血。可导致视神经炎、周围神经炎、幻视、幻听和中毒性精神病。偶见皮疹、血管性水肿、结膜水肿等过敏症状。二重感染比四环素少见。

【药物相互作用】 氯霉素为肝药酶抑制药，与抗癫痫药、降血糖药等合用时可以使毒性增加，要注意剂量的调整；氯霉素与红霉素、克林霉素等不能合用，因为它们的作用结合位点十分接近，可相互竞争而产生拮抗作用；氯霉素与青霉素合用治疗脑膜炎时，二者不能同瓶滴注，应先用青霉素，后用氯霉素。

常用制剂与用法

盐酸四环素 片剂和胶囊剂：0.25 g、0.5 g。口服，0.25 ~ 0.5 g/次，3 ~ 4次/d。

盐酸土霉素 片剂：0.125 g、0.25 g。口服，0.5 g/次，3 ~ 4次/d。8岁以下儿童30 ~ 40 mg/（kg·d），分3 ~ 4次服用。

多西环素 片剂和胶囊剂：0.1 g。口服，成人首剂0.2 g，以后0.1 ~ 0.2 g/次，1次/d；儿童首剂4 mg/kg，以后2 ~ 4 mg/（kg·d），1次/d。

米诺环素 胶囊剂：0.1 g。首剂0.2 g，以后0.1 g/次，2次/d。

氯霉素 片剂或胶囊剂：0.25 g。口服，0.25 ~ 0.5 g/次，3 ~ 4次/d；儿童25 ~ 50 mg/（kg·d），分3 ~ 4次服用。注射剂：0.25 g。静脉滴注，1 ~ 2 g/d，分2次给予。眼膏、滴眼剂、滴耳液：局部外用。

琥珀氯霉素 注射剂：0.6 g（相当于氯霉素0.5 g），1 ~ 2 g/d，分2 ~ 4次肌内注射或静脉滴注；儿童25 ~ 50 mg/（kg·d），分2次静脉滴注。

思考练习题

1. 试述天然四环素类与半合成四环素类的药动学特点。

2. 简述四环素类、氯霉素的主要不良反应及防治措施。

3. 简述氯霉素的主要临床应用。

4. 为什么氯霉素在临床上的使用要受到限制？

第三十九章　人工合成的抗菌药

学习目标

1. 掌握喹诺酮类药物的共性、作用机制，环丙沙星、诺氟沙星、氧氟沙星、司帕沙星的药理作用及临床应用。
2. 掌握磺胺类药物的分类、代表药物、作用机制、临床应用和不良反应。
3. 熟悉甲氧苄啶的作用机制及与磺胺类药物合用的意义。
4. 了解硝基呋喃类、硝基咪唑类的抗菌作用和临床应用。

第一节　喹诺酮类药物

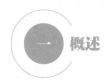

一　概述

常用喹诺酮类药物

喹诺酮类（quinolones）药物指含有 4-喹诺酮类母核的合成抗菌药物，属于静止期杀菌剂，具有抗菌谱广、抗菌力强、组织浓度高、口服吸收好、与其他常用抗菌药无交叉耐药性、抗菌后效应较长、不良反应相对较少等特点，已成为临床治疗细菌感染性疾病的重要药物。按其问世先后可分为四代：第一代是 1962 年合成的萘啶酸（nalidixic acid），因吸收差、毒性大、抗菌作用差，已被淘汰；第二代是 1973 年合成的吡哌酸（pipemidic acid）等，主要用于革兰阴性菌引起的泌尿道和消化道感染；第三代是 20 世纪 80 年代问世的氟喹诺酮类（fluoroquinolones），如诺氟沙星、环丙沙星、氧氟沙星、左氧氟沙星、洛美沙星、氟罗沙星、司帕沙星等；有文献将 20 世纪 90 年代后期至今生产的氟喹诺酮类称为第四代，如莫西沙星、吉米沙星（gemifloxacin）、加替沙星（gatifloxacin）等。第三代和第四代是当前临床上治疗细菌感染性疾患非常重要的药物。

【体内过程】　第三代喹诺酮类的特点：①多数口服吸收较好，血药浓度相对较高。②与血浆蛋白结合率低，多数在 10% ～ 37%。③广泛分布于组织和体液中，在肺、肝、肾、膀胱、前列腺、卵巢、输卵管和子宫内膜的药物浓度高于血药浓度。本类药主要通过肾、肝代谢。

【抗菌作用及作用机制】　第三代喹诺酮类与第一、第二代相比，其抗菌谱广而强，一般对革兰阴性菌，如大肠杆菌、痢疾杆菌、伤寒杆菌、产气杆菌、变形杆菌、流感杆菌、淋球菌等作用较强；对革兰阳性球菌，如金黄色葡萄球菌、链球菌等也有效，有的品种对铜绿假单胞菌、厌氧菌、支原体、衣原体、分枝杆菌、军团菌、流感杆菌、卡他球菌也有作用。左氧氟沙星是氧氟沙星光学左旋异构体，作用强一倍，剂量为氧氟沙星的一半。

喹诺酮类药主要是通过抑制细菌的DNA回旋酶，干扰细菌的DNA复制，导致细菌的死亡。本类药物在治疗剂量时对哺乳动物的DNA回旋酶影响小，故对人体毒性低。

【耐药性】 近年来耐药菌株呈增长趋势，以金葡菌（尤其耐甲氧西林金葡菌）、表皮葡萄球菌、肺炎链球菌、大肠杆菌、铜绿假单胞菌等耐药菌株相对多见。其产生耐药的原因：①DNA回旋酶与喹诺酮类药的亲和力下降；②细菌外膜通道蛋白减少或缺失，使细菌对药物摄取减少；③细菌主动外排系统高表达，使药物流出细胞增加。喹诺酮类与其他抗菌药物间无明显交叉耐药性，但同类药物间存在交叉耐药现象。

【临床应用】 目前临床主要应用抗菌活性强、毒性低的第三代产品。主要用于敏感菌所致的泌尿生殖道系统、呼吸系统、骨骼系统、肠道及胆道、皮肤软组织等部位的感染。可替代大环内酯类抗生素用于嗜肺军团菌和其他军团菌所致的感染。左氧氟沙星可有效治疗肺炎链球菌、肺炎衣原体、肺炎克雷伯菌属或肺炎支原体引起的肺炎。也可作为β-内酰胺类治疗全身性感染的替代药。

【不良反应】 不良反应均较轻，能被大多数患者所耐受。

（1）胃肠道反应。常见味觉异常、食欲不振、恶心、呕吐、腹痛、腹泻、便秘等，常与剂量有关。

（2）神经系统反应。因本类药物能较好透过血—脑屏障，可进入脑组织而引起神经系统反应。表现为头晕、头痛、失眠、眩晕及情绪不安等，以失眠最多见；严重时可产生复视、色视、抽搐、神志改变、幻觉等中枢神经症状。因此，不宜用于有中枢神经系统疾病或病史（尤其有癫痫病史）的患者。

（3）过敏反应。发生率为0.6%。可出现血管神经性水肿、皮肤瘙痒、皮疹等过敏症状；偶见过敏性休克；个别出现光敏性皮炎，以服用洛美沙星最为多见。用药期间应避免阳光直射。

（4）软骨损害。幼年动物负重关节有损伤，临床发现儿童用药后可出现关节疼痛和水肿，所以不宜用于儿童和孕妇。

（5）其他。少数患者有肌无力、肌肉疼痛、肝肾损害等，停药后可恢复。药物可经乳汁分泌，故用药期间应暂停哺乳。

【药物相互作用】 含镁、钙、铝等金属离子的抗酸药可减少本类药的生物利用度。本类部分药如依诺沙星、环丙沙星能抑制茶碱代谢，使茶碱血浓度升高，$t_{1/2}$延长。与非甾体类抗炎镇痛药并用，可增加中枢的毒性反应等。

 常用氟喹诺酮类药物

诺氟沙星（norfloxacin）

诺氟沙星又名氟哌酸，是第一个氟喹诺酮类药物，对大多数革兰阴性杆菌的抗菌活性与氧氟沙星相似，对金黄色葡萄球菌、肺炎链球菌、溶血性链球菌、肠球菌属等革兰阳性菌及厌氧菌的作用不如氧氟沙星和环丙沙星。口服易受食物影响，空腹比饭后服药的血药浓度高 2 ~ 3 倍。在粪便中的排出量最高可达给药量的 53%，$t_{1/2}$ 为 3 ~ 4 h，在肾脏和前列腺中的药物浓度可分别高达血药浓度的 6.6 倍和 7.7 倍，在胆汁中的浓度也明显高于血药浓度。主要用于肠道和泌尿生殖道敏感菌感染，效果良好；对无并发症的急性淋病有效；治疗呼吸道、皮肤、软组织及眼等部位的感染，疗效一般。

环丙沙星（ciprofloxacin）

环丙沙星又称环丙氟哌酸，本药口服吸收较快，但不完全。胆汁中的浓度可超过血药浓度，脑膜炎症时可进入脑脊液并达有效血药浓度。$t_{1/2}$ 为 3.3 ~ 5.8 h。对革兰阴性杆菌的体外抗菌活性是目前临床应用的氟喹诺酮类药物中最高的，其对铜绿假单胞菌、肠球菌、肺炎链球菌、葡萄球菌、军团菌、淋病奈瑟菌及流感杆菌的抗菌活性也高于其他同类药物；对某些耐氨基糖苷类及第三代头孢菌素类的耐药菌株仍有抗菌活性。主要用于治疗敏感菌引起的泌尿道、胃肠道、呼吸道、骨关节、腹腔及皮肤软组织等感染。常见胃肠道反应，也有神经系统症状，偶见变态反应、关节痛或一过性转氨酶升高。静脉滴注时血管局部有刺激反应。

氧氟沙星（ofloxacin）

氧氟沙星又名氟嗪酸，口服吸收迅速而完全，胆汁中的浓度是血药浓度的 7 倍。突出特点是在脑脊液中浓度高。尿中药物浓度在服药 48 h 后仍维持在杀菌水平，体内抗菌活性为诺氟沙星的 3 ~ 5 倍。对革兰阳性菌作用比诺氟沙星强；对支原体作用与四环素相似；对革兰阴性菌中肠杆菌科细菌的抗菌活性与诺氟沙星相似或稍高，对其他葡萄糖非发酵性革兰阴性菌的作用比诺氟沙星及庆大霉素强，但对铜绿假单胞菌的作用仅为诺氟沙星的 1/2。主要用于敏感菌所致的泌尿道、呼吸道、胆道、皮肤软组织、耳鼻喉及眼部的感染。因有较好的抗结核杆菌活性，对已耐链霉素、异烟肼、对氨基水杨酸（paraaminosalicylic acid，AS）的结核杆菌仍有效，所以是治疗结核病的二线药物，与其他抗结核药合用时呈相加作用。不良反应少而轻，主要有胃肠道反应，偶见神经系统症状和转氨酶升高。

左氧氟沙星（levofloxacin）

左氧氟沙星又名可乐必妥，是氧氟沙星的左旋体，抗菌活性比氧氟沙星强 2 倍，临床用量为氧氟沙星的 1/2，其水溶性是氧氟沙星的 8 倍，更易制成注射剂。对葡萄球菌和链球菌的抗菌活性是环丙沙星的 2 ~ 4 倍，对厌氧菌的抗菌活性是环丙沙星的 4 倍，对肠杆菌科的抗菌活性与环丙沙星相当。除对临床常见的革兰阳性和革兰阴性致病菌抗菌活性极强外，对支原体、衣原体及军团菌也有较强的杀灭作用。最突出的特点是它是目前氟喹诺酮类药物中不良反应最少的药物。

洛美沙星（lomefloxacin）

洛美沙星又名罗氟沙星，本药含 2 个氟原子，口服吸收完全，70% 以原形从尿排出，$t_{1/2}$ 长达 7 h 以上，对繁殖期细菌和蛋白质合成抑制期细菌均显示迅速杀菌作用，并具有明显的抗菌后效应。高敏菌有肠杆菌科的大多数菌属、奈瑟球菌属及军团菌；中度敏感菌包括假单胞菌属和不动杆菌属；对葡萄球菌属具有较强抗菌活性，对衣原体、支原体、结核杆菌等也有作用。主要用于治疗敏感菌引起的呼吸道、泌尿道、消化道、皮肤、软组织和骨组织感染。不良反应主要是胃肠道反应、神经系统症状、变态反应等。在所有氟喹诺酮类药物中洛美沙星最易发生光敏反应，其发生率随用药时间延长而增高。

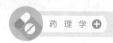

氟罗沙星（feroxacin）

氟罗沙星又名多氟沙星，该药含 3 个氟原子，对革兰阴性菌和革兰阳性菌、分枝杆菌、厌氧菌、支原体、衣原体均具有强大的抗菌活性。口服吸收完全，绝对生物利用度接近 100%。50%～70% 以原形从尿中排出，$t_{1/2}$ 长达 10 h 以上，可每日给药 1 次。主要治疗敏感菌所致的呼吸系统、泌尿生殖系统、胃肠道及皮肤软组织感染。不良反应主要是胃肠道反应和神经系统反应，个别患者出现光敏反应。

司帕沙星（sparfloxacin）

司帕沙星又名司氟沙星，为长效类药物，$t_{1/2}$ 为 17.6 h，可每日给药 1 次。具有强大的穿透力，可迅速进入多种组织和体液，脑脊液中也可达到血药浓度的 24%，以原形经胆汁排泄。对葡萄球菌和链球菌等革兰阳性球菌、厌氧菌、结核杆菌、衣原体和支原体的作用明显优于环丙沙星，对革兰阴性菌和军团菌的作用与环丙沙星相似，用于敏感菌引起的呼吸道、消化道、泌尿生殖道、耳鼻喉、皮肤软组织感染。

莫西沙星（moxifloxacin）

该药于 1999 年批准用于临床，有文献称其为第四代喹诺酮类药物。口服吸收率为 90%，体内分布较环丙沙星广，$t_{1/2}$ 为 12～15 h。对多数革兰阳性菌和革兰阴性菌、厌氧菌、结核杆菌、衣原体和支原体作用强；对肺炎链球菌、金黄色葡萄球菌、支原体和衣原体的作用明显强于环丙沙星；对肺炎链球菌和金黄色葡萄球菌作用超过司氟沙星。用于治疗呼吸道、泌尿道和皮肤软组织感染。不良反应少，至今未见严重过敏反应，几乎没有光敏反应。

第二节　磺胺类药物

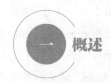
一　概述

磺胺类药是 20 世纪 30 年代发现的能有效防治全身性细菌性感染的第一类化疗药物。在临床上现已基本被抗生素及喹诺酮类药取代，但由于磺胺类药对某些感染性疾病（如流脑、鼠疫）具有疗效良好、使用方便、性质稳定、价格低廉等优点，故在抗感染的药物中仍占有优势。磺胺类药与磺胺增效剂甲氧苄啶合用，疗效明显增强，抗菌范围增大。

【分类】　对氨基苯磺酰胺结构中对位氨基或磺酰胺基上氢原子被不同基团所取代，即构成各种磺胺药，依据磺胺药口服吸收难易及应用，可分为以下三大类。

（1）用于全身性感染的磺胺药。口服易吸收，根据血浆 $t_{1/2}$ 长短又分为三类：①短效类（<10 h），如磺胺异噁唑；②中效类（10～24 h），如磺胺嘧啶、磺胺甲噁唑；③长效类（>24 h），如磺胺间甲氧嘧啶、磺胺对甲氧嘧啶、磺胺多辛，因血浓度低、抗菌弱、易出现过敏反应，长效类已极少应用。

（2）用于肠道感染的磺胺药。口服吸收少，如柳氮磺吡啶。

（3）外用的磺胺药。如磺胺米隆、磺胺嘧啶银和磺胺醋酰钠。

【抗菌作用及作用机制】　抗菌谱较广，对革兰阳性菌敏感的有溶血性链球菌、肺炎球菌；对革兰阴性菌最敏感的有脑膜炎球菌、淋球菌、鼠疫杆菌和流感杆菌等，其次是大肠杆菌、痢疾杆菌、变形杆菌、肺炎杆菌及其他沙眼衣原体、放线菌、疟原虫等；对病毒及立克次体无效。此外，SMZ对伤寒杆菌，SML和SD-Ag对铜绿假单胞菌有抑制作用。

磺胺药是抑菌药，它通过干扰细菌的叶酸代谢而抑制细菌的生长繁殖。与人和哺乳动物细胞不同，对磺胺药敏感的细菌不能直接利用周围环境中的叶酸，只能利用对氨基苯甲酸（para-amino benzoic acid，PABA）和二氢蝶啶，在细菌体内经二氢叶酸合成酶的催化合成二氢叶酸，再经二氢叶酸还原酶的作用形成四氢叶酸。四氢叶酸的活化型是一碳单位的传递体，在嘌呤和嘧啶核苷酸形成过程中起着重要的传递作用。磺胺药的结构和PABA相似，因而可与PABA竞争二氢叶酸合成酶，阻碍二氢叶酸的合成，从而影响核酸的生成，抑制细菌生长繁殖。

【体内过程】　胃肠易吸收的磺胺药分布于全身组织和体液中，以肝、肾浓度较高，部分与血浆蛋白结合，结合率低者如SD易透过血—脑屏障，在脑脊液中浓度高，磺胺药主要经肝乙酰化代谢而失效，一般乙酰化物在尿中溶解度较小，尤其在酸性尿中易析出结晶而损害肾脏。

肠道难吸收的磺胺药主要随粪便排出，SASP在肠内释放出磺胺吡啶和5-氨基水杨酸，前者有抗菌作用，后者有抗炎作用。TMP口服易吸收、分布广，大部分以原形经肾脏排泄，$t_{1/2}$与SMZ和SD相似，故常与SMZ或SD组成复方制剂。

【临床应用】　磺胺类因抗菌作用较弱，易产生耐药，目前主要用于敏感细菌感染。

（1）全身感染。如泌尿系统感染、流行性脑脊髓膜炎、呼吸系统感染等。泌尿系统感染选用尿浓度较高的SIZ、SMZ或含TMP的复方制剂；流行性脑脊髓膜炎应首选SD；其他可选用SMZ的复方制剂或配合其他药物治疗。

（2）肠道感染。SMZ复方用于治疗细菌性痢疾，SASP用于治疗溃疡性结肠炎。

（3）局部感染。SML、SD-Ag外用于皮肤黏膜铜绿假单胞菌、大肠杆菌等感染，SML不受脓液及坏死组织影响，可用于烧伤及化脓创面，但缺点是抗菌作用弱、刺激性较强，可引起局部烧灼痛。SD-Ag对铜绿假单胞菌作用强，刺激性小，又具有收敛作用，用于烧伤面感染。磺胺醋酰钠呈中性，用于眼部感染，如沙眼、结膜炎和角膜炎等。

【不良反应】

（1）泌尿系统反应。易引起结晶尿、血尿、管型尿。以SD较常见，凡SMZ大量久用也有发生，大量久服上述药时，宜加服等量碳酸氢钠，以增加磺胺药物及其乙酰化物的溶解度，同时多饮水以降低尿中药物浓度。

（2）过敏反应。如皮疹、药热，偶见剥脱性皮炎和多形性红斑等。局部用药易发生过敏反应，磺胺类药之间有交叉过敏反应，用药前需询问患者过敏史。

（3）造血系统反应。偶见粒细胞减少、再生障碍性贫血及血小板减少症，对葡萄糖-6-磷酸脱氢酶缺乏者可致溶血性贫血。

（4）其他。恶心、呕吐、头痛、头晕、全身乏力，驾驶员、高空作业者忌用。因TMP可致畸胎，孕妇禁用。与SMZ合用时，亦能引起与磺胺类同样的不良反应。TMP可增加SMZ中造血系统的毒性，长期应用可引起叶酸缺乏。

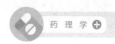

常用磺胺类药物

磺胺异噁唑（sulfafurazole，SMIZ）

磺胺异噁唑又名磺胺二甲异噁唑，是短效磺胺药，血浆 $t_{1/2}$ 为 5～7 h，乙酰化率较低。尿中浓度最高，可达 1 000～2 000 mg/L，适于治疗尿路感染。在尿中不易析出结晶。每日需服药 4 次，消化道反应多见。

磺胺嘧啶（sulfadiazine，SD）

磺胺嘧啶是中效磺胺药，口服易吸收，给药后 3～4 h 血药浓度达峰值，血浆 $t_{1/2}$ 为 10～13 h。抗菌力强，血浆蛋白结合率最低约 25%，易透过血—脑屏障，脑脊液浓度可达血浆浓度的 40%～80%。它是治疗流行性脑脊髓膜炎的首选药物，也适用于治疗尿路感染。但在尿中易析出结晶，需注意对肾的损害。

磺胺甲噁唑（sulfamethoxazole，SMZ）

磺胺甲噁唑又名新诺明，是中效磺胺药，血浆 $t_{1/2}$ 为 10～12 h。抗菌作用与 SIZ 相似。蛋白结合率较高（60%～80%），脑脊液浓度不及 SD，尿中浓度虽低于 SIZ 但与 SD 接近，故也适用于治疗尿路感染。在酸性尿液中可析出结晶而损害肾，需注意碱化尿液。

磺胺甲氧嘧啶（sulfamethoxydiazine，SMD）

磺胺甲氧嘧啶是长效磺胺药，血浆 $t_{1/2}$ 为 30～40 h。抗菌力较弱。在体内维持时间较长，可每日服药 1 次。乙酰化率低，尿中溶解度高，不易析出结晶。

磺胺多辛（sulfadoxine，SDM）

磺胺多辛又名周效磺胺，是长效磺胺药，血浆 $t_{1/2}$ 为 150～200 h。在体内维持时间最长，可每 3～7 d 服药 1 次。抗菌力较弱，适于轻症感染及预防链球菌感染，对疟疾等也有效。

柳氮磺吡啶（sulfasalazine，SASP）

柳氮磺吡啶口服吸收较少，对结缔组织具有特殊的亲和力，可从肠壁结缔组织中释放出磺胺吡啶而起抗菌、抗炎和免疫抑制作用。适用于治疗非特异性结肠炎，长期服用可防止发作。由于疗程长，易发生恶心、呕吐、皮疹及药热等反应。

磺胺嘧啶银（sulfadiazine silver，SD-Ag）

磺胺嘧啶银能发挥 SD 及硝酸银两者的抗菌作用，抗菌谱广，对铜绿假单胞菌抑制作用强大，还有收敛作用，能促进创面的愈合，适用于二度或三度烧伤。

磺胺米隆（sulfamylon，SML）

磺胺米隆又名甲磺灭脓，是对位氨甲基磺胺药物，因此其抗菌作用不受脓液和坏死组织的影响。对铜绿假单胞菌、金葡菌及破伤风杆菌有效。能迅速渗入创面及焦痂中，并能促进创面上皮生长愈合及提高植皮成活率。适用于烧伤和大面积创伤后感染。

磺胺醋酰（sulfacetamide，SA）

其钠盐水溶液（15%～30%）接近中性，局部应用几乎无刺激性，穿透力强。用于治疗沙眼、结膜炎和角膜炎等。

第三节　其他合成类抗菌药

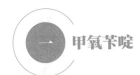
甲氧苄啶

甲氧苄啶（trimethoprim，TMP）是一种强大的细菌二氢叶酸还原酶抑制剂，抗菌谱与磺胺类相似，通常与 SMZ 合用，很少单用。

【抗菌作用及作用机制】 甲氧苄啶的抗菌谱与 SMZ 相似，抗菌作用比 SMZ 强 20 ~ 100 倍。大多数阳性和革兰阴性菌对其敏感，但单用易产生耐药性。

二氢叶酸还原酶可催化二氢叶酸，使其还原成一碳基团载体的活化形式——四氢叶酸，甲氧苄啶抑制二氢叶酸还原酶，导致用于嘌呤、嘧啶及氨基酸合成的这种叶酸辅酶生成减少，因而阻止细菌核酸合成。与哺乳动物二氢叶酸还原酶相比，细菌二氢叶酸还原酶对甲氧苄啶的亲和力要高得多，故药物的选择性强。

【体内过程】 甲氧苄啶的药动学特性与 SMZ 相似，但口服吸收较 SMZ 迅速而完全，血药浓度达峰时间约为 2 h。可迅速分布全身组织和体液，在脑脊液、胆汁、痰液中浓度高，在相对酸性的前列腺和阴道液中可因其弱碱性而达更高浓度。甲氧苄啶脱甲基化为其主要代谢途径。24 h 内可从尿中排出给药量的 60 %，$t_{1/2}$ 为 11 h，尿毒症患者的尿药浓度和尿中排出率则明显下降。

【临床应用】 甲氧苄啶可单独用于急性泌尿道感染和细菌性前列腺炎。但很少单用，常与 SMZ 或 SD 合用，或制成复方制剂，用于呼吸道、泌尿生殖道、胃肠道感染，也用于卡氏肺囊虫感染、奴卡菌感染、伤寒沙门菌和其他沙门菌属感染。

【不良反应及注意事项】 甲氧苄啶毒性较小，可引起恶心、过敏性皮疹，也可引起叶酸缺乏症，即巨幼红细胞贫血、白细胞减少及粒细胞减少。同服叶酸可翻转上述反应。

【耐药性】 由于二氢叶酸还原酶改变而降低了对甲氧苄啶的亲和力，故革兰阴性菌产生抗菌性。

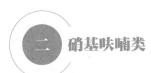
硝基呋喃类

硝基呋喃类抗菌谱广、不易引起耐药性，常用药物有呋喃妥因和呋喃唑酮。

呋喃妥因（furadantin）

呋喃妥因又名呋喃坦啶，对多数革兰阳性和阴性菌有较强作用，但对铜绿假单胞菌无效。口服吸收迅速，50 % 在组织内被破坏，其余部分以原形经肾排出。因血药浓度很低，不适用于全身感染治疗，但在尿中浓度高，特别是在酸性尿中抗菌作用增强，适用于泌尿系统感染。常见不良反应为消化道反应，饭后服用可减轻。剂量过大或肾功能不全者，可引起周围神经炎。

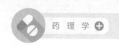

偶见皮疹、药热等过敏反应。

呋喃唑酮（furazolidone）

呋喃唑酮又名痢特灵，口服吸收少，肠内可保持高浓度。主要用于肠炎、菌痢等肠道感染。治疗幽门螺旋杆菌所致胃溃疡亦能取得较好效果。不良反应与呋喃妥因相似，但轻而少见。

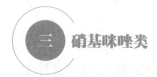 **三 硝基咪唑类**

甲硝唑（metronidazole）

甲硝唑又名灭滴灵，属硝基咪唑类药物，在体内外对革兰阴性和阳性厌氧菌有效，包括脆弱类杆菌、难辨梭菌等，广泛用于敏感厌氧菌引起的各种感染，还可用于治疗肠内、外阿米巴病和滴虫病。

常用制剂与用法

诺氟沙星 胶囊：100 mg。100 ~ 200 mg/次，3 ~ 4次/d。注射剂：200 mg（100 mL）。静脉滴注，200 mg/次，2 ~ 3次/d。

环丙沙星 片剂：0.25 g、0.5 g。0.25 ~ 0.5 g/次，2次/d。

氧氟沙星 片剂：100 mg。300 mg/次，2次/d。注射剂：400 mg（100 mL），静脉滴注400 mg/次，2次/d。

左氧氟沙星 片剂：100 mg。100 ~ 200 mg/次，3次/d。

洛美沙星 片剂：100 mg。300 mg/次，2次/d。

氟罗沙星 片剂：100 mg。200 ~ 400 mg/次，2次/d。

司帕沙星 胶囊：0.1 g。0.1 ~ 0.3 g/次，最多不超过0.4 g，1次/d，疗程一般为5 ~ 10 d，可据病种及病情适当增减疗程。

莫西沙星 片剂：400 mg。200 ~ 400 mg/次，1次/d。

磺胺异噁唑 片剂：0.5 g。成人常用量，首剂为2.0 g，以后1.0 g/次，4次/d；2个月以上儿童剂量为50 ~ 100 mg/（kg·d），分4次口服，首剂加倍。

磺胺嘧啶 片剂：0.5 g。成人常用量，1.0 g/次，2次/d，首次剂量加倍；2个月以上儿童常用量，25 ~ 30 mg/（kg·次），2次/d，首次剂量加倍（总量不超过2 g）。预防流行性脑脊髓膜炎，成人常用量，1.0 g/次，2次/d，疗程2 d；2个月以上儿童常用量口服，0.5 g/d，疗程2 ~ 3 d。

磺胺甲噁唑 片剂：0.5 g。成人常用量，用于治疗一般感染首剂为2 g，以后2 g/d，分2次服用；儿童常用量，用于治疗2个月以上儿童的一般感染，首剂为50 ~ 60 mg/（kg·d）（总剂量不超过2 g/d），以后50 ~ 60 mg/（kg·d），分2次服用。

磺胺甲氧嘧啶 片剂：0.5 g。成人口服，首剂为1 g，以后0.5 g/次，1次/d；2个月以上儿童15 mg/（kg·d），首剂加倍。

磺胺多辛 片剂：0.5 g。首次为1 ~ 1.5 g，以后0.5 ~ 1 g，每4 ~ 7 d服1次。

柳氮磺吡啶 肠溶片：0.25 g。成人常用量，初剂量为2 ~ 3 g/d，分3 ~ 4次口服，无明显不适量，可渐增至 4 ~ 6 g/d，待肠病症状缓解后逐渐减量至维持量 1.5 ~ 2 g/d。儿童初剂量为 40 ~ 60 mg/（kg·d），分 3 ~ 6 次口服，病情缓解后改为维持量 30 mg/（kg·d），分 3 ~ 4次口服。

磺胺嘧啶银 乳膏：5 g（500 g）。本品可直接以乳膏涂敷创面，约 1.5 mm 厚度，也可以混悬剂制成油纱布敷用，1 ~ 2 d 换药一次。

磺胺米隆 以 5% ~ 10% 溶液湿敷或 5% ~ 10% 软膏涂敷，或撒布其散剂。

磺胺醋酰 滴眼液：1.2 g（8 mL）。滴于眼睑内，1 ~ 2 滴/次，3 ~ 5 次/d。

甲氧苄啶 片剂：0.1 g。成人常用量。口服，0.1 g/次，每 12 h 1 次，或 0.2 g/次，1 次/d，疗程为 7 ~ 10 d。肾功能不全的成人患者需减量应用。

呋喃妥因 片剂：50 mg。口服，成人 50 ~ 100 mg/次，3 ~ 4 次/d。单纯性下尿路感染用低剂量；1 个月以上儿童 5 ~ 7 mg/（kg·d），分 4 次服。疗程至少 1 周，或用至尿培养转阴后至少 3 d。对尿路感染反复发作用本品预防者，成人 50 ~ 100 mg/d，睡前服，儿童 1 mg/（kg·d）。

呋喃唑酮 片剂：0.1 g。成人常用剂量，0.1 g/次，3 ~ 4 次/d；儿童 5 ~ 10 mg/（kg·d），分 4 次服用。肠道感染疗程为 5 ~ 7 d，贾第鞭毛虫病疗程为 7 ~ 10 d。

甲硝唑 片剂：0.2 g。0.2 ~ 0.4 g/次，3 ~ 4 次/d。注射液：0.5 g（100 mL）。静脉给药，15 mg/（kg·次），维持量为 7.5 mg/kg，每 6 ~ 8 h 1 次，静脉滴注。

思考练习题

1. 喹诺酮类药物有哪些药理学共同特点？
2. 第四代和第三代氟喹诺酮类比较有什么不同？
3. 治疗流行性脑脊髓膜炎首选什么药物？为什么？
4. 复方 SMZ 由哪两种药物组成？组成复方制剂的依据及优点是什么？

第四十章　抗病毒药及抗真菌药

🎯 **学习目标**

　　1. 掌握常用抗病毒药的种类、代表药物、主要作用和临床应用，常用抗真菌药灰黄霉素、制霉菌素、两性霉素B、咪唑类的作用特点、临床应用和不良反应。

　　2. 了解抗HIV药的临床应用。

第一节　抗病毒药

　　病毒是最简单的微生物，不具备细胞结构，主要由核酸（DNA或RNA）组成核心，外包以蛋白质外壳。病毒必须进入活细胞，利用宿主的各种生物化学机制进行复制，所以是细胞内寄生微生物。作为抗病毒药物，总是以病毒的某些结构、酶及复制机制为攻击靶。另外，由于许多病毒易发生变异，故研制选择性作用于病毒而不影响宿主细胞的药物是很困难的。当前病毒感染对人类威胁较大，尤其是艾滋病（AIDS）的蔓延，促使抗病毒药物研究成为热点。目前，对病毒感染治疗在很大程度上依赖于免疫学方法，如疫苗、抗体及干扰素等。现有抗病毒药，多数有较大的毒性，且临床疗效也不满意。较常用的抗病毒药有阿昔洛韦、伐昔洛韦、利巴韦林、金刚烷胺、阿糖腺苷等。

一　抗一般病毒感染的药物

　　阿昔洛韦（acyclovir）和伐昔洛韦（valaciclovir）

　　阿昔洛韦（又名无环鸟苷）是人工合成的嘌呤核苷类抗DNA病毒药；伐昔洛韦为其前体药，在体内水解成阿昔洛韦而发挥作用，其特点为在体内持续时间延长，故抗菌作用及适应证与阿昔洛韦相同。其作用为选择性抑制DNA多聚酶，阻止DNA合成，抗病毒谱较窄，对Ⅰ型和Ⅱ型单纯疱疹病毒作用最强，对带状疱疹病毒及乙型肝炎病毒也有抑制作用。主要用于单纯疱疹病毒感染，如对角膜炎、皮肤黏膜感染、生殖器疱疹、疱疹病毒脑炎和带状疱疹等有效，也可用于治疗乙型肝炎。

　　阿昔洛韦口服吸收少，生物利用度低，静脉滴注可分布全身各组织，大部分以原形由尿排出，$t_{1/2}$约为2.5 h。伐昔洛韦口服吸收完全。血中的阿昔洛韦有效成分维持时间延长。不良反应较少，偶见胃肠道反应及局部刺激症状。阿昔洛韦易引起疱疹病毒耐药性，发现耐药性则要更换其他药物。动物实验显示有致畸作用，孕妇忌用。

碘苷（idoxuridine）

碘苷又名疱疹净，是一种脱氧碘化尿嘧啶核苷。它通过抑制 DNA 复制而抑制 DNA 病毒生长，但对 RNA 病毒无效。应用于单纯疱疹病毒引起的急性疱疹性角膜炎。碘苷对不同类型的病毒感染疗效不同，对浅层上皮角膜炎效果较好，对更深层的基质感染无效。全身应用毒性大，限于短期局部应用，长期用药影响角膜正常代谢。局部反应有疼痛、瘙痒，如结膜炎和水肿等。

利巴韦林（ribavirin）

利巴韦林又名病毒唑，为嘌呤三氮唑化合物的广谱抗病毒药，对多种 RNA 和 DNA 病毒有抑制作用。对流感病毒、鼻病毒、带状疱疹病毒和肝炎病毒等都有抑制作用。临床用于流行性出血热，甲、乙型流感，疱疹，麻疹，原病毒肺炎及甲型肝炎等，起一定的防治作用。不良反应有腹泻、白细胞减少及可逆性贫血等。孕妇禁用。

阿糖腺苷（vidarabine）

该药为人工合成的嘌呤核苷类衍生物，在体内转变为具有活性的阿糖腺苷三磷酸，抑制病毒的 DNA 多聚酶和 DNA 合成。临床静脉滴注用于治疗单纯疱疹病毒性脑炎，局部外用治疗疱疹病毒性角膜炎。不良反应有眩晕、恶心、呕吐、腹泻、腹痛，偶见骨髓抑制、白细胞和血小板减少等。有致畸作用，孕妇忌用。

金刚烷胺（amantadine）

该药是人工合成的饱和三环癸烷的氨基衍生物，可阻止病毒进入宿主细胞并抑制其复制，主要用于亚洲甲-Ⅱ型流感病毒的预防，预防用药可使 50% 以上患者免于此病毒感染。对已发病患者可改善症状，但对乙型流感病毒、麻疹病毒、腮腺病毒和单纯疱疹病毒等无效。本药可用于帕金森病。

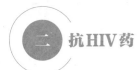

三 抗HIV药

人类免疫缺陷病毒（human immunodeficiency virus，HIV）属于慢病毒属，是一种潜伏期极长的逆转录病毒。HIV 分为两型：HIV-1 与 HIV-2。其核心由两条系统的正链 RNA、反转录酶和蛋白质等构成。HIV 选择性地侵犯带有 CD_4 分子的细胞，主要有 T_4 淋巴细胞、单核巨噬细胞、树突状细胞等。HIV 由损伤处皮肤或黏膜进入血液后，以病毒 RNA 作为模板，在反转录酶催化下转录成为 DNA，再以 DNA 为模板复制 DNA，DNA 进入宿主细胞基因组形成前病毒。最后，病毒 DNA 被转录和翻译成多聚蛋白，再经 HIV 蛋白酶裂解成小分子功能蛋白，以芽生的方式释放到细胞外。

这类药物可作为 RT（HIV 在转录 DNA 过程中起主导作用的酶）的底物或竞争性抑制药阻止病毒的复制。这类药物主要分为以下五类。

（一）核苷类

核苷类为最早发现的 HIVRT 抑制药。叠氮胸苷（AZT）是 1987 年在临床上最先使用的抗

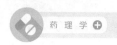

HIV 药物，单一或二联治疗 HIV 感染。由于这种治疗通常在 6 个月内即出现明显的耐药性，而且对机体的免疫重建不佳，因而很少取得疗效。目前临床应用的新药有齐多夫定（zidovudine）、拉米夫定（lamivudine）等双脱氧核苷类。主要治疗 AIDS 及其相关综合征，减少机会性感染，但仍无法根治 AIDS，且大多数有严重不良反应，需长期或终身用药。

（二）非核苷类

非核苷类逆转录酶抑制药代表药为地拉韦定（delavirdine），该药与其他抗 HIV 药合用可以治疗 HIV 感染，包括新近感染而无症状的患者。另外，奈韦拉平（nevirapine）也为非核苷类逆转录酶抑制药，对核苷类敏感或耐药的 HIV 病毒均有活性。近期研究发现，在产妇分娩时和婴儿降生后一次性给予奈韦拉平，即可获得与 AZT 同样的阻断效果，而费用却低廉得多。

（三）蛋白酶抑制药

1995 年蛋白酶抑制药临床试用取得成功，其应用标志着 AIDS 患者生命和生活质量出现了转折。代表药有沙喹那韦、利托那韦（ritonavir）和吲哚那韦等。该类药物与核苷类联用可有效地抑制 HIV 复制，并减少不良反应。

（四）侵入抑制药

侵入抑制药是一种新的实验性抗逆转录病毒药物。本类药物以干扰 HIV 与宿主细胞的黏附融合而达到抗病毒的作用。目前处于研究阶段的药物有 T20 和 BMS 806。

（五）整合酶抑制药

这类药物的研究仍处于起始阶段。核苷酸类是第一类与整合酶作用的药物，其代表药物是齐多夫定单核苷酸，另外，还有二酮类、硫氮硫扎平类、咖啡酰基衍生物类、硫酸盐类、苯乙烯喹啉类等部分处于研究阶段的药物。

第二节 抗真菌药

真菌感染可分为浅部感染和深部感染两类。浅部感染常见致病菌是各种癣菌，多侵犯皮肤、毛发、指（趾）甲等部位，发病率高、危险性小，治疗药物有灰黄霉素、制霉菌素或局部应用咪康唑和克霉唑等。深部感染常见致病菌为白色念珠菌、新型隐球菌、荚膜组织胞浆菌和皮炎芽生菌等，主要侵犯深部组织和内脏器官，发生率虽低，但危害性大甚至危及生命。由于广谱抗生素、免疫抑制剂、肾上腺皮质激素等的广泛应用，特别是 AIDS 的传播，导致机体免疫力低下，使深部真菌发病率上升。治疗药物有两性霉素 B 和咪唑类抗真菌药等。目前仍缺乏高效且使用安全的抗真菌药，对深部真菌病的治疗仍较困难。

抗真菌药

一 抗生素类

灰黄霉素（griseofulvin）

灰黄霉素又名灰霉素，该药系从灰黄青霉菌培养液中提取的抗浅表真菌抗生素。

【抗菌作用】 对各种浅表皮肤癣菌（表皮癣菌、小孢子菌属和毛癣菌属）有较强抑制作用，其机制是通过干扰敏感真菌的有丝分裂抑制其生长。

【体内过程】 口服易吸收，吸收后分布全身，以皮肤、脂肪、毛发、指（趾）甲等组织含量较高。主要在肝脏代谢，代谢产物从尿中排泄。本药不易透过表皮角质层，外用无效。

【临床应用】 主要用于治疗各种癣病，对头癣、体股癣和手足癣等效果好，对指（趾）甲癣较差。由于该药毒性反应比较大，目前临床已少用。

【不良反应】 常见消化道反应有恶心、呕吐，神经系统反应有嗜睡、眩晕、失眠。偶见白细胞减少、黄疸等。本品系从灰黄青霉菌培养液中提取，与青霉素可能有交叉过敏反应。本药是肝药酶诱导剂，与香豆素类药物共用可使后者抗凝血作用减弱。对本药过敏者、妊娠和哺乳期妇女禁用。

制霉菌素（Nystatin dihydrate）

制霉菌素又名制霉素或米可定，属多烯类抗生素，对白色念珠菌及隐球菌等各种真菌均有抑制作用，对阴道滴虫也有效。因毒性大，主要以局部用药治疗皮肤、口腔及阴道念珠菌感染和阴道滴虫病。口服也用于胃肠道真菌感染。

两性霉素 B（Amphotericin B）

两性霉素又名庐山霉素，属多烯类抗深部真菌抗生素。

【抗菌作用】 对多种深部真菌如白色念珠菌、新型隐球菌、组织胞浆菌等有强大的抑制作用，高浓度有杀菌作用。本药能与真菌细胞膜的类固醇（麦角固醇）相结合而增加细胞膜通透性，导致胞浆内的电解质、氨基酸等重要物质外漏，使真菌死亡。同时，对哺乳动物的细胞膜类固醇也起作用，与对机体毒性较大相关，细菌细胞膜不含类固醇，对本药不敏感。

【体内过程】 口服、肌内注射难吸收，且刺激性大，故必须静脉滴注。不易透过血—脑屏障，从肾脏排泄慢，血浆 $t_{1/2}$ 约为 24 h，可每日或隔日注射 1 次，口服仅用于胃肠内真菌感染。

【临床应用】 目前仍是治疗深部真菌感染的首选药，主要用于各种真菌性肺炎、心内膜炎、脑膜炎及尿路感染等，治疗真菌性脑膜炎时，须加用小剂量鞘内注射。也可局部用于皮肤及黏膜真菌感染。

【不良反应】 不良反应较多，毒性较大，常可出现不同程度的肾损害及血液系统毒性反应，必须住院应用，静脉滴注初期及静脉滴注过程中可出现高热、寒战、头痛、恶心、呕吐等。为减轻反应，静脉滴注液应新鲜配制、浓度不宜超过 0.1 mg/mL，滴注前预防性服用解热镇痛药和抗组胺药，静脉滴注液应稀释，防止静脉滴注过快引起惊厥和心律失常等。80％患者可致肾损害，25％患者出现低钾血症和贫血等。应定期做血钾，血、尿常规，肝肾功能和心电图检查。

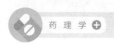

二 唑类

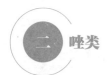

唑类包括咪唑类和三唑类。咪唑类有克霉唑、咪康唑和酮康唑等，主要为局部用药；三唑类有氟康唑和伊曲康唑，其中氟康唑用作治疗深部真菌药。本类药选择性抑制真菌细胞色素P_{450}依赖酶，抑制真菌细胞膜麦角固醇合成，使通透性增加，胞内重要物质外漏而使真菌死亡。

克霉唑（clotrimazole）

克霉唑又名三苯甲咪唑/抗真菌Ⅰ号，对大多数真菌具有抗菌作用，口服吸收少，治疗深部真菌感染疗效差，不良反应多，仅作为局部用药治疗浅部真菌病或皮肤黏膜的念珠菌感染。

咪康唑（miconazole）

咪康唑又名双氯苯咪唑，为广谱抗真菌药，抗菌谱和抗菌强度与克霉唑相似。口服吸收差，且不易透过血—脑屏障，$t_{1/2}$约为24 h。静脉滴注用于治疗多种深部真菌病，作为两性霉素B无效或不能耐受时的替代药。局部应用治疗皮肤黏膜真菌感染。静脉注射可致血栓性静脉炎，也可出现恶心、呕吐、发热、寒战、心律失常及过敏反应等。

酮康唑（ketoconazole）

该药为广谱抗真菌药，口服易吸收，分布广、不易透过血—脑屏障。$t_{1/2}$约为8 h。口服治疗多种浅表皮肤黏膜念珠菌病，疗效类似或优于灰黄霉素。本药在酸性环境中易溶解吸收，不能与抗酸药、抗胆碱药和H_2受体阻断药同用。由于其肝毒性，故全身应用受限。外用有较好疗效。不良反应有胃肠道反应、肝功能异常及肝坏死。还可出现内分泌紊乱，引起男性乳房女性化、勃起障碍及女性月经不调等。

氟康唑（fluconazole）

氟康唑又名大扶康，为三唑类广谱抗真菌药。抗菌谱与酮康唑相似，体内抗菌活性比酮康唑强10～20倍。本品可供口服及注射用。口服易吸收且分布广，脑脊液中浓度为血浓度的54%～85%，$t_{1/2}$约为30 h，体内代谢少，主要由肾排出。主要用于各种念珠菌、隐球菌病及各种真菌引起的脑膜炎及AIDS患者口腔、消化道念珠菌病等。不良反应较其他抗真菌药物低，患者多可耐受。常见轻度消化道反应、头痛、头晕及肝功能异常等。孕妇忌用。

伊曲康唑（itraconazole）

伊曲康唑为三唑类口服抗真菌药，在就餐时或餐后服用吸收较好。亲脂性高，迅速扩散至各组织，能聚集于皮肤与指甲等部位，$t_{1/2}$为20～30 h。抗真菌谱广且比酮康唑强。用于治疗浅部真菌病，包括念珠菌阴道炎，口腔、皮肤真菌感染，对深部真菌病如芽生菌病、球孢子菌病、荚膜组织胞浆菌病、副球孢子菌病和黄色酵母菌病等疗效好。不良反应较轻，患者能耐受，主要有胃肠道反应，少见头痛、头晕、红斑、瘙痒、血管神经性水肿等。

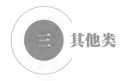

三 其他类

特比萘芬（terbinafine）

特比萘芬又名疗霉舒、疗霉素，属丙烯胺类口服抗真菌药，抗菌谱广，对皮肤癣菌有杀菌作用，而对念珠菌有抑菌作用。选择性抑制真菌膜的角鲨烯环化酶，抑制麦角固醇的合成，使真菌死亡。因不作用于细胞色素 P_{450}，故不产生严重不良反应。口服后主要分布于皮肤角质并可长期留存，用于体癣、股癣、手足癣及甲癣病。不良反应较轻，一般为消化道反应、头痛、乏力及暂时性肝药酶升高等。

氟胞嘧啶（fluorocytosine）

氟胞嘧啶又名安拉喷，口服吸收快而完全，分布广，脑脊液中浓度高，$t_{1/2}$ 为 8 ~ 12 h。能渗入真菌细胞内，转变为氟尿嘧啶抑制胸苷酸合成酶干扰 DNA 合成。主要用于念珠菌和隐球菌病，疗效不如两性霉素 B，且易耐药，若两药合用，可增加疗效。不良反应有胃肠道反应、皮疹、发热、肝损害、贫血、白细胞和血小板减少等。

常用制剂与用法

阿昔洛韦 片剂：200 mg。口服，200 mg/ 次，1 次 /h。注射液：0.25 g（5 mL）。静脉滴注，5 mg/（kg·次）。加入输液中，1 h 滴完，每 8 h 1 次，疗程 7 d。眼膏、霜剂供外用。

伐昔洛韦 胶囊：0.15 g。口服，300 mg/ 次，2 次 /d。

碘苷 滴眼液：8 mg（8 mL）。6 ~ 12 次 /d。

利巴韦林 片剂：50 mg。成人 100 ~ 200 mg/ 次，老人 100 ~ 150 mg/ 次，3 次 /d，儿童 10 ~ 15 mg/（kg·d），分 3 次服用。注射液：0.25 g（2 mL）。肌内注射或静脉滴注，成人及儿童 10 ~ 15 mg/（kg·d），老人 10 mg/（kg·d），分 2 次给予。滴眼、滴鼻液：每 1 ~ 2 h 一次，1 ~ 2 滴 / 次。气雾剂：可将本品 50 ~ 100 mg 的注射剂加入 10 ~ 20 mL 生理盐水中，超声雾化吸入，2 次 /d。

阿糖腺苷 注射液：200 mg（1 mL）、1 000 mg（5 mL）。单纯疱疹病毒性脑炎：15 mg/（kg·d），按 200 mg 药物、500 mL 输液（预热至 35 ~ 40 ℃）的比率配液，做连续静脉滴注，疗程为 10 d。带状疱疹，10 mg/kg，连用 5 d，用法如上。

金刚烷胺 片剂：0.1 g。成人 0.1 g/ 次，2 次 /d，最大日剂量为 0.4 mg，儿童用量酌减，可连服 3 ~ 5 d，最多 10 d。1 ~ 9 岁儿童 0.003 g/（kg·d），最大量不超过 0.15 mg/kg。

齐多夫定 胶囊：100 mg。成人常用量，200 mg/ 次，每 4 h 1 次，按时给药。有贫血的患者，可按 100 mg/ 次给药。

拉米夫定 胶囊：100 mg。成人 0.1 g/ 次，1 次 /d。儿童慢性乙肝患者的最佳剂量为 3 mg/kg，1 次 /d。12 岁后，须用成人剂量。

地拉韦定 片剂：100 mg。本药推荐剂量为 400 mg/ 次，3 次 /d。若服用药液，可将 4 片本药放入至少 3 盎司水中，溶解后立即服用。

沙喹那韦 片剂：200 mg。成人及 16 岁以上儿童，推荐方案是与核苷类似物联合用药，餐

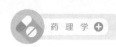

后 2 h 内服用沙喹那韦 600 mg，3 次/d。

灰黄霉素　片剂：0.1 g、0.25 g。2 次/d，0.25 ~ 0.5 g/次。显效后减为 0.25 ~ 0.5 mg/d，饭后服。20 ~ 30 d 为一疗程。儿童 15 ~ 20 mg/（kg·d），分 2 ~ 4 次服。

制霉菌素　片剂：50 万 U。消化道念珠菌病：口服，成人 50 万 ~ 100 万 U/次，3 次/d；儿童 5 万 ~ 10 万 U/（kg·d），分 3 ~ 4 次服用。

两性霉素 B　注射液：5 mg、25 mg、50 mg。成人常用量开始静脉滴注时可先试从 1 ~ 5 mg 或每次 0.02 ~ 0.1 mg/kg 给药，以后根据患者耐受情况每日或隔日增加 5 mg，当增加至 0.5 ~ 0.7 mg/（kg·次）时即可暂停增加剂量。最高单次剂量不超过 1 mg/kg，每日或隔 1 ~ 2 d 给药 1 次，总累计量为 1.5 ~ 3.0 g，疗程为 1 ~ 3 个月，也可延长至 6 个月，需视患者病情 及疾病种类而定。对敏感真菌所致感染宜采用较小剂量，即成人为 20 ~ 30 mg/次，疗程仍宜较长。

克霉唑　片剂：0.25 g。0.25 ~ 1 g/次，3 次/d，儿童 20 ~ 60 mg/（kg·d），分 3 次给药。

咪康唑　胶囊：0.25 g。0.25 ~ 0.5 g/次，0.5 ~ 1 g/d。注射液：200 mg（20 mL）。治疗 深部真菌病需静脉给药，常用量为 600 ~ 1 800 mg/d［10 ~ 30 mg/（kg·d）］，分 3 次给予。鞘内注射，20 mg/次（注射液 2 mL，不稀释），连用 3 ~ 7 d。

酮康唑　片剂：0.2 g。成人 0.2 ~ 0.4 g/d，顿服或分 2 次服。2 岁以上儿童 3.3 ~ 6.6 mg/（kg·d），顿服或分 2 次服。

氟康唑　胶囊 0.25 g。念珠菌病及皮肤真菌病，50 ~ 100 mg/次，1 次/d。阴道念珠菌病，150 mg/次，1 次/d。治疗隐球菌脑膜炎及其他部位感染，常用剂量为首日 400 mg，随后 200 ~ 400 mg/d。儿童应慎用。

伊曲康唑　胶囊：0.1 g。0.1 ~ 0.2 g/d，一般一疗程为 3 个月，个别可延长到 6 个月。

特比萘芬　片剂：125 mg、250 mg。一般 1 次/d，250 mg/次；或 2 次/d，125 mg/次。治 疗时间取决于感染部位和程度，体癣和表皮白色念珠菌感染需 2 ~ 4 周，脚癣 2 ~ 6 周，甲癣 需 6 周 ~ 4 个月，趾甲癣则往往需 12 个月的长程治疗。皮肤白色念珠菌感染或花斑癣用 1% 特比萘芬乳霜，1 ~ 2 次/d，疗程 1 ~ 4 周。

氟胞嘧啶　注射液：2.5 g（250 mL）。静脉滴注，0.1 ~ 0.15 g/（kg·d），分 2 ~ 3 次给药，静脉滴注速度 4 ~ 10 mL/min。

📝 思考练习题

1. 简述抗深部真菌感染药两性霉素 B、抗浅表真菌感染药灰黄霉素的作用特点、作用机制 及临床应用。

2. 带状疱疹应如何治疗？

3. 抗 HIV 药的分类有哪些？列举出各类的代表药物及其作用特点。

第四十一章　抗结核病药及抗麻风病药

第一节　抗结核病药

结核病是由结核杆菌感染所引起的一种慢性传染病。抗结核病药能抑制或杀灭结核杆菌，是综合治疗结核病的主要措施之一。常用抗结核病药分为两类：①第一线抗结核病药，具有疗效高、毒性小、患者易耐受特点，为常规首选药，如异烟肼、利福平、乙胺丁醇、链霉素、吡嗪酰胺；②第二线抗结核病药，一般疗效较差，毒性较大，或价格偏高，仅在一线药物产生耐药性或患者不能耐受时选用，如对氨基水杨酸钠、乙硫异烟胺、丙硫异烟胺、阿米卡星、氧氟沙星、左氧氟沙星和环丙沙星。

 第一线抗结核病药

带你认识结核病

异烟肼（isoniazid，雷米封）

异烟肼是异烟酸的酰肼，水溶性好且性质稳定。异烟肼与其他药物相比，具有杀菌力强、不良反应少，可以口服且价格低廉的特点，是第一线抗结核病药。

【体内过程】　异烟肼口服或注射均易吸收，口服后 1 ～ 2 h 血浆浓度可达高峰，并迅速分布于全身体液和细胞液中，其中脑脊液、胸腹水、关节腔、肾、纤维化或干酪样病灶及淋巴结中含量较高。异烟肼大部分在肝脏内乙酰化为无效的乙酰异烟肼和异烟酸，少部分以原形从尿中排出。异烟肼在体内的乙酰化过程是在肝脏中乙酰转移酶的作用下完成的。当机体内缺乏N-乙酰转移酶时，乙酰化过程受阻，异烟肼的代谢减慢，易致蓄积中毒。临床上依据体内异烟肼乙酰化速度的快慢将人群分为两种类型：快代谢型和慢代谢型，前者 $t_{1/2}$ 为 70 min 左右，后者为 3 h。若每日给药则代谢慢者不良反应相对重而多；若采用间歇给药方法，特别是每周 1 次给药，代谢快者疗效相对较差。因此，临床上应根据不同患者的代谢类型确定给药方案。遗传

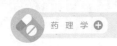

因素是影响异烟肼乙酰化速度的主要原因，表现为明显的种族差异。我国人群中两种代谢类型的分布为快代谢型约占 50%，慢代谢型约占 26%，中间型约占 24%，欧美国家则相反。

【抗菌作用及作用机制】 异烟肼对生长旺盛的活动期结核杆菌有强大的杀灭作用，是治疗活动性结核的首选药物。其对静止期结核杆菌无杀菌作用而仅有抑菌作用，故清除药物后，结核杆菌可恢复正常的增殖活动。异烟肼作用强度与渗入病灶部位的浓度有关，低浓度时有抑菌作用，高浓度时有杀菌作用，其最低抑菌浓度为 0.025 ~ 0.050 mg/L。异烟肼的作用机制至今尚未完全阐明，目前有以下几种观点：①通过抑制结核杆菌脱氧核糖核酸（DNA）的合成发挥抗菌作用；②通过抑制分枝菌酸的生物合成阻止分枝菌酸前体物质长链脂肪酸的延伸，使结核杆菌细胞壁合成受阻而导致细菌死亡，因异烟肼的这种抑制合成作用仅对分枝菌酸有效，故异烟肼具有高度特异性而对其他细菌无效；③异烟肼与对其敏感的分枝杆菌菌株中的一种酶结合，引起结核杆菌代谢紊乱而死亡。

结核杆菌耐药性的产生是结核杆菌重要的生物学特性。耐药机制尚未完全阐明，有观点认为是药物不能渗入细菌内，或不被细菌摄取，使异烟肼难以发挥抗菌作用；另有人认为是在分枝杆菌的细胞中参与分枝菌酸生物合成的 inhA 基因发生错译突变所致。异烟肼单独使用易产生耐药性，但停用一段时间后可恢复对药物的敏感性。异烟肼与其他抗结核病药物间无交叉耐药性，故临床上常采取联合用药以增加疗效和延缓耐药性的发生。

【临床应用】 异烟肼对各种类型的结核病患者均为首选药物。对早期轻症肺结核或预防用药时可单独使用，规范化治疗时必须联合使用其他抗结核病药，以防止或延缓耐药性的产生。对粟粒性结核和结核性脑膜炎应加大剂量，延长疗程，必要时可注射给药。

【不良反应】

（1）神经系统反应。常见反应为周围神经炎，表现为手脚麻木、肌肉震颤和步态不稳等。大剂量可出现头痛、头晕、兴奋和视神经炎，严重时可导致中毒性脑病和精神病。此作用是由于异烟肼的结构与维生素 B_6 相似，使维生素 B_6 排泄增加而致体内缺乏。维生素 B_6 缺乏会使中枢 γ-氨基丁酸（GABA）减少，引起中枢过度兴奋，因此使用异烟肼时应注意及时补充维生素 B_6，预防不良反应的产生。癫痫患者同时应用异烟肼和苯妥英钠可引起过度镇静或运动失调，故癫痫及精神病患者慎用。

（2）肝脏毒性。异烟肼可损伤肝细胞，使转氨酶升高，少数患者可出现黄疸，严重时亦可出现肝小叶坏死，甚至死亡。异烟肼导致肝损伤的机制目前尚不清楚，有人认为可能与异烟肼在肝脏的乙酰化代谢过程有关，故应定期检查肝功能。快代谢型患者对异烟肼敏感，故此型患者和肝功能不良者慎用。

（3）其他。可出现各种皮疹、发烧、胃肠道反应、粒细胞减少、血小板减少和溶血性贫血，用药期间亦可能产生脉管炎及关节炎综合征。

异烟肼不良反应的产生与用药剂量及疗程有关，用药期间应密切注意及时调整剂量，以避免严重不良反应的发生。

【药物相互作用】

（1）异烟肼为肝药酶抑制剂，可使双香豆素类抗凝血药、苯妥英钠及交感胺的代谢减慢，血药浓度升高，合用时应调整剂量。

（2）饮酒和与利福平合用均可增加对肝的毒性作用。

（3）与肾上腺皮质激素合用，血药浓度降低；与肼屈嗪合用则毒性增加。

利福平（Rifampicin）

利福平是利福霉素SV（rifamycin SV）的人工半合成品，为橘红色结晶粉末。

【体内过程】　利福平口服容易吸收，24 h血浆药物浓度达峰值，$t_{1/2}$为 1.5 ～ 5 h。食物及对氨基水杨酸可减少其吸收，若两药合用，应间隔 8 ～ 12 h。利福平穿透力强，体内分布广，包括脑脊液、胸腹水、结核空洞、痰液及胎盘。该药主要在肝脏代谢为去乙酰基利福平，其抗菌能力较弱，仅为利福平的 1／10。利福平从胃肠道吸收以后，由胆汁排泄，进行肠肝循环。由于药物及代谢物呈橘红色，加之体内分布广，故其代谢物可使尿、粪、唾液、痰、泪液和汗均呈橘红色。本药为肝药酶诱导剂，连续服用可缩短自身的$t_{1/2}$。

【药理作用】　利福平抗菌谱广且作用强大，对静止期和繁殖期的细菌均有作用，能增加链霉素和异烟肼的抗菌活性。利福平不仅对结核杆菌及麻风杆菌有作用，亦可杀灭多种G^+和G^-球菌如金黄色葡萄球菌、脑膜炎奈瑟菌等，对G^-杆菌如大肠埃希菌、变形杆菌、流感杆菌等也有抑制作用。利福平抗菌强度与其浓度有关，低浓度抑菌、高浓度杀菌，其疗效与异烟肼相当。抗菌机制为特异性地与细菌依赖于DNA的RNA多聚酶的亚单位结合，阻碍mRNA的合成，对人和动物细胞内的RNA多聚酶无影响。此外，利福平高浓度时对沙眼衣原体和某些病毒也有作用。利福平单独使用易产生耐药性，这与细菌的RNA多聚酶基因突变有关，但与其他抗生素无交叉耐药性。

【临床应用】　利福平与其他抗结核病药联合使用可治疗各种类型的结核病，包括初治及复发患者。与异烟肼合用治疗初治患者可降低结核性脑膜炎的病死率和后遗症的发生；与乙胺丁醇及吡嗪酰胺合用对复治患者能产生良好的治疗效果。也可用于治疗麻风病和耐药金葡菌及其他敏感细菌所致感染。因利福平在胆汁中浓度较高，也可用于治疗重症胆道感染。此外，利福平局部用药可用于沙眼、急性结膜炎及病毒性角膜炎的治疗。

【不良反应】

（1）胃肠道反应。常见恶心、呕吐、腹痛、腹泻，一般不严重。

（2）肝脏毒性。长期大量使用利福平可出现黄疸、肝肿大、肝功能减退等症状，严重时可致死亡。此种不良反应在慢性肝病患者、酒精中毒患者、老年患者或者使用异烟肼者中发生率明显增加，其机制尚不清楚。故用药期间应定期复查肝功能，严重肝病、胆道阻塞患者禁用。

（3）流感综合征。大剂量间隔使用时可诱发发热、寒战、头痛、肌肉酸痛等类似感冒的症状。其发生频率与剂量大小、间隔时间有明显关系，所以大剂量间隔给药方法现已不用。

（4）其他。个别患者会出现皮疹、药热等重症反应。偶见疲乏、嗜睡、头昏和运动失调等。由于利福平是肝药酶强诱导剂，可使肾上腺皮质激素、口服避孕药、口服抗凝剂、洋地黄毒苷等药物的代谢加快，疗效降低，合并使用时应注意调整剂量。此外，动物实验证实该药有致畸作用，故妊娠早期妇女禁用。

【药物相互作用】　利福平是肝药酶诱导剂，可加速自身及许多药物的代谢，如洋地黄毒苷、奎尼丁、普萘洛尔、维拉帕米、巴比妥类药物、口服抗凝血药、氯贝丁酯、美沙酮及磺酰脲类口服降血糖药、口服避孕药、糖皮质激素和茶碱等，利福平与这些药物合用时应注意调整剂量。

乙胺丁醇（ethambutol）

乙胺丁醇是人工合成的乙二胺衍生物。

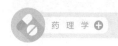

【体内过程】 口服吸收快，2～4h后血浆浓度即可达峰值，并广泛分布于全身组织和体液中，但脑脊液浓度较低。乙胺丁醇大部分以原形经肾脏排泄，少部分在肝脏内转化为醛及二羧酸衍生物由尿液排出，对肾脏有一定毒性，肾功能不良时应慎用。

【抗菌作用】 乙胺丁醇对繁殖期结核杆菌有较强的抑制作用。其作用机制为与二价金属离子（如Mg^{2+}）络合，干扰细菌RNA的合成，起到抑制结核杆菌的作用。乙胺丁醇对其他细菌无效。单独使用可产生耐药性，降低疗效，因此常联合其他抗结核病药使用，目前无交叉耐药性。临床主要用于对异烟肼和链霉素耐药或对氨基水杨酸钠不能耐受的结核病患者的治疗，其有效浓度为1～5mg/mL。

【临床应用】 用于各型肺结核和肺外结核。与异烟肼和利福平合用治疗初治患者，与利福平和卷曲霉素合用治疗复治患者。特别适用于经链霉素和异烟肼治疗无效的患者。因其安全有效、不良反应发生率低、耐药性产生慢，目前已取代对氨基水杨酸钠成为第一线抗结核病药。

【不良反应】 乙胺丁醇在治疗剂量下一般较为安全，但连续大量使用2～6个月可产生严重的毒性反应，如球后视神经炎引起的弱视、红绿色盲和视野缩小。如及时停药并给予大剂量的维生素B_6，有恢复的可能，故应定期检查视力。偶见胃肠道反应、过敏反应和高尿酸血症，因此有痛风病者慎用。

链霉素

链霉素是最早用于临床的抗结核病药，在体内仅有抑菌作用，疗效不及异烟肼和利福平。穿透力弱，不易渗入细胞、纤维化病灶、干酪化病灶，也不易透过血—脑屏障和细胞膜，因此对结核性脑膜炎疗效最差。结核杆菌对链霉素易产生耐药性，且长期使用耳毒性发生率高，只能与其他药物联合使用，特别是重症肺结核几乎不用链霉素。

吡嗪酰胺（pyrazinamide，PZA）

吡嗪酰胺口服易吸收，$t_{1/2}$为6h。体内分布广，细胞内和脑脊液中浓度较高。大部分在肝脏水解成吡嗪酸，并羟化成5-羟基吡嗪酸，少部分原形药通过肾小球滤过由尿排出。吡嗪酰胺在酸性环境下对结核杆菌有较强的抑制和杀灭作用。吡嗪酰胺单独使用易产生耐药性，与其他抗结核病药无交叉耐药性，与异烟肼和利福平合用有协同作用，是联合用药的重要成分。

吡嗪酰胺长期、大量使用可发生严重的肝脏损害，出现转氨酶升高、黄疸甚至肝坏死。因此，用药期间应定期检查肝功能，肝功能不良者慎用。此外，尚能抑制尿酸盐排泄，诱发痛风。

二 第二线抗结核病药

对氨基水杨酸钠（sodium para-aminosalicylate）

对氨基水杨酸钠为第二线抗结核病药。口服吸收良好，2h左右血浆浓度达峰值，$t_{1/2}$为1h，可分布于全身组织和体液（脑脊液除外）中。对氨基水杨酸钠主要在肝脏代谢，大部分转化成乙酰化物，从肾脏排出，肝、肾功能不良者慎用。对氨基水杨酸钠仅对细胞外的结核杆菌有抑菌作用，抗菌谱窄，疗效较第一线抗结核病药差。其作用机制不清，一般认为是由于对氨基水杨酸钠可竞争性抑制二氢叶酸合成酶，阻止二氢叶酸的合成，从而使蛋白质合成受阻，抑制结核杆菌的繁殖。细菌对氨基水杨酸钠亦可产生耐药性，但较链霉素轻。目前临床上主要与异烟肼和链霉素联合使用，延缓耐药性产生，增加疗效。对氨基水杨酸钠不宜与利福平合用，因其可影响利福平的吸收。常见不良反应为胃肠道反应及过敏反应，长期大量使用可出现肝功能损害。对氨基水杨酸钠水溶液不稳定，见光可分解变色，故应用时应新鲜配制，并在避光条件下使用。

乙硫异烟胺（ethionamide）

乙硫异烟胺是异烟酸的衍生物。单用易发生耐药性。不良反应较多且发生率高，以胃肠道反应常见，表现为食欲不振、恶心、呕吐、腹痛和腹泻，患者难以耐受。故仅用于第一线抗结核病药治疗无效的患者，并且需联合使用其他抗结核病药。孕妇和12岁以下儿童不宜使用。

卷曲霉素（capreomycin）

卷曲霉素是多肽类抗生素。抗菌机制是抑制细菌蛋白质的合成。单用易产生耐药性，且与新霉素和卡那霉素有交叉耐药性。临床用于复治的结核病患者。不良反应与链霉素相似，但较链霉素轻。

环丝氨酸（cycloserine）

环丝氨酸通过阻碍细菌细胞壁的合成而对多种革兰阳性和阴性菌有抗菌作用，抗结核作用弱于异烟肼和链霉素。其优点是不易产生耐药性和交叉耐药性。主要不良反应是神经系统毒性反应、胃肠道反应及发热。临床用于难治的耐药结核杆菌患者，并应与其他抗结核病药联合使用。

 三　新一代抗结核病药

利福定（rifandin）

利福定为我国首先应用于临床的人工合成利福霉素的衍生物，抗菌作用强大，抗菌谱广。其抗结核杆菌能力强于利福平，对麻风杆菌的抑制作用也优于利福平。其抗菌机制、耐药机制与利福平相同，不良反应与利福平相似。利福定与利福平有交叉耐药性，故不适用于后者治疗无效患者。一般情况下，利福定与异烟肼、乙胺丁醇等合用，可延缓耐药性的产生。但通过临床的观察发现，它的稳定性差，易改变晶形而失效，且复发率也较高，现已少用。

利福喷汀（rifapentine）

利福喷汀也是利福霉素的衍生物，抗菌强度为利福平的7倍。其特点为$t_{1/2}$长，为26 h，每周只需给药2次。利福喷汀具有一定的抗AIDS能力，显示了比较好的应用前景。由于其在临床使用的时间不长，对其疗效和不良反应的认识尚需要更多的病例观察和评价。

司帕沙星（sparfloxacin）

司帕沙星为第三代氟喹诺酮类的代表药物，抗菌谱广，对G^+、G^-、厌氧菌、支原体、衣原体、分枝杆菌均有较强的杀灭作用。抗菌机制为抑制细菌DNA回旋酶。对于有多种耐药性的菌株均有效，被认为是一类有发展前景的新型抗结核病药。其严重不良反应为光敏反应，宜慎用。

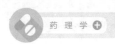

四 抗结核病药的应用原则

应用抗结核化学药物是治疗结核病的主要手段。从群体角度，旨在通过化疗缩短感染期，降低感染率、患病率及死亡率。就个体而言，是为了达到临床和生物学治愈的目的。合理化疗指早期、适量、联合、规律及全程用药。

（一）早期用药

早期用药指患者一旦确诊为结核病后立即给药治疗。早期活动性病灶处于渗出阶段，病灶内结核杆菌生长旺盛，对抗结核药敏感，细菌易被抑制或杀灭。此外，患病初期机体抵抗力较强，局部病灶血运丰富，药物浓度高，能促进炎症吸收、痰菌转运，从而获得满意疗效。而晚期由于病灶的纤维化、干酪化或空洞形成，使病灶内血液循环不良，药物渗透差，疗效不佳。

（二）联合用药

联合用药指根据不同病情和抗结核病药的作用特点联合两种或两种以上药物以增强疗效，避免严重的不良反应和延缓耐药性的产生。例如，早期轻症肺结核最佳治疗方案为成人异烟肼 5 mg/（kg·d）（最大量为 300 mg）、利福平口服 600 mg/d、维生素 B_6 15 ~ 30 mg/d，持续治疗 9 ~ 12 个月；中度肺结核可采用异烟肼 300 mg/d、乙胺丁醇 15 mg/（kg·d）。治疗 12 ~ 24 个月，或者根据患者的病情调整用药方案。

（三）适量用药

适量用药指用药剂量要适当。药量不足，组织内药物难以达到有效浓度，且易诱发细菌产生耐药性使治疗失败；药物剂量过大，则易产生严重不良反应而使治疗难以继续。

（四）全程规律用药

结核病的治疗必须做到有规律、长期用药，不能随意改变药物剂量或药物品种，否则难以获得成功的治疗。结核病是一种容易复发的疾病，过早停药会使已被抑制的细菌再度繁殖或迁延，从而导致治疗失败。因此，全程规律用药、不过早停药是化疗成功的关键。

第二节 抗麻风病药

氨苯砜（dapsone，DDS）

【体内过程】 口服吸收缓慢而完全，4 ~ 8 h 血药浓度可达峰值。氨苯砜吸收进入体内后广泛分布于全身组织和体液中，肝和肾中浓度最高，其次为皮肤和肌肉。此外，病变皮肤中的药物浓度又较正常皮肤高。药物在小肠吸收后通过肝肠循环重吸收回血液，故在血液中存留时间较长，$t_{1/2}$ 为 10 ~ 50 h，宜采用周期性间隔给药方案，以免发生蓄积中毒。氨苯砜可经胆汁排泄，亦可在肝脏内乙酰化后从尿中排出。

【临床应用】　氨苯砜是治疗麻风的首选药物，抗菌谱与磺胺类药相似。由于其抗麻风杆菌作用可被PABA拮抗，因此，有人认为其抗菌机制可能与磺胺类药相同。氨苯砜单用易产生耐药性，与利福平联合使用可延缓耐药性的产生。治疗时以小剂量开始直至最适剂量，一般用药 3 ~ 6 个月症状开始有所改善，细菌完全消失至少需 1 ~ 3 年的时间，因此在治疗过程中不应随意减少剂量或过早停药。

【不良反应】　氨苯砜较常见的不良反应是溶血性贫血和发绀，葡萄糖-6-磷酸脱氢酶（G-6-PD）缺乏者较易发生，其次为高铁血红蛋白血症。口服氨苯砜可出现胃肠道反应、头痛及周围神经病变、药热、皮疹、血尿等。对肝脏亦有一定毒性，应定期检查血象及肝功能。此外，治疗早期或药物增量过快可引起"氨苯砜综合征"，表现为发热、不适、剥脱性皮炎、黄疸伴肝坏死、淋巴结肿大、贫血等。严重贫血、G-6-PD缺乏、肝肾功能不良、过敏者及精神病患者禁用。

氯法齐明（clofazimine，氯苯吩嗪）

对麻风杆菌有抑制作用，与氨苯砜或利福平合用治疗各型麻风病。主要不良反应是使皮肤及代谢物呈红棕色。

疏苯咪唑（mercaptophenylimidazole，麻风宁）

疏苯咪唑是新型抗麻风药，疗效较砜类好。其优点是疗程短，毒性小，不易蓄积，患者易于接受。亦可产生耐药性，不良反应为局限性皮肤瘙痒和诱发"氨苯砜综合征"。疏苯咪唑适用于治疗各型麻风病及砜类药物过敏者。

利福平

杀灭麻风杆菌作用较氨苯砜快，毒性小，一般作为与氨苯砜联合应用的药物使用。

大环内酯类药物

如罗红霉素、克拉霉素亦具有抗麻风菌作用，且不良反应轻，患者容易接受。

常用制剂与用法

异烟肼　片剂：50 mg、100 mg、300 mg。300 ~ 400 mg/d，分 1 ~ 3 次服用。粟粒性结核、结核性脑膜炎等重症结核应增加剂量至600 mg/d，分3次服用。儿童用量为10 ~ 20 mg/（kg·d）。可做肌内注射或用5%葡萄糖注射液或注射用生理盐水稀释至0.1%静脉注射（如用于治疗结核性脑膜炎等），注射剂量视病情而定。

利福平　片剂或胶囊剂：150 mg、300 mg、450 mg、600 mg。450 ~ 600 mg/d，清晨空腹顿服，儿童用量为20 mg/（kg·d）。眼部疾病可采用局部给药。

利福定　胶囊剂：250 mg。150 ~ 200 mg/d，清晨空腹口服，儿童用量为3 ~ 4 mg/（kg·d）。

利福喷汀　胶囊剂：300 mg、600 mg。1 ~ 2 次/周，疗程6 ~ 9个月。

乙胺丁醇　片剂：250 mg。初治病例15 mg/（kg·d），1次或分2 ~ 3次口服。复治病例25 mg/（kg·d），2个月后减为15 mg/（kg·d）。

链霉素　粉针剂：0.25 g、1 g。重症结核，0.75 ~ 1.0 g/d，分2次肌内注射。轻症结核，

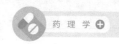

1.0g/d，2～3次/周。儿童20～40mg/kg，最多不超过1.0g/d。现已少用。

吡嗪酰胺　片剂：0.25g、0.5g。0.75～1.5g/d，分3次服用。

对氨基水杨酸钠　片剂：0.5g。8～12g/d，分4次服用。注射剂：2g、4g、6g。重症或口服不能耐受者，可静脉滴注。注射液应新鲜配制，避光条件下2h内滴完。

乙硫异烟胺　片剂：0.1g、0.125g、0.25g。开始为0.6g/d，分3次饭后或睡前顿服，逐渐增量至0.8～1g/d。

卷曲霉素　粉针剂：0.25g、1g。成人深部肌内注射0.75～1g/d，分2次注射，连续应用2～4个月后改为2～3次/周。

氨苯砜　片剂：50mg、100mg。12.5～100mg/d，1次/d，从小剂量开始，每周服药6d，连服3个月，停药2周。

📝 思考练习题

1. 利福平与异烟肼合用，作用加强的同时会加重肝损伤，为什么？

2. 抗结核病药的用药原则有哪些？

第四十二章　抗寄生虫病药

📍 **学习目标**

1. 掌握抗疟药的分类、作用环节、临床应用和不良反应。
2. 熟悉抗阿米巴病药、抗肠蠕虫病药的代表药物和临床应用。
3. 了解抗血吸虫病药及抗丝虫病药的种类和特点。

第一节　抗疟药

疟疾是由雌按蚊叮咬传播、由疟原虫引起的寄生虫性传染病。临床以间歇性寒战、高热，继之大汗后缓解为特点。间日疟、卵形疟常出现复发，恶性疟可引起凶险发作。应用抗疟药（antimalarial drugs）是防治疟疾的重要手段。

【疟原虫的生活史】　疟原虫的生活史，可分为人体内的发育阶段和按蚊体内的发育阶段。抗疟药可作用于疟原虫生活史不同环节，用以治疗或预防疟疾。

人体内的发育分为红细胞外期和红细胞内期两个阶段。

（1）红细胞外期。感染的雌按蚊吸人血时，子孢随血流侵入肝细胞发育。此期不发生症状，为疟疾的潜伏期，一般为 10 ~ 14 d。

间日疟原虫和卵形疟原虫有一部分子孢侵入肝脏后，可进入数月或年余的休眠期，称为休眠子，可再被激活，成为疟疾远期复发的根源。

（2）红细胞内期。红细胞外期的裂殖子胀破肝细胞释出，进入血流侵入红细胞，经滋养体发育成裂殖体，并破坏红细胞，释放裂殖子、疟色素及其他代谢产物，刺激机体，引起寒战、高热等症状，即疟疾发作。释放出的裂殖子可再侵入其他正常红细胞，如此反复循环，可引起临床症状反复发作。

按蚊体内的发育。按蚊在刺吸疟原虫感染者血液时，红细胞内发育的各期疟原虫随血液入蚊胃，仅雌、雄配子体能继续发育，两者结合成合子，进一步发育产生子孢子，移行至唾液腺内，成为感染人的直接传染源。

一 主要用于控制症状的抗疟药

氯喹（chlorquine）

【药理作用及临床应用】

（1）抗疟作用。氯喹对各种疟原虫的红细胞内期裂殖体均有较强的杀灭作用，能迅速有效地控制疟疾的临床发作，具有起效快、疗效高、作用持久的特点。氯喹也能预防性抑制疟疾症状发作，在进入疫区前1周和离开疫区后4周，每周服药1次即可。

氯喹的抗疟作用机制复杂，尚未完全阐明。氯喹在中性pH时不带电荷，能自由进入疟原虫的溶酶体；而进入溶酶体后，其酸性pH环境使氯喹发生质子化，不能再穿透胞膜，因而浓集于疟原虫体内。氯喹的抗疟作用主要是通过抑制疟原虫对血红蛋白的消化，作用于血红素的处置，减少疟原虫生存必需氨基酸的供应。氯喹也能抑制血红素聚合酶活性，使有毒的血红素转化为疟色素受阻，从而减少对机体的伤害。

（2）抗肠道外阿米巴病作用。

（3）免疫抑制作用。

【不良反应】 大剂量应用氯喹时可导致视网膜病，应定期进行眼科检查。大剂量或快速静脉给药时，可致低血压，给药剂量过大可发生致死性节律失常。

奎宁（quinine）

【药理作用及临床应用】 奎宁对各种疟原虫的红细胞内期裂殖体均有杀灭作用，能有效控制临床症状。其抗疟机制和氯喹相似，但在疟原虫中浓度不及氯喹。由于氯喹耐药性的出现和蔓延，使奎宁成为治疗恶性疟的主要化学药物。

【不良反应及注意事项】 金鸡纳反应。用药过量或静脉滴注速度过快时，可致低血压、心律失常和严重的中枢神经系统紊乱，如谵妄和昏迷。因此，奎宁静脉滴注时应慢速，并密切观察患者心脏和血压的变化。

青蒿素（artemisinin）

青蒿素是从黄花蒿及其变种大头黄花蒿中提取的一种倍半萜内酯类过氧化物。

【药理作用及临床应用】 青蒿素对各种疟原虫红细胞内期裂殖体有快速的杀灭作用。主要用于治疗对氯喹或多药耐药的恶性疟，包括脑性疟的抢救。

青蒿素

咯萘啶（malaridine）

咯萘啶为我国研制的一种抗疟药。可用于治疗各种类型的疟疾，包括脑性疟。

二 主要用于控制复发和传播的抗疟药

伯氨喹（primaquine）

【药理作用及临床应用】 伯氨喹对间日疟和卵形疟肝脏中的休眠子有较强的杀灭作用，是防治疟疾远期复发的主要药物。与红细胞内期抗疟药合用，能根治良性疟，减少耐药性的产生。能杀灭各种疟原虫的配子体，阻止疟疾传播。

【不良反应】 治疗剂量的伯氨喹不良反应较少，特异质反应有急性溶血性贫血和高铁血红蛋白血症。

 主要用于病因性预防的药物

乙胺嘧啶（pyrimethamine）

【药理作用及临床应用】 乙胺嘧啶为二氢叶酸还原酶抑制药，常用于病因性预防。乙胺嘧啶一般不单独使用，常与磺胺类或砜类药物合用。

【不良反应】 长期大剂量服用可干扰机体叶酸代谢。

第二节 抗阿米巴病药及抗滴虫病药

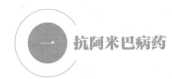 **抗阿米巴病药**

甲硝唑（metronidazole）

【药理作用及临床应用】

（1）抗阿米巴作用。甲硝唑对肠内、外阿米巴滋养体有强大杀灭作用，对治疗急性阿米巴痢疾和肠道外阿米巴感染的效果显著。

（2）抗滴虫作用。甲硝唑是治疗阴道滴虫感染的首选药物。

（3）抗厌氧菌作用。甲硝唑对革兰阳性或阴性厌氧杆菌和球菌都有较强的抗菌作用，对脆弱类杆菌感染尤为敏感。常用于厌氧菌引起的产后盆腔炎、败血症和骨髓炎等的治疗。

（4）抗贾第鞭毛虫作用。甲硝唑是治疗贾第鞭毛虫病的有效药物。

【不良反应及注意事项】 治疗量的甲硝唑不良反应很少，可干扰乙醛代谢，导致急性乙醛中毒，服药期间和停药后不久，应严格禁止饮酒。孕妇禁用。

二氯尼特（diloxanide）

二氯尼特为目前最有效的杀包囊药，单用对无症状的包囊携带者有良好效果。用甲硝唑控制症状后，再用本品可肃清肠腔内包囊，有效防止复发。

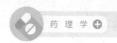
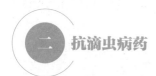

目前治疗滴虫病的主要药物为甲硝唑，但抗甲硝唑虫株正在增多。替硝唑也是高效低毒的抗滴虫药。乙酰砷胺可局部给药。

第三节　抗肠蠕虫病药

肠道寄生的蠕虫分为三大类：肠道线虫、肠道绦虫和肠道吸虫，在我国以肠道线虫感染最为普遍。目前我国常用的抗肠道蠕虫病药有甲苯达唑、阿苯达唑、哌嗪、噻嘧啶、氯硝柳胺、左旋咪唑等。

甲苯达唑（mebendazole）

甲苯达唑为高效、广谱抗肠蠕虫病药。对多种线虫的成虫和幼虫有杀灭作用。对蛔虫、蛲虫、鞭虫、钩虫、绦虫感染的疗效常在90％以上，尤其适用于上述蠕虫的混合感染。对钩虫卵和鞭虫卵均有杀灭作用，可控制传播。

本药口服吸收少，首关效应明显，无明显不良反应。少数病例可见短暂腹痛、腹泻。大剂量时偶见变态反应、脱发、粒细胞减少等。本品有致畸和胚胎毒作用，故孕妇禁用。

阿苯达唑（albendazole）

阿苯达唑为甲苯达唑的同类物，是高效、低毒的广谱驱肠虫药，疗效优于甲苯达唑。该药也可用于治疗包虫病与囊虫病，对肝片吸虫病及肺吸虫病也有良好疗效。

本药短期治疗肠道蠕虫病不良反应较少，偶有腹痛、腹泻、恶心、头痛、头晕等。少数患者可出现血清转氨酶升高，停药后可恢复正常，严重肝功能不全者慎用。有胚胎毒性和致畸作用，孕妇禁用。2岁以下儿童和对本药过敏者不宜使用。

哌嗪（piperazine）

哌嗪常用制剂为枸橼酸哌嗪，又名驱蛔灵。该药对蛔虫和蛲虫有较强的驱除作用。对蛔虫，1～2d的治愈率可达70％～80％；对蛲虫，需用药7～10d，远不如使用阿苯达唑等方便。偶有恶心、呕吐、荨麻疹；每日剂量超过6g可发生震颤、共济失调、脑电图异常等神经系统症状。肝、肾、神经系统疾病或有癫痫史者禁用。

噻嘧啶（pyrantel）

噻嘧啶又名抗虫灵，为广谱驱线虫药，对蛔虫、钩虫、蛲虫和毛圆线虫感染均有较好疗效，但对鞭虫感染无效。口服不易吸收。不良反应轻而短暂，主要为胃肠不适，也可出现头昏、发热。

氯硝柳胺（niclosamide）

氯硝柳胺又名灭绦灵，为驱绦虫的首选药。用于牛肉绦虫、猪肉绦虫、阔节裂头绦虫和短膜壳绦虫感染，对牛肉绦虫病的疗效较好。能杀灭血吸虫尾蚴及毛蚴，下水前涂于皮肤可预防血吸虫感染和稻田皮炎。在 0.2～0.5 ppm 浓度时能杀灭丁螺和螺卵。不良反应少，偶见胃肠不适、腹痛、头晕、乏力、皮肤瘙痒等。

左旋咪唑（niclosamide）

左旋咪唑可用于丝虫病、蛔虫病及钩虫病的治疗。还具有增强免疫功能的作用，可提高细胞内 cGMP 水平，增强免疫能力，以及用于肿瘤辅助治疗等。不良反应可见胃肠道反应及皮疹，偶见肝功能异常。

第四节　抗血吸虫病药及抗丝虫病药

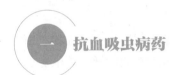

寄生于机体的血吸虫有日本血吸虫、曼氏血吸虫、埃及血吸虫等，主要分布于亚洲、非洲、拉丁美洲，在我国流行的是日本血吸虫病。由皮肤接触含尾蚴的疫水而感染，疫区主要分布于长江流域及其以南的 12 个省份。血吸虫病严重危害人类健康，药物治疗是消灭该病的重要措施之一。吡喹酮具有安全有效、使用方便的特点，是当前治疗血吸虫病的首选药物。

吡喹酮（praziquantel）

吡喹酮（环吡异喹酮）是人工合成的吡嗪并异喹啉衍生物。

【药理作用及作用机制】　吡喹酮对日本血吸虫、埃及血吸虫、曼氏血吸虫单一感染或混合感染均有良好疗效，本品对血吸虫成虫有迅速而强效的杀灭作用，对幼虫也有作用，但较弱。对其他吸虫如华支睾吸虫、姜片吸虫、肺吸虫有显著杀灭作用，对各种绦虫感染和其幼虫引起的囊虫病、包虫病也有不同程度的疗效。

吡喹酮达到有效浓度时，可提高肌肉活动力，引起虫体痉挛性麻痹，失去吸附能力，导致虫体脱离宿主组织，如血吸虫从肠系膜静脉迅速移至肝脏。在较高治疗浓度时，可引起虫体表膜损伤，暴露隐藏的抗原，在宿主防御机制参与下，导致虫体破坏、死亡。这些作用可能与增加表膜对某些阳离子，尤其是 Ca^{2+} 的通透性有关。吡喹酮损伤虫体表膜也可引起一系列生化变化，如谷胱甘肽 S-转移酶、碱性磷酸酶活性降低，抑制葡萄糖的摄取、转运等。吡喹酮的作用有高度选择性，对哺乳动物的细胞膜则无上述作用。

【临床应用】　治疗各型血吸虫病，适用于慢性、急性、晚期及有并发症的血吸虫病患者。也可用于肝脏华支睾吸虫病、肠吸虫病（如姜片虫病、异形吸虫病、横川后殖吸虫病等）、肺吸虫病及绦虫病等。

【不良反应及注意事项】　不良反应少且短暂。口服后可出现腹部不适、腹痛、腹泻、头痛、眩晕、嗜睡等，服药期间避免驾车和高空作业。偶见发热、瘙痒、荨麻疹、关节痛、肌痛等，

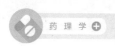

与虫体杀死后释放异体蛋白有关。少数会出现心电图异常。未发现该药有致突变、致畸和致癌作用，但大剂量时大鼠流产率增高，孕妇禁用。

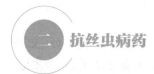 **二 抗丝虫病药**

寄生于机体的丝虫有 8 种，我国仅有班氏丝虫和马来丝虫两种。丝虫病是由丝虫寄生于人体淋巴系统引起的一系列病变，早期主要表现为淋巴管炎和淋巴结炎，晚期出现淋巴管阻塞所致的症状。目前乙胺嗪是治疗丝虫病的首选药物。

乙胺嗪（diethylcarbamazine，海群生）

【体内过程】 口服吸收迅速，1 ~ 2 h 血药浓度达峰值，$t_{1/2}$ 为 8 h。均匀分布各组织，大部分在体内氧化失活，原形药及代谢物主要经肾脏排泄，40% ~ 65% 经肠排泄。反复给药无蓄积性，酸化尿液促进其排泄；碱化尿液减慢其排泄，增高血浆浓度与延长 $t_{1/2}$，因此在肾功能不全或碱化尿液时需要减少用量。

【药理作用及作用机制】 乙胺嗪对班氏丝虫和马来丝虫均有杀灭作用，且对马来丝虫的作用优于班氏丝虫，对微丝蚴的作用胜于成虫。在体外，乙胺嗪对两种丝虫的微丝蚴和成虫并无直接杀灭作用，表明其杀虫作用依赖于宿主防御机制的参与。乙胺嗪分子中的哌嗪部分可使微丝蚴的肌组织超极化产生弛缓性麻痹而从寄生部位脱离，迅速"肝移"，并易被网状内皮系统拘捕。乙胺嗪也可破坏微丝蚴表膜的完整性，暴露抗原，使其易遭宿主防御机制的破坏。

【不良反应及注意事项】 药物本身引起的不良反应轻微，常见厌食、恶心、呕吐、头痛、乏力等，通常在几天内均可消失。但成虫和微丝蚴死亡释出大量异体蛋白引起的过敏反应则较明显，表现为皮疹、淋巴结肿大、血管神经性水肿、畏寒、发热、哮喘、肌肉关节酸痛、心率加快以及胃肠功能紊乱等，可用地塞米松治疗。

常用制剂与用法

氯喹 片剂：0.25 g。三日疗法：治疗疟疾，首次服 1 g，8 h、24 h、48 h 各服 0.5 g；儿童首次服 16.7 mg/kg，8 h、24 h、48 h 各服 8.3 mg/kg。预防疟疾：7 ~ 10 d 1 次，0.5 g/次。

青蒿素 片剂：0.1 g。治疗疟疾，首次服 1 g，24 h、48 h 各服 0.5 g。油混悬剂：肌内注射，间日疟及恶性疟总量为 0.5 ~ 0.8 g/d，疗程 2 ~ 3 d。

伯氨喹 片剂：13.2 mg。口服，根治间日疟有 4 d、8 d 和 14 d 疗法，分别为每日服 4 片、3 片和 2 片，与氯喹或其他裂殖体杀灭剂合用。

乙胺嘧啶 片剂：6.25 mg。口服，病因性预防为 25 mg/次，每周 1 次，或 50 mg/次，每2 周 1 次。治疗抗氯喹恶性疟，服用硫酸奎宁的第 3 天加服复方乙胺嘧啶 1 次。

甲硝唑 片剂：0.25 g、0.5 g。口服，阿米巴痢疾：0.4 ~ 0.8 g/次，3 次/d，共 5 d。阴道滴虫病或男性滴虫感染：0.25 g/次，或 2 g/d 顿服，3 次/d，共 7 ~ 10 d。贾第鞭毛虫病：0.25 g/次，3 次/d，共 5 ~ 7 d，或 2 g/d，连用 3 d。厌氧菌感染：0.2 ~ 0.4 g/次，3 次/d。注射剂：50 mg（10 mL）、100 mg（20 mL）、500 mg（100 mL）。静脉滴注，抗厌氧菌感染：0.5 g/次，于 20 ~ 30 min 滴完，8 h 1 次，7 d 为一疗程。

吡喹酮　片剂：0.2mg。口服，血吸虫病：10mg/（kg·次），3次/d，连服2d，或20mg/（kg·次），3次/d，服1d。

乙胺嗪　片剂：50mg、100mg。口服，0.2g/次，3次/d，连服7d。

哌嗪　片剂：0.25g、0.5g。糖浆剂：16%。口服，驱蛔虫：75mg/（kg·d），极量为4g/d，顿服；儿童75～150mg/（kg·d），极量为3g/d，空腹顿服，连用2d。驱蛲虫：成人1.0～1.2g/次，2次/d；儿童60mg/（kg·d），分2次，连用7d。

噻嘧啶　片剂：0.3g。口服，驱钩虫：5～10mg/kg，顿服，连用2～3d。驱蛔虫：剂量同上，用药1次。驱蛲虫：剂量同上，连服1周。

阿苯达唑　片剂：0.1g、0.2g。口服，驱蛔虫、蛲虫、鞭虫：0.4g，顿服。驱钩虫：0.4g/次，10d后重复给药1次。治疗囊虫病：15～20mg/（kg·d），分2次服，10d为一疗程，间隔15～20d再服1疗程。12岁以下儿童剂量减半。2岁以下儿童及孕妇禁用。

氯硝柳胺　片剂：0.5g。口服，猪肉、牛肉绦虫，晨起空腹服1g，1h后再服1g，1～2h后服硫酸镁导泻；短膜壳绦虫，晨起空腹嚼服2g，1h后再服2g，连服7～8d。

思考练习题

1．氯喹、伯氨喹、乙胺嘧啶的抗疟作用特点及用途是什么？

2．抗阿米巴病药如何选择？各有什么特点？

3．甲苯达唑、噻嘧啶、阿苯达唑对肠道哪些寄生虫有作用？

第四十三章　消毒防腐药

学习目标

熟悉常用消毒防腐药的作用特点及用法。

第一节　概述

一　消毒防腐药的概念

消毒防腐药是杀灭病原微生物或抑制其生长繁殖的一类药物，包括消毒药和防腐药两类。消毒药指能迅速杀灭病原微生物的药物，主要用于环境、厩舍、动物排泄物、用具和器械等非生物体表面的消毒；防腐药指仅能抑制病原微生物生长繁殖的药物，主要用于抑制局部皮肤、黏膜和创伤等生物体表面的微生物感染，也用于食品及生物制品等的防腐。二者无明显的界限，消毒药在低浓度时仅能抑菌，而防腐药在高浓度时也能杀死病原微生物。

二　影响消毒防腐药作用的因素

影响消毒防腐药作用的因素主要有如下几方面。

（一）药液浓度

药液的浓度对其作用有极为明显的影响。一般来说，浓度越高，其作用越强。但也有例外，如85%以上浓度的乙醇浓度越高作用越弱，因高浓度的乙醇可使菌体表层蛋白质全部变性凝固，而形成一层致密的蛋白膜，造成其他乙醇不能进入体内。另外，应根据消毒对象选择浓度，如同一种消毒防腐药在应用于外界环境、用具、器械消毒时可选择高浓度，而应用于体表，特别是创伤面消毒时应选择低浓度。

（二）作用时间

消毒防腐药与病原微生物的接触达到一定时间才可发挥抑杀作用，一般作用时间越长，其作用越强。临床上可针对消毒对象选择消毒时间，如应用甲醛溶液对雏鸡进行熏蒸消毒，时间为 25 min 以下，而厩舍、库房则需 12 h 以上。

（三）温度

药液与消毒环境的温度可对消毒防腐药的效果产生很大的影响。一般温度每提高 10 ℃，消毒力可提高 1 倍，但提高药液及消毒环境的温度可增加经济成本，为此，药液温度一般控制在正常室温（18 ～ 25 ℃）即可。

（四）病原微生物的种类及状态

不同种类的病原微生物和处于不同状态的病原微生物，其结构明显不同，对消毒防腐药的敏感性也不同。如无囊膜病毒和具有芽孢结构的细菌等对众多消毒防腐药则不敏感。

（五）配伍用药

消毒防腐药的配伍应用对消毒防腐效果具有明显的影响，存在着配伍禁忌。如阳离子表面活性剂与阴离子表面活性剂，酸性消毒防腐药与碱性消毒防腐药等均存在着配伍禁忌。因此，在临床应用时，一般单用为宜。

第二节　常用消毒防腐药

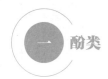

一　酚类

苯酚（phenol）

苯酚又称石炭酸，为无色或微红色针状结晶或结晶块，有特臭。其对杀灭细菌繁殖体和某些亲脂病毒作用较强。0.5% ～ 1% 水溶液或 2% 软膏有抑菌作用，用于皮肤止痒；1% ～ 2% 的甘油溶液有杀灭细菌、真菌作用，用于中耳炎；3% ～ 5% 溶液用于手术器械、患者创面脓液、分泌物、排泄物（如痰液及粪便）的消毒。

甲酚（cresol）

甲酚又称煤酚、甲苯酚，为无色、淡紫红色或淡棕黄色的澄清液体；有类似苯酚的臭气，并微带焦臭。本品是从煤焦油中分馏而得，略溶于水，肥皂可使其易溶于水，并具有降低表面张力的作用，杀菌性能与苯酚相似，为此，常用肥皂乳化配成 50% 甲酚皂（又称来苏尔）溶液。2% 来苏尔溶液用于洗手和皮肤、橡胶手套消毒；3% ～ 5% 溶液用于器械消毒；5% ～ 15% 溶液喷洒、擦拭用于环境及排泄物消毒。

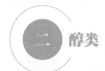

二 醇类

本类消毒剂可以杀灭细菌繁殖体，但不能杀灭细菌芽孢，属中性消毒剂，主要用于皮肤黏膜的消毒。其醇分子量越大，水溶性越差，故临床上应用最为广泛的是乙醇。近年来研究发现，醇类消毒剂和戊二醛、碘伏等配伍，可以增强其作用。

乙醇（alcohol）

乙醇又称酒精，为无色的挥发性液体。微有特臭，味灼烈，易挥发、易燃烧。本品能与水任意混合，是良好的有机溶媒。浓度不同，其作用有较大差异，以75%水溶液杀菌力最强，浓度高于80%可使细菌细胞膜表面迅速形成一层凝固蛋白的保护膜，反而阻碍其杀菌作用的发挥。主要用于皮肤、器械的消毒。20%～30%的乙醇用于皮肤的擦浴，能使高热患者的体温降低；50%的乙醇涂擦局部受压皮肤，可促进血液循环，防治褥疮；无水乙醇注于神经干，可缓解三叉神经痛、坐骨神经痛。

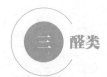

三 醛类

本类药物能与蛋白质的氨基酸结合，使蛋白质沉淀、变性，从而杀灭细菌、真菌、芽孢及病毒。

甲醛（formaldehyde）

本品为无色或几乎无色的澄明液体，有刺激性特臭。40%甲醛水溶液又称福尔马林。10%福尔马林溶液可用于固定尸体和生物标本以及保存疫苗和血清等；2%福尔马林溶液用于器械消毒，浸泡1～2 h。用于房屋消毒时，每立方米取甲醛1～2 mL加等量水，加热蒸发；牙科用甲醛配成干髓剂，充填髓洞，使牙髓失活。因挥发性较强，对黏膜和呼吸道有强烈的刺激性，可引起流泪、咳嗽、气管炎。

戊二醛（glutaraldehyde）

本品为淡黄色的澄清液体，有刺激性特臭。本品能与水或乙醇任意混合，常制成溶液。2%溶液用于浸泡橡胶、塑料制品及手术器械消毒；20%溶液喷洒、擦洗或浸泡用于环境或器具（械）消毒。

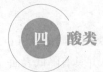

四 酸类

本类药物对细菌繁殖体和真菌具有杀灭和抑制作用，但作用不强。为用于创伤、黏膜面的防腐消毒药物，酸性弱，刺激性小，不影响创伤愈合，故临床常用。

过氧乙酸（peroxyacetic acid）

本品为无色透明液体，具有强酸性，易挥发，为强氧化剂，是广谱、高效、速效、低毒杀菌剂。0.1% ~ 0.2%溶液用于洗手消毒，浸泡1 min即可；0.3% ~ 0.5%溶液用于器械消毒，浸泡15 min；0.04%溶液喷雾或熏蒸用于食具、空气、地面垃圾物等消毒；1%溶液用于衣服、被单消毒，浸泡2 h；0.1%溶液可用于传染患者的痰液、粪及血污物的消毒。

过氧化氢溶液（hydrogen peroxide solution）

本品又称双氧水，为无色澄清液体；无臭或有类似臭氧的臭气。1% ~ 3%溶液用于清洗化脓创面、痂皮；0.3% ~ 1%溶液用于冲洗口腔黏膜。

高锰酸钾（potassium permanganate）

本品为黑紫色、细长的菱形结晶或颗粒，带蓝色的金属光泽；为强氧化剂，有较强的杀菌作用。0.1% ~ 0.5%溶液用于膀胱与皮肤创面清洗；0.01% ~ 0.02%溶液用于某些药物、毒物中毒时洗胃；0.012 5%溶液用于阴道冲洗或坐浴；0.01%溶液用于足癣浸泡；0.2%溶液用于口腔科冲洗感染的拔牙窝、脓腔。

硼酸（boric acid）

本品为无色微带珍珠光泽的结晶或白色疏松的粉末，无臭。本品溶于水，常制成软膏剂或临用前配成溶液。2% ~ 5%溶液用于洗眼或冲洗黏膜，治疗眼、鼻、口腔、阴道等黏膜炎症；5%软膏涂敷于患处，治疗皮肤创伤和溃疡等。

五 卤素类

本类药物主要是氯、碘以及能释放出氯、碘的化合物。含氯消毒药主要通过释放出活性氯原子和初生态氧而发挥杀菌作用，其杀菌能力与有效氯含量成正比。本类药物包括无机含氯消毒药和有机含氯消毒药两大类。无机含氯消毒药主要有漂白粉、复合亚氯酸钠等；有机含氯消毒药主要有二氯异氰脲酸、三氯异氰脲酸、溴氯海因等。含碘消毒药主要靠不断释放碘离子达到消毒作用。如碘的水溶液、碘的醇溶液（碘酊）和碘伏等。

含氯石灰（chlorinated lime）

本品又称漂白粉，为灰白色粉末，有氯臭味。本品是次氯酸钙、氯化钙和氢氧化钙的混合物，在空气中即吸收水分与二氧化碳而缓慢分解。本品为廉价有效的消毒药，部分溶于水，常制成含有效氯为25% ~ 30%的粉剂。该药杀菌谱广，对细菌、真菌、病毒都有杀灭作用。0.5%溶液用于非金属用具和无色衣物的消毒；每1 000 mL水中加入含氯石灰5 mg，用于饮用水的消毒；25% ~ 50%溶液可用于餐具、水果和蔬菜的消毒。

碘酊（iodine tincture）

本品为棕褐色液体，在常温下能挥发，为含2%碘与1.5%碘化钾的乙醇溶液。2%碘酊用于一般皮肤消毒；3.5% ~ 5%碘酊用于手术野皮肤消毒；2%碘甘油用于牙龈感染和咽炎时涂擦咽部。对黏膜及皮肤有刺激性，破损皮肤、会阴皮肤及眼黏膜不宜使用。

氯胺（chloramine）

氯胺又名氯亚明，含有效氯12%，具有直接杀菌作用，同时在水中缓慢放出次氯酸，产生活性氯而直接杀菌，故作用缓和、持久。1% ~ 2%溶液用于创面消毒；0.1% ~ 0.2%溶液

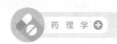

用于黏膜消毒；2%～5%溶液用于冲洗牙根管和拔髓前滴入，防止腐败、坏疽的牙髓感染根尖孔外部。

 六 表面活性剂类消毒剂

阳离子型表面活性剂可杀灭大多数繁殖型细菌、真菌和部分病毒，但不能杀死芽孢、结核杆菌和铜绿假单胞菌，并且刺激性小，毒性低，不腐蚀金属和橡胶，对织物没有漂白作用，还具有清洁洗涤作用。

苯扎溴铵（benzalkonium bromide）

本品又称新洁尔灭，常温下为黄色胶状体，低温时可逐渐形成蜡状固体，味极苦。在水中易溶，水溶液呈碱性，振摇时产生大量泡沫。0.05%～0.1%溶液用于手术前洗手（浸泡5 min）；0.1%溶液用于皮肤黏膜消毒，也用于餐具和器械消毒（浸泡30 min）。使用注意：①忌与阴离子表面活性剂（肥皂、洗衣粉等）合用；②不宜用于膀胱镜、眼科器械及合成橡胶制品的消毒。

氯己定（chlorhexidine brominde）

本品又名洗必泰，为含氯的清洁剂，抗菌谱广，包括铜绿假单胞菌、真菌等。0.02%溶液用于术前洗手消毒（浸泡3 min）；0.05%溶液冲洗伤口及牙周炎、牙根炎；0.1%溶液用于器械消毒；0.5%醇溶液用于手术野消毒；1%乳膏、气雾剂用于烧伤、创伤表面消毒。

 **七 染料类**

本类药物有酸、碱两性染料，分子中阳离子或阴离子分别与细菌蛋白质羧基或氨基酸结合，影响细菌的代谢，从而抑制细菌的生长繁殖。

乳酸依沙吖啶（ethacridine lactate）

本品又称利凡诺、雷佛奴尔，为黄色结晶性粉末；无臭，味苦。本品属吖啶类碱性染料，略溶于水，常制成溶液和膏剂。对革兰阳性菌和某些革兰阴性菌有较强的抗菌作用，无刺激性，0.1%～0.3%溶液用于创伤、皮肤黏膜化脓感染的冲洗和湿敷。常用于引产。

甲紫（methylrosanilinium chloride）

本品为深绿紫色的颗粒性粉末或绿色有金属光泽的碎片，为碱性阳离子染料。对革兰阳性菌、念珠菌、皮肤真菌均有杀灭作用。本品有收敛作用，无刺激性及毒性，1%～2%溶液用于皮肤、黏膜创伤感染、溃疡及真菌感染，也可用于小面积烧伤感染。

📝 **思考练习题**

1. 消毒药与防腐药的区别有哪些？

2. 简述乙醇的临床用途。

3. 创面皮肤消毒常用哪些消毒防腐药？

第四十四章 抗恶性肿瘤药

ⓖ 学习目标

1. 掌握各类常用抗恶性肿瘤药的作用机制和主要不良反应。
2. 熟悉细胞增殖周期与抗恶性肿瘤药作用环节。
3. 了解抗恶性肿瘤药的应用原则。

恶性肿瘤常称癌症（cancer），是严重威胁人类健康的常见病、多发病。目前治疗恶性肿瘤的方法主要包括化学治疗、外科手术、放射治疗、基因治疗等。应用传统细胞毒类抗肿瘤药或抗癌药进行化疗在肿瘤的综合治疗中仍占有极为重要的地位，部分恶性肿瘤如绒毛膜上皮癌、恶性淋巴瘤等有可能通过化疗得到治愈。然而对大多数恶性肿瘤的治疗目前仍未能达到满意的疗效。

近年来，随着肿瘤分子生物学和肿瘤药理学的理论和生物技术的不断发展，抗恶性肿瘤药正从传统的细胞毒作用向针对机制的多环节作用的方向发展，生物反应调节药、单克隆抗体、细胞分化诱导剂、细胞凋亡诱导剂、抗肿瘤侵袭及转移药、新生血管生成抑制剂、肿瘤耐药性逆转药以及肿瘤基因治疗药物等不断进入临床应用，开辟了肿瘤治疗的新途径。

第一节 概述

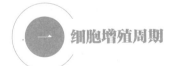

一 细胞增殖周期

细胞从一次分裂结束到下次分裂完成的过程，称为细胞增殖周期，共有四期：DNA合成前期（G_1期）、DNA合成期（S期）、DNA合成后期（G_2期）和有丝分裂期（M期）。根据肿瘤细胞生长繁殖的特点，可将肿瘤细胞分为两类，如图44-1所示。

（一）增殖细胞群

增殖细胞群指按指数不断分裂增殖的细胞，这部分细胞占肿瘤全部细胞的比例称为生长比率（growth traction，GF）。增长迅速的肿瘤，如急性白血病，GF值较大，对药物敏感，疗效也好；增长缓慢的肿瘤，如多数实体瘤，GF值较小，对药物敏感性低，疗效较差。一般肿瘤的早期GF值较大，疗效也较好。

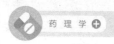

（二）非增殖细胞群

非增殖细胞群主要为静止期（G_0 期）细胞，即有增殖能力但暂不分裂增殖的后备细胞。增殖期细胞被杀灭后可进入增殖周期，此期细胞对药物不敏感，是肿瘤复发的根源。另有部分无增殖能力的细胞和死亡细胞，在药物治疗中无意义。

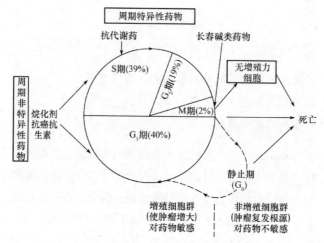

图 44-1　细胞增殖周期及药物作用

 抗恶性肿瘤药的分类

（一）根据药物化学结构和来源分类

（1）烷化剂。如氮芥类、乙烯亚胺类、亚硝脲类、甲烷磺酸酯类等。

（2）抗代谢物。如叶酸、嘧啶、嘌呤类似物等。

（3）抗肿瘤抗生素。如蒽环类抗生素、丝裂霉素、博来霉素类、放线菌素类等。

（4）抗肿瘤植物药。如长春碱类、喜树碱类、紫杉醇类、三尖杉生物碱类、鬼臼毒素衍生物等。

（5）杂类。如铂类配合物和酶等。

（二）根据抗肿瘤作用的生化机制分类

（1）影响核酸生物合成的药物。如甲氨蝶呤、巯嘌呤、氟尿嘧啶。

（2）影响 DNA 结构与功能的药物。如丝裂霉素、博来霉素。

（3）干扰转录过程阻止 RNA 合成的药物。有多种抗癌抗生素，如放线菌素 D、柔红霉素、阿霉素等。

（4）影响蛋白质合成与功能的药物。如长春碱类、三尖杉酯碱等。

（5）影响激素平衡的药物。如肾上腺皮质激素、雄激素、雌激素等。

（三）根据药物作用的周期或时相特异性分类

（1）细胞周期（时相）非特异性药物（cell cycle nonspecific agents，CCNSA）。如烷化剂、抗肿瘤抗生素及铂类配合物等。

（2）细胞周期（时相）特异性药物（cell cycle specific agents，CCSA）。如抗代谢药物、长春碱类药物等。

 ## 三 抗恶性肿瘤药的不良反应

（一）毒性反应

目前临床使用的细胞毒抗肿瘤药物对肿瘤细胞和正常细胞尚缺乏理想的选择作用，即药物在杀伤恶性肿瘤细胞的同时，对某些正常的组织也有一定程度的损害，从而影响患者的生命质量。抗肿瘤药的毒性反应可分为近期毒性反应和远期毒性反应两种。近期毒性反应又可分为共有的毒性反应和特有的毒性反应。

（1）近期毒性反应。①共有的毒性反应。大多发生于增殖迅速的组织，如骨髓、消化道和毛囊等，常见恶心、呕吐、腹泻；白细胞、血小板、红细胞数减少，是发生再生障碍性贫血的原因；大多数抗恶性肿瘤药物都会引起不同程度的脱发，停药后毛发可再生。②特有的毒性反应。常发生于长期大量用药后，可累及心、肾、肝等重要器官。出现过敏反应。

（2）远期毒性反应。该反应主要见于长期生存的患者，包括第二原发恶性肿瘤、不育和致畸。

（二）耐药性

肿瘤细胞对抗肿瘤药物产生耐药性是化疗失败的重要原因。有些肿瘤细胞对某些抗肿瘤药物具有天然耐药性（natural resistance），即对药物一开始就不敏感，如处于非增殖的 G_0 期肿瘤细胞一般对多数抗肿瘤药不敏感。有的肿瘤细胞对于原来敏感的药物，治疗一段时间后才产生不敏感现象，称为获得耐药性（acquired resistance）。其中表现最突出、最常见的耐药性是多药耐药性（multidrug resistance，MDR），或称多向耐药性（pleiotropic drug resistance），即肿瘤细胞在接触一种抗肿瘤药后，产生了对多种结构不同、作用机制各异的其他抗肿瘤药物的耐药性。

耐药性产生的原因十分复杂，不同药物其耐药机制不同，同一种药物存在着多种耐药机制。耐药性的遗传学基础业已证明，肿瘤细胞在增殖过程中有较固定的突变率，每次突变均可导致耐药性瘤株的出现。因此，分裂次数越多（亦即肿瘤越大），耐药瘤株出现的概率越大。

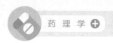

第二节 常用抗恶性肿瘤药

 一 影响核酸生物合成的药物

抗恶性肿瘤药

影响核酸生物合成的药物又称抗代谢药，它们的化学结构和核酸代谢的必需物质如叶酸、嘌呤、嘧啶等相似，可以通过特异性干扰核酸的代谢，阻止细胞的分裂和繁殖。此类药物主要作用于S期细胞，属细胞周期特异性药物。根据药物主要干扰的生化步骤或所抑制的靶酶，可进一步分为：①二氢叶酸还原酶抑制剂，如甲氨蝶呤等；②胸苷酸合成酶抑制剂，如氟尿嘧啶等；③嘌呤核苷酸互变抑制剂，如巯嘌呤等；④核苷酸还原酶抑制剂，如羟基脲等；⑤DNA多聚酶抑制剂，如阿糖胞苷等。

（一）二氢叶酸还原酶抑制剂

甲氨蝶呤（methotrexate，MTX）

甲氨蝶呤又名氨甲蝶呤。其化学结构与叶酸相似，对二氢叶酸还原酶具有强大而持久的抑制作用，使四氢叶酸生成障碍，干扰蛋白质的合成。

临床上用于治疗儿童急性白血病和绒毛膜上皮癌；鞘内注射可用于中枢神经系统白血病的预防和缓解症状。

不良反应包括消化道反应如胃炎、腹泻、便血等，骨髓抑制最为突出；长期大量用药可致肝、肾损害；妊娠早期应用可致畸胎、死胎。为了减轻MTX的骨髓毒性，可在应用大剂量MTX一定时间后肌内注射亚叶酸钙作为救援剂，以保护骨髓正常细胞。

（二）胸苷酸合成酶抑制剂

氟尿嘧啶（fluorouracil，5-FU）

氟尿嘧啶是尿嘧啶5位上的氢被氟取代的衍生物。5-FU在细胞内转变为5-氟尿嘧啶脱氧核苷酸（5F-dUMP），而抑制脱氧胸苷酸合成酶，阻止脱氧尿苷酸（dUMP）甲基化转变为脱氧胸苷酸（dTMP），从而影响DNA的合成。此外，5-FU在体内可转化为5-氟尿嘧啶核苷，以伪代谢产物形式掺入RNA中干扰蛋白质的合成。

5-FU口服吸收不规则，需采用静脉给药。对消化系统癌（食管癌、胃癌、肠癌、胰腺癌、肝癌）和乳腺癌的疗效较好，对宫颈癌、卵巢癌、绒毛膜上皮癌、膀胱癌、头颈部肿瘤也有效。

不良反应主要是对骨髓和消化道毒性较大，出现血性腹泻应立即停药，可引起脱发、皮肤色素沉着，偶见肝、肾损害。

（三）嘌呤核苷酸互变抑制剂

巯嘌呤（mercaptopurine，6-MP）

巯嘌呤又名6-巯嘌呤，为抗嘌呤代谢药。

本品在体内先经过酶的催化变成硫代肌苷酸（TIMP）后，阻止肌苷酸转变为腺核苷酸及鸟核苷酸，干扰嘌呤代谢，阻碍核酸合成。对S期细胞作用最为显著，对G_1期有延缓作用。6-MP起效慢，主要用于急性淋巴细胞白血病的维持治疗，大剂量对绒毛膜上皮癌亦有较好疗效。

不良反应常见骨髓抑制和消化道黏膜损害，少数患者可出现黄疸和肝功能损害。

（四）核苷酸还原酶抑制剂

羟基脲（hydroxycarbamide，HU）

羟基脲可阻止胞苷酸还原为脱氧胞苷酸，从而抑制DNA的合成，杀伤S期细胞。用药后可使肿瘤细胞集中于G1期，促使肿瘤细胞同步化，然后选用对G1期敏感的药物或放射治疗可提高疗效。主要用于慢性粒细胞白血病，疗效显著；对黑色素瘤有暂时缓解作用。不良反应主要为骨髓抑制，并有轻度胃肠反应；可致畸，孕妇禁用。

（五）DNA多聚酶抑制剂

阿糖胞苷（cytarabine，Ara-C）

阿糖胞苷在体内经脱氧胞苷激酶催化成二或三磷酸胞苷（Ara-CDP或Ara-CTP），进而抑制DNA多聚酶的活性而影响DNA合成，也可掺入DNA中干扰其复制，使细胞死亡。临床上用于治疗成人急性粒细胞性白血病或单核细胞白血病。有严重的骨髓抑制和胃肠道反应，静脉注射可致静脉炎，对肝功能有一定影响。

二　影响DNA结构和功能的药物

药物分别通过破坏DNA结构或抑制拓扑异构酶活性，影响DNA结构和功能。包括：①DNA交联剂，如氮芥、环磷酰胺和噻替派等烷化剂；②破坏DNA的铂类配合物，如顺铂；③破坏DNA的抗生素类，如丝裂霉素和博来霉素；④拓扑异构酶（topoisomerase）抑制剂，如喜树碱类和鬼臼毒素衍生物。

（一）烷化剂

烷化剂（alkylating agents）是一类高度活泼的化合物。能与细胞的DNA、RNA或蛋白质中亲核基团起烷化作用，常可形成交叉连接或引起脱嘌呤，使DNA链断裂，造成DNA结构和功能的损害，严重时可致细胞死亡。

氮芥（chlormethine，nitrogen mustard，HN_2）

氮芥是最早用于治疗恶性肿瘤的药物，为双氯乙胺烷化剂的代表，属双功能基团烷化剂。目前主要用于霍奇金病、非霍奇金淋巴瘤等。由于HN_2具有高效、速效的特点，尤其适用于纵隔压迫症状明显的恶性淋巴瘤患者。常见的不良反应为恶心、呕吐、骨髓抑制、脱发、耳鸣、听力丧失、眩晕、黄疸、月经失调及男性不育等。

环磷酰胺（cyclophosphamide，CTX）

环磷酰胺为氮芥与磷酸胺基结合而成的化合物。CTX体外无活性，进入体内后经肝微粒体

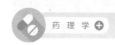

细胞色素 P_{450} 氧化，裂环生成中间产物醛磷酰胺，在肿瘤细胞内分解出磷酰胺氮芥而发挥作用。CTX抗瘤谱广，为目前广泛应用的烷化剂。对恶性淋巴瘤疗效显著，对多发性骨髓瘤、急性淋巴细胞白血病、肺癌、乳腺癌、卵巢癌、神经母细胞瘤和睾丸肿瘤等均有一定疗效。常见的不良反应有骨髓抑制、恶心、呕吐、脱发等。大剂量CTX可引起出血性膀胱炎，可能与大量代谢物丙烯醛经泌尿道排泄有关，同时应用美司钠可预防其发生。

噻替派（thiotepa, diethylene, thiophosphoramide，TSPA）

噻替派是乙酰亚胺类烷化剂的代表，抗恶性肿瘤机制类似氮芥，抗瘤谱较广，主要用于治疗乳腺癌、卵巢癌、肝癌、恶性黑色素瘤和膀胱癌等。主要不良反应为骨髓抑制，可引起白细胞和血小板减少。局部刺激性小，可作静脉注射、肌内注射及动脉内注射和腔内注射给药。

白消安（busulfan，马利兰）

白消安属甲烷磺酸醋类，在体内解离后起烷化作用。小剂量即可明显抑制粒细胞生成，可能与药物对粒细胞膜通透性较强有关。对慢性粒细胞性白血病疗效显著，对慢性粒细胞白血病急性病变无效。主要不良反应为消化道反应、骨髓抑制。久用可致闭经或睾丸萎缩。

卡莫司汀（carmustine，氯乙亚硝脲，卡氮芥，BCNU）

卡莫司汀为亚硝脲类烷化剂。除烷化DNA外，对蛋白质和RNA也有烷化作用。BCNU具有高度脂溶性，并能透过血—脑屏障。主要用于原发或颅内转移脑瘤，对恶性淋巴瘤、骨髓瘤等有一定疗效。主要不良反应有骨髓抑制、胃肠道反应及肺部毒性等。

（二）破坏 DNA 的铂类配合物

顺铂（cisplatin，顺氯胺铂，DDP）

顺铂为二价铂同一个氯原子和两个氨基结合而成的金属配合物。在体内将所含氯解离，然后与DNA链上的碱基形成交叉连接，从而破坏DNA的结构和功能。属细胞周期非特异性药物。具有抗瘤谱广、对乏氧肿瘤细胞有效的特点。对非精原细胞性睾丸瘤最有效，对头颈部鳞状细胞癌、卵巢癌、膀胱癌、前列腺癌、淋巴肉瘤及肺癌有较好疗效。主要不良反应有消化道反应、骨髓抑制、耳毒性。大剂量或连续用药时可致严重而持久的肾毒性。

卡铂（carboplatin，碳铂，CBP）

卡铂为第二代铂类配合物，作用机制类似顺铂，但抗恶性肿瘤活性较强，毒性较低。主要用于治疗小细胞肺癌、头颈部鳞癌、卵巢癌及睾丸肿瘤等。主要不良反应为骨髓抑制。

（三）破坏 DNA 的抗生素类

丝裂霉素（mitomycin C，自力霉素，MMC）

丝裂霉素能与DNA的双链交叉连接，可抑制DNA复制，也能使部分DNA链断裂。属细胞周期非特异性药物。抗瘤谱广，用于胃癌、肺癌、乳腺癌、慢性粒细胞性白血病、恶性淋巴瘤等。不良反应首先为明显而持久的骨髓抑制，其次为消化道反应，偶有心、肝、肾毒性及间质性肺炎发生。注射局部刺激性大。

博来霉素（bleomycin，BLM）

博来霉素为含多种糖肽的复合抗生素，能与铜或铁离子络合，使氧分子转成氧自由基，从而使DNA单链断裂，阻止DNA的复制，干扰细胞分裂繁殖，对G_2期细胞作用较强。主要用于鳞状上皮癌（头、颈、口腔、食管、阴茎、外阴、宫颈等）。也可用于淋巴瘤的联合治疗。

肺毒性为最严重不良反应，引起间质性肺炎或肺纤维化，可致死。老年患者中肺部经过放射治疗者及肺功能不良者慎用。如出现肺毒性，应立即停药，并予右旋糖酐静脉滴注，必要时予以激素。其优点是常用剂量几无骨髓抑制，对胃肠道、肝肾、中枢神经系统无明显毒性。其他有发热，脱发，皮肤色素沉着、增生，红斑疹等，用药后避免日晒。静脉注射应缓慢，不少于10 min，胸腔注射前应尽量抽尽积液。

（四）拓扑异构酶抑制剂

喜树碱类

喜树碱（camptothecin，CPT）是从我国特有的植物喜树中提取的一种生物碱。羟喜树碱（hydroxycamptothecin，HCPT）为喜树碱羟基衍生物。拓扑特肯（topotecan，TPT）和依林特肯（irinotecan，CPT-11）为正在进行临床实验的新型喜树碱的人工合成衍生物。

喜树碱类主要作用靶点为DNA拓扑异构酶Ⅰ。喜树碱类能特异性抑制拓扑异构酶Ⅰ活性，从而干扰DNA结构和功能。喜树碱类对胃癌、绒毛膜上皮癌、恶性葡萄胎、急性及慢性粒细胞性白血病等有一定疗效，对膀胱癌、大肠癌及肝癌等亦有一定疗效。

 ## 三　干扰转录过程阻止RNA合成的药物

药物可嵌入DNA碱基对之间，干扰转录过程，阻止mRNA的合成，属于DNA嵌入剂，如多柔比星等蒽环类抗生素和放线菌素D。

放线菌素D（dactinomycin，更生霉素，DACT）

放线菌素D能嵌入DNA双螺旋中相邻的碱基对内，阻碍RNA多聚酶的功能，阻止RNA特别是mRNA的合成。抗瘤谱较窄，对恶性葡萄胎、绒毛膜上皮癌、霍奇金病和恶性淋巴瘤、肾母细胞瘤、骨骼肌肉瘤及神经母细胞瘤的疗效较好。常见消化道反应，如恶心、呕吐、口腔炎等，骨髓抑制先呈血小板减少、后出现全血细胞减少，少数患者可出现脱发、皮炎和肝损害等。

多柔比星（doxorubicin，adriamycin，阿霉素，ADM）

多柔比星为蒽环类抗生素，能嵌入DNA碱基对之间，并紧密结合到DNA上，阻止RNA转录过程，抑制RNA合成，也能阻止DNA复制。ADM抗瘤谱广，疗效高，主要用于对常用抗肿瘤药耐药的急性淋巴细胞白血病或粒细胞白血病、恶性淋巴肉瘤、乳腺癌、卵巢癌、小细胞肺癌、胃癌、肝癌及膀胱癌等。最严重的毒性反应为可引起心肌退行性病变和心肌间质水肿。此外，还有骨髓抑制、消化道反应、皮肤色素沉着及脱发等不良反应。

柔红霉素（daunorubicin，daunomycin，rubidomyan，柔毛霉素，纽比霉素，正定霉素，DRN）

柔红霉素为蒽环类抗生素，抗恶性肿瘤作用和机制与多柔比星相同，主要用于对常用抗肿瘤药耐药的急性淋巴细胞白血病或粒细胞白血病，但缓解期短。主要毒性反应为骨髓抑制、消化道反应和心脏毒性等。

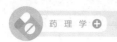
四 影响蛋白质合成与功能的药物

（一）微管蛋白活性抑制剂

长春碱类

长春碱（vinblastine，长春花碱，VLB）及长春新碱（vincrktin，VCR）为夹竹桃科长春花（vinca rosea L）植物所含的生物碱。长春地辛（vindesine，VDS）和长春瑞滨（vinorelbine，NVB）均为长春碱的半合成衍生物。

长春碱类作用机制为与微管蛋白结合，抑制微管聚合，从而使纺锤丝不能形成，细胞有丝分裂停止于中期。对有丝分裂的抑制作用，VLB较VCR强。属细胞周期特异性药物，主要作用于M期细胞。VLB主要用于治疗急性白血病、恶性淋巴瘤及绒毛膜上皮癌。VDS主要用于治疗肺癌、恶性淋巴瘤、乳腺癌、食管癌、黑色素瘤和白血病等。NVB主要用于治疗肺癌、乳腺癌、卵巢癌和淋巴瘤等。长春碱类毒性反应主要包括骨髓抑制、神经毒性、消化道反应、脱发以及注射局部刺激等。

紫杉醇类（paclitaxel，taxol）

紫杉醇是由短叶紫杉或我国红豆杉的树皮中提取的有效成分。紫杉醇类能促进微管聚合，同时抑制微管的解聚，从而使纺锤体失去正常功能，细胞有丝分裂停止。对卵巢癌和乳腺癌有独特的疗效，对肺癌、食管癌、大肠癌、黑色素瘤、头颈部癌、淋巴瘤、脑瘤也都有一定疗效。紫杉醇的不良反应主要包括骨髓抑制、神经毒性、心脏毒性和过敏反应。

（二）影响氨基酸供应的药物

L-门冬酰胺酶

L-门冬酰胺酶是重要的氨基酸，某些肿瘤细胞不能自己合成，需从细胞外摄取。主要用于急性淋巴细胞白血病。常见的不良反应有消化道反应等，偶见过敏反应，应做皮试。

五 激素类

某些肿瘤如乳腺癌、前列腺癌、甲状腺癌、宫颈癌、卵巢癌和睾丸肿瘤与相应的激素失调有关。因此，应用某些激素或其拮抗药来改变激素平衡失调状态，以抑制这些激素依赖肿瘤的生长。

雌激素类（estrogens）

常用于恶性肿瘤治疗的雌激素是己烯雌酚（diethylstilbestrol），可通过抑制下丘脑及脑垂体，减少脑垂体促间质细胞激素（ICSH）的分泌，从而使来源于睾丸间质细胞与肾上腺皮质的雄激素分泌减少，也可直接对抗雄激素促进前列腺癌组织生长发育的作用，故对前列腺癌有效。还可用于治疗绝经期乳腺癌，机制未明。

雄激素类（androgens）

雄激素类中常用于恶性肿瘤治疗的有二甲基睾酮（methyltestosterone）、丙酸睾酮（testosterone propionate）和氟羟甲酮（fluoxymesterone），可抑制脑垂体前叶分泌促卵泡激素，使卵巢分泌雌激素减少，并可对抗雌激素作用，雄激素对晚期乳腺癌，尤其是骨转移者疗效较佳。

糖皮质激素类（glucocorticoids）

糖皮质激素类中常用于恶性肿瘤治疗的有泼尼松和泼尼松龙等。糖皮质激素能作用于淋巴组织，能诱导淋巴细胞溶解。常与其他抗肿瘤药合用，治疗霍奇金及非霍奇金淋巴瘤。对其他恶性肿瘤无效，而且可能因抑制机体免疫功能而助长恶性肿瘤的扩展。

他莫昔芬（tamoxifen，TAM，三苯氧胺）

他莫昔芬为合成的抗雌激素药物，是雌激素受体的部分激动剂，具有雌激素样作用，主要用于乳腺癌，对雌激素受体阳性患者疗效较好。

氟他胺（flutamide，氟硝丁酰胺）

氟他胺是一种口服的非甾体类雄性激素拮抗剂。氟他胺及其代谢产物 2-羟基氟他胺可与雄性激素竞争雄激素受体，并与雄激素受体结合成复合物，进入细胞核与核蛋白结合，抑制雄激素依赖性的前列腺癌细胞生长。主要用于前列腺癌。

氨鲁米特（aminoglutethimide，AG，氨苯哌酮）

氨鲁米特为镇静催眠药格鲁米特的衍生物，能特异性地抑制雄激素转化为雌激素的芳香化酶活性。绝经期妇女的雌激素主要来源是雄激素，AG 可以完全抑制雌激素的生成。本品还能诱导肝脏混合功能氧化酶系活性，促进雌激素的体内代谢。用于绝经后晚期乳腺癌。

常用制剂与用法

环磷酰胺　片剂：50 mg。1 ~ 2.5 mg/（kg·d），50 mg/次，3 次/d，一疗程总量为 10 ~ 15 g。注射剂：100 mg、200 mg。10 ~ 15 mg/（kg·次），1 次/周，一疗程总量为 8 g。

白消安　片剂：0.5 mg、2 mg。2 mg/次，3 次/d。维持量为 1 ~ 2 mg/次，1 次/d 或 2 次/周。

噻替派　注射剂：10 mg（1 mL）。10 mg/次，1 次/d，溶入生理盐水静脉注射或肌内注射，连用 5 d，以后改为 3 次/周，总量为 200 mg。胸、腹腔及心包腔内注射，10 ~ 30 mg/次，1 ~ 2 次/周。

甲氨蝶呤　片剂：2.5 mg、5 mg、10 mg。5 ~ 10 mg/次，1 次/d，一疗程总量为 50 ~ 100 mg。注射剂：5 mg、10 mg、25 mg。10 ~ 30 mg/次，1 ~ 2 次/周，静脉注射或肌内注射。

氟尿嘧啶　片剂：50 mg。胶囊剂：50 mg、200 mg。50 ~ 100 mg/次，3 次/d，总量为 10 ~ 15 g。注射剂：125 mg、250 mg。500 ~ 1 000 mg/次，隔日 1 次，静脉注射，一疗程总量为 5.6 ~ 7.5 g。

巯嘌呤　片剂：25 mg、50 mg、100 mg。白血病：1.5 ~ 3 mg/（kg·d），分 2 ~ 3 次服，连续服用，根据血象及骨髓调节剂量。绒毛膜上皮癌：6 mg/（kg·d），连用 10 d 为一疗程，间隔 3 ~ 4 周后可重复。

羟基脲　片剂：200 mg、500 mg。胶囊剂：400 mg。治疗慢性粒细胞性白血病 0.5 g/次，2 ~ 3 次/d，根据血象及骨髓调节剂量，一疗程为 6 周。

盐酸阿糖胞苷　注射剂：50 mg、100 mg。100 ~ 150 mg/d，分 2 次静脉滴注，5 ~ 10 d 为一疗程。

柔红霉素　注射剂：10 mg、20 mg。0.5 ~ 1 mg/（kg·d），1 次/d，静脉滴注，连续 3 d

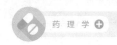

为一疗程，间隔 3 ~ 4 周可重复。

多柔比星　注射剂：10 mg。40 ~ 50 mg/（m^2·次），每 3 周 1 次，静脉注射；或 20 ~ 30 mg/（m^2·次），1 次/周，共 2 周，间隔 2 周后可重复应用。

放线菌素D　注射剂：0.2 mg。0.2 mg/次，1 次/d，静脉注射或静脉滴注，连续 10 d 为一疗程，间隔 3 ~ 4 周可重复。

丝裂霉素　注射剂：2 mg、4 mg、8 mg。4 ~ 6 mg/次，1 ~ 2 次/周，静脉注射，一疗程总量为 40 ~ 60 mg。大剂量间歇疗法：每次 10 mg/m^2，每 4 周用药 1 次。

长春碱　注射剂：10 mg。10 mg/次，1 次/周，静脉冲入，一疗程总量为 60 ~ 80 mg。

长春新碱　注射剂：0.5 mg、1 mg。1 ~ 2 mg/次，1 次/周，静脉注射。

紫杉醇　注射剂：30 mg（5 mL）。每次 135 mg/m^2，静脉滴注，时间 24 h，每 3 ~ 4 周用药 1 次。

顺铂　注射剂：10 mg、20 mg、30 mg。20 mg/次，1 次/d 或隔日 1 次静脉注射或静脉滴注，一疗程总量为 100 mg。

卡铂　注射剂：100 mg。100 mg/次，1 次/d，静脉滴注，连续 5 d，间隔 4 周可重复用药。

他莫昔芬　片剂：10 mg。10 mg/次，2 次/d，连续服用。

思考练习题

1. 按细胞增殖周期，抗恶性肿瘤药可分为哪几类？

2. 常用抗恶性肿瘤药的主要不良反应有哪些？

3. 简述环磷酰胺的抗癌机制、临床应用和不良反应。

第八篇

免疫功能调节药与解毒药

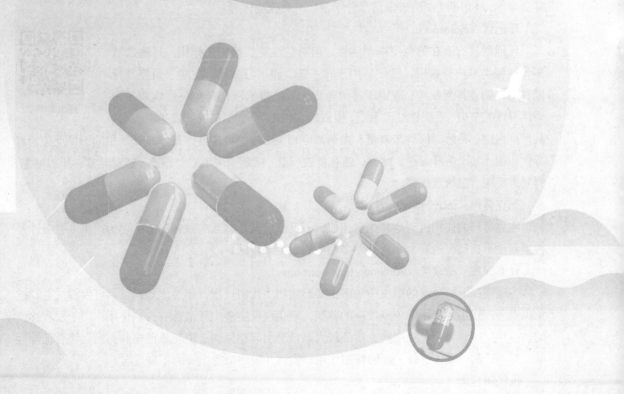

第四十五章 影响免疫功能的药物

学习目标

1. 掌握常用免疫抑制药的特点、临床应用及不良反应。
2. 了解常用免疫增强药的临床应用。

第一节 免疫抑制药

免疫抑制药物可大致分为以下几种：①抑制IL-2生成及其活性的药物，如他克莫司、环孢素等；②抑制细胞因子基因表达的药物，如皮质激素；③抑制嘌呤或嘧啶合成的药物，如硫唑嘌呤等；④阻断T细胞表面信号分子，如单克隆抗体等。

环孢素（ciclosporin）

环孢素具有潜在的免疫抑制活性，但对急性炎症反应无作用。环孢素对多种细胞类型均有作用。已广泛用于肾、肝、胰、心、肺、皮肤、角膜及骨髓移植，防止排异反应；适用于其他药物无效的难治性自身免疫性疾病，如类风湿性关节炎、系统性红斑狼疮、银屑病、皮肌炎等。不良反应发生率较高，

环孢素简介

其严重程度、持续时间均与剂量、血药浓度相关，多为可逆性。最常见及严重的不良反应为肾毒性作用，其次为肝毒性，此外，还有食欲减退、嗜睡、多毛症、震颤、感觉异常、牙龈增生、胃肠道反应、过敏反应等。

他克莫司（tacrolimus）

他克莫司的作用机制与环孢素相似。不良反应同环孢素大致相同，但更为严重。肾毒性及神经毒性不良反应的发生率更高而多毛症的发生率较低。

肾上腺皮质激素类（adrenocortical hormones）

生理情况下所分泌的糖皮质激素主要影响物质代谢过程，超过生理剂量则可发挥抗炎、抗免疫等药理作用。作用于免疫反应的各期，对免疫反应多个环节都有抑制作用。用于器官移植的抗排斥反应和自身免疫疾病。本品较大剂量易引起糖尿病、消化道溃疡和类柯兴综合征等症状，对下丘脑—垂体—肾上腺轴抑制作用较强。并发感染为主要的不良反应。

抗代谢药类

硫唑嘌呤（azathioprine，AZA）、氨甲蝶呤（methotrexate，MTX）与6-巯嘌呤（6-mercaptopurine，6-MP）等是常用的抗代谢药。本类药物能同时抑制细胞免疫和体液免疫反应，但不抑制巨噬细胞的吞噬功能。主要用于肾移植的排异反应和类风湿性关节炎、系统性红斑狼疮等多种自身

免疫性疾病的治疗。最主要的不良反应为骨髓抑制，此外还有其他一些不良反应，包括胃肠道反应、恶心、呕吐、口腔食道溃疡、皮疹及肝损害等。

烷化剂（cyclophosphamide，CTX）

临床常用于防止排斥反应与移植物抗宿主反应和糖皮质激素不能长期缓解的多种自身免疫性疾病。本品与其他抗肿瘤药物合用时对一些恶性肿瘤有一定疗效。此外，还可用于流行性出血热的治疗，通过减少抗体产生，阻断免疫复合物引起的病理损伤，从而阻断病情的发展。不良反应有骨髓抑制、胃肠道反应、出血性膀胱炎及脱发等。偶见肝功能障碍。

霉酚酸酯（mycophenolate mofetil）

霉酚酸酯又名麦考酚酸莫酯，是一种真菌抗菌素的半合成衍生物，在体内可转化成霉酚酸（mycophenolic acid，MPA），免疫抑制作用的主要机制与MPA选择性、可逆性地抑制次黄嘌呤单核苷脱氢酶（inosine 5-monophosphate dehydrogenase，IMPDH），从而抑制经典途径中嘌呤的合成，导致鸟嘌呤减少有关。主要用于肾移植和其他器官的移植，其不良反应为腹泻，减量或对症治疗可消除，无明显的肝、肾毒性。

单克隆抗体（monoclonal antibodies）

巴利昔单抗和达珠单抗是IL-2受体α单链的单克隆抗体，可以阻断Th细胞IL-2受体，从而发挥免疫抑制效应。单克隆抗体可通过静脉注射给药，偶可引起严重的超敏反应。

抗淋巴细胞球蛋白（antilymphocyte globulin）

防治器官移植的排斥反应，可与硫唑嘌呤或糖皮质激素等合用预防肾移植排斥反应，临床还适用于白血病、多发性硬化症、重症肌无力及溃疡性结肠炎、类风湿性关节炎和系统性红斑狼疮等疾病。常见不良反应有寒战、发热、血小板减少、关节疾病和血栓性静脉炎等。静脉注射可引起血清病及过敏性休克，还可引起血尿、蛋白尿，停药后消失。

来氟米特（leflunomide）

来氟米特是一种具有抗增生活性的异噁唑类免疫抑制药，口服吸收后，在肠道和肝脏内迅速转化为活性代谢产物A_{771726}，通过A_{771726}抑制二氢乳清酸脱氢酶（dihydroorate dehydrogenase，DHODH）的活性，阻断嘧啶的从头合成途径，影响DNA和RNA的合成，使活化的淋巴细胞处于G_1/S交界处或S期休眠。此外，还可阻断活化的B细胞增殖，减少抗体生成。不仅有免疫抑制作用，还有明显的抗炎作用，$t_{1/2}$较长，约9 d，血药浓度较稳定，生物利用度较高。不良反应少，主要有腹泻、可逆性转氨酶升高、皮疹。临床主要用于治疗类风湿性关节炎、抗移植排斥反应及其他自身免疫性疾病。

第二节　免疫增强药

免疫增强药种类繁多，包括提高巨噬细胞吞噬功能的药物如卡介苗等，提高细胞免疫功能的药物如左旋咪唑、转移因子及其他免疫核糖核酸、胸腺素等，提高体液免疫功能的药物如丙种球蛋白等。

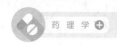

免疫佐剂—卡介苗（bacillus calmette-guerin-Vaccine，BCG）

免疫佐剂—卡介苗具有免疫佐剂作用，即增强与其合用的各种抗原的免疫原性，加速诱导免疫应答，提高细胞和体液免疫水平。除用于预防结核病外，还用于肿瘤的辅助治疗，如白血病、黑色素瘤和肺癌。近年来，也用于膀胱癌术后灌洗，可预防肿瘤的复发。不良反应有接种部位红肿、溃疡形成、过敏反应。瘤内注射偶见过敏性休克，甚至死亡。剂量过大可降低免疫功能，甚至可促进肿瘤生长。

干扰素（interferon，INF）

干扰素具有抗病毒、抗肿瘤和免疫调节作用。INF对感冒、乙型肝炎、带状疱疹和腺病毒性角膜炎等感染有预防作用。不良反应主要有发热、流感样症状及神经系统症状（嗜睡、精神紊乱）、皮疹、肝功能损害。大剂量可致可逆性白细胞和血小板减少等。5%患者用后产生抗INF抗体，原因不明。

白细胞介素-2（interleukin-2）

临床主要用于治疗恶性黑色素瘤、肾细胞癌、霍奇金淋巴瘤等，还可与抗AIDS药物合用治疗AIDS。不良反应较为常见。

左旋咪唑（levamisole）

对正常人和动物几乎不影响抗体的产生，但对免疫功能低下者，促进抗体生成。主要用于免疫功能低下者恢复免疫功能，可增强机体抗病能力。可与抗癌药合用治疗肿瘤，可改善多种自身免疫性疾病如类风湿性关节炎、系统性红斑狼疮等免疫功能异常症状。

依他西脱（etanercept）

抑制由TNF受体介导的异常免疫反应及炎症过程。主要用于治疗类风湿性关节炎。不良反应主要是局部注射的刺激反应。

转移因子（transfer factor）

转移因子是从健康人白细胞中提取的一种多核苷酸和低分子量多肽，无抗原性。可以将供体的细胞免疫信息转移给未致敏受体，使之获得供体样的特异性和非特异的细胞免疫功能。但不转移体液免疫，不起抗体作用。临床用于先天性和获得性免疫缺陷病的治疗，也适用于难以控制的病毒性和霉菌感染及肿瘤辅助治疗。

胸腺素（thymosin）

胸腺素是从胸腺中分离的一组活性多肽，少数已提纯，现已成功采用基因工程生物合成。可诱导T细胞分化成熟，还可调节成熟T细胞的多种功能，从而调节胸腺依赖性免疫应答反应。用于治疗胸腺依赖性免疫缺陷疾病（包括AIDS）、肿瘤及某些自身免疫性疾病和病毒感染。少数出现过敏反应。

异丙肌苷（isoprinosine）

异丙肌苷为肌苷与乙酰基苯甲酸和二甲胺基异丙醇酯以1∶3∶3组成的复合物。具有免疫增强作用，可诱导T细胞分化成熟，并增强其功能；增强单核巨噬细胞和NK细胞的活性，促进IL-1、IL-2和干扰素的产生，恢复低下的免疫功能；B细胞无直接作用，但可增加T细胞依赖性抗原的抗体产生。此外，兼有抗病毒作用。临床用于急性病毒性脑炎和带状疱疹等病毒性感染及某些自身免疫性疾病，还可用于肿瘤的辅助治疗，改善AIDS患者的免疫功能。不良反应少，安全范围较大。

常用制剂与用法

环孢素　胶囊剂：25 mg、100 mg。口服液：5 g（50 mL）。静脉滴注浓缩液：50 mg（1 mL）、250 mg（5 mL）。口服，术前4 ~ 12 h开始服15 mg/（kg·d），维持到术后1 ~ 2周。然后每日减量2 mg/kg，直至维持量6 ~ 8 mg/（kg·d）。静脉滴注，5 ~ 6 mg/（kg·d），术前4 ~ 12 h给予，以5%葡萄糖注射液或灭菌生理盐水稀释成1：100 ~ 1：20的浓度，于2 ~ 6 h内滴完。按此剂量维持到可口服为止。

他克莫司　胶囊剂：1 mg、5 mg。注射液：5 mg（1 mL）。通常开始采0.05 ~ 0.1 mg/（kg·d）（肾移植）或0.01 ~ 0.05 mg/（kg·d）（肝移植），持续静脉滴注。能进行口服时改为口服，开始剂量为0.15 ~ 0.3 mg/（kg·d），分2次服；再逐渐减至维持量，0.1 mg/（kg·d），分2次服。

霉酚酸酯　胶囊剂：250 mg。预防排斥剂量：应在移植术前数小时及移植后72 h内空腹服用。移植患者服用推荐剂量为1 g/次，2次/d。口服2 g/d比口服3 g/d安全性更高。难治性排斥反应：推荐剂量为1.5 g/次，2次/d。

硫唑嘌呤　片剂：50 mg、100 mg。口服，1 ~ 3 mg/（kg·d），一般100 mg可连服数月。器官移植：2 ~ 5 mg/（kg·d），维持量为0.5 ~ 3 mg/（kg·d）。

左旋咪唑　片剂：15 mg、25 mg、50 mg。口服，肿瘤辅助治疗：150 mg/d，分2 ~ 3次用，用药3 d，休息11 d，再进行下一疗程。治疗类风湿性关节炎：50 mg/次，2 ~ 3次/d。治疗支气管哮喘：100 ~ 150 mg/d，分3次用，连服3 d，停药7 d，6个月为一疗程。

干扰素　注射剂：3 MU、5 MU。皮下或肌内注射，慢性骨髓白血病、肾细胞癌，3 MU/d；慢性乙型肝炎，10 ~ 15 MU/次，每周至多3次；慢性丙型肝炎，5 MU/次，3次/周，3 MU/d。

白细胞介素-2　粉针剂：1 000 U、1万U、10万U、100万U。用于癌症治疗，一般可静脉滴注或皮下注射，20万 ~ 40万U/（m^2·d）（30万 ~ 60万U），1次/d，每周连用4 d，4周为一疗程。癌性胸、腹水腔内注射应尽量排出胸、腹水后，每次注射60万 ~ 80万U，1 ~ 2次/周，注射1 ~ 3周，或根据患者情况按医嘱使用。

胸腺素　注射剂：10 mg（附专用溶酶1 mL）。肌内或皮下注射，20 mg/次，1次/d或遵医嘱，连用2周以上。静脉滴注，20 ~ 80 mg/次，每日或隔日1次。用生理盐水或葡萄糖注射液稀释后静脉滴注。连用2周以上。

思考练习题

　　1．环孢素对肾脏有哪些毒性？
　　2．干扰素的主要作用是什么？

第四十六章　解毒药

🎯 **学习目标**

1. 掌握各类解毒药的临床用途及不良反应。
2. 熟悉常用解毒药的给药方法。

解毒药是一类能直接对抗毒物或者解除毒物反应的药物。

第一节　重金属及类金属中毒解毒药

二巯丙醇（dimercaprol）

【药理作用及临床应用】　二巯丙醇是一种竞争性解毒剂，因此必须及早并足量使用。当大量重金属中毒或解救过迟时疗效不佳。由于形成的络合物可有一部分逐渐离解出二巯丙醇并很快被氧化，游离的金属仍能引起中毒，因此必须反复给予足够量，使游离的金属再度与二巯丙醇相结合，直至全部排出为止。

对砷、汞及金的中毒有解救作用，但对慢性汞中毒效果差。对锑中毒的作用因锑化合物的不同而异，能减轻酒石酸、锑、钾的毒性而能增加锑波芬与新斯锑波散等的毒性。能减轻镉对肺的损害，但是由于它能影响镉在体内的分布及排出，增加了它对肾脏的损害，故使用时要注意掌握。它还能减轻发泡性砷化合物战争毒气所引起的损害。

【不良反应及注意事项】　有收缩小动脉作用，可使血压上升，心跳加快。大剂量时能损伤毛细血管，而使血压下降。其他还有恶心、头痛、流涎、腹痛、口咽部烧灼感、视物模糊、手麻等反应，对肝、肾有损害，肝肾功能不良者应慎用。碱化尿液可以减少络合物的离解而减轻肾损害。

二巯丁二钠（sodium dimercaptosuccinate）

二巯丁二钠的适应证及作用大致同二巯丙醇，对酒石酸、锑、钾的解毒效力较后者强 10 倍，而且毒性较小。从血液中消失快，4 h 排出 80%。用于治疗锑、铅、汞、砷的中毒（治疗汞中毒的效果不如二巯丙磺钠）及预防镉、钴、镍中毒，对肝豆状核变性病有驱铜及减轻症状的效果。

【不良反应及注意事项】

（1）可有口臭、头痛、恶心、乏力、四肢酸痛等反应，注射速度越快，反应越重，但可于数小时内自行消失。

（2）粉剂溶解后立即使用，水溶液不稳定，不可久置，也不可加热。正常为无色或微红色，如呈土黄色或混浊，则不可用。

青霉胺（penicillamine）

青霉胺为青霉素的水解产物，是含有巯基的氨基酸，可与铜、汞、铅等金属络合。临床主要用于慢性铜、汞、铅等的中毒，亦用于类风湿性关节炎、硬皮病、原发性胆汁性肝硬化及肝豆状核变性病等。

本品不良反应有头痛、恶心、乏力、皮疹、药热等。本品使用前需做皮试，对青霉素过敏者禁用。对长期使用青霉胺的患者，应补充维生素 B_6，以免引起视神经炎。

依地酸钙钠（sodium calcium edetate，EDTA-CaNa）

依地酸钙钠能与多种金属离子形成稳定而可溶的络合物，与钙、镁、钡等络合较牢固，与铅、镉、钴、镍、铵、铜等离子形成的络合物更为稳定。尤其对无机铅中毒解救效果好。临床主要用于急、慢性铅中毒及镉、钴、镍、铵、铜、锰中毒。防护镭、铀、钍等放射性元素对机体的损害亦有一定效果。

本品使用后，部分患者有短暂的头晕、恶心、关节酸痛、腹痛、乏力等，静脉注射过快会引起低钙性抽搐，一般静脉注射，每分钟用量不超过 15 mg，大剂量能损害肾。用药期间应检查尿常规，如出现蛋白尿、血尿或无尿时应及时停药。禁用于严重肾病、无尿者。慎用于肾功能不全、有痛风史的患者。

第二节　氰化物中毒解毒药

氰化物中毒
如何解救

氰化物是作用迅速、毒性强烈的毒物。其进入人体内释放出的氰离子（CN^-），很易与含三价铁或二价铁的酶（如细胞色素氧化酶、过氧化氢酶）和高铁血红蛋白结合，而形成丧失原有功能的复合物。如 CN^- 与细胞色素氧化酶的二价铁结合，生成氰化高铁细胞色素氧化酶，使酶失去传递电子的功能，使呼吸链中断，引起细胞内窒息；CN^- 与高铁血红蛋白结合后，亦不能还原成低铁血红蛋白，细胞不能利用血中的氧，出现缺氧发绀，如救治不及时，可很快导致死亡。

亚硝酸钠（sodium nitrite）

亚硝酸钠易使血红蛋白氧化为高铁血红蛋白。高铁血红蛋白分子中的三价铁与细胞色素氧化酶中三价铁可竞争性与 CN^- 相结合，且高铁血红蛋白与 CN^- 的亲和力较强，易形成毒性较低的复合物，故能清除血液中游离的 CN^-，并可夺取已经与氧化性细胞色素氧化酶中高铁离子结合的 CN^-，从而恢复酶的活性，解除氰化物中毒症状。但生成的氰化高铁血红蛋白本身还能逐渐解离出 CN^- 而使症状重现，故应用亚硝酸钠的同时还需给予硫代硫酸钠，作为硫的供应体在转硫酶的协助下，使氰化物变成基本无毒的硫氰酸盐，从尿中排出。

临床主要用于治疗氰化物中毒。亚硝基扩张血管反应可引起恶心、呕吐、眩晕、头痛、低血压等。大剂量应用本药可引起高铁血红蛋白症，表现为发绀、呼吸困难、晕厥、循环衰竭。孕妇禁用。

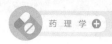

第三节 灭鼠药中毒解毒药

常用灭鼠药中毒的解毒药有以下几类。

一、抗凝血类灭鼠药中毒解救药

抗凝血类灭鼠药常用的有敌鼠钠、杀鼠灵、鼠得克、大隆等，其毒理主要是破坏机体凝血功能及损伤小血管，引起出血等。误服后，中毒症状多缓慢出现，一般在服用后第 3 天开始出现恶心、呕吐、食欲减退及精神不振，其后可发生牙龈出血、皮肤紫癜、咯血、便血、尿血等，并可有关节痛、腹痛及低热等。严重者发生休克。也可有贫血、出血、凝血时间及凝血酶原时间均延长。

特效解毒药是维生素K_1，它与抗凝血类灭鼠药化学结构相似，可对抗并解除这类药物对凝血酶原活性的抑制，使凝血过程正常。可同时给予足量维生素 C 及糖皮质激素辅助治疗。

二、磷毒鼠药中毒解毒药

（一）磷化锌中毒解救

磷化锌作用于神经系统，轻度中毒时有头痛、头晕、乏力、恶心、呕吐、腹痛及腹泻等消化道症状，以及胸闷、咳嗽、心动过缓等。中度中毒时，除上述症状外，可有意识障碍、抽搐、呼吸困难、轻度心肌损害。重度中毒时，还有昏迷、惊厥、肺水肿、呼吸衰竭、明显的心肌损害及肝损害等。磷化锌口服中毒者应立即催吐、洗胃。洗胃用 0.5％硫酸铜溶液，每次 200 ～ 500 mL 口服，使磷转变为无毒磷化铜沉淀，直至洗出液无磷臭味为止。再用 0.3％过氧化氢溶液或者 0.05％高锰酸钾溶液持续洗胃，直至洗出液澄清为止。然后口服硫酸钠15 ～ 30 g 导泻。禁用油类泻药。忌食鸡蛋、牛奶、动植物油类。呼吸困难、休克、急性肾衰竭及肺肿时，应及时对症治疗。

（二）毒鼠磷中毒解救

毒鼠磷的毒理主要是抑制胆碱酯酶活性，使突触处乙酰胆碱过量积聚，胆碱能神经节后纤维支配的效应器出现一系列的改变，如平滑肌兴奋、腺体分泌增加、瞳孔缩小、骨骼肌兴奋等。毒鼠磷是有机磷化合物，其中毒症状主要由抑制胆碱酯酶所致，故主要用阿托品及胆碱酯酶复活药如氯解磷定等解救。

有机氟灭鼠药中毒解毒药

有机氟灭鼠药常用的有氟乙酸钠、氟乙酰胺、甘氟等，中毒后经0.5～6h的潜伏期出现症状。主要表现为中枢神经系统及心脏受累，轻者恶心、呕吐、头痛、头昏；重者烦躁不安、阵发性抽搐、心律失常；严重者呼吸抑制、血压下降、心脏骤停及呼吸衰竭。乙酰胺又名解氟灵，对氟乙酰胺、甘氟中毒的救治效果好，能延长氟乙酰胺中毒的潜伏期，解除氟乙酰胺中毒症状，从而挽救患者生命。

 毒鼠强中毒解救药

毒鼠强是国家禁止使用的灭鼠药。人口服致死量约为12 mg。此药对中枢神经系统，尤其是脑干有兴奋作用，引起头痛、眩晕、乏力、恶心、口唇麻木酒醉感，癫痫大发作，发作时全身抽搐、口吐白沫、小便失禁、意识丧失。毒鼠强中毒的解救方法是，首先应清除胃内毒物，可采用催吐、洗胃、灌肠、导泻等方法；其次对症处理；再次活性炭血液灌流，中毒较重者应尽快进行活性炭血液灌流；最后应用特异性解毒药。

第四节　蛇毒中毒解毒药

蛇毒是毒蛇所分泌的有毒物质，主要有神经毒和血液毒等，人被毒蛇咬伤后，蛇毒可侵入人体而引起一系列中毒症状。神经毒可引起肌肉瘫痪，呼吸麻痹等；血液毒可引起出血，如出血多可致失血性休克。抢救不及时，可因呼吸麻痹或休克而死亡。因此，对毒蛇的咬伤必须及时治疗，除进行一般处理外，可用抗蛇毒血清进行解救。

精制抗蛇毒血清（the refined snake serum）

以蛇毒作为抗原，给马或骡等动物反复注射，使其体内产生抗体后，用其血清。由于蛇毒的种类较多，其抗原性各异，因此抗蛇毒血清有含单克隆抗体及多克隆抗体之分。蝮蛇等在我国分布的地区较广，农村常见。国内已生产治疗蝮蛇、五步蛇、银环蛇、眼镜蛇、金环蛇、蝰蛇咬伤的六种精制抗蛇毒血清。

本品是特效、速效的抗蛇毒血清，能中和蛇毒，治疗相应的毒蛇咬伤。早期足量应用，疗效较好。

常用制剂与用法

二巯丙醇　注射剂：0.1 g（1 mL）、0.2 g（2 mL）。肌内注射，其剂量为2.5～4 mg/kg，

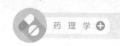

最初 2 d，每 4 ～ 6 h 注射 1 次，第 3 天每 6 ～ 12 h 注射 1 次，以后 1 d 注射 1 次，疗程为 7 ～ 14 d。

青霉胺　片剂：0.1 g。口服，肝豆状核性病：25 ～ 50 mg/（kg·d），分 4 次服。治疗铅、汞中毒：1 g/d，分 3 ～ 4 次服，6 ～ 7 d 为一疗程，停药 2 d 后，再进行下一疗程。

依地酸钙钠　片剂：0.5 g。注射剂：0.2 g（1 mL）、1 g（5 mL）。口服，成人 1 ～ 2 g/次，2 ～ 4 次/d。肌内注射或皮下注射，0.2 ～ 0.5 g/次，2 次/d，1 次加 2% 普鲁卡因 2 mL；静脉滴注，0.5 ～ 1 g/次，2 次/d。

亚硝酸钠　注射剂：0.3 g（10 mL）。静脉注射，1 次 3% 溶液 10 ～ 15 mL（6 ～ 12 mg/kg），缓慢注射（2 mL/min）。

思考练习题

1. 重金属解毒药有哪些？有哪些临床用途？
2. 亚硝酸钠解毒的机理是什么？有哪些临床用途？

参考文献

［1］ 肖顺贞，孙颂三. 护理药理学［M］. 2 版. 北京：北京大学医学出版社，2003.

［2］ 弥曼. 药理学［M］. 2 版. 北京：人民卫生出版社，2005.

［3］ 张丹参. 药理学［M］. 5 版. 北京：人民卫生出版社，2006.

［4］ 于肯明. 药理学［M］. 北京：人民卫生出版社，2004.

［5］ 张远，张力，于信民. 药理学［M］. 3 版. 北京：北京大学医学出版社，2008.

［6］ 侯晞，武继彪. 药理学［M］. 北京：人民卫生出版社，2005.

［7］ 李端. 药理学［M］. 6 版. 北京：人民卫生出版社，2010.

［8］ 黄幼霞，姚苏宁. 用药护理［M］. 上海：第二军医大学出版社，2012.

［9］ 谭安雄. 药理学［M］. 2 版. 北京：人民卫生出版社，2009.

［10］王秀清. 药理学［M］. 5 版. 北京：人民卫生出版社，2005.

［11］吴基良，罗健东. 药理学［M］. 北京：科学出版社，2007.

［12］王开贞. 药理学［M］. 6 版. 北京：人民卫生出版社，2009.

［13］王迎新. 药理学［M］. 2 版. 北京：人民卫生出版社，2010.

［14］马春力. 药理学［M］. 北京：人民卫生出版社，2009.

［15］刘春杰. 药理学［M］. 郑州：河南科学技术出版社，2012.

［16］关利新. 药理学［M］. 3 版. 北京：人民军医出版社，2009.

［17］杨宝峰. 药理学［M］. 8 版. 北京：人民卫生出版社，2013.

［18］陈新谦，金有豫，汤光. 新编药物学［M］. 17 版. 北京：人民卫生出版社，2011.

［19］徐红. 护理药理学［M］. 2 版. 北京：人民卫生出版社，2011.

［20］董志. 药理学［M］. 3 版. 北京：人民卫生出版社，2010.

［21］徐淑秀，蒋志文. 护士常用药物手册［M］. 3 版. 北京：人民卫生出版社，2010.